新编口腔护理学

理论册

主　编　贾丽琴　乌玉红　邱钧琦
副主编　宝力道　雷　颖　张　敏
编　委（按姓氏笔画排序）
　　　　王　子　赤峰学院附属医院
　　　　王　丽　齐鲁医药学院
　　　　王瑞梅　赤峰学院附属医院
　　　　乌玉红　赤峰学院附属医院
　　　　李爱萍　赤峰学院附属医院
　　　　邱钧琦　南方医科大学口腔医院
　　　　张　敏　赤峰学院附属医院
　　　　陈　群　广东省民营牙科协会牙科助手分会
　　　　宝力道　赤峰学院
　　　　孟显赫　赤峰学院附属医院
　　　　贾丽琴　赤峰学院附属医院
　　　　徐丽敏　赤峰学院附属医院
　　　　雷　颖　赤峰学院附属医院

科　学　出　版　社

北　京

内 容 简 介

口腔护理学是一门口腔医学与护理学交叉的年轻学科,本书结合国内外口腔护理学的先进理念,采用模块化的方式,系统、全面地从口腔护理发展史、口腔门诊常用器械介绍、口腔护士角色、口腔解剖与生理、口腔工作中的交叉感染和职业安全、口腔操作中的医护配合及口腔门诊管理等方面进行了介绍。本教材内容丰富,实践指导性强,以临床需求为导向,以能力为本位,以职业素质为核心,重视实践技能,注重培养符合社会需求的实用型人才。

本书是一本实践性较强的口腔护理教材,可以作为各大院校口腔护理专业学生的专业培训教材,也可作为各级口腔医疗机构及设有口腔医学专业的综合医院一线口腔护理人员的工作指导用书。

图书在版编目(CIP)数据

新编口腔护理学. 理论册/贾丽琴,乌玉红,邱钧琦主编. —北京:科学出版社,2022.11
ISBN 978-7-03-073680-2

Ⅰ. ①新… Ⅱ. ①贾… ②乌… ③邱… Ⅲ. ①口腔科学－护理学－高等学校－教材 Ⅳ. ① R473.78

中国版本图书馆 CIP 数据核字(2022)第 203652 号

责任编辑:周 园/责任校对:宁辉彩
责任印制:赵 博/封面设计:陈 敬

科学出版社出版

北京东黄城根北街 16 号
邮政编码:100717
http://www.sciencep.com

北京市金木堂数码科技有限公司印刷
科学出版社发行 各地新华书店经销

*

2022 年 11 月第 一 版 开本:787×1092 1/16
2025 年 1 月第三次印刷 印张:19
字数:528 000

定价:98.00 元(全二册)

序

  口腔健康是全身健康的重要组成部分。口腔护理工作是维护口腔健康的重要保障。口腔护理人才的培养离不开好的培训教材和参考书籍。目前，我国系统规范的口腔专科护理教材和参考书籍在不断建设过程中，需要和国际有更多的交流，取长补短，以满足日益增长的口腔护理学科自身发展的需求。

  该教材参照英国拉纳克郡新学院（New College Lanarkshire）的口腔护理课程设计，结合我国口腔护理的实际情况，打破原有以疾病为单位的模式，采用"模块化"方式，将口腔护理内容进行多学科整合，优化为 13 个模块，形成一个独立的知识体系。教材分为理论册和临床技能手册，两部分内容相辅相成，从口腔护理发展史、常用口腔器械使用、护士角色、医护配合操作及口腔门诊管理等方面进行了全面的介绍。该教材以培养符合社会需求的实用型人才为目标，以培养护士综合素质为核心，以提高能力为导向，重视理论知识在技能中的实际灵活应用，具有较强的实用性和可操作性，可供口腔护理专业学生学习使用，同时对于口腔医疗机构护理人员的临床工作也具有较强的指导意义。

  该教材由贾丽琴教授、乌玉红教授与邱钧琦教授带领赤峰学院附属医院、南方医科大学口腔医院、齐鲁医药学院等护理专家共同编写，汇聚了各位口腔护理工作者的丰富临床经验，体现了很强的实用性。相信该教材的出版将有利于促进我国口腔专科护理教材建设，助力口腔专科护理人才培养，对提升我国的口腔专科护理水平将起到积极推动作用。

  在教材即将出版之际，向所有编者表示衷心的感谢和祝贺，期待这本教材为我国口腔护理医学的发展添砖加瓦，做出新的贡献！

2022 年 6 月

目　录

（理论册）

第一章　口腔护理发展史

【学习目标】

1. 描述口腔护理的发展史。

2. 了解国内外口腔护理教育的现状及口腔专科护士的认证与培训。

3. 说明现代口腔护理学的发展和口腔护理发展趋势。

口腔护理学作为一门新发展起来的学科，是护理学与口腔医学紧密结合的一门交叉学科，是研究维护与增进人类口腔健康的护理理论、操作技术及其发展规律的应用学科，是运用科学思维的方法对研究对象进行整体认识，逐渐形成自己特有的理论和实践体系，从而形成的一门独立学科。本学科从护理学的角度观察口腔健康状况和疾病状态，紧密联系临床实践，运用护理程序及护理学的理论与技术，协同医师做好各种口腔治疗及护理工作，促使患者从疾病状态向健康状态转化。

第一节　口腔护理学的发展史

在很长一段时间里，牙科学一直处于"徘徊不前"的状态。进入 20 世纪 50 年代，新技术革命迅速兴起并席卷了全球，也冲击了现代口腔医学。

21 世纪开始，世界口腔医学经历了一个快速发展期，取得了突出成就。口腔医学的进步在于对疾病的理解和预防，并且有许多研究成果用于临床：如氟化物防龋是由于发现了某些饮水中氟含量高的地区人群患龋率低而采取的一种防龋措施，如今显示出巨大的效益。通过改变患者摄取糖的方式可以预防龋病的发生。牙周疾病的治疗方面也有了很大的进步，就维护牙周组织的健康而言，日常口腔卫生的维护比口腔治疗更重要已达成共识。随着科技的发展，计算机技术逐渐深入到口腔医学的各个分支领域并发挥了巨大的作用，包括数字化连体式口腔综合治疗台、口腔疾病影像诊断数字成像、口腔修复计算机辅助设计和制作、口腔医学多媒体仿真头模教学、口腔医疗患者管理信息系统、种植牙手术机器人等。

口腔护理学是由口腔医学逐渐发展而来。地球上自从有了人类，就有了口腔疾病，也就有了护理活动，下面分三个阶段介绍口腔护理学的发展史。

一、古代口腔护理学的发展

约公元前1400年，商朝的甲骨文中就出现了关于口腔疾病的文字记载，由此可见，在古代口齿病是常见疾病。《礼记·内则》中记载西周时期人们晨起状况："鸡初鸣，咸盥漱"，说明当时人们已有每天清晨漱口的卫生习惯，汉代司马迁编著的《史记·扁鹊仓公列传》中记载："得之风，及卧开口，食而不漱"，指出不注意口腔卫生是牙齿发病的根本原因。公元25年，《金丹全书》中记载："今人漱齿，每以早晨，是倒置也。凡一日饮食之毒，积于齿缝，当于夜晚刷洗，则垢秽尽去，齿自不坏。故云晨漱不如夜漱，此善于养齿者。"可见人们当时已初步认识到口腔护理的重要性。晚唐敦煌壁画《劳度叉斗圣变》中描绘了僧侣们受戒之后的剃头、刮脸揩齿的《揩齿图》，这是我国现存最早的一幅有关口腔卫生的绘图。

根据文字记载，元代正式有"牙刷"一词，郭玉诗中云："南洲牙刷寄头日，去垢涤烦一金值。"元代上层社会贵族使用牙刷，但普通百姓还是使用柳枝，以中草药研磨制成的揩齿粉末刷牙。明朝孝宗皇帝发明的牙刷，是用猪鬃镶嵌在骨头上制成的。牙刷久经辗转传到了欧洲，并在那里广受欢迎。在辽驸马卫国墓中的陪葬品里，发现了两把骨制的牙刷柄，它们的形状和现代的牙刷很相似，刷头植毛部分为两排，共有 8 个孔，孔部上下相通，毛束之间均有相等的间隔，这是我国目前发现的现存最早的牙刷实物。

《济生方》中有治疗口腔内肿瘤的记载："恶疮生上腭，初发如莲花痔，根蒂小而下垂，及大，治法以勾刀决断其根，烧铁器七八分赤，烙之以上止血。次以雄黄、轻粉、粉霜、香白芷、白蔹为散敷其上，令病人侧卧，以槐枝作枕，支其牙颌间，勿令口合，一两时许疮瘢定，令病人自便。"可见当时口齿外科已较发达，对肿瘤的症状、手术方法及止血方法记载详细，并提出了术后应采取卧位及颌面部术后的护理方法。明代李时珍的《本草纲目》中记载："柳枝去风消肿止痛，其嫩枝削为牙杖，涤齿甚妙。"清代吴谦编著的《医宗金鉴》是我国医学丛书中最完备的医书，其中记载了口腔和牙齿疾病的治疗及护理。这些是我国口腔护理学最初的思想和实践，至今仍对口腔护理和用药护理有指导意义。

二、近代口腔护理学的发展

南丁格尔作为近代护理学与护士教育的创始人，为护理学成为一门学科、一种专业做出了杰出的贡献。她强调了新鲜的空气、舒适和安静的环境对患者恢复健康的重要性，提出了公共卫生的护理思想，重视患者的生理与心理护理，并发展了自己独特的护理环境学说。18～19世纪，随着机械、化学工业的发展，以研究和治疗龋病、牙周疾病、修复牙列缺失与缺损为主要内容的口腔学科初具雏形。1728年，被誉为"近代牙科医学之父"的法国牙医福沙尔（Fauchard）出版了《外科牙医学》，使牙医学知识系统化，从而奠定了牙科作为一门独立的临床学科的基础。1911年，西方牙医学传入我国，英、美、法、日、俄相继在我国开办牙医诊所和牙医学校，为中国积累了口腔医学人才，同时也培养了口腔专科护士。1928年，

华西协合大学（现四川大学）牙医学院第一幢牙科楼竣工，为口腔医学的发展奠定了基础。1929年出版的我国近代第一部牙医学著作《齿科医学全书》（司徒博编著）和1930年出版的《家庭口腔卫生学》是我国早期的牙医学读物，为我国口腔护理奠定了实践的理论基础。

三、现代口腔护理学的发展

随着世界口腔医学的发展，我国口腔护理学也有了相应的发展。20世纪50年代初，我国对口腔医学教育机构进行了调整，四川、北京、上海等地的医学院校相继成立了口腔医学系，使口腔学科的设置更趋向合理。1954年，我国通过了口腔医学专业教学计划，将口腔医学专业分为口腔内科学、口腔颌面外科学和口腔矫形学。1957年，卫生部召开全国口腔科学研究规划会议，决定将龋病、牙周病、口腔颌面缺损畸形与发育畸形作为3个重点研究课题，部分口腔专科护士也参加了此项调研。

随着口腔医学专业的分科及发展，出现了口腔内科、口腔外科和口腔矫形科的专科护士，并在临床护理实践中制订和补充口腔专科护理常规，推动了口腔护理专业的发展。1963年，中华医学会在成都召开的首届全国口腔科学术会议涉及口腔护理学的内容。1978年以来，随着国家的对外开放及口腔医学的发展，口腔护理学得到了相应的发展。1982年，饶立本、熊志忠主编的《口腔护理》一书正式出版，确立了口腔专科护士的雏形。目前，为提高口腔专科护士的岗位胜任力，确保口腔护理事业的不断发展，多所医学院校开设了口腔护理专业教育，为口腔护理专业培养了一批专科人才。

第二节　口腔护理教育的现状

一、国外口腔护理教育研究现状

国外口腔护理教育具有悠久的历史，在人才培养和工作模式方面发展成熟。口腔科护士在不同国家称谓不同，如牙科助理

（dental assistant，美国）、齿科卫生士（dental hygienist，日本）、口腔护士（dental nurse，英国）等，但其工作范围及职责大同小异。

美国、日本等国家已建立较为完善的口腔辅助人员教育体系。在日本，齿科卫生士要求

具有高中或同等学力的毕业生通过入学考试后经过三或四年的学历教育。三年制专科学历教育主要培养从事临床工作的人员，四年制本科学历教育主要培养从事相关教育和研究工作的人员。齿科卫生士专业课主要包括齿科卫生士概论、齿科医学概论、口腔外科学、口腔解剖学、口腔卫生学等。目前日本在借鉴其他卫生保健专业发展经验的基础上，开始探索口腔卫生士博士学位教育。在美国，牙科助理的教育已由证书教育发展到本科学历教育。英国的口腔护理体系是目前较为完善的培养体系，旨在培养具备临床口腔诊断治疗、兼顾全民口腔卫生保健与宣教的社区型专科护士。牙科医学总会（General Dental Council，GDC）对口腔护士进行统一工作划分及监督管理，在20世纪90年代已普及口腔四手操作，极大地促进了医护合作。英国成熟、完善的培养与临床实践管理体系对我国实现口腔护理专科化具有重要借鉴意义。

二、国内口腔护理教育研究现状

我国口腔护理教育起步较晚，滞后于口腔医学教育，无法满足现代口腔医学发展的需求。目前，口腔专业护士主要来自普通护理教育院校，在校期间课程设置以内、外、妇、儿科护理学为主，在眼耳鼻咽喉口腔科护理学课程中口腔专业护理知识占比较低，并缺乏实践学习。为促进口腔护理专业学历教育的发展，有部分学校开展了专科层面的口腔护理专业的学历教育，对课程设置进行了调整，除了内、外、妇、儿科等基础性护理课程外，增加了口腔护理专业课程比例，重视实践能力培养。在本科学历教育中，采用"平台加模块"的培养方式，学生在完成公共必修课程和专业主干课程的基础上，可选修口腔专业护理模块课程学习。2007年，吉林大学、四川大学已经开设了口腔临床护理方向的护理硕士教育。从2013年开始，英国拉纳克郡新学院与我国赤峰学院附属医院联合开办口腔护理专业的专科教育，近几年陆续与菏泽医学专科学院、右江民族医学院等院校开展了此项教育。2019年，中华护理学会将口腔护士纳入专科护士的培训计划，目前我国已形成了多层次、多渠道的口腔护理学历教育体系。

第三节　口腔专业护士的资格认证及继续教育

一、国外口腔专业护士的资格认证及继续教育

（一）国外口腔专业护士的资格认证

许多国家对口腔专业护士的执业资格和范围都有相应的法律规定。申请者在具备培训资历和通过相关考试后，可在相应的专业协会或卫生行政部门认证，获得执业资格。

在美国，牙科助理在毕业且通过国家口腔卫生学考试后，可获得资格证书。在英国，口腔护士资格认证及其继续教育具有非常完整的体系。GDC规定：口腔护士必须经过国家统一标准的培训和评估后获得国家执业资格证书，并须在牙科服务委员会进行法定注册；同时为保障执业过程中临床技能的持续更新，所有注册的口腔护士须完成英国职业继续教育学分登记系统（continuing professional development，CPD）项目方可延续注册。英国这套完善的资格认证与继续教育体系历经一个漫长的过程，1956年GDC成立，制定和维护了口腔医疗相关规章制度，但后期发展相对缓慢。1960年，英国红十字医院开始口腔护士专业培训，19世纪70年代引入专科护士，由此口腔护理专业得到进一步发展。20世纪90年代，口腔护士被确定为独立的临床职位，以凸显其在提供口腔诊疗服务、口腔保健方面的重要作用。英国国家医疗服务体系（National Health Service，NHS）设定全新的医疗服务模式——护士主导门诊，由专科医生为口腔注册护士进行短期培训，使其具备在社区看诊、治疗常见口腔疾病、指导卫生保健及向专科医院转诊疑难疾病的胜

任力。2008 年，GDC 颁布了《口腔临床实践范围指南》，进一步整理并完善了口腔保健人员执业范围、扩展了口腔护士临床权限范围，口腔护士须通过国家统一标准的口腔专科规范化培训与考试，获得合格证书且在 GDC 完成注册后，方可进入口腔临床工作，这一政策的推行标志着英国口腔护士向独立执业门诊迈进新台阶。

（二）国外口腔专业护士的继续教育

国外建立了多种途径、多种形式的口腔辅助人员继续教育体系。美国有 270 多项牙科协会认证的牙科辅助项目，成为牙科助理提高临床实践能力的主要方式。已注册的牙科助理可以参加高级牙科助理的继续教育认证项目（Continuing Education Recognition Program，CERP），主要是针对牙科助理的拓展能力进行培训，其通过相关认证考试后可成为高级牙科助理或专科牙科助理。1992 年日本开始实施国家统一的齿科卫生士考试，2008 年开始实施齿科卫生士专科认定制度，由专业协会负责继续教育，达到规定学分并认定后交由齿科卫生士审查会核准，颁发对应的认定证书。齿科卫生士除了国内进修学习之外，还可以出国进修学习临床教学、椅旁操作、医院管理等知识。德国的口腔护理教育属于职业培训，以联邦政府颁布的《职业培训条例》和各联邦州政府制定的《理论教学大纲》为指导，为口腔护士开设多种形式的继续教育项目；各联邦州政府根据具体情况开设更高层次的提升培训和相对应的认证体系。

在英国，口腔护士的继续教育是持续性职业发展的重要环节。由于口腔护士在诊疗过程中需协同医生或替代医生完成部分诊疗工作，所以执业继续教育培训侧重提高口腔护士的临床实践能力，每年须完成医疗应急处理、法律和伦理学知识、放射学和放射防护、诉讼处理等内容的学习。2017 年英国又提出了执业继续教育发展计划补充版，要求参加执业继续教育发展项目时，以注册年份的 8 月 1 日为起始日，每五年 1 个周期，每个周期需完成 50 学时的课程（连续两年不低于 10 学时）。由此可以看出，护士执业资格认证及执业继续教育发展项目实施对口腔护士自我专业能力的持续提升具有重要意义，也是有效促进英国口腔护理专业化发展的重要保障。

二、国内口腔专业护士的资格认证及继续教育

我国口腔护理专业学历教育体系尚不完善，口腔护理专科护士角色定位与职责范围不明晰，其相关规范与培养机制也处于起步阶段。目前我国只有口腔医师和口腔助理医师的准入制度，缺乏口腔专科护士执业资格认证体系。现有的从事口腔护理工作的护士只需考取护士执业资格证书。口腔专科的培训主要通过口腔医疗机构内部在职培训完成。现有的在职培训多为经验性的传、帮、带等方式，缺乏标准和规范，且受到口腔医疗单位层次水平的影响，致使培养的口腔专科护士的职业素养和临床实践能力均存在很大差异。为促进口腔专科护士的在职培训和继续教育的发展，学者们主要在以下两个方面进行了探索。一是规范现行的在职培训：如参照美国牙科助理教育项目并结合我国实际情况，从培训内容、培训形式、师资要求、课时安排等几个方面进行了规范；分阶段综合培训形式，包括理论、技能、解决问题等综合能力，分基础、实践和提升 3 个阶段进行培训；参照英国口腔护士培训模式并结合我国国情，采用医护一体化的模块化培训模式对口腔护士进行在职培训。二是开展全国继续教育项目，采取院内和院外相结合培训方式，如中华口腔医学会继续教育项目"口腔专业护士培训"课程，向全国口腔专业护士提供口腔专业护理新技术、新进展的研修学习。2019 年，中华护理学会将口腔护士纳入专科护士培训计划，并在培训结束后颁发专科证书。

第四节　口腔护理学发展趋势

随着医学模式的改变，社会大众对口腔卫生服务的需求不断增加，培养口腔护理的高级护理专业人才和提供高质量、高技能的口腔服务模式，将成为口腔护理发展的方向。

一、口腔护理教育

为适应护理事业的发展，人才培养是高等院校的重要使命。

自 1984 年 1 月，教育部、卫生部联合召开全国高等护理专业教育座谈会，提出开展多层次、多规格护理教育的要求后，口腔专科护理教育也提上了议事日程。2011 年 2 月，卫生部印发的《医药卫生中长期人才发展规划（2011—2020 年）》中提出，医药卫生人才队伍建设要以新的健康服务需求为导向，合理配置各类医药卫生人才，动态调整医学教育招生规模与结构，优化学科和专业设置，推动以提高素质与能力为核心的医学教育改革，促进新型交叉学科的人才发展。经过多年来的发展，口腔护理逐渐形成了专科、本科、硕士的教育体系。近年来，护理硕士研究生学历教育在国内蓬勃发展，护理硕士教育为培养口腔专科护士提供了具有专业化理论体系的人才，将护理研究生教育与口腔护士培养机制有机结合，既可缩短专科护士的培养周期，又可将护理研究生教育与临床护理有效融合，培养符合中国现阶段国情的口腔专科护士。

二、专科护士的培养

2022 年 4 月国家卫生健康委制定的《全国护理事业发展规划（2021—2025 年）》强调以岗位需求为导向，以岗位胜任力为核心的护士培训制度。坚持立足岗位、分类施策，切实提升护士临床护理服务能力。目前由于口腔专科护士缺乏全国统一的认证管理机构、相关培养体系及后续培训制度，严重制约了口腔专科护士的健康有序发展。因此，需要进一步明确我国口腔专科护士的概念和职责，加强口腔专科护理人才培养，同时建立口腔专科护士持证上岗制度，并将其纳入医院内部评审体系；对于专科护士执业继续教育发展项目需建立完整的培训体系，要根据不同学历和技能水平分层次、梯队进行专科培训，与护理规范化培训有效结合，保证专科护士不断提升专科实践能力，从而形成口腔专科护士职业发展的良性轨道。

三、护理实践

口腔专科护理经过几十年的实践，已形成了一套从理论到实践具有专科特色的口腔护理基础知识与专科技能，口腔专科护士的工作内容与范畴亦在不断延伸与拓展。随着社会经济与文化的发展，人们越来越重视对口腔疾病的预防和治疗，口腔护理实践也将逐步适应其发展趋势：护理工作的场所逐渐由医院扩展到家庭、社区；工作内容从单纯的"椅旁护理"到"四手操作"技术的展开；护理模式从"以疾病为中心"的护理服务转至"以人的健康为中心"的整体护理。

四、护理科研

口腔护理学研究的目标是维护人类口腔健康。研究的内容是口腔护理理论知识、技能及其发展规律。为了适应社会进步和科技发展的需要，加强口腔护理科研是促进口腔护理发展的迫切任务。

五、护理管理

口腔护理学不仅具有医学特征，还具有独

立和日趋完整的护理相关理论体系。以患者为中心的护理服务已成为口腔护理管理者的理念。随着人们爱牙意识的增强、口腔预防保健工作的展开及口腔疾病谱的改变，口腔护理标准化、科学化、现代化的管理模式已经形成。口腔护理质量保障体系的建立及完善将成为管理的重点，促进口腔护理的专业化、科学化、规范化、程序化和信息化是现代口腔护理管理的方向。

（贾丽琴）

第二章　口腔门诊常用器械名称及用途

【学习目标】

1. 识别牙体牙髓科、牙周科、口腔修复科、口腔正畸科、口腔手术室常用器械。

2. 描述口腔常用器械的特点及临床应用。

3. 深刻理解正确识别器械对于口腔诊疗操作中的护理配合具有重要指导意义。

第一节　牙体牙髓科常用器械

一、口镜（图2-1）

（一）功能

1. 反射并集中光线于被检部位，增加照明。
2. 反映被检部位的影像，并能适当扩大被检部位。
3. 撑开显露或按压颊、唇、舌等软组织。
4. 口镜柄叩诊。

（二）特点

1. **前表面口镜**　精确、影像不变形。
2. **双面口镜**　用于拉开舌或颊组织，同时观察口腔内情况。
3. **平面口镜**　常用于一次性口镜。
4. **凹面口镜**　放大影像。

（三）常用的尺寸

根据口腔的直径选择4号或5号。

（四）临床应用

在大多数的一次性口腔托盘中都配有口镜。

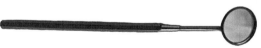

图2-1　口镜示意图

二、探针（图2-2）

（一）功能

1. 辅助发现牙体缺损。
2. 用于检查邻面龋、殆面浅龋。

3. 探查龋洞、探测患区的感觉，发现敏感部位。

（二）特点

探针由手柄与两个工作端组成，一端为大弯（镰形），另一端为双弯（双曲弯），两工作端细而尖锐。其也可分为单端或双端，双端探针两端的工作尖相同或不同，不同的一端是常规探针，另一端是牙周探针。

（三）分类

根据不同的大小和形状，探针可分为Orban探针、猪尾探针、Shepherd钩状探针。

（四）临床应用

大多数的一次性口腔托盘中都配有探针。

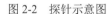

图2-2　探针示意图

三、镊子（图2-3）

1. **功能**　用于夹棉球，拭净被检查部位，涂药，测定牙齿松动度及镊子柄叩诊。

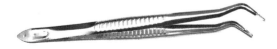

图2-3　镊子示意图

2. **分类**　末端是平的或有齿的、尖头或圆头、细的或粗的，或为可锁住的镊，有大小尺寸不同的型号。

3. **临床应用**　大多数的一次性口腔托盘中都配有镊子。

四、挖匙（图2-4）

（一）功能

1. 刮除腐质及炎症组织、切髓、去除牙本质龋。

2. 去除暂封物。

3. 去除临时冠。

4. 去除临时修复的水门汀。

5. 在试戴过程中拆卸永久冠。

（二）特点

由柄和两个工作端组成，工作端为匙形，有大、中、小三种型号。

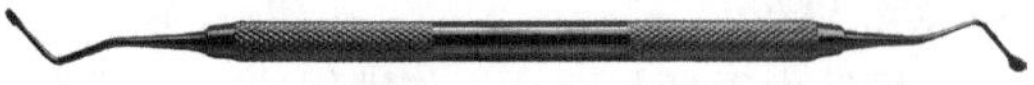

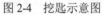

图2-4 挖匙示意图

五、充填器（图2-5）

（一）功能

1. 填塞和压紧银汞合金。

2. 塞满和压紧其他修复材料。

3. 塞满和压紧临时充填材料。

（二）特点

单端或者双端工作头，有不同的尺寸型号。如末端光滑小头、末端光滑大头、末端带有锯齿的，还有直角工作端，可用于不易处理的区域，前后端均可用于压实充填材料。

（三）临床应用

用于充填银汞合金、复合材料、糊剂或临时材料。

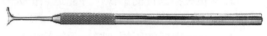

图2-5 充填器示意图

六、磨光器（图2-6）

（一）功能

1. 初步塑形充填完成的银汞合金。

2. 磨光压紧后的银汞合金。

3. 磨光其他修复材料。

4. 磨光临时充填材料。

（二）特点

单侧或双侧工作端。根据形状可分为橄榄球形磨光器、球形磨光器、橡树果形磨光器。

（三）临床应用

用于磨光银汞合金、复合材料和临时充填材料。

图2-6 磨光器示意图

七、成形片与成形片系统

（一）成形片（图2-7）

1. 功能 为预备好的邻𬌗面窝洞充填时，代替缺失的邻面壁或窝洞壁。

2. 特点 有各种尺寸、形状和厚度。

（1）通用成形片：用于所有的后牙，除个别较大的牙齿。

（2）前磨牙成形片：用于前磨牙。

（3）磨牙成形片：用于较大的磨牙。

3. 临床应用 用于银汞合金、复合材料的填塞、堆塑和临时充填。

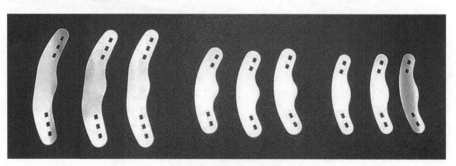

图2-7 成形片示意图

（二）成形片系统

1. 功能　为预备好的邻𬌗面窝洞充填时，代替缺失的邻面壁或窝洞壁。

2. 特点　有各种尺寸和形状。

（1）通用成形片：用于后牙。

（2）磨牙成形片：用于较大的磨牙。

（3）前磨牙成形片：用于前磨牙。

（4）儿童成形片：用于乳牙。

八、木楔子（图2-8）

1. 功能　预备的Ⅱ、Ⅲ或Ⅳ类窝洞充填时，保持成形片稳固贴合于牙龈的边缘。

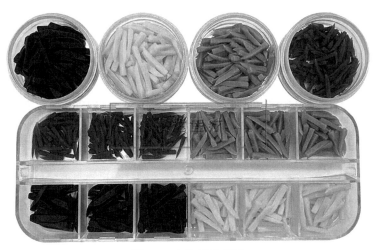

图 2-8　木楔子示意图

2. 特点　木制或塑料制作的各种尺寸和形状，以适合楔状隙区域。主要有三角形、圆形或梯形三种。

3. 临床应用　楔子被放置在牙龈楔状隙区域，防止充填材料压入龈沟形成悬突，损伤牙周组织，通常放置于舌侧。

九、银汞输送器（图2-9）

（一）功能

为预备好的窝洞充填时，输送研磨后的银汞合金入窝洞。

（二）特性

1. 内壁有氮化钛涂层或聚四氟乙烯涂层。

2. 其有双端和单端工作头两种。

3. 型号不同，工作末端角度形状和大小也不相同。

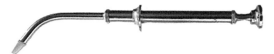

图 2-9　银汞输送器示意图

十、毛刷（图2-10）

（一）功能

对预备好的窝洞内涂抹底漆、粘接剂。

（二）特点

有各种型号、尺寸。一次性使用牙科毛刷，由手柄、连接杆和刷毛三部分构成，有不同的颜色以便用于不同的材料。

（三）临床应用

1. 工作端弯曲用于粘接系统、窝沟封闭剂和正畸的托槽涂抹。

2. 窝洞预备后涂抹底漆，保护牙髓。

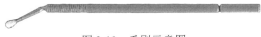

图 2-10　毛刷示意图

十一、固化灯（图2-11）

1. 功能　使光固化材料固化。

2. 特点　分为有线款和电池驱动款。

3. 临床应用　用于粘接剂、复合材料、封闭剂、堆塑材料的光固化。

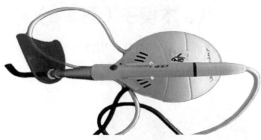

图 2-11　固化灯示意图

十二、固化灯防护器械

1. 功能　使用固化灯时保护眼睛。

2. 特点　球拍形状、橙色，能阻挡有害光，使用时保护医生、护士和患者的眼睛。

3. 临床应用　必须在整个光固化灯固化过程中使用防护器械。

十三、抛光砂条（图 2-12）

（一）功能

抛光修复体的邻面。

（二）特点

根据不同的研磨材质分为合成材料砂条和砂纸材料砂条，其中砂纸材料砂条含有不同粒度的砂。

（三）临床应用

1. 抛光砂条嵌入邻面间隙时，有助于避免损伤牙齿结构。

2. 用于牙间隙充填复合材料的研磨和抛光。

3. 用于牙间隙充填银汞合金的研磨和抛光。

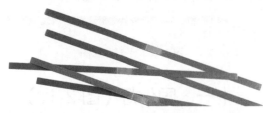

图 2-12　抛光砂条示意图

十四、高速手机（图 2-13）

（一）功能

夹持车针完成对牙齿的钻、磨、切、削及修复体的修整。

（二）特点

1. 高速手机由机头、手柄及手机接头构成，手机与手机接头的连接方式有两种：一种是手机接头上带有固定锁紧螺母，另一种是带有快装接头。早期机头夹持车针的方式是簧片式夹针，现在多使用螺钉型和按压型车针夹持方式。

2. 高速手机采用气压驱动，最高转速为45万转/分。

3. 高速手机牙钻产生大量的热，为防止损伤牙髓，手机喷水或喷气以冷却牙钻。

（三）临床应用

高速手机连接到口腔综合治疗机的管路上进行临床操作。

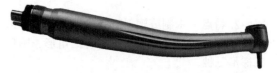

图 2-13　高速手机示意图

十五、橡皮障隔离系统

橡皮障隔离系统主要由橡皮障、橡皮障打孔器、橡皮障夹、橡皮障夹钳和橡皮障框架组成。

（一）橡皮障（图 2-14）

1. 功能　在牙齿治疗过程中，用于隔离唾液、血液及器械喷出的水汽。

2. 特点

（1）尺寸分为 4mm×4mm、5mm×5mm、6mm×6mm 或连续辊。

（2）厚度分为薄、中等、厚、特厚型。一般选择中或厚型（0.17～0.22mm 或 0.22～0.27mm），前牙选择厚型，后牙选择薄型。

（3）颜色分为灰色、绿色、蓝色、彩色、紫色（不含乳胶）。

3. 临床应用　乳胶过敏的患者使用不含乳

胶的紫色橡皮障。

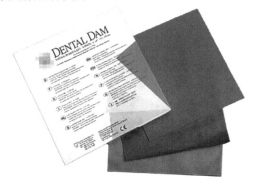

图 2-14 橡皮障示意图

（二）橡皮障打孔器（图 2-15）

1.功能 用于在橡皮障上为单个牙齿打孔。

2.特点 为恒牙列每个牙齿设定孔号。5号—基牙（最大号）；4号—磨牙；3号—前磨牙；2号—上颌中切牙和侧切牙，上下颌尖牙；1号—下颌中切牙和侧切牙（最小号）。

3.临床应用 根据患者的牙齿部位在橡皮障上打孔。

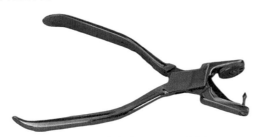

图 2-15 橡皮障打孔器示意图

（三）橡皮障模板（图 2-16）

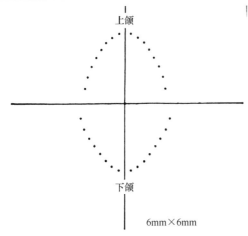

图 2-16 橡皮障模板示意图

1.功能 指导在牙科橡皮障上正确的位置标记和打孔。

2.特点 耐用塑料制作而成，有代表恒牙列的32个点。

3.临床应用 将牙科橡皮障放在模板上，用铅笔标记应打孔的点。

（四）橡皮障夹钳（图 2-17）

1.功能 将牙科橡皮障夹放置在牙齿上，治疗后移除橡皮障夹。

2.特点 钳喙宽度适合橡皮障夹，对抗弹簧弹性打开橡皮障夹钳。当橡皮障夹就位时，钳柄之间的套杆固定住橡皮障夹钳。

3.临床应用 紧握橡皮障夹钳手柄，打开钳子前部的工作端。

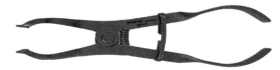

图 2-17 橡皮障夹钳示意图

（五）橡皮障夹（图 2-18）

1.功能 锚固和稳定牙科橡皮障。

2.特点 橡皮障夹分为有翼的夹子、无翼的夹子、前牙夹子、前磨牙夹子。

（1）弓部：放置在牙齿的远中面。

（2）钳口：有四个尖部确保夹紧在牙齿上。

（3）孔：在钳口处，用于钳喙将夹子放置在牙齿上。

（4）尖部：确保夹子夹紧在牙齿的颈部，在外形高点下方。

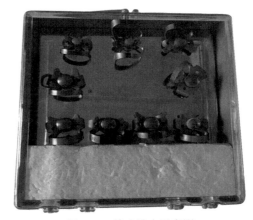

图 2-18 橡皮障夹示意图

（六）橡皮障框架（图2-19）

1. 功能　撑开橡皮障。

2. 特点　根据材质不同，有金属框架和塑料框架，类型不一。

3. 临床应用　为了便于修复和牙髓操作，常使用橡皮障框架放置橡皮障。

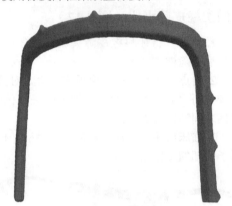

图 2-19　橡皮障框架示意图

十六、根管探针（图 2-20）

（一）功能

根管治疗过程中，寻找细小根管口。

（二）特点

1. 根管探针由两个弯曲角度不同的直工作端组成。工作端细而尖锐，用于探查根管口。

2. 工作端比常规探针长，能到达根管口。

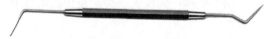

图 2-20　根管探针示意图

十七、牙髓活力测试仪（图2-21）

1. 功能　测试牙髓活力。

2. 特点　牙髓活力测试仪由主机、测试线、口角挂钩、活力棒组成，为充电式或电池式。

3. 临床应用　用于辅助诊断牙体牙髓疾病，还广泛用于口腔外科、正畸科等其他领域。使用时将牙膏放在电极末端，以便导电，电流小幅逐渐增高，直到患者觉得不舒服。电极工作端放于牙冠的颊舌侧。

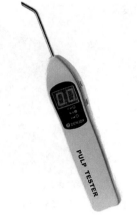

图 2-21　牙髓活力测试仪示意图

十八、拔髓针（图 2-22）

1. 功能　从根管中移除牙髓组织或棉捻。

2. 特性　拔髓针是由一根很细的金属杆制成，在金属杆上切削形成许多尖锐的小倒刺。长度 52mm，锥度为 0.007mm／0.010mm，其型号按工作端直径由细到粗分为 000、00、0、1、2、3 六种。

3. 临床应用　单独或置于髓针柄上使用。

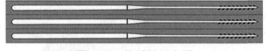

图 2-22　拔髓针示意图

十九、根管锉（图 2-23）

（一）K 锉

1. 功能　穿透、扩大根管；根管壁成形。

2. 特点

（1）工作刃端的断面为三角形或四方形，每毫米有 1.5～2.25 个螺纹，螺旋刃与锉长轴的角度相对较大。

（2）工作端切割刃的长度为 16mm。

（3）手柄颜色以白、黄、红、蓝、绿、黑六种颜色标记为一组。

（4）有不同的型号以适应根管的宽度，随着号码增加，锉针的直径增加。

3. 临床应用　用于去除根管壁上的牙本质和钙化物，使管壁光滑，是应用最广的根管预备器械。

（二）H 锉

1. 功能 去除根管内旧的根充物或棉捻，清理根管壁。

2. 特点

（1）其截面呈逗点状，刃部锐利，切削能力强。

（2）在顺时针旋转时可以切入根管壁牙本质，但是抗折能力较差。

（3）手柄颜色以白、黄、红、蓝、绿、黑六种颜色标记为一组。

（4）不同的型号以适应不同根管的宽度，随着号码增加，锉的直径增加。

3. 临床应用 只能做提拉动作，适用于直行根管去除大量牙本质，很少用于扩通根管。

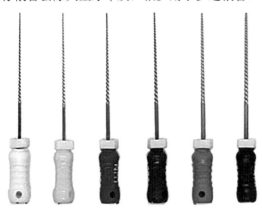

图 2-23 根管锉示意图

二十、扩孔钻（图 2-24）

（一）功能

1. 切割根管壁牙本质，使根管壁光滑。

2. 扩大根管。

（二）特点

1. 由钢丝压成三角锥体坯，然后扭曲成螺旋状。横断面分别设计为方形、圆形、三角形或菱形。

2. 扭转的三角形切割刃（类似于 K 锉，但切割刃间隔更长，每毫米的螺纹更少）。

3. 手柄用颜色标示不同型号，不同型号适应不同根管的宽度；随着号码增加，钻针的直径增加。

4. 有不同的长度，如 21mm、25mm、31mm。

（三）临床应用

通过旋转器械，切割根管壁以钻入根管深部。

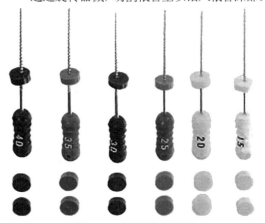

图 2-24 扩孔钻示意图

二十一、牙髓治疗止动橡皮塞

（一）功能

放置在根管锉或扩孔钻等根管器械上，定位根管的长度。

（二）特点

1. 由橡胶、硅酮或塑料制作。

2. 用根管锉或扩孔钻测量从止动橡皮塞（以下简称止动塞）到锉针尖的长度，来确定根管的长度。

（三）临床应用

每根根管锉或扩孔钻都有相对应的止动塞色标，或所有根管锉或扩孔钻都使用一种颜色的止动塞。

二十二、毫米测量尺

1. 功能 测量根管锉、扩孔钻及其他器械或材料的毫米长度。

2. 特点 毫米测量尺有各种形式。

3. 临床应用 毫米测量尺除了用于牙髓治疗之外，也用于牙科其他领域。

二十三、电子根尖定位仪（图 2-25）

1. 功能 使用多频率电流计算牙髓锉尖端

距主根尖孔的距离。

2. 特点　电子根尖定位仪由主机、主导线、唇钩、根管锉夹、传感探头组成，可连接于干燥或湿润根管环境中的根管锉或扩孔钻上。

3. 临床应用　以提示音或数字显示定位长度。

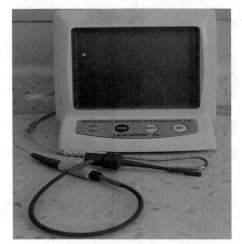

图 2-25　电子根尖定位仪示意图

二十四、G 型扩孔钻（图 2-26）

（一）功能

根管预备初始扩大根管口和敞开根管的冠部，以使后继器械及冲洗液较易进入根管。

（二）特点

G 型扩孔钻由工作端、颈部和柄部组成。工作端为有螺刃缘和钻尖的棱锥形钻，钻的尖端光滑无刃，可防止形成台阶和侧穿。颈部较细，柄部形似钻针柄，有栓口装置与低速手机相接。

（三）临床应用

1. 将钻尖端插入根管口内，沿根管口之外缘和侧壁小心提拉。

2. 忌用暴力，以免发生器械折断或形成台阶和侧穿。

3. 进入的深度只限于根管的直部，而不能进入弯曲部。

4. 提出时，器械应处于旋转状态以防卡住折断。

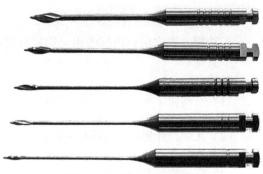

图 2-26　G 型扩孔钻示意图

二十五、根管冲洗注射器

1. 功能　根管预备时，携带和推注冲洗液来清理根管。

2. 特点　为柔性聚丙烯尖端注射器。

二十六、吸潮纸尖（图 2-27）

1. 功能　吸潮纸尖为牙科专用根管清洗材料。主要用于牙髓病治疗中根管清洗、换药。

2. 特点　纸尖的型号与根管的宽度相对应。

3. 临床应用　应测量纸尖长度，确保它适合于根管长度。

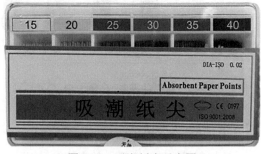

图 2-27　吸潮纸尖示意图

二十七、牙　胶　尖

（一）功能

专用固体根管充填材料。适用于各种牙髓炎、牙髓坏死、各种根尖周炎及经过活髓保存治疗失败的根管去髓后的永久充填。

（二）特点

1. 由橡胶制成，加热到 40℃ 就可以变软，冷却之后即可变硬。

2. 充填紧密，组织亲和性好，能方便地从根管中取出，不导热，不导电。

3. 借顶部的颜色识别不同型号的牙胶尖。

（三）临床应用

禁用加热灭菌法灭菌。

二十八、螺旋输送器（图2-28）

（一）功能

放置牙胶前，将根管封闭剂或水门汀充填到根管中，以便最终封闭根管。

（二）特点

1. 由螺旋状钢丝工作端和柄部构成。柄部如钻针柄，可连接在弯机头上。

2. 用于导入根管充填封闭剂，常用的国际标准型号为 25 ～ 40 号。

（三）临床应用

将加热后处于热塑期的牙胶注射到预备后的根管中。

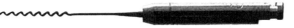

图 2-28　螺旋输送器示意图

二十九、牙胶侧方加压器（图2-29）

（一）功能

用于侧方加压根管充填技术，分短柄和长柄两种。

（二）特点

1. 短柄侧方加压器　由工作端和柄部组成，形似扩大器，但无刃，下端呈光滑的尖锥形，锥度与根管锉规格相同，常用型号为 15 ～ 40 号。

2. 长柄侧方加压器　工作端呈尖锥形。

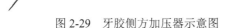

图 2-29　牙胶侧方加压器示意图

三十、牙胶垂直加压器（图2-30）

（一）功能

对根管内的牙胶进行垂直加压。

（二）特点

1. 短柄垂直加压器形似根管扩大器，但无刃。工作端呈锥形，但顶端为平头。

2. 锥度与根管锉规格相同，常用型号为 l5 ～ 40 号；长柄垂直加压器工作端同短柄，但有与工作端呈角度的长柄。

（三）临床应用

用于热垂直加压根管充填技术中的垂直加压。

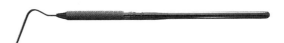

图 2-30　牙胶垂直加压器示意图

三十一、P 钻（图2-31）

（一）功能

预备根管，以便放入根管桩。移除根管中的部分牙胶，为根管桩制备空间。

（二）特性

1. 平行切割刃。

2. 刃部较 G 型扩孔钻长，尖端有安全头。较硬，不能弯曲。

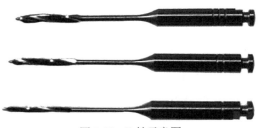

图 2-31　P 钻示意图

三十二、热牙胶充填系统（图 2-32）

（一）功能

将加热后软化、熔融状态的牙胶注入根管以替代传统冷的侧方加压充填的一种仪器。

（二）特点

1. 热牙胶充填系统由充填枪、充填笔、电池、充电器、加热针、注胶针、专用扳手、隔热保护罩、充填枪座、充填笔座、清洗毛刷、充电座组成。

2. 热牙胶充填系统是更高效、更安全、更快速、更彻底的根管充填系统。

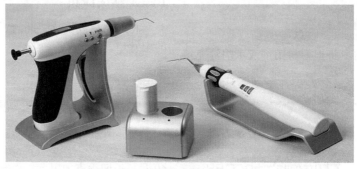

图 2-32　热牙胶充填系统示意图

第二节　牙周科常用器械

一、牙周探针（图 2-33）

1. 功能　探查牙周袋的深度和形状。

2. 特点　尖端钝。每种类型有不同的毫米级刻度指示，牙周探针分为三代：第一代为普通带毫米刻度的钝头牙周探针；第二代为压力敏感牙周探针；第三代为与计算机相连的压力敏感电子牙周探针。

3. 临床应用　牙周检查时用牙周探针进行探诊检查。

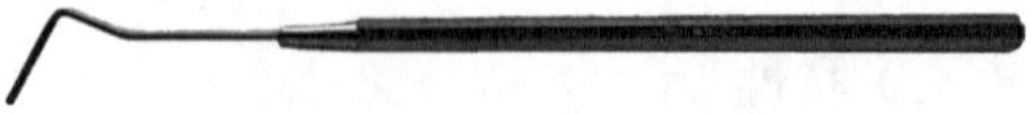

图 2-33　牙周探针示意图

二、根分叉探针（图 2-34）

1. 功能　探测多个牙根分叉区牙周袋的水平和垂直深度。

2. 特点　尖端呈平头或圆头形，单侧工作端或双侧工作端。

3. 临床应用　用于根分叉病变的检查及分度。

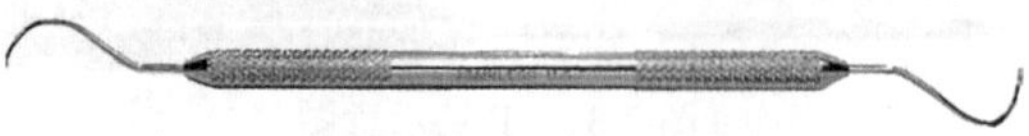

图 2-34　根分叉探针示意图

三、斧形牙龈刀（图 2-35）

1. 功能　用于牙龈切除术 / 牙龈成形术的外斜形切口。

2. 特点　有不同尺寸和形状，单侧工作端或双侧工作端。

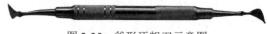

图 2-35　斧形牙龈刀示意图

四、牙间隙刀（图 2-36）

1. 功能　用于切开牙间龈乳头。

2. 特点　刀片颈部弯曲成角，单侧工作端或双侧工作端。

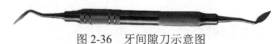

图 2-36　牙间隙刀示意图

五、牙间锉（图 2-37）

1. 功能　锉除牙齿邻间隙的龈上区和龈下区的硬性沉积物。

2. 特点　具有弯状、直行的不同角度，有不同尺寸，使用推压或牵拉的手法。

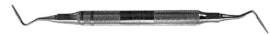

图 2-37　牙间锉示意图

六、通用型刮治器

1. 功能　刮除牙周袋内根面上的牙石和菌斑，去除牙周袋的软组织衬里并平整根面。

2. 特点　具有两个工作刃，呈圆头，圆弧形背部；工作面与器械柄的下段呈 90°。有弹性而坚硬的柄，多种长度以适应不同牙齿的临床冠，单端或双端工作尖。

七、Gracey 刮治器（图 2-38）

1. 功能　刮除牙周袋内根面上的牙石和菌斑，去除牙周袋的软组织衬里并平整根面。

2. 特点　由手柄和工作端、工作刃组成，改良执笔式握持。有牙位的特殊性，适用于不同牙的不同牙面，偏侧刃缘，刃面与器械呈 70°，单侧切刃缘，长而凸的外侧切刃缘是工作缘。

Gracey 刮治器共有 9 支，编号为 1 ~ 18，两头都可使用，具体型号如下：1/2、3/4 适用于前牙；5/6 适用于前牙及尖牙；7/8、9/10 适用于前牙及前磨牙的颊舌面；11/12 和 13/14 适用于磨牙和前磨牙的近中面和远中面；15/16 和 17/18 适用于后牙的近中面和远中面。

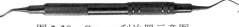

图 2-38　Gracey 刮治器示意图

八、迷你改良型刮治器（图2-39）

1. 功能　用于窄而深的牙周袋或根分叉。

2. 特点　经过重新设计的工作刃部是 Gracey 刮治器长度的一半。两个工作刃，工作面与器械颈部最下端呈 70°。有不同的尺寸、不同的型号用于不同的牙位，与 Gracey 刮治器相一致。

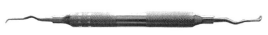

图 2-39　迷你改良型刮治器示意图

九、种植体刮治器（图 2-40）

1. 功能　清除种植体表面的沉积物和污渍。

2. 特点　为保证种植体表面不产生刮痕，工作刃进行了特殊设计，可镀钛，碳纤维或树脂材料制成。

3. 临床应用　种植体周围的龈上洁治和龈下刮治术。

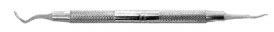

图 2-40　种植体刮治器示意图

十、镰形洁治器（图 2-41）

1. 功能　用于清除龈缘以上牙面的大量沉积物和污渍。

2. 特点　工作端的断面为三角形（由面和两腰构成），有两个切割刃，顶端呈尖形。颈部有两个弯曲，有不同的尺寸和角度。单侧或双侧工作端。

3. 临床应用　用于手工器械龈上洁治。

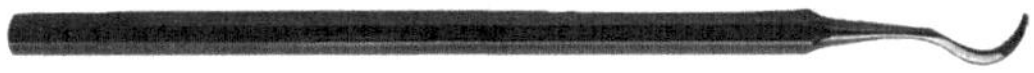

图 2-41　镰形洁治器示意图

十一、锄形洁治器（图 2-42）

1. 功能　清除龈缘以上牙面的大量沉积物和污渍。

2. 特点　工作头外形如锄，左右成对。刃口一端呈锐角，使用时锐角置于牙石侧的龈沟内。有不同的尺寸和角度。

3. 临床应用　主要用于刮除龈上结石和浅层龈下结石。

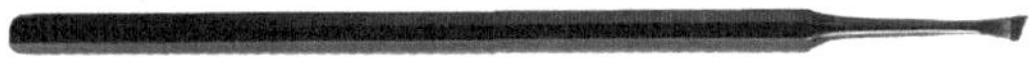

图 2-42　锄形洁治器示意图

十二、超声洁牙装置（图 2-43）

1. 功能　用于去除牙齿表面上的结石。

2. 特点　超高频声波将机械能转化为振动（频率为 18 ~ 50kHz）。有些设备是独立的供水系统，有些设备有额外的气 / 水 / 碳酸氢钠砂抛光系统，以去除外源性色素和牙菌斑。

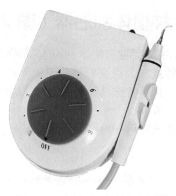

图 2-43 超声洁牙装置示意图

十三、超声洁牙装置工作尖（龈上型）（图 2-44）

（一）功能

1. 清除牙齿龈上结石。
2. 清除牙周袋内的细菌菌斑。
3. 清除牙齿上较大块的碎屑和污渍。
4. 去除带环粘接时多余的粘接剂，以及去掉带环时牙面余留的粘接剂。

（二）特点

龈上工作尖工作时需插到超声洁牙装置的手柄上。不同的形状、尺寸和设计取决于不同的设计和握持方法。

（三）临床应用

超声洁牙装置工作尖（龈上型）用于口腔预防性洁治和龈上洁治。

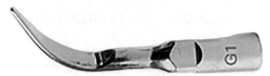

图 2-44 超声洁牙装置工作尖（龈上型）示意图

十四、超声洁牙装置工作尖（龈下型）（图 2-45）

（一）功能

1. 清除牙齿上龈下结石。
2. 清除牙周袋内的细菌菌斑。

（二）特点

龈下工作尖工作时需插到超声洁牙装置的手柄上。不同的形状、尺寸和设计取决于不同的设计和握持方法。

（三）临床应用

超声洁牙装置工作尖（龈下型）用于超声龈下洁治术。

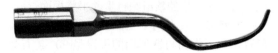

图 2-45 超声洁牙装置工作尖（龈下型）示意图

十五、刮治器磨石（图 2-46）

（一）功能

打磨并使洁治器和刮治器的工作刃锐利。

（二）特点

1. 印度磨石 可打磨大部分的金属，并随后使用阿肯色磨石或陶瓷磨石进一步打磨。
2. 阿肯色磨石 进行工作刃的抛光。
3. 陶瓷磨石 进行工作刃的抛光，不需要润滑（印度磨石和阿肯色磨石需要润滑）。

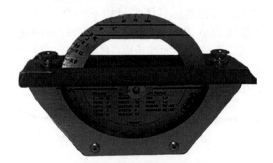

图 2-46 刮治器磨石示意图

十六、电动打磨仪（图 2-47）

1. 功能 打磨洁治器和刮治器的工作刃。
2. 特点 磨石在不锈钢导板下移动，导板将洁治器或刮治器的工作端固定在打磨角度位置。打磨仪具有导向槽和垂直支撑的动力装置，以控制工作端的角度。
3. 临床应用 电动打磨仪应用于打磨消毒后的洁治器和刮治器，打磨后将洁治器和刮治器重新消毒。

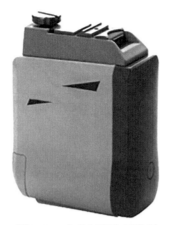

图 2-47　电动打磨仪示意图

第三节　口腔修复科常用器械

一、一次性多孔塑料全口印模托盘（图 2-48）

1. 功能　用于制取印模，可使用多种类型的印模材料。

2. 特点　以塑料为材料通过注塑机一次注塑成型，一次性使用。

3. 临床应用　印模制取的必备器械。

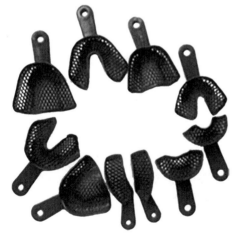

图 2-48　一次性多孔塑料全口印模托盘示意图

二、金属多孔全口印模托盘（图 2-49）

1. 功能　用于制取印模，可使用多种类型的印模材料。

2. 特点　带孔托盘可允许材料穿过，形成机械性锁扣结构，使材料紧附于托盘上。有不同的尺寸。

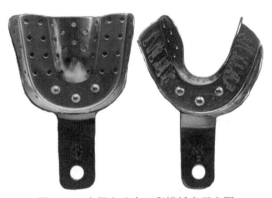

图 2-49　金属多孔全口印模托盘示意图

三、牙齿比色板/数字化彩色成像（图 2-50）

（一）功能

1. 准确地评定永久固定修复体的颜色，如冠、贴面、桥等。

2. 为活动义齿选择颜色。

（二）特点

主要有两种类型：

1. 维他比色系列　以颜色序列规则为系统，充分考虑颜色的三维效果，即明度、彩度、色相。它以其 26 种牙齿颜色均匀地、等距离地覆盖了自然界牙齿的所有色区。

2. NCC 三维比色板　由标准比色板（16 色）、明度增加比色板（14 色）和低明度比色板组成（6 色）。

除此之外有很多不同的数字化或电脑比

色板可用。

（三）临床应用

每个牙齿可能有不同的颜色，一种颜色用于龈端 1/3，一种用于中 1/3，一种用于切 1/3（通常用于前牙）。

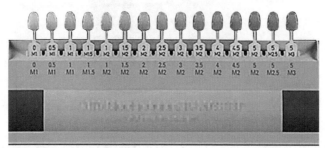

图 2-50　牙齿比色板 / 数字化彩色成像示意图

四、面弓（图 2-51）

1. 功能　建立上颌牙齿对于下颌牙齿的正中关系。当颞下颌关节被正确对齐时，建立牙齿的位置。

2. 特点　在固定修复、可摘义齿修复及全口义齿修复时记录和建立正中咬合关系。

3. 临床应用　被用于牙齿修复的所有阶段。

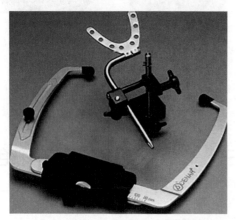

图 2-51　面弓示意图

五、𬪩架（图 2-52）

1. 功能　固定上下颌模型和𬪩托。

2. 特点　制作全口义齿、可摘局部义齿，嵌体、冠、固定桥及种植义齿时，在𬪩架上完成的各种义齿能符合或接近患者的实际情况。

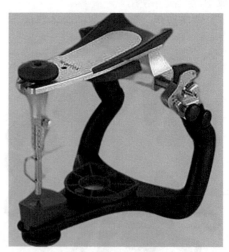

图 2-52　𬪩架示意图

第四节　口腔正畸科常用器械

一、弹性分牙橡皮圈（图 2-53）

1. 功能　在粘接带环之前，放置在牙齿的邻接区将牙齿分开。

2. 特点　有不同的尺寸以适用于不同的邻接区。

3. 临床应用　应用弹性分牙橡皮圈钳将橡皮圈放置于牙齿的邻接区。

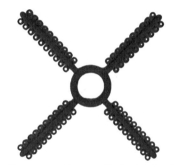

图 2-53　弹性分牙橡皮圈示意图

二、不锈钢弹簧分牙圈（图2-54）

1.功能　在粘接带环之前，放置在牙齿的邻接区将牙齿分开。

2.特点　有不同的尺寸以适用于不同的邻接区。

3.临床应用　使用正畸止血钳或鹰嘴钳放置。

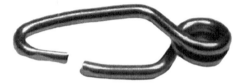

图 2-54　不锈钢弹簧分牙圈示意图

三、带有颊面管和牵引钩的正畸带环（图 2-55）

1.功能　用粘接剂固定在牙冠的中 1/3，将正畸弓丝固定到位。

2.特点　包括带环和颊面管。

（1）弓线管（上部）：保持弓丝在位。

（2）头帽管（下部）：保持头帽在位。

（3）牵引钩：弹性牵引用。

3.临床应用　主要用于正畸粘接。

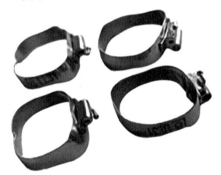

图 2-55　带有颊面管和牵引钩的正畸带环示意图

四、压带环器（图 2-56）

1.功能　在试戴和粘接时，将正畸带环压入位。

2.特点　单侧或双侧工作端。

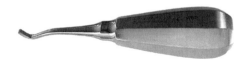

图 2-56　压带环器示意图

五、带环就位器（咬牙棒）（图 2-57）

1.功能　辅助正畸带环就位。

2.特点　有方形工作头或三角形工作头的单侧工作端。

3.临床应用　患者咬住带环就位器光滑的一端，施加压力使带环就位。

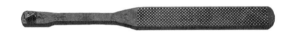

图 2-57　带环就位器（咬牙棒）示意图

六、正畸托槽（图 2-58）

1.功能　固定正畸弓丝。

2.特点　粘接于牙齿以固定弓丝在适当的地方。常见类型有金属托槽和陶瓷托槽。

3.临床应用　主要用于正畸粘接。

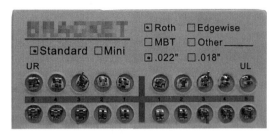

图 2-58　正畸托槽示意图

七、弓丝（图 2-59）

（一）功能

放置在托槽内，用结扎丝或橡皮圈结扎固定在托槽上。

（二）特点

根据矫正的不同阶段，使用不同类型的弓丝，具有不同的特点。

1. 镍钛弓丝 为柔韧的弓丝。

2. 不锈钢弓丝 比其他类型的弓丝硬度大。

3. β 钛弓丝 集合了柔韧性、强度和记忆功能。

4. Optiflex 弓丝 由复合材料制成，以达到轻力（初始阶段）和美观的目的。

（三）临床应用

在正畸治疗的所有阶段都要使用弓丝，在治疗初始、治疗中和治疗后期等不同阶段用不同形状和直径的弓丝。圆丝用于治疗的初期和中期；方丝、矩形丝用于治疗的最后阶段。

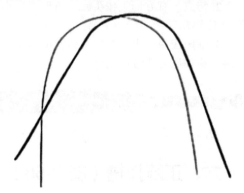

图 2-59 弓丝示意图

八、托槽自锁工具（图 2-60）

1. 功能 根据牙齿在口腔内的位置将每个托槽放置在卡片上。

2. 特点 托槽粘接到牙齿上之前，用胶固定在卡片上。

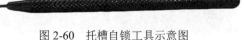

图 2-60 托槽自锁工具示意图

九、弯丝钳（图 2-61）

1. 功能 弯制弓丝。

2. 特点 有圆形、方形或矩形等各种类型，主要取决于弓丝的类型。

3. 临床应用 只用于正畸治疗。

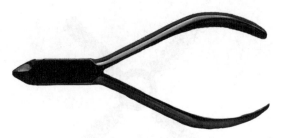

图 2-61 弯丝钳示意图

十、梯形钳（Tweed 圈弯制钳）（图 2-62）

1. 功能 弯制弓丝形成圈。

2. 特点 钳喙上的凹槽有助于在弓丝上弯制圈曲。

3. 临床应用 只用于正畸治疗。

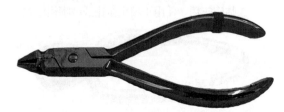

图 2-62 梯形钳（Tweed 圈弯制钳）示意图

十一、三喙钳（图 2-63）

1. 功能 用于弓丝 V 形曲的弯制。

2. 特性 有各种尺寸。

3. 临床应用 只用于正畸治疗。

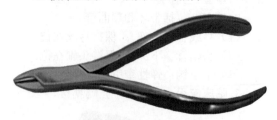

图 2-63 三喙钳示意图

十二、鹰嘴钳（图 2-64）

1. 功能 弯制弓丝；拆卸粘接在牙面的托槽。

2. 特点 通用的弓丝弯制钳。

3. 临床应用 只用于正畸治疗。

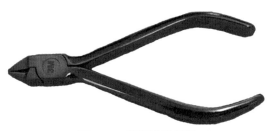

图 2-64 鹰嘴钳示意图

十三、霍氏钳（图 2-65）

1.功能 放置和拆卸弓丝；检查带环是否松动。

2.特点 正畸治疗操作中的万能钳子。直或弯曲的喙。锯齿状的钳尖可以更稳地握持弓丝。

3.临床应用 只用于正畸治疗。

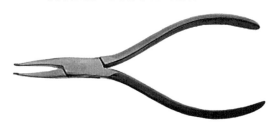

图 2-65 霍氏钳示意图

十四、温氏钳（图 2-66）

1.功能 放置和拆卸弓丝。

2.特点 工作末端呈锥形、纤细的尖，使钳子适合在托槽之间游走，便于放置弓丝。

3.临床应用 通过挤压托槽来拆卸粘接在牙面上的托槽。

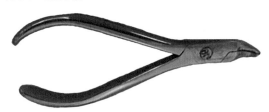

图 2-66 温氏钳示意图

十五、末端切断钳（图 2-67）

1.功能 弓丝放置在托槽和颊面管后，切断弓丝远端。

2.特点 切断后，可夹持住切下来的弓丝。

3.临床应用 只用于正畸治疗。

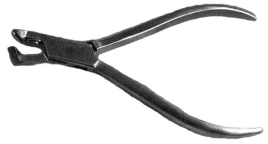

图 2-67 末端切断钳示意图

十六、正畸结扎丝钳（图 2-68）

1.功能 夹持和放置分牙圈；夹持、放置结扎弓丝。

2.特点 用于正畸治疗的多功能器械。

3.临床应用 只用于正畸治疗。

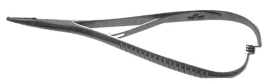

图 2-68 正畸结扎丝钳示意图

十七、结扎钳（图 2-69）

1.功能 将结扎丝打结以固定弓丝。

2.特点 钳子上有槽，撑开钳尖端时，锁持住结扎丝末端。有各种类型。

3.临床应用 只用于正畸治疗。

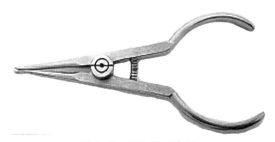

图 2-69 结扎钳示意图

十八、结扎丝和结扎皮圈（图 2-70）

1.功能 将弓线固定在带环或托槽上。

2.特点 金属结扎丝细、柔韧。有预切的长度，或缠绕在线轴上。

3. 临床应用　只用于正畸治疗。

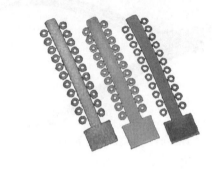

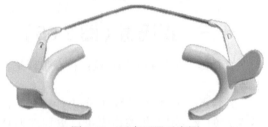

二十一、唇牵开器（图 2-73）

1. 功能　牵开嘴唇，便于在口内粘接托槽或进行口内拍照。

2. 特点　一般有两种：可重复使用的唇牵开器和一次性使用的唇牵开器。

3. 临床应用　可用于正畸治疗及其他治疗。

图 2-73　唇牵开器示意图

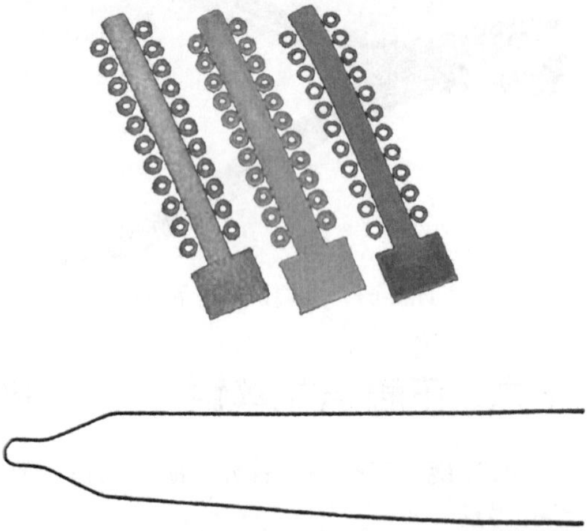

图 2-70　结扎丝和结扎皮圈示意图

十九、结扎丝末端推进器（图 2-71）

1. 功能　弓丝结扎后，用来将结扎丝末端放置在托槽旁。

2. 特点　单侧或双侧工作端。器械末端的凹口帮助将结扎丝放置在托槽旁。

3. 临床应用　只用于正畸治疗。

二十二、后牙带环拆除钳（图 2-74）

1. 功能　从牙齿上拆除正畸带环。

2. 特点　有两个钳喙，为了防止在拆除带环时损坏牙齿，接触咬合面的一个喙上有一个圆形衬垫，该衬垫可以更换；另一个喙是弯曲的，放在带环的龈端，用于施加压力从牙齿上取下带环。

3. 临床应用　只用于正畸治疗。

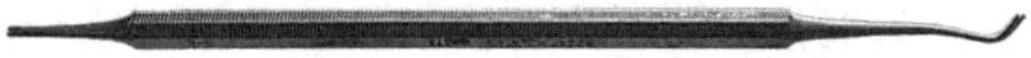

图 2-71　结扎丝末端推进器示意图

二十、结扎丝 / 弓丝切断钳（图 2-72）

1. 功能　结扎弓丝后，用来切断结扎丝的尾段；切断已系紧的结扎丝，便于取出弓丝。

2. 特点　有不同的尺寸。

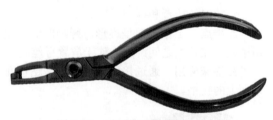

图 2-74　后牙带环拆除钳示意图

二十三、托槽拆除钳（图 2-75）

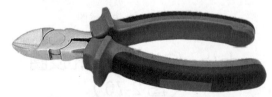

图 2-72　结扎丝 / 弓丝切断钳示意图

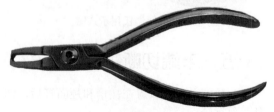

图 2-75　托槽拆除钳示意图

1.功能　从牙齿上拆除托槽。

2.特点　持住托槽，并将其从牙齿上取下。

3.临床应用　只用于正畸治疗。

二十四、粘接剂去除钳（图2-76）

1.功能　拆除托槽后，去除余留在牙面上的粘接剂。

2.特点　圆头端有塑料垫，短喙上安装有

硬质合金工作尖用以刮除粘接剂。

3.临床应用　只用于正畸治疗。

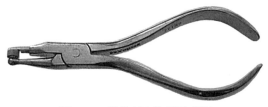

图2-76　粘接剂去除钳示意图

第五节　口腔手术室常用器械

一、口腔动力系统

　　牙槽外科使用的动力系统按照动力的来源可以分为气动、电动和超声传动。气动机头主要是指外科专用涡轮手机。电动机头需要专门的动力集成单元，扭矩大。超声骨刀通过超声换能器将动能传输到工作端，配有各种不同磨削目的的特异型工作端。

二、张口器（图2-77）

1.功能　保持患者在口腔治疗中的开口状态。

2.特点　开口后咬合时放置在口腔后区。常用于镇静的患者，有可供儿童和成人使用的不同型号。

3.临床应用　张口器可应用于任何口腔操作中，同时也可以用作咬垫。

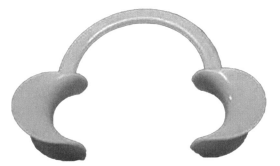

图2-77　张口器示意图

三、开口器（图2-78）

1.功能　保持患者在口腔治疗中的开口状态。

2.特点　带有锁定装置，有各种大小型号可供选择，常用于镇静的患者。

3.临床应用　开口器最常用于镇静患者的口腔外科手术和牙周手术治疗。

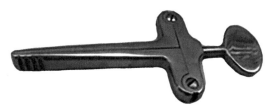

图2-78　开口器示意图

四、手术刀柄（图2-79）

1.功能　装持刀片。

2.特点　手术刀柄。

3.临床应用　手术刀柄多用于口腔外科和牙周手术的器械包中。

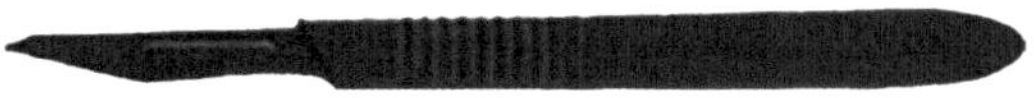

图2-79　手术刀柄及刀片示意图

五、手术刀片

（一）功能

1.切割组织。

2.修整牙齿邻面区域的修复材料。

（二）特点

　　有不同的型号、形状和尺寸，如口腔外科手术常用11号、12号、15号刀片；牙周手术常用15C、12D刀片。

（三）临床应用

手术刀片多用于口腔外科和牙周手术的器械包。

六、组织剪（图 2-80）

1. 功能 剪切软组织。

2. 特点 剪刃较薄，分为直剪和弯剪。通常浅部手术操作用直剪，深部手术操作用弯剪。常用长度有 12.5cm、14cm、16cm、18cm、20cm、22cm、25cm。

3. 临床应用 组织剪多用于口腔手术和牙周手术的器械包。

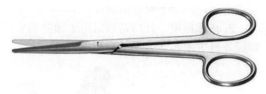

图 2-80 组织剪示意图

七、线剪（图 2-81）

1. 功能 剪断缝合线。

2. 特点 剪刃较厚，工作端切缘呈直尖头、弯尖头、尖圆头、圆头。工作端切缘可有凹槽。常用规格有 9cm、11cm、12cm、14cm、16cm。

3. 临床应用 线剪多用于口腔外科和牙周外科的器械包。

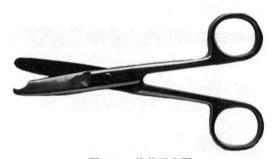

图 2-81 线剪示意图

八、组织镊（图 2-82）

1. 功能 外科操作过程中夹持软组织、缝针及敷料。

2. 特点 有不同的长度，分有齿镊和无齿镊两种。有齿镊的尖端有齿、夹持牢固，但对组织有一定损伤；无齿镊尖端无钩齿，用于夹持脆弱的组织、脏器及敷料。

3. 临床应用 组织镊多用于外科或牙周手术的器械包。

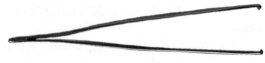

图 2-82 组织镊示意图

九、止血钳（图 2-83）

（一）功能

1. 夹持软组织或者骨片。

2. 分离组织、牵引缝线。

3. 夹持材料。

（二）特点

止血钳分直钳和弯钳。两种止血钳在结构上主要的不同是齿槽床，齿槽床分为直、弯、直角、弧形等，有不同的尺寸。

（三）临床应用

多用于口腔外科和牙周手术的器械包，也可用于修复治疗和许多其他治疗的器械包。

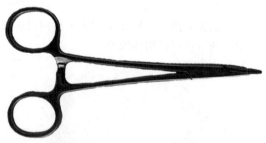

图 2-83 止血钳示意图

十、骨膜剥离器（图 2-84）

1. 功能 分离附着于骨面上的骨膜和软组织。牵拉术区的软组织，显露术野。

2. 特点 由手柄和工作端组成，有直端或弯端，双头设计较常见。双头设计一般一端是弧形，另一端可以是弧形、刀形或宽大的反光平板。有不同尺寸。

3.临床应用　骨膜剥离器用于口腔外科和牙周外科的器械包。

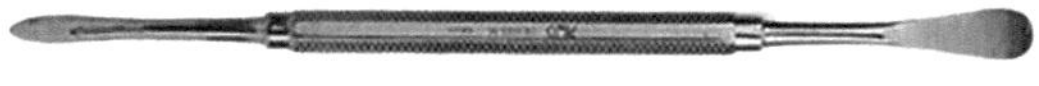

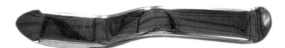

图 2-84　骨膜剥离器示意图

十一、颊拉钩（图 2-85）

1.功能　口腔科治疗时牵拉开唇、颊部及打开口腔。
2.特点　有不同类型和尺寸。
3.临床应用　多用于口腔外科和牙周外科的器械包。

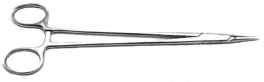

图 2-85　颊拉钩示意图

十二、持针器（图 2-86）

1.功能　夹持和操作缝合针。
2.特点　有不同的长度，有弯型或直型。工作端有锯齿状凹槽以利于夹持缝合针，有不同的类型和尺寸。
3.临床应用　多用于口腔外科和牙周外科的器械包。

图 2-86　持针器示意图

十三、缝合针和缝合线（图 2-87）

1.功能　用于缝合手术区。
2.特点　有可吸收和不可吸收的缝合线两种，可吸收缝合线成分主要为肠线、铬肠线、聚乙醇酸（PGA）；不可吸收缝合线成分为丝线、尼龙线、涤纶线、聚丙烯线。不同型号的缝合针适配不同型号的缝合线。
3.临床应用　缝合针和缝合线多用于口腔外科和牙周外科的器械包。

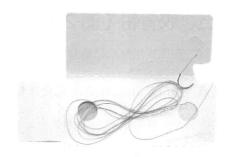

图 2-87　缝合针和缝合线示意图

十四、牙挺（图 2-88）

（一）功能

挺松牙根的器械。

（二）特点

由挺喙、杠、柄三部分组成。根据应用力学原理和实际需要，设计有直挺、根挺、根尖挺、巴氏挺及三角挺等类型。临床工作中最常用的是直挺。

1.直挺　可用于各类牙根拔除术。牙挺的主要作用是断裂牙周膜、挺松牙根。
2.根挺　挺喙较细长，左、右侧方向成对，挺杆成角弯曲，主要用于挺松残根或较长的断根。
3.根尖挺　挺喙较根挺的喙更薄、小而锐利；有左、右成对，弯曲的挺杆及直的根尖挺，三把器械组合为一套。临床上主要用于根尖部断根拔除。
4.三角挺　左、右成对，挺喙为内凹状的三角形。喙部较坚厚，主要用于拔除下颌磨牙的断根、挺松下颌第三磨牙或去除牙槽纵隔等。
5.巴氏挺　挺喙为内凹、成角弯曲的牙挺，左、右成对，主要用于拔除上颌第三磨牙。

（三）临床应用

用于口腔外科拔牙器械包。

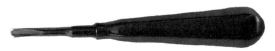

图 2-88　牙挺示意图

十五、咬骨钳（图 2-89）

1. 功能 在牙拔出后，修整和咬切过多的牙槽骨。

2. 特点 喙口有切刃，有不同的尺寸和弯曲角度。

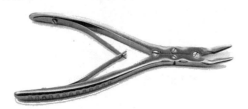

图 2-89 咬骨钳示意图

十六、骨锉（图 2-90）

1. 功能 移除和锉平粗糙的牙槽嵴。

2. 特点 工作端呈直行或弯曲状。有不同的尺寸、弯曲角度和形状。

3. 临床应用 多用于口腔外科和牙周外科的器械包。

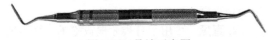

图 2-90 骨锉示意图

十七、外科凿（图 2-91）

（一）功能

1. 微创拔牙时劈开牙齿。
2. 塑形或修整牙槽骨。

（二）特点

有不同的尺寸，分为单斜面凿和双斜面凿，单斜面凿用于修整或凿除牙槽骨；双斜面凿用于劈开牙齿。

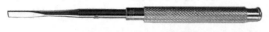

图 2-91 外科凿示意图

十八、外科锤（图 2-92）

（一）功能

1. 通过外科锤敲击外科凿，劈开牙齿，以

便于拔除牙齿。

2. 与外科凿一起使用，塑形和修整牙槽骨。

（二）特性

有不同的尺寸。

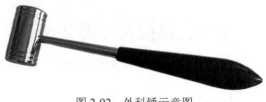

图 2-92 外科锤示意图

十九、拔 牙 钳

1. 功能 用于各种类型牙齿的拔除，是牙拔除术的首选器械。

2. 特点 由钳柄、关节和钳喙构成。钳柄是使用者握持的部位，有各种形态；关节的作用是使钳喙、柄自由开合，在夹持患牙时不会夹住唇、颊等邻近组织；钳喙是牙钳夹持患牙的部分，有多种形态。

3. 牙钳的类型 按形态可分为直钳、反角式钳、刺枪式钳和直角鹰嘴式钳。按钳喙形态可分为对称型和非对称型，非对称型是为拔上颌磨牙设计的，左、右各一。按牙位分为上下颌前牙钳、上下颌前磨牙钳和上下颌磨牙钳等。

（1）上颌前磨牙拔牙钳（图 2-93）

1）功能：拔除上颌前磨牙，也可拔除上颌其他部位牙齿。

2）特点：钳喙中间较窄，无喙凸。

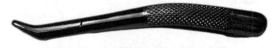

图 2-93 上颌前磨牙拔牙钳示意图

（2）下颌前磨牙拔牙钳（图 2-94）

1）功能：主要拔除下颌前磨牙，也可拔除下颌其他部位牙齿。

2）特点：钳喙中间较窄，无喙凸。

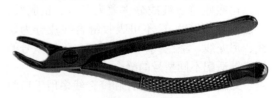

图 2-94 下颌前磨牙拔牙钳示意图

（3）下颌拔牙钳（图2-95）

1）功能：拔除下颌第一或第二磨牙。

2）特点：直柄。

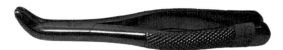

图2-95　下颌拔牙钳示意图

（4）上颌左侧拔牙钳（图2-96）

1）功能：拔除有三个根分叉的右侧上颌第一或第二磨牙。

2）特点：右侧的喙分两叉——拔牙时该喙咬持在舌根上。

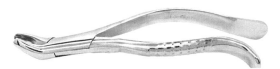

图2-96　上颌左侧拔牙钳示意图

（5）上颌右侧拔牙钳（图2-97）

1）功能：拔除有三个根分叉的左侧上颌第一或第二磨牙。

2）特点：左侧的喙分两叉——拔牙时该喙咬持在舌根上。

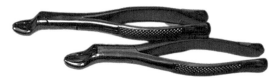

图2-97　上颌右侧拔牙钳示意图

（6）上颌前牙拔牙钳（图2-98）

1）功能：拔除上颌中切牙、侧切牙、尖牙。

2）特点：直柄或者一个弯曲的柄。

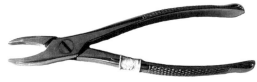

图2-98　上颌前牙拔牙钳示意图

（7）下颌磨牙拔牙钳（图2-99）

1）功能：拔除下颌第一或第二磨牙。

2）特点：直柄或者一个弯曲的柄，钳喙宽，双侧喙中部各有喙凸一个，喙凸主要用于夹持下颌磨牙的根分叉区。

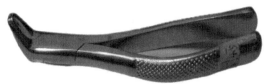

图2-99　下颌磨牙拔牙钳示意图

（8）下颌前牙拔牙钳（图2-100）

1）功能：拔除下颌前牙。

2）特点：齿状喙。

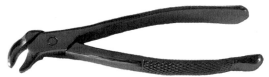

图2-100　下颌前牙拔牙钳示意图

（9）上颌根钳（图2-101）

1）功能：拔除上颌牙根。

2）特点：直柄、狭长的齿状喙。

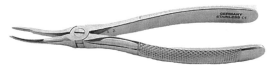

图2-101　上颌根钳示意图

（10）下颌根钳（图2-102）

1）功能：拔除下颌牙根。

2）特点：直柄、狭长的齿状喙。

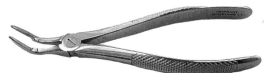

图2-102　下颌根钳示意图

二十、种植工具盒（图2-103）

1. 功能　用于种植外科手术。

2. 特点　主要部件包括先锋钻、定位钻、扩孔钻、导向钻、颈部成形钻、深度仪、手用扳手、棘轮扳手、棘轮扳手适配器、六角螺丝刀。有多种类型的种植工具盒以适应不同的种植系统。

3. 临床应用　种植工具盒用于种植外科手术器械包。操作过程中，要注意无菌技术操作。

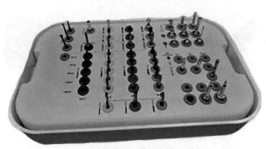

图 2-103 种植工具盒示意图

二十一、种植体（图 2-104）

（一）功能

用于种植外科手术。

（二）特点

1. 组成 由体部、颈部、基台部三部分组成。体部是种植义齿植入人体组织的部分，颈部是连接体部与基台部的部分，基台部是牙种植体暴露于黏膜外的部分。

2. 材料 常用的材料是纯钛及钛合金、生物活性陶瓷及一些复合材料。

3. 类型 种植体常见骨内、骨膜下、根管内、穿骨四种类型。

（三）临床应用

种植操作过程中，要注意无菌技术操作。

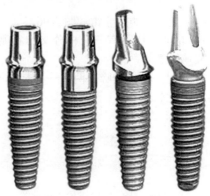

图 2-104 种植体示意图

（乌玉红）

第三章 口腔护士角色培养

【学习目标】

1. 在临床操作中树立职业形象，能熟练地做好个人防护及患者的防护，防止交叉感染。

2. 能根据沟通原则完成不同患者人群的语言沟通及非语言沟通，并能在诊疗中避免沟通失败。

3. 能运用所学知识和技能根据口腔治疗程序准备所需设备、器械、药物，并熟知其名称和用途。

4. 了解常规口腔治疗程序的操作步骤，并正确地准备所需用物，完成临床配合工作。

5. 熟知常规口腔治疗程序的健康指导。

第一节 职业形象与个人防护

护士的职业形象是医院形象的重要组成部分。良好的职业形象能使护理人员在临床中充满自尊心、自信心、责任心，减少差错及事故的发生，提高工作质量。

一、职业形象

职业形象是指个人与其职业相适应的、能反映其内在气质和职业特点的外在形象及举止行为。护士的形象、言谈举止、音容笑貌，都可能对护理对象产生影响，从而影响护理效果。塑造良好的职业形象主要从以下几方面做起：

（一）仪容礼仪

通常指人的外貌或容貌，主要包括发型、妆容。发型应长短适中，妆容以淡妆为宜。

（二）仪表礼仪

面部表情真诚，目光柔和。着装整洁干净，鞋子白色或乳白色，平跟或坡跟，以舒适为宜，符合职业特点。

（三）举止礼仪

主要体现在站、行、坐。

1. 站姿 站立时上身和双腿要挺直，双手在身体两侧自然下垂或在体前交叉，抬头、颈直、收腹挺胸，下颌内收，两眼平视，两腿并拢，两脚跟并拢，脚尖分开，两脚前后稍分开。

2. 行姿 行走时要昂首挺胸，全身舒展；起步前倾，重心在前；脚尖前伸，步幅适中；直线行进，自始至终；双肩平稳，两臂轻摆；全身协调，匀速行进。

3. 坐姿 坐立时上半身挺直，两肩放松，下颌内收，颈要直，背部与大腿、大腿与小腿均呈90°，双膝并拢，双手自然放在腿上，双脚并拢或一前一后。

二、个人防护

个人防护是指为使医护人员及患者在临床操作过程中免受血液、体液的喷溅，防止交叉感染而采取的一系列措施。

（一）医护人员的防护

1. 外科口罩 用于阻止体液、血液、飞溅物传播。

（1）佩戴方法：佩戴口罩前先洗手；金属鼻夹向上；先系上方系带，再系下方系带；按住金属鼻夹塑形。

（2）摘口罩方法：不要接触口罩的外面；先解下方系带，再解上方系带。

（3）常见错误：正反面带错；金属鼻夹朝下；未罩住鼻子；未按压鼻夹塑形；脱口罩时接触污染面；用毕后挂于胸前。

2. 护目镜（或者防护面罩） 用于防止患者的血液、体液等具有潜在感染性的物质溅入眼部或面部的用品。

（1）佩戴方法：佩戴前应先洗手；检查有无破损，佩戴装置有无松懈；双手戴护目镜或防护面罩；调节舒适度。

（2）摘护目镜或防护面罩：不要接触外面；双手捏住耳朵两边处摘掉；一次性的护目

镜或防护面罩丢入医疗废物容器内，可重复使用的用后消毒备用；摘后洗手。

（3）常见错误：取下时接触污染面。

3. 手套　用于防止病原体通过医务人员的手传播疾病和污染环境中的用品，分为无菌手套（用于无菌操作时）和清洁手套（处置患者体液、血液、分泌物、呕吐物及污染物品时）。

（1）佩戴方法：选择合适的尺码，查看手套外包装上的有效期，检查外包装是否严密。戴手套前洗手或外科手消毒。打开手套包，一手掀起口袋的开口处，另一手捏住手套反折部分内面取出手套，对准五指戴上。同法掀开另一只口袋，用戴无菌手套的手插入另一只手套的反折部内面将手套戴好。然后将手套反折处

套上。双手对合，交叉调整手套位置。

（2）摘手套方法：用戴手套的手捏住另一只手套污染面的边缘，将手套脱下；用戴着手套的手捏住脱下的手套，用脱下手套的手捏住另一只手套清洁面（内面）的边缘，将手套脱下。捏住手套的内面放入医疗废物容器内，其后洗手。

（3）常见错误：戴无菌手套时触碰手套清洁面（内面）；戴手套接听电话、写字等；诊疗不同患者未更换手套；脱手套后未洗手。

（二）对患者的防护

1. 胸巾　防止患者的衣服在操作中被喷溅。

2. 防护眼镜　防止患者眼睛被光固化灯误伤。

第二节　沟　　通

医患沟通是医护人员必须具备的一种基本技能。良性的医患沟通能提高医患双方的合作程度，有助于明确诊断和实施有效的医疗措施，也会直接影响医疗服务的质量和患者满意度。

一、语言沟通

语言沟通是以词语符号为载体，在交流中获取患者的就诊原因、目的及所追求的结果。对于不同患者人群应采用不同的沟通形式。沟通中要遵循以下原则：

1. 礼貌待人　运用语言要做到热情、尊重、谦虚、和蔼、友好、善意、谅解。

2. 真诚坦率　沟通要真心真意，态度诚恳。

3. 平等友好　彼此尊重是沟通最起码的美德，要注意双方人格上的平等，做到尊重他人和自我尊重。

4. 区分对象　对不同的人运用不同的沟通语言。对同一个人，在不同的时间、场合也应运用不同的沟通方式。

5. 不责备、不抱怨　控制好自己的情绪，沟通中不受情绪影响。

6. 同理心　将心比心，能够体会他人的情绪和想法，理解他人的立场和感觉，站在他人

的角度思考和处理问题。

二、非语言沟通

非语言沟通是语言沟通的重要补充，常常会传达出语言沟通所无法传达的信息。非语言沟通的信息有些来自人体，有些来自人体周围的事物。

（一）动作语言

1. 姿态　一个人的身体姿态能够表达出是否有信心、是否精力充沛。

2. 触摸　通过沟通双方身体接触或抚摸某一物体而传递信息的一类身体语言。握手是一种最典型的身体触摸。身体触摸其他形式还有拍肩膀、拍胸脯、竖起大拇指等。

3. 动作空间　注重动作的位置、距离及朝向。

（二）视觉语言

通过视觉可提供大量的个人信息。

（三）面部表情语言

1. 眼　凝视、扫视、闭眼、侧视均可传达不同的情绪。

2. 鼻 皱鼻通常表现厌恶、戏谑之情。

3. 嘴 表情可通过口形变化来体现。

4. 微笑 善于交际的人在人际交往中的第一个行动往往就是面带微笑。

（四）服装与仪态语言

1. 服装 要符合职业和身份。

2. 仪态 在交际中最重要的是随时保持优雅的仪容和有条不紊的态度。

三、沟通失败的原因

（一）环境因素

1. 周围环境的噪声 沟通的同时其他诊室可能会传出治疗仪器的声音。

2. 环境的味道 医院的消毒水味、治疗药物所发出的味道。

**3. 护士在给予患者建议的同时准备其他手术。

（二）社会文化因素

1. 社会文化的差异 不同的群体，因为受着不同的教育、有着不同的社会背景和工作，从而也就有不同的思维方式。

2. 对口腔健康有不同的价值观 不同的患者因为社会文化背景不同，对口腔健康有不同

的价值观。我们既要满足患者生理和牙齿功能方面的需求，又要满足患者心理和精神层面的需求，以恢复患者的口腔健康模式。当我们从内心把患者放在重要的位置，我们就能与患者心灵相通。

（三）个人因素

1. 疾病引起疼痛 某种疾病影响使患者不能耐心表述，也不能集中精力听医生的建议。

2. 情绪困扰 患者或护士受到某种负面情绪的影响。

3. 忙碌、分心 护士在与患者交谈的过程中忙于其他的事情。

4. 家庭影响 患者受家庭影响，对口腔健康的认识不足。

5. 糟糕的经历 再治疗患者对之前的治疗还有恐惧感，心里有阴影。

6. 缺乏信任 对医务人员缺乏信任。

（四）表达方式

1. 患者不会讲普通话 由于地区差异，有些患者不会讲普通话，沟通不能有效进行。

2. 医护人员使用口腔专业术语 患者对医护人员表达中的口腔专业术语不理解或理解有误。

第三节 常规口腔治疗所需设备、器械和药物及护理配合

一、口腔检查

口腔检查是常规检查的第一步，是口腔疾病诊断和治疗的关键。主要方法包括视诊、触诊、叩诊、听诊。

（一）口腔检查中所需要的设备

口腔综合治疗椅是口腔治疗的基本设备，由治疗机和牙椅两部分组成，护理人员要经过工程师的专业培训才能使用。

1. 治疗机 分为上挂式和下挂式（图 3-1，

图 3-2）。

治疗机的主体组成：治疗机器械盘处设有总开关，控制进入设备的电源、气源、水源；高、低速手机，洁牙机（若适用）由脚踏开关和挂架控制阀共同控制；配置两把三用枪；吸唾系统由位于挂架内的开关控制。器械盘处的按键为主控面板（图 3-3，图 3-4），可控制治疗机和牙椅的相应动作。助手架可旋转，并设有控制痰盂、漱口水龙头及口腔灯的副控面板，便于助手操作。

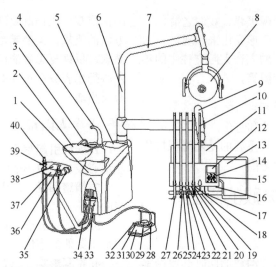

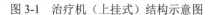

1. 主箱体；2. 痰盂；3. 冲盂水龙头；4. 漱口水龙头；5. 纯净水杯旋盖；6. 灯柱；7. 灯臂；8. 口腔灯；9. 器械臂；10. 器械盘拉杆；11. 器械盘；12. 观片灯；13. 托盘；14. 主控面板；15. 压力表；16. 总开关；17. 锁紧按钮；18. 低速手机水量阀；19. 洁牙机（预留）；20. 低速手机；21. 低速手机气量阀；22. 高速手机水量阀；23. 高速手机；24. 高速手机气量阀；25. 高速手机水量阀；26. 高速手机；27. 三用枪（直头）；28. 清洁气开关；29. 牙椅控制开关；30. 工作气踏板；31. 水开关；32. 口腔灯控制按键；33. 弱吸过滤器；34. 强吸过滤器；35. 光固化机（预留）；36. 吸唾器；37. 助手架；38. 副控面板；39. 三用枪（弯头）；40. 强力吸引器

图 3-1　治疗机（上挂式）结构示意图

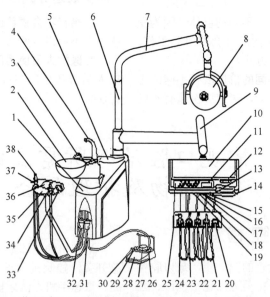

1. 主箱体；2. 痰盂；3. 冲盂水龙头；4. 漱口水龙头；5. 纯净水杯旋盖；6. 灯柱；7. 灯臂；8. 口腔灯；9. 器械臂；10. 器械盘；11. 观片灯；12. 压力表；13. 锁紧按钮；14. 总开关；15. 低速手机水量阀；16. 低速手机气量阀；17. 高速手机水量阀；18. 高速手机气量阀；19. 高速手机水量阀；20. 洁牙机（预留）；21. 低速手机；22. 高速手机；23. 高速手机；24. 三用枪；25. 主控面板；26. 清洁气开关；27. 牙椅控制开关；28. 工作气踏板；29. 水开关；30. 口腔灯控制按键；31. 弱吸过滤器；32. 强吸过滤器；33. 光固化机（预留）；34. 吸唾器；35. 助手架；36. 副控面板；37. 三用枪；38. 强力吸引器

图 3-2　治疗机（下挂式）结构示意图

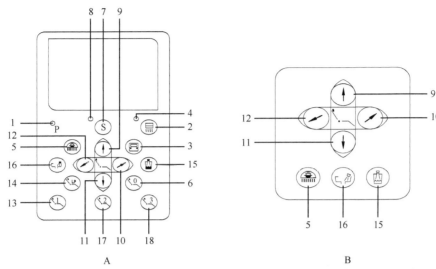

A   B

1. 电源指示灯；2. 漱口水加热器键；3. 观片灯键；4. 加热器；5. 口腔灯键；6. 复位键；7. 设置键；8. 设置指示灯；9. 牙椅上升键；10. 牙椅前俯键；11. 牙椅下降键；12. 牙椅后仰键；13. 椅位记忆键1；14. 痰位键；15. 漱口水键；16. 冲盂水键；17. 椅位记忆键2；18. 椅位记忆键3

图 3-3 治疗机（上挂式）面板

A. 主控面板；B. 副控面板

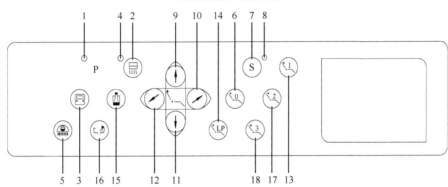

1. 电源指示灯；2. 漱口水加热器键；3. 观片灯键；4. 加热器；5. 口腔灯键；6. 复位键；7. 设置键；8. 设置指示灯；9. 牙椅上升键；10. 牙椅前俯键；11. 牙椅下降键；12. 牙椅后仰键；13. 椅位记忆键1；14. 痰位键；15. 漱口水键；16. 冲盂水键；17. 椅位记忆键2；18. 椅位记忆键3

图 3-4 治疗机（下挂式）主控面板

（1）口腔治疗灯：通过口腔治疗灯来观察患者口内的情况。调节治疗灯时应由下至上（患者的腹部逐渐上移至口腔），避免灯光直接照射患者的眼睛（图3-5）。

（2）器械盘：放置临床操作的一些必需材料。

（3）脚踏开关（图3-6）。

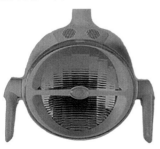

图 3-5 口腔治疗灯

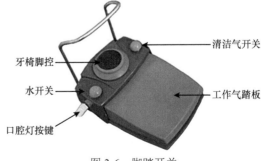

图 3-6 脚踏开关

（4）三用枪：是口腔诊疗操作设备的重要组成部分。可以清洗、干燥、冷却牙体组织，并牵拉口角及推压口腔内的软组织。按下枪头上相应水（气）按钮即可喷水（气），同时按下可喷雾。按压套环可装卸三用枪头，一人一用一消毒（图3-7）。

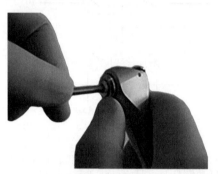

图3-7　三用枪

（5）吸唾系统：分强吸唾器和弱吸唾器。弱吸唾器可以吸出口腔内少量的水和唾液，分为一次性塑料材质和不锈钢材质两种。强吸唾器是一种强力控水设备，使用时需护士的配合。

2. 牙椅（图3-8）

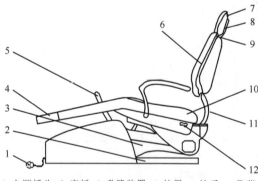

1. 电源插头；2. 底板；3. 升降装置；4. 护罩；5. 扶手；6. 靠背；7. 头枕；8. 头枕角度调节柄；9. 头枕升降锁紧按钮；10. 座垫；11. 俯仰装置；12. 牙椅本机编号及二维码

图3-8　牙椅

（二）口腔检查所需要的器械

1. 一次性口腔治疗盘　用于盛放口腔治疗器械、药物和材料。

2. 口镜　提供间接的术野，反射光线，支持和回收软组织。

3. 镊子　夹取小的物品，如棉球。

4. 探针　检查缺损的沟、裂；检查结石；探测充填体的边缘、顶点及桥体存在的缺损部

位；检查龋齿的近中或远中面。

5. 牙周探针　测量端有刻度，用于测量牙周袋的深度。

（三）口腔检查的护理配合（表3-1）

表3-1　口腔检查的护理配合流程

评估	1. 评估环境　环境清洁、明亮、安全、舒适
	2. 评估患者　了解患者的口腔健康问题、健康史、过敏史
操作前	1. 物品准备　检查牙椅性能，准备口腔检查所需用物，核对其名称、有效期
	2. 患者准备　协助患者坐上牙椅，戴胸巾，调节椅位，调节灯光，做好操作前的健康指导
操作中	1. 符合口腔检查操作原则
	2. 保持操作中术野清晰
	3. 按检查步骤传递器械，保证手法正确，安全传递
操作后	1. 牙椅复位，嘱患者漱口、取下胸巾，清洁患者面部
	2. 整理用物，分类放置
	3. 清洁牙椅，做好终末消毒
	4. 七步洗手法洗手
健康指导	1. 讲解口腔保健知识
	2. 必要时预约下一次就诊时间

二、常规充填

常规充填修复通常使用银汞合金和复合树脂两种材料完成。银汞合金呈金属颜色，主要用于后牙的充填；复合树脂可用于前牙或后牙的任何部分。

（一）常规充填修复所需要的设备

1. 高速手机　去除腐质或磨除牙体组织，需要用水冷却机头以防损伤牙齿。工作效率高，节省时间。

2. 低速手机　去除牙釉质和牙本质的龋坏组织，抛光处理牙面或修复体表面。

3. 车针　分为高速车针和低速车针。高速车针柄部安装在高速手机上，低速车针柄部末端有一凹槽和半截面，可嵌在低速手机弯机头内。

（二）常规充填修复所需要的器械

口镜、镊子、探针、充填器、磨光器、挖匙、银汞输送器、成形片（见图2-1～

图 2-7 及图 2-9）。另外有树脂修正器，用于取用复合树脂，充填器用于恢复牙齿的形态。

（三）常规充填修复所需药物

1. 酸蚀剂 该药物有不同的浓度，分别为 15%、34%、37%。酸蚀后牙齿表面变成粗糙面，有助于复合树脂材料充填。但是酸蚀时必须做好隔湿，以免酸蚀周边组织。

2. 氢氧化钙 该药物呈碱性，具有低导热、刺激产生不规则的二次牙本质的作用，并有一定的杀菌性能。

3. 磷酸锌水门汀 该药物含有氟化物，在唾液中缓慢释放氟离子，可以提高牙齿的抗龋能力；且该药物呈酸性，可以散发热量，所以可作垫底材料放置于氢氧化钙和氧化锌丁香酚水门汀上，也可以用于粘接。

4. 玻璃离子水门汀 该药物中含有的氟化物在唾液中缓慢释放氟离子，提高牙齿的抗龋能力；且该药对水分敏感，可用于临时充填、永久充填、垫底、粘接。

5. 氧化锌丁香酚水门汀 可用于临时充填和垫底。

（四）常规充填的护理配合（表 3-2）

表 3-2 常规充填的护理配合流程

评估	同口腔检查评估
操作前	1. 常规物品准备 检查牙椅性能，准备常用物、一次性检查盘，安装手机、三用枪工作头、吸唾管，核对用物的名称、有效期 2. 患者准备 协助患者坐上牙椅，戴胸巾，调节椅位，调节灯光，做好操作前的健康指导 3. 银汞合金充填物品准备 银汞调拌机、银汞输送器、银汞充填器、挖匙、车针等；遵医嘱选择材料，核对名称及有效期 4. 复合树脂充填物品准备 光固化机、车针、橡皮杯、抛光膏、挖匙等；遵医嘱选择材料，核对名称及有效期
操作中	1. 复合树脂 （1）备洞：安装高速手机递给医生，协助吸唾 （2）选材：根据牙齿的颜色选择合适的材料 （3）酸蚀、粘接：用镊子递棉卷隔湿，根据选择的材料进行窝洞处理 （4）充填：用树脂修正器取适量树脂材料递给医生 （5）抛光：高速手机安装打磨车针递予医生，协助吸唾；低速手机上抛光杯、抛光膏；递探针检查 2. 银汞合金 （1）备洞：安装高速手机递给医生，协助吸唾 （2）隔湿：递棉卷 （3）银汞调拌：根据窝洞大小选择合适剂量的银汞胶囊；银汞调和机调拌 10～12 秒；放在小橡皮障上搓成均匀的长条状 （4）充填：用银汞输送器取适量银汞合金输送到窝洞内并加压递银汞充填器 （5）抛光：平整窝洞边缘，剔除多余银汞合金
操作后	1. 牙椅复位，嘱患者漱口、取下胸巾，清洁患者面部 2. 用物分类放置 3. 清洁牙椅，做好终末消毒 4. 七步洗手法洗手
健康指导	1. 口腔卫生，饭后漱口，保持口腔清洁 2. 治疗后禁食 2 小时，24 小时内进软食，健侧咀嚼 3. 避免用患牙咀嚼硬物 4. 如果牙齿有轻度不适，1～2 天内会消失，如有明显不适随时就诊

三、牙髓治疗

牙髓是一种疏松结缔组织，含有血管和神经，位于牙腔和根管中。临床上检查牙髓活力的方法有牙髓温度测验（分为冷诊法和热诊法）、牙髓电活力测验（安装有心脏起搏器者禁用）和试验性备洞，其中试验性备洞是判断牙髓活力最可靠的检查方法。病变的牙髓在临床上可表现为牙髓炎、牙髓坏死、牙髓钙化、牙内吸收等疾病。牙髓病的治疗主要依据临床表现和临床诊断选择不同的治疗方法。

（一）盖髓术

盖髓术即在接近牙髓的牙本质表面或已暴露的牙髓创面上覆盖材料（使病变牙髓恢复效应的制剂），以保护牙髓、消除病变。盖髓制剂种类较多，临床上最为常用、疗效较好的是氢氧化钙。氢氧化钙具有强碱性，可中和炎症所产生的酸性产物，促进修复性牙本质的形成，利于消除炎症、减轻疼痛，有一定抗菌作用。

盖髓术分为直接盖髓术和间接盖髓术。直接盖髓术是将材料覆盖于牙髓暴露处，使牙髓组织免于新的损伤刺激，促进牙髓愈合恢复，以保持牙髓活力的方法。主要适用于因机械性或外伤性露髓的年轻恒牙以及意外穿髓、但穿髓孔直径不超过 0.5mm 的恒牙。间接盖髓术是将盖髓剂覆盖在接近牙髓的牙本质表面，以保存牙髓活力的方法，主要用于治疗无牙髓炎表现的深龋患牙。

（二）牙髓切断术

适用于根尖未发育完成的年轻恒牙。切除有病变的冠髓，将盖髓剂覆盖于健康的牙髓断面上，保留健康的根髓。此治疗方法遵循无菌操作原则，橡皮障的使用是十分必要的，它可以有效地隔离术区，阻止唾液及微生物对术区的污染，避免操作者器械、药物、冲洗液等对口腔软组织造成意外损害，防止患者误吸误吞。

（三）根管治疗术及所需器械与药物

根管治疗术是目前治疗牙髓病和根尖周病最有效、最常用的方法。通过机械预备和化学消毒的方法处理根管，将炎症性的牙髓组织、细菌及其代谢产物、感染的牙本质层全部清除，对根管进行清理、成形、药物消毒，最后严密充填。具体治疗步骤及所需器材如下：

1. 局部麻醉　对于有急症疼痛的患牙，要进行局部麻醉。所需器械有注射器、注射针和麻醉药。应仔细询问患者病史及药物过敏史，签署相关治疗的知情同意书。

2. 上橡皮障　协助医生安装橡皮障隔离系统。所需器材有橡皮障、打孔器、橡皮障夹、橡皮障夹钳、橡皮障框架、牙线、封闭剂等。

3. 开髓　用高速裂钻从舌面（切牙和尖牙）或𬌗面（前磨牙和磨牙）中央钻入，进入髓室，彻底暴露髓室，将洞壁修整光滑。所需器材有高速手机、低速手机、裂钻、球钻、安全钻等。

4. 牙髓摘除　使用拔髓器械拔除根管内牙髓。所需器材有拔髓针柄、拔髓针等。

5. 确定工作长度　根管的工作长度是指从牙冠部参照点至根尖根管壁上牙本质牙骨质界的距离，牙本质牙骨质界通常位于根管最狭窄处，此处是根管预备的终止点，通常据根尖 1mm 左右。所需器材有根管锉、根管长度测量尺、根尖定位仪等。

6. 根管预备　使用根管切削器械机械清理、成形根管，使用化学药物（如次氯酸钠）清除碎屑、消毒根管。所需器材有不锈钢器械（手用或机用）、镍钛合金器械、冲洗用注射器及针头、超声治疗仪、吸潮纸尖等。

7. 根管充填　利用根管充填材料进行严密封闭，这是根管治疗术必不可少的关键环节。所需器材有牙胶尖、根管封闭剂、侧方加压器或垂直加压器等。

（四）牙髓治疗的护理配合（表 3-3）

表 3-3　牙髓治疗的护理配合流程

评估	同口腔检查的护理配合
操作前	1. 检查牙椅性能，准备常规用物、一次性检查盘，安装手机、三用枪工作头、吸唾管，并核对用物的名称、有效期
	2. 协助患者上牙椅、戴胸巾、调节椅位，确保患者舒适度；调节灯光，并做好操作前的健康指导
	3. 牙髓治疗物品准备　合适的车针、扩孔钻、根管锉、根管长度测量尺、根尖定位仪、根管冲洗液、加压器、烧器、光滑髓针、吸潮纸尖、根管充填糊剂、牙胶尖、水门汀充填器、根管消毒药物、暂封材料等
操作中	1. 局部麻醉　再次询问过敏史，用 1% 碘酊棉签递给医生进行局部消毒，递麻醉药注射器
	2. 揭顶开髓　安装揭髓顶车针，吸唾，协助暴露局部
	3. 拔髓　递拔髓针并用冲洗液清洗根管腔
	4. 根管预备　递扩孔钻疏通根管，备根尖定位仪和根管长度测量尺测量根管；根管锉进行根管预备

续表

操作中	5. 根管消毒　使用纸尖干燥根管，递消毒药物
	6. 根管充填　备好根管充填糊剂，递光滑髓针蘸糊剂，夹主牙胶尖，递侧方加压器，传递足够的副牙胶尖至根管充填严密，递烧器去除多余的牙胶；用暂封材料封闭窝洞，小棉球平整局部
操作后	1. 牙椅复位，嘱患者漱口、取下胸巾，清洁患者面部
	2. 整理用物，分类放置
	3. 清洁牙椅，做好终末消毒
	4. 七步洗手法洗手
健康指导	1. 根管充填后，会有不同程度的根尖反应，可能出现肿痛，一般会在 2～3 天消失，如出现明显的肿胀及疼痛应及时复诊；遵医嘱服用消炎药、止痛药或理疗
	2. 治疗后 2 小时内避免患侧咀嚼，避免患牙咬硬物，避免进食过冷或过热的刺激性食物
	3. 注意口腔卫生，进食后漱口
	4. 根管治疗后，牙体组织变脆，为防止牙体劈裂，建议行冠修复

四、六步修复治疗

　　临床上修复治疗的过程分六个阶段进行，分别为初印模制取、终印模制取、颌位关系记录、义齿蜡型的试戴、义齿初戴、义齿检查。修复常见的活动义齿有全口义齿和可摘局部义齿。制作常用的材料为丙烯酸树脂和钴铬合金。

（一）治疗六个阶段的步骤与所需器械和材料

　　1. 初印模制取准备　海藻酸盐、水（室温）、橡胶碗、调拌刀、托盘（有牙颌、无牙颌），

制取完成的印模需清洗消毒后灌注初模型。

　　2. 终印模制取　在初模型上制作适合患者的个别托盘并制取终印模、灌注工作模型。

　　3. 颌位关系记录　记录上下颌之间的位置关系，并将这个关系转移至口外模型上。

　　4. 义齿蜡型的试戴　将制作完成的义齿蜡型戴入患者口内，检查咬合关系，确定人工牙的大小和形态是否适合患者。

　　5. 义齿初戴　向患者介绍义齿的摘戴方法及日常护理方法。

　　6. 义齿检查　医生检查义齿和咬合情况并调整存在的不适等问题。

（二）六步修复治疗的护理配合（表 3-4）

表 3-4　六步修复治疗的护理配合流程

评估	同口腔检查的护理配合
操作前	1. 检查牙椅性能，准备常规用物、一次性检查盘，安装手机、三用枪工作头、吸唾管，并核对用物的名称、有效期
	2. 协助患者上牙椅、戴胸巾、调节椅位，确保患者舒适度。调节灯光，并做好操作前的健康指导
	3. 修复治疗物品准备　无牙颌托盘、有牙颌托盘、印模材料、垂直距离尺、颌平面规、自凝牙托粉、自凝牙托水、蜡片、酒精灯、分离剂、磨头、咬合纸等
操作中	1. 制取初印模　选择合适的托盘，遵医嘱选择印模材料，材料调拌均匀无颗粒，表面光滑无气泡，印模完成送模型室灌注
	2. 制取终印模　调拌自凝牙托粉，制取个别托盘；调拌材料制取终印模
	3. 确定颌位关系　石膏模型涂分离剂，点燃酒精灯，备好蜡片，协助确定颌位关系
	4. 填写技工加工单，发往技工中心
	5. 义齿试戴　嘱患者不要用力，合适后返回技工中心
	6. 义齿就位与调试　安装打磨机，选用合适的磨头，备咬合纸；协助医生进行义齿就位与调试，指导患者正确咬合；协助医生抛光义齿，义齿消毒后戴入患者口中
操作后	1. 牙椅复位，嘱患者漱口，取下胸巾，清洁患者面部
	2. 整理用物，分类放置
	3. 清洁牙椅，做好终末消毒
	4. 七步洗手法洗手

续表

健康指导	1. 初戴义齿常有异物感，发音不清、咀嚼不便、恶心或呕吐，应耐心使用，1～2周后就可习惯 2. 摘戴义齿，应耐心练习，不宜强力摘戴，以免义齿变形或折断 3. 初戴义齿时，先练习吃软食，逐渐适应 4. 初戴后可能有黏膜压痛现象，复诊前2～3小时应戴上义齿，以便医生能准确找到痛点，进行调磨 5. 保持义齿清洁，饭后取下刷洗干净，刷洗时防止摔坏义齿 6. 夜间将义齿取下，放入冷水杯中 7. 义齿如发生折断或损坏应及时修补 8. 戴义齿后有不适的地方及时复诊，患者不要自行修改 9. 建议半年到一年复诊一次

五、牙周疾病

牙周疾病（即牙周病）是指发生于牙齿支持组织（牙龈、牙周膜、牙槽骨和牙骨质）的一类疾病。

（一）分类

牙周病包括牙龈病和牙周炎两大类。

1. 牙龈病　牙龈病中最多见的是牙菌斑引起的慢性炎症，即牙龈炎。其临床表现主要有牙龈出血、疼痛、口臭，牙龈颜色、纹理、质地、形态改变。

2. 牙周炎　是由牙菌斑中的微生物引起的牙周支持组织的慢性感染性疾病，可导致支持组织的炎症和破坏，如牙周袋形成、牙周附着丧失、牙槽骨吸收，进而导致牙齿松动。

（二）牙周病的治疗及所需器械、药物

1. 牙龈病　牙龈病治疗包括牙齿清洁、龈上洁治及化学菌斑控制等方法。

（1）龈上洁治所需器械：超声波洁牙机、不同形状龈上工作尖、牙周探针、手工洁治器（镰形、锄形）、低速手机、抛光杯等。

（2）龈上洁治所需药物：1%～3%过氧化氢溶液、0.12%～0.2%氯己定溶液。

2. 牙周炎　清除菌斑和牙石是控制牙周感染的第一步。除了清除龈上牙石外，最重要的是通过龈下刮治术清除龈下牙石和菌斑，同时将暴露在牙周袋内的病变牙骨质刮除，使根面符合生物学要求，有利于牙周支持组织附着于根面，亦称为根面平整术。

（1）龈下刮治术和根面平整术所需要的器械：龈下超声洁牙机手柄、龈下工作尖、牙周探针、刮治器（5/6号、7/8号、11/12号、13/14号）等。

（2）龈下刮治术和根面平整术所需要的药物：局部麻醉药品、1%～3%过氧化氢溶液、0.12%～0.2%氯己定溶液。

（三）牙周治疗的护理配合

1. 超声波龈上洁治的护理配合（表3-5）

表3-5　超声波龈上洁治的护理配合流程

评估	1. 评估环境　环境要清洁、明亮、安全、舒适 2. 评估患者　了解患者的口腔问题、健康史、过敏史
操作前	1. 检查牙椅性能，准备常规充填所需用物、一次性检查盘，安装手机、三用枪工作头、吸唾管，并核对用物的名称、有效期 2. 协助患者上牙椅、戴胸巾、调节椅位，确保患者舒适度。调节灯光，并做好操作前的健康指导 3. 超声波龈上洁治物品准备　1%～3%过氧化氢溶液、0.12%～0.2%氯己定溶液、超声波洁牙机、不同形状龈上工作尖、低速手机、抛光杯、抛光膏等
操作中	1. 协助牵拉口角，及时吸唾，保持术野清晰 2. 洁治　安装超声波洁牙机，根据医生的要求替换不同形状的龈上工作尖 3. 抛光　低速手机上安抛光杯，1%～3%过氧化氢、0.12%～0.2%氯己定溶液交替冲洗
操作后	1. 牙椅复位，嘱患者漱口、取下胸巾，清洁患者面部 2. 整理用物，分类放置 3. 清洁牙椅，做好终末消毒 4. 七步洗手法洗手
健康指导	1. 超声波龈上洁治术后短期内可能出现冷热敏感不适，一般2～3天会自行恢复 2. 24小时内会有少量渗血，属于正常现象；不要进食过热食物 3. 注意口腔清洁，进食后漱口；正常刷牙，预防感染 4. 预约复诊时间

2. 龈下刮治术的护理配合（表 3-6）

表 3-6　龈下刮治术的护理配合流程

评估	同超声波龈上洁治的护理配合
操作前	1. 检查牙椅性能，准备常规充填所需用物，一次性检查盘，安装手机、三用枪工作头、吸唾管，并核对用物的名称、有效期
	2. 协助患者上牙椅、戴胸巾、调节椅位，确保患者舒适度。调节灯光，并做好操作前的健康指导
	3. 龈下刮治术物品准备　麻醉药品、1% ~ 3% 过氧化氢溶液、0.12% ~ 0.2% 氯己定溶液、洁牙机手柄及龈下工作尖，5/6 号、7/8 号、11/12 号、13/14 号 Gracey 刮治器各一支，牙周探针、牙周袋用药，医用酒精棉球数个
操作中	1. 安装洁牙机手柄，安装龈下工作尖递给医生
	2. 牵拉患者口角，及时吸唾，保持术野清晰
	3. 选择合适的刮治器，备医用酒精棉球清除表面血液及肉芽组织
	4. 术区冲洗　1% ~ 3% 过氧化氢溶液、0.12% ~ 0.2% 氯己定溶液交替冲洗，牙周袋上药
	5. 密切观察患者的情况
操作后	1. 牙椅复位，嘱患者漱口、取下胸巾，局部清洁，观察出血情况
	2. 整理用物，分类放置
	3. 清洁牙椅，做好终末消毒
	4. 七步洗手法洗手
健康指导	1. 术后如果出现疼痛，可遵医嘱服用止痛药缓解疼痛
	2. 观察半小时后，无明显渗血方可离开
	3. 不要吸吮伤口，避免出血
	4. 术后进食温凉稀软的食物，不宜进食过硬过热的食物
	5. 预约复诊时间

（孟显赫）

第四章 口腔解剖与生理

【学习目标】
知识目标:

1. 掌握牙的组成、分类和功能,牙齿萌出日期和萌出的顺序;口腔颌面部表情肌和咀嚼肌的结构与功能。

2. 熟悉唾液腺的组成和功能,颞下颌关节的组成和运动方式,口腔的功能。

3. 了解颌面部动脉血供及静脉回流,淋巴组织的组成,颌面部神经的支配与功能。

能力目标:

1. 能确定口腔颌面及牙齿的解剖结构,描述口腔的功能。

2. 能描述颌面部神经和血管的分布和支配功能,描述唾液腺的结构和功能。

素质目标:

1. 具有积极主动的学习态度和触类旁通的能力。

2. 拥有一定的临床思维能力,具备科学严谨的工作态度和实事求是的工作作风。

第一节 牙体解剖生理

牙齿是存在于很多脊椎动物身上的一种结构,是人类身体中最坚硬的器官。人的一生中有两副天然牙,一副是乳牙,另一副是恒牙。

一、牙的组成、分类和功能

(一)牙的组成

1. 外部观察 从外部上看,牙由牙冠、牙根和牙颈三部分组成(图4-1)。

(1)牙冠:牙体外层被牙釉质覆盖的部分称为牙冠,也称为解剖牙冠,牙冠与牙根以牙颈为界。牙冠是牙齿发挥咀嚼功能的主要部分。

(2)牙根:牙体外层被牙骨质覆盖的部分称为牙根,也称为解剖牙根,是牙体的支持部分,有稳定牙体的作用。

(3)牙颈:牙冠与牙根的交界处,呈弧形曲线,又名颈缘或颈线。

2. 剖面观察 从牙的纵剖面结构观察,牙体是由三种硬组织(牙釉质、牙本质和牙骨质)以及一种软组织(牙髓)组成(图4-1)。

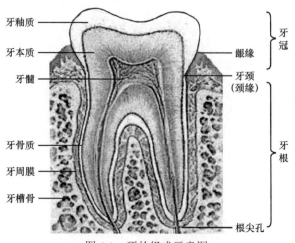

图4-1 牙的组成示意图

（1）牙釉质：位于牙冠表层的硬组织，是牙体组织中高度钙化的部分，也是人体中最硬的组织，呈白色半透明状。

（2）牙本质：位于牙釉质与牙骨质内层的浅黄色硬组织，构成牙主体的硬组织。牙本质硬度比牙釉质低，比骨组织高。由牙本质围成腔隙，称为牙腔，里面充满牙髓组织。

（3）牙骨质：覆盖牙根表面的矿化硬组织称为牙骨质，淡黄色，比牙本质颜色略深。牙骨质硬度低于牙本质，牙颈部牙骨质较薄，根尖和磨牙根分叉较厚。牙釉质与牙骨质在牙颈部连接处称为釉质牙骨质界，此界线是解剖牙冠与牙根的分界线。

（4）牙髓：是位于牙齿髓腔内的疏松结缔组织，是牙体组织中唯一的软组织，位于由牙本质构成的牙腔中。牙髓的主要功能是形成牙本质，有营养、感觉、防御和修复的功能。

（二）牙的分类

1. 根据牙在口腔内的存在时间分类

（1）乳牙：人的乳牙共 20 个，乳牙在婴儿出生后 6 个月开始萌出，2 岁半乳牙全部萌出。自六七岁至十二三岁乳牙开始逐渐脱落，为恒牙所替换。

（2）恒牙：自 6 岁开始萌出和替换，是乳牙脱落后的第二副牙齿，脱落后再无牙替代。第三磨牙在 20 岁左右萌出，也有人因颌骨发育不足或遗传因素而萌出异常或缺失。

2. 根据牙的功能特性和形态特点分类　乳牙分为乳切牙、乳尖牙和乳磨牙（图 4-2）；恒牙分为切牙、尖牙、前磨牙和磨牙（图 4-3）。

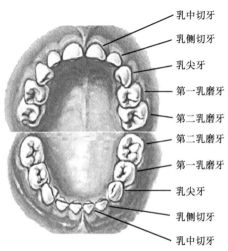

图 4-2　乳牙

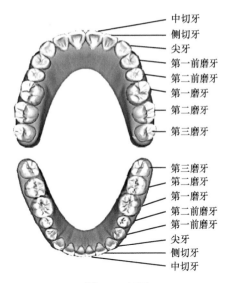

图 4-3　恒牙

（1）切牙：位于口腔前部，上下左右共 8颗。牙根多为单根。主要功能是将食物切成块，由于其位置的特殊性，在面容美观和辅助发音方面有重要作用。

（2）尖牙：位于口角，俗称犬齿。上下左右共 4 颗，用于穿刺和撕裂食物。

（3）前磨牙：位于尖牙和磨牙之间，又称双尖牙。上下左右共 8 颗，牙冠呈立方形，咬合面有两个或三个牙尖，牙根可分叉。主要功能是协助撕裂食物和捣碎食物。

（4）磨牙：位于前磨牙的远中，上下左右共 12 颗。牙冠体积大，呈立方形，咬合面较大，有 4～5 个牙尖，2～3 个牙根。主要功能为磨细食物，是发挥咀嚼功能的主要牙齿。

（三）牙列的类型

牙按照一定的顺序、方向和位置彼此邻接排列成弓形，称为牙列。牙列可分为上牙列和下牙列。

（四）牙的功能

人类的牙齿不仅参与咀嚼食物，而且在辅助发音以及保持面部的协调美观等方面起重要作用。由于牙齿和牙槽骨的支持，牙弓形态和咬合关系的正常，才会使人的面部和唇颊部丰满。如果牙弓发育不正常，牙齿排列紊乱、参差不齐，面容就会显得不协调。

二、牙的萌出、替换及临床牙位记录法

（一）牙的萌出、替换

牙由牙胚发育而来，包括生长期、钙化期和萌出期三个阶段。乳牙胚从胚胎 2 个月开始发生，婴儿于生后约 6 个月开始萌出乳牙，至两岁半左右全部萌出。恒牙胚在乳牙胚形成后，在其舌侧相继形成。儿童于 6 岁左右，第一恒磨牙在第二乳磨牙远中萌出，称"六龄牙"，此牙不替换任何乳牙。两岁半到六七岁，儿童口腔内只有乳牙，称为乳牙列期；六七岁至十二三岁，口腔内既有乳牙又有恒牙，称为混合牙列期；十二三岁后，口腔内全部为恒牙，称为恒牙列期。

（二）牙位记录法

在临床上为了便于准确描述牙的部位和名称，常以一定的符号来表示，以下介绍国际牙科联合会系统记录法与部位记录法。

1. 国际牙科联合会系统记录法 用两位阿拉伯数字表示，第一位数表示牙所在的区域象限以及是恒牙还是乳牙，即 1 表示恒牙右上颌，2 表示恒牙左上颌，3 表示恒牙左下颌，4 表示恒牙右下颌，5 表示乳牙右上颌，6 表示乳牙左上颌，7 表示乳牙左下颌，8 表示乳牙右下颌；第二位数字表示特定位置的牙，从中线到远中，恒牙用 1 ～ 8 表示，乳牙用 1 ～ 5 表示（图 4-4）。

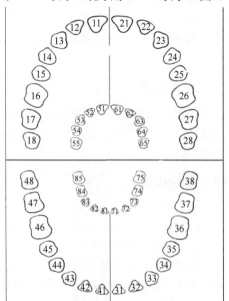

图 4-4 国际牙科联合会系统记录法

2. 部位记录法 目前，我国常用的临床牙位记录法是部位记录法，以两条相互垂直的线将上下牙弓分为 A、B、C、D 四个区，垂线代表中线，区分左右；水平线代表颌平面，区分上下，水平线以上为上颌牙，以下为下颌牙。通常从中线至远中采用阿拉伯数字 1 ～ 8 表示恒牙，罗马数字 I ～ V 表示乳牙（图 4-5，图 4-6）。

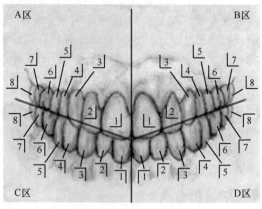

图 4-5 恒牙部位记录法

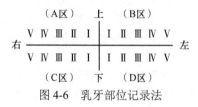

图 4-6 乳牙部位记录法

三、牙的一般应用名词及表面解剖标志

（一）牙的一般应用名词

1. 牙冠各面的名称 临床上将牙冠分为与牙体长轴大概平行的唇（颊）面、舌（腭）面、近中面、远中面及与牙体长轴大概垂直的咬合面共 5 个面。以两中切牙间为中线，靠近中线侧为近中面，远离中线侧为远中面。

2. 牙体长轴 为通过牙冠及牙根中心的一条假想线。

（二）牙冠的表面解剖标志

1. 牙冠的突起部分 包括牙冠上突出成尖的牙尖；初萌切牙切缘上圆形的切端结节；前牙舌面近颈缘部的舌面隆凸及牙冠上细长形的釉质嵴隆起。

2. 牙冠的凹陷部分　包括牙面上细长的线形凹陷所形成的沟，沟的汇合处或沟的末端处的凹陷形成的点隙以及牙冠面上不规则的凹陷形成的窝。

四、乳牙与恒牙

人一生中有两副天然牙，根据萌出时间和形态可分为乳牙与恒牙。

1. 乳牙　共有 20 个，上、下颌的左右各 5 个，其名称从中线起向两旁，分别为乳中切牙、乳侧切牙、乳尖牙、第一乳磨牙、第二乳磨牙，分别用罗马数字Ⅰ、Ⅱ、Ⅲ、Ⅳ、Ⅴ表示。

2. 恒牙　共有 28 ～ 32 个，上、下颌的左右侧各 7 ～ 8 个，其名称从中线起向两旁分别为中切牙、侧切牙、尖牙、第一前磨牙、第二前磨牙、第一磨牙、第二磨牙、第三磨牙。

第二节　口腔颌面部解剖生理

口腔颌面部为人体最显露的部位，是口腔与颌面部的统称，与容貌密切相关，是人容貌美最重要的表现区域。

一、口腔及颌面部的区域划分

口腔颌面部位于颜面部的下 2/3，颜面部即俗称的脸部、面部，其区域为上起发际、下至颏下点或下颌骨下缘、两侧止于颞骨乳突或下颌支后缘之间的区域。面部的解剖区域可分为额面区、眶区、眶下区、颧区、鼻区、唇区、颏区、颊区、腮腺咬肌区、颞面区（图 4-7）。

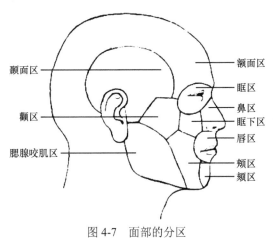

图 4-7　面部的分区

（一）口腔前庭

口腔前庭为一潜在腔隙，与牙列的形态一致，呈马蹄形，由牙列、牙槽骨及牙龈与其外侧的唇、颊构成。具有临床意义的体表解剖学标志有口腔前庭沟、唇系带、颊系带、腮腺管乳头、磨牙后区等。

1. 口腔前庭沟　又称唇颊龈沟，呈马蹄形，为唇、颊黏膜移行于牙槽黏膜的沟槽。前庭沟黏膜下组织松软，是口腔局部麻醉、穿刺及手术切口部位。

2. 上、下唇系带　为前庭沟正中线上的黏膜小皱襞。上唇系带一般较下唇系带明显。制作义齿时，基托边缘应避开该结构。儿童的上唇系带可能与切牙乳头直接相连，随着年龄的增长，唇系带会逐渐退化。

3. 颊系带　为相当于上、下尖牙或前磨牙区的黏膜皱襞。一般上颊系带较明显，义齿基托边缘亦应注意避开该结构。

4. 腮腺管乳头　腮腺管乳头呈乳头状突起，开口于平对上颌第二磨牙牙冠的颊黏膜上。经此口注入造影剂或药液，可行腮腺造影或腮腺导管内注射治疗。

5. 磨牙后区　由磨牙后垫及磨牙后三角组成，智齿冠周炎时，磨牙后垫常出现红肿。

（二）固有口腔

固有口腔是口腔的主要部分，由牙列、牙槽突及牙龈与其内侧的口腔内部组织器官舌、腭、口底等构成。

1. 牙槽突　为上、下颌骨上牙齿生长的骨性突起的部分。牙根位于牙槽突的牙槽窝内，牙槽突骨质疏松、改建活跃，失牙后可出现骨质吸收，不利于义齿固位。

2. 龈沟　是牙根颈部与牙龈的游离龈间的沟状空隙。正常的龈沟深度不超过 2mm。

3. 龈乳头　位于两邻牙颈部的间隙内，呈乳头状突起的牙龈，是龈炎最容易出血的部位。

4. 硬腭与软腭　硬腭位于口腔顶部，呈穹隆状，将口腔与鼻腔分隔。软腭为硬腭的向后延续的部分。

5. 切牙乳头　位于腭正中缝前端，为一黏膜隆起，左右上颌尖牙连线上，其深面为切牙孔，鼻腭神经、血管经此孔穿出向两侧分布于硬腭前 1/3。

6. 腭皱襞　为腭正中缝两侧前部略呈波纹状的黏膜皱襞。

7. 腭大孔　位于上颌第三磨牙腭侧、硬腭后缘前方约 0.5cm 处，约相当于龈缘连线至腭中缝的中、外 1/3 交界处，其深面为腭大孔。

8. 腭小凹　软腭前端中线两侧的黏膜，左右各有一对称的凹陷，称腭小凹，可作为全口义齿基托后缘的参考标志。

9. 腭舌弓、腭咽弓　腭后部向两侧外下形成前后两条弓形皱襞，前条向下移行于舌，形成腭舌弓；后条移行于咽侧壁，形成腭咽弓。

10. 舌系带　为舌腹部黏膜反折与舌下区的黏膜相延续在中线形成的带状结构。

11. 舌下肉阜　为下颌下腺导管和舌下腺大管的共同开口，位于舌系带两侧的丘形隆起处。

（三）口腔的组织器官

1. 唇　分上唇和下唇，上、下唇之间称口裂，上、下唇联合处称口角，上唇上面与鼻底相连，两侧以鼻唇沟为界。

2. 颊　位于面部两侧，形成口腔前庭外侧壁，上界为颧骨颧弓，下达下颌骨下缘，前达鼻唇沟、口角，后以咬肌前缘为界。

3. 舌　由横纹肌组成的肌性器官，能灵活进行多方向活动，有味觉功能，能协助相关的组织器官完成语言、咀嚼、吞咽等重要生理功能。

4. 腭　构成口腔的上界且把口腔与鼻腔、鼻咽部分开。

5. 口底　口底又称舌下部，是位于口底黏膜和舌体之下、颏舌骨肌和下颌舌骨肌之上、舌根与下颌骨体内侧面之间的部分。

二、口腔颌面部解剖

（一）颌面部骨

1. 上颌骨　为面中部最大的骨，左右上颌骨形态结构对称，在正腭中缝处连接成一体。上颌骨由一体、四突构成，一体即上颌骨体，四突即额突、颧突、牙槽突和腭突。上颌骨参

与构成眶底、鼻底和口腔顶部（图 4-8）。

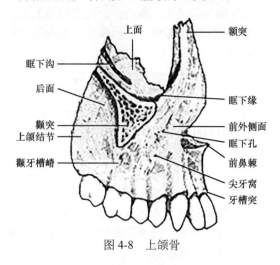

图 4-8　上颌骨

（1）上颌骨体：分为四面、一窦，为前、后、上、内四面和上颌窦构成的形态不规则的骨体。

1）前面：又称脸面，在眶下缘中点下方约 0.5cm 处有眶下孔，眶下神经、血管从此孔穿出。

2）后面：又称颞下面，与前面以颧牙槽嵴作为分界线，此面后方骨质微凸、呈结节状的结构即为上颌结节，在其上方有 2～3 个细小骨孔，称为牙槽孔，上牙槽后神经及血管经此分布至上颌磨牙区。

3）上面：又称眶面，呈三角形，构成眼眶下壁，其中部有眶下沟前行形成眶下管，开口于眶下孔。上牙槽前神经和上牙槽中神经由眶下管中部和后部发出，经上颌窦前壁分布到上颌前牙和前磨牙。

4）内面：又称鼻面，构成鼻腔外侧壁，在中鼻道后部有上颌窦开口通向鼻腔。施行上颌窦手术和上颌骨囊肿摘除时，可在鼻道开窗引流。

5）上颌窦：为底向内、尖向外伸入颧突的锥形空腔，上颌窦壁即上颌骨体的四面，各壁骨质较薄，内面衬以上颌窦黏膜。

（2）上颌骨四突：包含额突、颧突、牙槽突和腭突。

1）额突：在上颌骨体的内上方，与额骨、鼻骨、泪骨相连。

2）颧突：在上颌骨体的外上方，与颧骨相连，向下至第一磨牙形成颧牙槽嵴。

3）牙槽突：在上颌骨体的下方，左、右两侧在正中线相连形成牙槽骨弓。

4）腭突：为牙槽突内侧伸出的水平骨板，后部连接腭骨的水平板，两侧在正中线相连组成硬腭，相连处呈缝隙状称腭正中缝，硬腭将鼻腔与口腔隔开。

（3）上颌骨的解剖特点及其临床意义：上颌骨周围与其他骨相连，其骨体中央为一空腔，因而围绕上颌窦形成三组支柱式结构，分别为尖牙支柱、颧突支柱和翼突支柱。

上颌骨存在骨质疏密、厚薄不一，连接骨缝多，牙槽窝的深浅、大小不一致等因素，从而构成解剖结构上的一些薄弱部位，这些薄弱部位是骨折常发生的部位。

2. 下颌骨 为一体两支，是颌面部唯一可以活动且最坚实的骨骼。

（1）下颌体：分为上、下缘和内、外面，下颌体上缘为牙槽突，有容纳牙根的牙槽窝，下颌体下缘骨质致密而厚。下颌骨外面（图4-9）

正中两侧各有一颏结节，在第二前磨牙根尖区下方，有颏孔开口，颏神经在下颌骨内经此孔穿出。自颏孔区斜向下颌支前缘的线形突起称外斜线，有颈阔肌及降口角肌等肌肉的附着。在下颌骨内面（图4-10）的正中联合处，有上下两对骨性凸起，分别称为上、下颏棘，上有颏舌肌、下有颏舌骨肌附着。

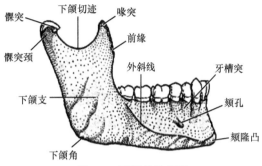

图4-9 下颌骨的外面

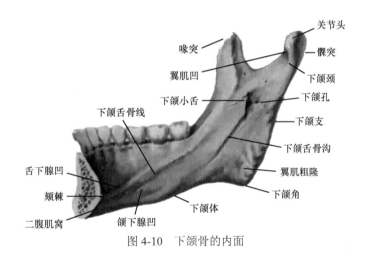

图4-10 下颌骨的内面

（2）下颌支：为下颌骨左右垂直的部分，上方有2个骨突，前者称冠突，呈三角形，扁平，有咬肌及颞肌附着；后者称髁突，与颞骨关节窝构成颞下颌关节。髁突下方缩窄处称髁突颈。两骨突之间的切迹，称下颌切迹。下颌支内侧面中央有一呈漏斗状的骨孔，称下颌孔，为下牙槽神经、血管进入下颌管的入口；孔前上方有一小的尖形骨突，称下颌小舌，为蝶下颌韧带附着之处；下颌小舌前上方、下颌切迹下方的骨性突起称下颌隆凸，为下牙槽神经阻滞麻醉的骨性标志。内侧面下部近下颌角区骨面粗糙，有翼内肌附着。外侧面中下部较

粗糙，有咬肌附着。下颌角是下颌支后缘与下缘相交的部分，有茎突下颌韧带附着。

（3）下颌骨的解剖薄弱部位：下颌骨的正中联合、颏孔区、下颌角、髁突颈部等为下颌骨的骨质薄弱部位，当遭遇外力时，这些部位常发生骨折。

（二）颞下颌关节

由颞骨关节面、下颌骨髁突、居于两者之间的关节盘、外侧包绕的关节囊和关节腔、关节韧带五部分组成（图4-11）。

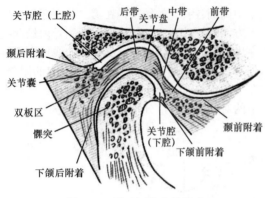

图 4-11 颞下颌关节的组成

1. 颞骨关节面 位于颞骨鳞部的下表面，包括关节窝和关节结节两部分。①关节窝：形似三角形，底边在前，为关节结节嵴；内后边有岩鼓裂、岩鳞裂和鳞鼓裂；外边为颧弓的后续部分。②关节结节：位于颞骨颧突根部的前脚，有前、后两个斜面。前斜面斜度较小，后斜面构成关节窝的前壁。关节结节的后斜面为颞下颌关节的主要功能区。

2. 下颌骨髁突 髁突呈椭圆形，从侧面观中间有一横嵴将其分成前、后两个斜面。前斜面较小为功能面，是关节的负重区，后斜面较大，为非功能面。

3. 关节盘 位于颞骨的关节面和下颌骨的髁突之间，呈椭圆形，由强韧而致密的结缔组织构成，具有吸收振荡、缓解关节内压的作用。

4. 关节囊和关节腔 关节囊为结缔组织构成的呈袖套状的纤维囊，因其韧性强而松薄，故颞下颌关节易脱位。关节囊与关节盘的周缘相连，由此将关节间隙分为关节上腔和关节下腔。

5. 关节韧带 颞下颌关节主要的囊外韧带每侧各有三条，包括颞下颌韧带、蝶下颌韧带、茎突下颌韧带。其主要功能为悬吊下颌，使下颌在正常范围内进行运动。

三、颌面部肌肉、唾液腺

（一）肌肉

口腔颌面部的肌肉分为表情肌群和咀嚼肌群。

1. 表情肌群 面部表情肌多薄而短小、收缩力弱，一般起自骨面或筋膜浅面，止于皮肤。面部表情肌均由面神经支配其运动，若面神经受到损伤，则引起表情肌瘫痪，造成面部畸形。

本节主要介绍口腔相关性较大的口周围肌（图 4-12），包括以下几组：

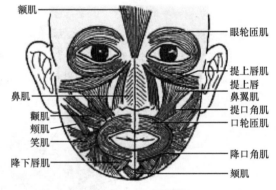

图 4-12 口周围肌

（1）口周围肌上组与口周围肌下组组成见表 4-1。

表 4-1 口周围肌上、下组及其神经支配与作用

名称	起点	止点	神经支配	主要作用
口周围肌上组				
笑肌	腮腺咬肌筋膜	口角部皮肤	面神经的颊支	牵引口角向外上
颧大肌	颧骨颧颞缝前方	口角部皮肤	面神经的颊支及颧支	牵引口角向外上
颧小肌	颧骨外侧面的颧颌缝后	口角内侧的上唇皮肤	面神经的颊支及颧支	牵引口角向外上
提上唇肌	上颌骨眶下缘	上唇外侧的皮肤	面神经的颊支及颧支	牵引上唇向上
提上唇鼻翼肌	上颌骨额突	内侧束止于鼻大翼软骨和皮肤 外侧束向下与提上唇肌共同参与口轮匝肌的组成	面神经的颊支及颧支	牵引上唇及鼻翼向上
提口角肌	上颌骨尖牙窝	部分纤维止于口角皮肤，部分纤维参与口轮匝肌的组成	面神经的颊支及颧支	上提口角

续表

名称	起点	止点	神经支配	主要作用
口周围肌下组				
降口角肌	下颌骨外斜线	部分纤维止于口角皮肤,部分纤维参与口轮匝肌的组成	面神经下颌缘支	降口角
降下唇肌	下颌骨外斜线	止于下唇皮肤和黏膜,参与口轮匝肌的组成	面神经下颌缘支	降下唇
颏肌	下颌骨侧切牙及中切牙根尖处骨面	向下止于颏部皮肤	面神经下颌缘支	上提颏部皮肤,使下唇靠近牙龈并前伸下唇

（2）口轮匝肌：呈扁环形，由围绕口裂的数层不同方向的肌纤维组成。部分纤维从唇的一侧至对侧构成口轮匝肌浅层，是口轮匝肌的固有纤维；部分纤维来自颊肌唇部，构成口轮匝肌深层；其中层有颧大肌、颧小肌、提上唇肌、提上唇鼻翼肌、提口角肌、降口角肌和降下唇肌的纤维参与构成。

（3）颊肌：位于颊部，为四边形扁肌，构成颊部的基础，内表面衬以黏膜。起自上、下颌骨第三磨牙牙槽突的外方和翼突下颌缝。

2. 咀嚼肌群　主要附着于下颌骨上，比表情肌强大而有力，包括咬肌、颞肌、翼内肌、翼外肌（图4-13）。广义的咀嚼肌还包括舌骨上肌群。

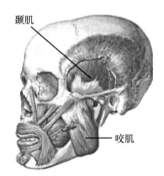

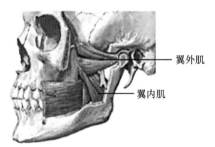

图4-13　咀嚼肌

（1）咬肌：分为浅、深两层，浅层较大，起自上颌骨颧突和颧弓下缘的前2/3，向下后方走行，止于咬肌粗隆和下颌支外侧面的下半部。主要作用是上提下颌骨，使下颌骨微向前伸，并参与下颌侧方运动。

（2）颞肌：呈扇形，起自颞窝及颞深筋膜深面，肌纤维向下，逐渐聚拢通过颧弓深面并形成肌腱，止于喙突及下颌支前缘直至第三磨牙远中。

（3）翼内肌：位于颞下窝和下颌支的内侧面，位置较深，呈四边形，有浅、深两头。

（4）翼外肌：位于颞下窝。有上、下两头，上头较小，起自蝶骨大翼的颞下面和颞下嵴；下头较大，起自翼突外侧板的外侧面。

（5）舌骨上肌群：位于舌骨与下颌骨、颅底之间，包括二腹肌、下颌舌骨肌、颏舌骨肌和茎突舌骨肌，其总的牵引方向是使下颌骨向下后方。

（二）唾液腺

口腔颌面部的唾液腺组织由腮腺、下颌下腺和舌下腺三对大唾液腺，以及遍布于唇、颊、腭、舌等处黏膜下的小唾液腺构成，各有导管开口于口腔。

1. 腮腺　位于两侧耳垂前下方和下颌后窝内，是最大的一对唾液腺，其分泌液主要为浆液。腮腺导管在颧弓下一横指处，从腮腺浅叶前缘穿出，此导管粗大，在面部的投影标志为耳垂到鼻翼和口角中点连线的中1/3段上，在行面颊部手术时，注意不要损伤导管。

2. 下颌下腺　位于下颌下三角内，是以浆液性腺体为主的混合性腺体，下颌下腺导管起自深面，开口于舌系带两旁的舌下肉阜。

3. 舌下腺　位于口底舌下，为最小的一对大唾液腺。分泌液主要为黏液，也含有少量浆液。

四、颌面部血管、淋巴管及神经

（一）血管

1.动脉　颌面部血液供应丰富，主要来自颈外动脉的供应，分支有甲状腺上动脉、舌动脉、面动脉、上颌动脉和颞浅动脉等（图4-14）。各分支间和两侧动脉间，均通过末梢血管网彼此吻合，故伤后出血多。

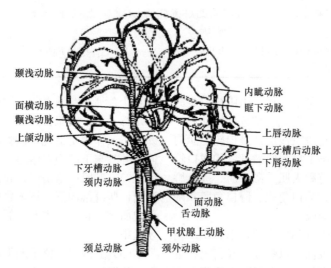

图 4-14　颌面部动脉

（1）甲状腺上动脉：一般在舌骨大角稍下方，发自颈外动脉起始部的前内侧壁。动脉起始后，呈弓形弯向前上，沿甲状软骨外侧上行，达甲状腺上极后分支进入甲状腺。

（2）舌动脉：于甲状腺上动脉起点的稍上方，平舌骨大角水平处，自颈外动脉发出，向内上走行，分布于舌、口底和牙龈。

（3）面动脉：又称颌外动脉，为分布于面部软组织的主要动脉。在舌动脉稍上方，自颈外动脉分出，向内上方走行，绕下颌下腺体及下颌下缘，由咬肌前缘向内前方走行，主要分支有颏下动脉、下唇动脉、上唇动脉。

（4）上颌动脉：又称颌内动脉，自颈外动脉分出，向前内方走行，经下颌颈部内侧至颞下窝，分布于咀嚼肌和上、下颌骨。

（5）颞浅动脉：为颈外动脉的终末支，在腮腺组织内分出面横动脉，分布于耳前部、颊部和颧部。颞浅动脉分布于额、颞部头皮。

2.静脉　分为浅静脉和深静脉两类（图4-15），其行径、分布大多与动脉一致，但分支多而细，变异较多，吻合更丰富，常呈现网状。浅静脉接受口腔颌面部浅层组织的血液，汇入深静脉，主要通过颈内、外静脉最终回流至心脏。

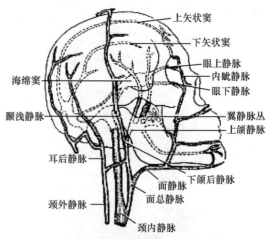

图 4-15　颌面部浅、深静脉

（1）口腔颌面部浅静脉

1）面静脉：又称面前静脉，起始于内眦静脉，循面动脉后方斜向后外下方至咬肌前下角，行程中接纳内眦、鼻背、眶下区、上下唇及颏下区域的静脉血，最终在下颌角后下方，与下颌后静脉的前支汇合成面总静脉，于舌骨大角附近注入颈内静脉。

知识链接：

面部危险三角

面静脉大多有瓣膜，但由于其走行于肌肉中，肌收缩时可导致血液反流或瓣膜少而薄弱，难以阻挡血液反流。当面部发生化脓性感染时，尤其是上唇和鼻根部的炎症，易在面静脉内形成血栓，若挤压或处理不当，其感染源或栓子可经内眦静脉、眼上静脉而逆流至颅内海绵窦，或经面深静脉至翼丛再到达海绵窦，导致颅内严重的海绵窦化脓性、血栓性静脉炎。故临床上常将鼻根部和两侧口角连成的三角形区域叫作面部危险三角区。

2）颞浅静脉：起始于头皮内的静脉网，由额支和顶支在颧弓上方汇合形成，沿途接纳腮腺、颞下颌关节和耳廓的静脉血，最后于下颌骨髁突颈后方与上颌静脉汇合成下颌后静脉。

（2）口腔颌面部深静脉

1）翼静脉丛：又称翼丛，起始于与上颌动脉分支伴行的所有静脉，主要收集口腔颌面部和眼部的静脉血，最终向后汇集成上颌静脉。

2）上颌静脉：又称颌内静脉，位于颞下窝内，起始于翼丛的后端，与上颌动脉第一段伴行，最终在下颌支后缘附近汇入下颌后静脉。

3）下颌后静脉：又称面后静脉，由颞浅静脉和上颌静脉在腮腺内于下颌骨髁突颈后方合成。下颌后静脉分为前支和后支，前支行向前下与面静脉汇合成面总静脉；后支行向后下与耳后静脉汇合成颈外静脉。

4）面总静脉：为一短粗静脉干，在颈动脉三角内、下颌角后下方，由面静脉和下颌后静脉的前支汇合而成，斜行越过舌下神经和颈内、外动脉的浅面，平舌骨大角、胸锁乳突肌深面汇入颈内静脉。

（二）淋巴管

颌面部的淋巴组织分布极其丰富，淋巴管呈网状结构，共同构成此部的防御系统。

口腔颌面部常见而较重要的淋巴结有腮腺淋巴结、下颌上淋巴结、下颌下淋巴结、颏下淋巴结和颈淋巴结。

1. 腮腺淋巴结　分为浅淋巴结和深淋巴结两组。浅淋巴结位于腮腺浅面和耳前，收纳来自外耳道、耳廓、眼睑、鼻根、额颞部等区域

的淋巴液，汇集至颈深上淋巴结。深淋巴结位于腮腺深面，收纳鼻咽部、软腭等区域的淋巴液，汇集至颈深上淋巴结。

2. 下颌上淋巴结　位于下颌下缘外上方、咬肌前，收纳来自鼻、颊部皮肤和黏膜的淋巴液，汇集至下颌下淋巴结。

3. 下颌下淋巴结　位于下颌下三角、下颌下缘及下颌下腺浅面之间，在面静脉和面动脉周围。

4. 颏下淋巴结　位于颏下三角，收纳来自下切牙、下唇中部、舌尖和口底等处的淋巴液，汇集至下颌下淋巴结及颈深上淋巴结。

5. 颈淋巴结　分为颈浅淋巴结、颈深上和颈深下淋巴结。

（三）神经

口腔颌面部的神经主要有三叉神经和面神经，三叉神经主要负责感觉功能，面神经主要负责运动功能（图4-16，图4-17）。

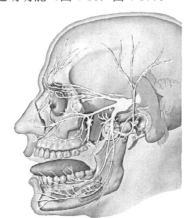

图 4-16　三叉神经

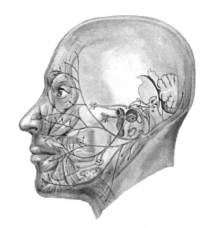

图 4-17　面神经

1. 三叉神经 第五对脑神经，也是面部最粗大的神经，为混合性神经，主要负责颌面部的感觉和咀嚼肌的运动，其感觉神经根较大，自颅内的三叉神经半月节分为眼神经、上颌神经和下颌神经；运动神经根较小，在感觉根的下方横过神经节与下颌神经混合。

（1）眼神经：为感觉神经，起自半月神经节的前内侧，经海绵窦外侧壁，向前经眶上裂入眶，分布于眼球、眼睑、泪腺、前额皮肤及一部分鼻腔黏膜。

（2）上颌神经：为感觉神经，起于半月神经节前缘的中部，向前经海绵窦外侧壁下行，经圆孔达翼腭窝上部，经眶下裂入眶，更名为眶下神经，向前经眶下沟、眶下管，出眶下孔达面部。

（3）下颌神经：为三叉神经发出的最大分支，属混合神经，含有感觉神经纤维和运动神经纤维。下颌神经自卵圆孔出颅后，在颞下窝分为前、后两干。

2. 面神经 为第七对脑神经，主要是运动神经，伴有味觉和副交感神经纤维。面神经出茎乳孔后立即进入腮腺，在腮腺内向前下方走行，先分为两干，即颞面干和颈面干，再分为五支，即颞支、颧支、颊支、下颌缘支和颈支，支配面部表情肌的活动。

（1）颞支：从腮腺上缘发出，有1～2支，主要分布于额肌。当其受损伤后，额纹消失。

（2）颧支：从腮腺前上缘发出，有1～4支，分布于眼轮匝肌、上唇肌肉和额肌。当其受损伤后，可出现眼睑不能闭合。

（3）颊支：从腮腺前缘、腮腺导管上、下发出，有2～6支，主要有上、下颊支，分布于颧肌、颧小肌、提上唇肌、提上唇鼻翼肌、提口角肌、颊肌、笑肌和口轮匝肌等。

（4）下颌缘支：从腮腺前下方发出，有2～4支，分布于下唇诸肌。在下颌下区进行手术时，切口应选择距离下颌骨下缘下1.5～2cm处，避免损伤该神经，否则可出现该侧口角下垂、流涎等症状。

（5）颈支：从腮腺下缘发出，分布于颈阔肌。该支损伤对功能影响小。

五、口腔颌面部的组织器官功能

1. 咀嚼功能 口腔为上消化道的起端，其中牙的主要功能为咀嚼食物。咀嚼为复杂的反射活动，在神经系统的支配下，通过咀嚼肌的收缩，使颞下颌关节、颌骨、牙齿及牙周组织产生节律性运动。

2. 吮吸功能 唇的主要功能为吮吸，吮吸是一种自出生后即具有的反射活动，新生儿出生时就已具备了进行吮吸所需的神经、肌肉活动的功能。

3. 吞咽功能 吞咽为复杂的反射活动，它将食团从口腔，经咽、食管输入胃内。吞咽包括一系列按顺序发生的环节，每一环节由一系列的活动过程组成，前一环节的活动又可引起后一环节的活动。

4. 言语功能 与大脑皮质活动密切相关，口腔既参与发音，也是语音的共鸣器官，因此，口腔的部分缺损或畸形，必然影响言语功能。

5. 唾液分泌功能 唾液是口腔三对大唾液腺（腮腺、下颌下腺、舌下腺）和众多的小唾液腺（唇腺、颊腺、腭腺和舌腺）所分泌的混合液的总称。

6. 感觉功能 口腔为人体多种感觉较为集中的部位，除具有一般的痛觉、温度觉、触觉和压觉外，还具有特殊的味觉功能，可感受酸、甜、苦、咸等味觉。

7. 呼吸功能 口腔除了具有咀嚼、吞咽、言语、感觉等功能外，还参与呼吸活动。

（王 丽）

第五章　牙科工作中的交叉感染与预防

【学习目标】

1. 能正确叙述医院感染的概念、分类和预防控制；口腔医院感染的特点和传播途径；医务人员职业暴露的处理流程。

2. 熟悉口腔医疗设备、器械、材料及药物成为交叉感染传播媒介的原理；口腔正常菌群与感染的关系；口腔诊疗器械消毒与灭菌遵循的原则及处理流程。

3. 了解口腔医院感染护理管理。

随着现代口腔医学的发展，先进器械设备的引进，新业务、新技术的广泛开展，口腔诊疗操作项目越来越多，侵入性操作不断增加，在给口腔患者带来转机和福音的同时，与之相关的医院感染问题也日趋突出，感染的对象不仅仅是患者，长期与患者近距离接触的口腔医务人员也存在着感染的危险。所以口腔门诊已成为发生医院感染的高危科室。

第一节　医院感染概论

医院感染是一个伴随医院诞生而产生的古老话题，在全球范围内，医院感染已经成为影响患者安全、医疗质量和增加医疗费用的重要原因，更成为任何医疗机构都无法回避的严重的公共卫生问题。医院感染常引起医疗资源浪费、患者住院时间延长、患者经济负担加重，极大地增加了医务人员的工作压力和工作负担，成为严重影响医疗安全的隐患之一。

一、医院感染的相关概念

（一）医院感染的定义

医院感染全称医院获得性感染，指在医院内发生的一切感染，即在患者入院时不存在，亦不处于潜伏期，而在医院内发生的感染，包括在医院获得而出院后发病的感染。医院工作人员在医院内获得的感染也属医院感染。

1978 年，WHO 将医院感染定义为："凡患者因病住院、陪诊或医院工作人员因医疗、护理工作而被感染所引起的任何临床显示症状的微生物性疾病，不管受害对象在医院期间是否出现症状，均属医院感染。"

1980 年，美国疾病预防控制中心认为医院感染是指住院患者已发生的感染，在其入院时尚未发生也未处于潜伏期的感染。对潜伏期不明的感染，凡发生于入院后皆可列为医院感染。若患者入院时发生的感染直接与上次住院有关，亦列为医院感染。

中华人民共和国卫生部下发的《医院感染管理规范（试行）》将医院感染定义为："医院感染是指住院患者在医院内获得的感染，包括在住院期间发生的感染和在医院获得出院后发生的感染，但不包括院前已开始或入院时已处于潜伏期的感染。医院工作人员在医院获得的感染也属于医院感染。"

（二）医院感染研究对象

医院感染研究对象是指一切在医院活动的人群，即住院患者、门诊患者、医院职工、探视者、陪护、家属。除住院患者外，其余研究对象因在医院逗留时间较短，感染因素较多，难以确定其感染源是否来自医院。另有调查结果表明，医护人员的医院感染多为意外事故，如被利器刺伤、无防护接触传染性物质，与住院患者的医院感染有很大的不同。因此，医院感染的研究对象主要为住院患者。

（三）医院感染分类及控制

医院感染按病原体来源的不同可分为外源性和内源性；按其预防性可分为难预防性和可预防性；按其感染途径可分为交叉感染、医院性感染和自身感染三类。由于后两种分类方法的界限难以确定，故常采用第一种分类方法。

1. 外源性感染及控制　外源性感染亦称交叉感染或可预防性感染，通常指病原体来自患者体外（如其他患者、病原携带者，包括医务人员及探视者），以及污染的医疗器械、药品、血液制品等。近年来，也有将来自他人病原体引起的医院感染称为交叉感染；病原体来自医院环境的称为环境感染；病原体来自消毒灭菌不严格的医院器具、污染的血液制品和药品的称为医源性感染。这类感染通过消毒、灭菌、隔离和屏障等措施以切断其传播途径，基本可以达到有效预防和控制。口腔诊疗所致的医院感染主要是外源性感染。

2. 内源性感染及控制　内源性感染亦称自身感染或难预防性感染。其病原体来自患者体内或体表的正常菌群或条件致病菌，如口腔、肠道、阴道、尿道及皮肤等部位常构成内源性感染的微生物"储藏库"。定植于这些部位的正常菌群对宿主不致病，形成相互依存、相互制约的生态体系。但是，当患者抵抗力下降或免疫功能受损时，原有生态平衡失调，宿主会因对自身正常菌群的感染性增强而发生感染。

针对具有内源性感染危险因素的患者，常采用以下预防原则：①避免扰乱和破坏患者的正常防疫机制；②严格执行合理使用抗生素的有关规定，保护正常菌群抗定植的能力；③仔细检查和明确患者的潜在病灶（如龋齿、鼻窦炎等）及金黄色葡萄球菌、沙门菌等带菌状态，及时给予恰当治疗；④对感染危险指数高的患者，应采取保护性隔离和选择性去污染等措施，控制内源性感染的发生条件。

二、医院感染管理现状

医院感染严重影响医疗护理质量，医院感染管理水平直接体现一个医院的整体管理水平。我国有组织地开展医院感染管理工作始于20世纪80年代，自1986年以来，卫生部先后制定和发布10余种关于医院感染管理的措施、规定和标准文件，使我国医院感染管理工作迅速走上了正轨。根据1988年卫生部颁布的《关于建立健全医院感染管理组织的暂行办法》的要求，省（自治区、直辖市）的各级各类医院都成立了相应的医院感染管理委员会、医院感染管理科、医院感染管理小组（图5-1）。

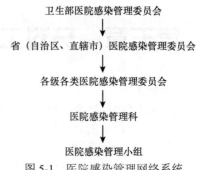

图 5-1　医院感染管理网络系统

医院感染管理网络系统的建立为感染管理工作提供了强有力的组织保证。1989年医院感染管理标准被纳入卫生部颁布的《综合医院分级管理标准（试行草案）》，这有力地推动了医院感染管理工作的开展。1994年卫生部发布了《医院感染管理规范（试行）》，标志着我国医院感染管理工作逐步向规范化和标准化方向发展，使各级卫生行政部门和医疗机构对医院感染管理有章可循。2000年修订《医院感染管理规范（试行）》，并对医院感染的组织管理、岗位职责、重点部门和重点环节提出具体规定。2003～2005年，国家出台了《内镜清洗消毒技术操作规范》《医疗机构口腔诊疗器械消毒技术操作规范》《病原微生物实验室生物安全管理条例》《医务人员艾滋病病毒职业暴露防护工作指导原则（试行）》《抗菌药物临床应用指导原则》等技术性规范。2006年，在《医院感染管理规范（试行）》实施的基础上，卫生部颁布实施《医院感染管理办法》，旨在从管理层面进一步明确医院在预防和控制医院感染方面的责任、义务及应遵循的原则，强调卫生行政部门的监管职责，以维护人民群众的就医安全和医务人员的职业安全。在2005年由卫生部开展的"医院管理年"活动中，医院感染的预防与控制是其中的重要内容之一。随着医院感染管理工作的开展和逐步深入，一些学术组织的相继成立活跃了全国感染管理的学术氛围，极大地推动了医院感染管理的研究工作。

由于我国地域辽阔，各地医院感染管理工作发展较不平衡，表现为个别医院感染管理组织流于形式，名存实亡；配备的专（兼）职人员不得力、不合理且部分医务人员对医院感染认识不足，重视不够，认为开展医院感染管理工作只有社会效益而无经济效益，不愿意投入等，这些错误的认知致使医院感染管理工作资源不足、停滞不前、难以深入。因此，建立健全各级医院感染管理委员会，配足、配齐强有力的医院感染专业人员，特别要加强一线医务人员的教育，把控制医院感染的各项规章制度和措施认真负责地贯彻到医疗活动的全过程，这是一个长期而艰巨的任务，也是控制医院感染的关键所在。

第二节　口腔正常菌群与感染的关系

口腔是人体五大"菌库"（口腔、肠道、皮肤、鼻腔和阴道）之一，是一个复杂完整的生态系统。口腔与消化道、呼吸道相连，与外界相通，解剖结构复杂。口腔细菌密度高、寄生期长，种属多，每毫升未经刺激的唾液中细菌达 1.5×10^8，而在牙面或龈沟中聚集的牙菌斑，每克湿重所含细菌数超过 1.0×10^{11}。人类口腔中大约寄居着 700 种以上的微生物，有需氧菌、兼性厌氧菌和专性厌氧菌，还有螺旋体、真菌、支原体、病毒和原虫等其他微生物。口腔中绝大多数细菌是人类与微生物长期共存进化过程中形成的微生物群，与人体共享空间、共生共栖。口腔共栖菌能最大限度地利用口腔局部环境生长，刺激宿主的防御系统或促使宿主耐受，而宿主能持续有效地控制共栖细菌，防止其入侵组织。

正常情况下，寄居在口腔的许多细菌以错综复杂的共栖方式，保持着菌群之间的相对平衡，同时保持着菌群与宿主之间的动态平衡，这种平衡对于维持口腔健康很重要，我们称之为口腔正常菌群或固有菌群。其作用是：①作为生物屏障，抑制外源性微生物；②维持口腔或全身（如消化道）微生物的生态平衡；③刺激宿主免疫系统；④发挥营养功能，如有些细菌会产生维生素 K 等。宿主与生活在其体内的细菌和谐共栖，反映了宿主和细菌之间的长期适应、高度演变和动态平衡，正常菌群在口腔健康中扮演着重要角色。

口腔微生物之间的关系错综复杂，其中大多数为正常菌群。在正常情况下，寄居在口腔表面或牙周特殊部位的各种微生物之间共生、竞争和拮抗，保持菌群之间的相对平衡。正常菌群不是固定不变的，各种微生物群体的优势不断消长，它们的种类和数量取决于物理、化学和生物因子的影响，还可随口腔卫生习惯、饮食、年龄、咀嚼器官的健康状况等口腔局部或全身情况变动。因此，口腔正常菌群是相对、动态、可变和有条件的，当正常菌群失去相互制约或微生物和宿主之间失去平衡时，便会成为致病菌导致内源性感染或为外源性感染提供条件。

一、口腔正常菌群平衡失调

口腔正常菌群可阻止或限制某些外源性病原体定居，维持菌系的动态平衡，这是细菌的拮抗作用给人体带来的好处。当口腔正常菌群失调时则可致病。

二、口腔菌系的破坏作用

天然菌系与病原菌有某些相似之处，与某些重要疾病的发生有关。天然菌系在一定程度上保留了致病能力，当宿主的条件×发生改变时，天然菌系可致内源性感染，如牙周病、亚急性细菌性心内膜炎和放线菌病等。同时，由天然菌系形成的代谢产物也可增加人体对某些病原菌的敏感性，其代谢产物为外源性病原体的生存定居提供了所必需的碳和能源。此外，天然菌系还可能改变局部环境，如降低 pH 和氧化还原电位值，使外源性病原体生存下来。

三、自然屏障的缺陷与破坏

正常情况下，宿主与天然菌系之间保持着相互平衡的关系。宿主的防御机制在这种平衡中起到重要的作用，一旦宿主防御机制受到损伤，这种相对平衡的关系就会失调从而导致疾病的发生。

1. 口腔黏膜机械屏障损害　刷牙、咬牙、刺伤、手术切口或其他原因均可致口腔黏膜机械屏障破坏，原部位中不引起病变的微生物通过损伤部位进入上皮下组织而致病。

2. 营养缺乏　营养缺乏时，口腔黏膜上皮的通透性增加，烟酸与维生素 C 缺乏可能导致口腔发生严重的梭形杆菌和螺旋体感染，维生素 A、维生素 C、维生素 D 缺乏则可使机体对结核杆菌感染的敏感性增加，叶酸缺乏可致口腔黏膜的退行性变化。

3. 宿主免疫功能缺陷 宿主因患慢性疾病或由于先天性或获得性免疫缺陷等原因导致机体抵抗力低下，可发生感染性疾病，包括口腔的感染性疾病。

4. 宿主的解剖生理缺陷 口腔组织的解剖生理缺陷也是口腔疾病的重要原因。如牙齿矿化程度高，其抗龋能力强；牙齿矿化程度受遗传、生活条件、机体代谢状况等因素影响，矿化程度低时易发生龋病。

第三节　口腔门诊感染的类型和特征

口腔是一个复杂的环境，常处于湿润状态，故适宜多种细菌及真菌寄生。一些长期存在的机械性刺激因素，进食时的咀嚼摩擦，冷、热、酸、辣的刺激等，常常使口腔黏膜的完整性受到威胁而引起疾病。

一、病毒感染

（一）上呼吸道感染

绝大多数由病毒引起，包括鼻病毒、冠状病毒、腺病毒、流感病毒和副流感病毒、柯萨奇 A 组病毒等。与口腔诊疗有关的上呼吸道感染主要是咽炎和喉炎。

（二）疱疹病毒感染

原发性疱疹性口炎主要是由 I 型单纯疱疹病毒引起的口腔病变，可表现为一种较严重的龈炎。急性疱疹性口炎，以 6 岁以下儿童多见。原发性单纯疱疹感染发病前常有接触史，潜伏期 4～7 天，继而出现全身发热、头痛、乏力、咽喉肿痛、颌下淋巴结肿大等症状。经过 1～2 天的前驱期，口腔黏膜广泛充血水肿，附着龈和游离龈呈明显的急性炎症损害；口腔黏膜任何部位均可生成小水疱，特别是邻近乳磨牙（成人是前磨牙）的上腭和龈缘处更明显。若水疱破溃可引起大面积溃疡，发生继发感染。其原发感染也可在体内广泛播散，引起疱疹性脑炎、脑膜炎以及其他危及生命的并发症。

在原发性疱疹感染愈合以后，有 30%～50% 的病例可能发生复发性损害。若复发感染的部位在唇或口唇处，称为复发性唇疱疹。口腔内的复发性疱疹感染有自限性，其全身症状较轻。

带状疱疹病毒感染也可侵犯口腔面部三叉神经，损害可见于颌、眼、面颊、颞部、口唇、腭、舌、颊、龈等部位，多为单侧不超过中线。此病随年龄增长症状加重，有的患者痊愈后神经症状仍可迁延数月或更长的时间。

（三）病毒性肝炎

1. 乙型肝炎 患病率高且乙型肝炎病毒（HBV）携带者多，可表现为亚临床感染。乙型肝炎患者在接受口腔治疗时，其唾液、血液、龈沟液等可直接污染口腔诊室环境，同时含有 HBV 的血清可直接通过破损的皮肤感染口腔医务人员，因此所有患者均应视为潜在的 HBV 感染者，均存在潜在的传染危险性。

2. 丙型肝炎 主要传播途径为血液和唾液。

3. 丁型肝炎 丁型肝炎病毒（HDV）是仅能在已有 HBV 感染的情况下才能复制的一种病毒。急性丁型肝炎有两种类型，即合并感染和表面感染。合并感染指同时存在急性乙型肝炎和丁型肝炎，有自限性，很少转为慢性肝炎；表面感染为慢性 HBV 携带者出现的急性丁型肝炎，多转为慢性重型肝炎。

二、细菌感染

（一）球菌性口炎

球菌性口炎是一种急性感染性口炎，主要以多种球菌感染为主。病损以假膜为特征，又称为膜性口炎或假膜性口炎。多见于婴幼儿，偶见于成人。机体内外环境改变、防御能力下降时，口内细菌增殖活跃、毒力增强，菌群关系失调即可发病。

1. 葡萄球菌性口炎 为金黄色葡萄球菌引起的口炎，多见于儿童，以牙龈为主要发病区。表现为牙龈充血、肿胀，有暗灰白薄的假膜，易被拭去；牙乳头及龈缘无破溃糜烂；在舌缘、颊咬合线处可有充血、水肿，多有尖锐灼痛。

2. 链球菌性口炎 儿童发病率较高，常伴有上呼吸道感染、发热、咽痛、头痛、全身不适。呈弥散性急性龈口炎时，受累组织呈鲜红色。唇、颊、软腭、口底、牙槽黏膜可见大小不等的糜烂面，有略为凸起的假膜，剥去假膜则留有出血糜烂面，不久又重新被假膜覆盖。有轻度口臭和疼痛。

3.肺炎球菌性口炎　好发于硬腭、口底、舌下及颊黏膜。在充血、水肿的黏膜上出现银灰色假膜，呈散在斑块状。

（二）急性坏死溃疡性龈炎

急性坏死溃疡性龈炎的病原体为梭形杆菌和螺旋体。正常情况下，口内两者共生。当机体局部或全身抵抗力下降时，可使两种病原体大量繁殖而发病，当口腔卫生不良、营养状况不佳时发病迅速且病损严重。本病常是复杂混合感染，好发于前牙牙龈，主要特征为牙龈缘及龈乳头形成坏死溃疡，可波及多个牙齿，溃疡边缘不整齐，互相融合成大片溃疡面，并向周围及深层侵犯。除牙龈病损外，可波及唇、颊、舌、腭、咽、口底等处黏膜，局部形成不规则形态的坏死性深溃疡，其上覆盖灰黄或黑色假膜，周围黏膜有明显的充血、水肿，触之易出血。本病因有剧烈疼痛而影响患者说话及进食，常伴有发热、头痛等全身中毒症状。

三、真菌感染

由于全身大量应用抗生素、激素，久病后全身抵抗力降低，局部创伤、皮肤潮湿使局部抵抗力降低等，可引起局部或全身的黏膜和皮肤念珠菌病。口腔念珠菌病仅为表层感染，一般不发展为播散性器官感染。

1.急性假膜型念珠菌病　又称为口疮或雪口疮，多见于婴儿，成人较少见，但久病体弱者也可发生。病损可发生于口腔黏膜的任何部位，表现为口腔黏膜上出现乳白色绒状膜，轻

时病变周围的黏膜无明显变化，重则四周黏膜充血发红。绒状膜不易剥离，如强行剥离则出现渗血，且不久又有新的膜形成，伴有口干、烧灼、疼痛等自觉症状。

2.急性萎缩型念珠菌病　又称抗生素性口炎。表现为黏膜上出现弥散性红斑，以舌黏膜多见，严重时舌背黏膜呈鲜红色并有舌乳头萎缩，两颊、上腭及口角亦可发生红斑。伴有口干、烧灼感及疼痛等自觉症状。

四、艾滋病的口腔病变

艾滋病除具有全身性疾病和体征外，口腔黏膜病变导致的口腔表现有以下几种。

1.真菌感染　包括念珠菌病、组织胞浆菌病、隐球菌病等。

2.细菌感染　包括坏死性牙龈炎、进行性牙周炎、放线菌病、肺炎杆菌感染、大肠杆菌感染、窦腔炎、根尖周炎等。

3.病毒感染　包括疱疹性口炎、巨细胞病毒感染。

4.口腔溃疡　有学者曾报道了1例艾滋病患者口腔溃疡特点，溃疡边缘下面的骨质有坏死，黏膜培养有鸟分枝杆菌生长。

5.艾滋病相关性牙周炎　近年来，我们在艾滋病毒感染者中发现了一种特殊类型的牙周损害，临床上早期常表现为龈乳头坏死、溃疡、疼痛及出血，随后牙周附着及骨组织被迅速破坏。

6.艾滋病坏疽性口腔炎　坏疽性口腔炎是一种罕见综合征，主要见于免疫缺陷或营养不良的患者。其表现为牙龈炎、口腔严重水肿，不能进食及说话，伴有慢性腹泻和体重减轻，可闻及口腔恶臭味。若两侧蜂窝织炎延伸到上颌骨处，X线检查显示牙骨坏疽、颌骨正常。口唇、口腔底部、牙龈和舌的组织显示浸润性坏死。弥漫性炎症和坏死若已影响到口腔黏膜、黏膜下、肌肉和结缔组织，则可引起骨髓炎。

第四节　口腔门诊感染的特点与传播途径

一、感染的特点

1.门诊患者易感因素多　因口腔门诊患者以门诊治疗为主，在治疗过程中，诊疗操作绝大部分在患者的口内进行，使得治疗器械与患者的血液、分泌物及口腔组织频繁接触而出现污染，所以口腔门诊医院感染的重要危险因素来自患者口腔中的分泌物、血液及大量的共生

微生物。

造成口腔器械污染的微生物主要有三大类：腔内定植菌群、消化道致病菌群（如沙门菌群、大肠埃希菌群、痢疾志贺菌群、假单胞菌群）及真菌。有文献报道，我国医院口腔科器械乙型肝炎表面抗原（HBsAg）污染率为 5% ～ 30%，城镇个体牙科诊所的器械 HBsAg 阳性率为 37%，农村诊所牙科器械 HBsAg 阳性率高达 62%，牙科手机染菌量可达 $5 \times 10^4 \sim 5 \times 10^6 \text{cfu/cm}^2$。由于口腔诊室特殊的环境，致使通风受到一定的影响；由于可重复使用的口腔诊疗器械品种、数量多，周转快，结构复杂，精密贵重，使用频繁，接触血液、唾液多以及口腔材料的特殊性，对这些器械进行彻底有效的清洗消毒灭菌存在一定难度。当上述危险因素污染诊室空气、环境、口腔器械时，极易因消毒或预防措施不到位而增加门诊患者的感染发病率。另外，口腔治疗持续时间长、复诊次数多，在诊疗过程中患者可能由于自身状况而导致各种潜在感染因素增加，这也是口腔门诊患者的易感因素之一。

2. 住院易感人群多　口腔医院收治的住院患者多以颌面部肿瘤、唇裂整形、正颌及关节外科、创伤外科病种为主。由于住院患者中以手术、高龄及婴幼儿人群为主，这些重点人群中肿瘤患者发病率最高。因此，口腔住院患者多具有医院内的易感人群特征。

3. 医务人员感染机会多　口腔医院感染的对象不仅仅是患者，口腔医务人员同样存在发生感染的危险。

以口腔门诊每一位患者平均就诊时间为 30 分钟，每一病种平均治疗疗程为 3 ～ 4 次，每位医师日均接诊患者 14 ～ 16 人次，如此大量的治疗工作都是由医师、护士在充满唾液、血液和多种微生物的口腔环境中手工操作完成，且医务人员、患者都无法判定和回答是否有感染性疾病，因而医务人员感染概率高。

二、感染途径

（一）接触传播

1. 直接接触传播

（1）口腔患者唾液、血液中的病原微生物直接污染诊室环境和医务人员的手，从而感染诊室内的其他就诊患者和医务人员。

（2）口腔治疗大部分属于有创治疗，如拔牙、根管治疗、牙周治疗、口腔颌面外科手术等，使用的器械消毒灭菌不彻底会直接感染患者。

（3）高速手机切削时产生的碎片可飞溅，直接污染环境和医务人员。

2. 间接接触传播

（1）口腔诊疗器材和诊疗的接触传播。研究报道，治疗后牙科注射器柄被血液污染的概率是 40%，灯柄为 18%，手为 16%，围巾为 22%，水龙头为 4%。经清洁后注射器被污染的概率仍为 10%，水龙头为 2%。

（2）口腔科技术人员直接接触被污染而未消毒的印模、模型也可造成感染。

（二）空气传播

治疗过程中使用高速涡轮手机、超声波洁牙手机时产生大量带有病原微生物的飞沫、气溶胶和"菌雾"随同口腔内的组织碎屑等扩散到周围空气中，大多沉降在医务人员手臂表面、下颌、胸部、头部、口罩或面罩上，其分布范围受患者的口腔卫生情况、体位、牙位及操作类型、吸引设备、诊室的通风情况、新风置换情况等诸多因素影响，污染范围直径可达 2m。据调查，使用高速涡轮手机形成的气溶胶可在 1 分钟内发散细菌 1000cfu（菌落数），简称"菌雾"。其中有 95% 微粒直径小于 5μm，可直接被人体吸入呼吸道，可污染医务人员的手，可沉降于诊室表面，污染诊室环境。另外，未经消毒的修复体打磨、牙洁治后的机械抛光所形成的碎屑或颗粒固体物质亦可污染诊室环境形成空气传播。因此，口腔诊疗需特别关注呼吸道、高频接触面的防护、新风置换及常规防护措施。

（三）媒介传播

1. 水、气传播　口腔诊疗过程中的感染途径多表现为经口腔综合治疗台的供水、供气系统和吸唾器所致的水污染传播。口腔诊疗需正压、无油、干燥的压缩空气带动牙科手机高速旋转，从而带动车针旋转进行治疗操作。当诊疗工作结束时，医师的脚踏松动，高速涡轮手机停止转动的瞬间，因牙科手机结构和工作原理使其头部的空气瞬时呈负压状态，导致患者口腔内的唾液、血液、组织碎屑、切割碎屑等污染物"回吸"入手机内部的死角定植，如果手机内腔未达到充分有效的处置，定植的污染物就会形成菌斑。"回吸"的力度还可致污染物逆行进入口腔综合治疗台的水、气管线系统，病原微生物也可以在这些部位繁殖并形成生物膜，污染水、气管路系统。当再次使用牙科手机和口腔综合治疗台时，这些菌斑与生物膜可以随治疗所需正压及水雾冲入下一位患者口腔，导致患者间的交叉感染。若吸唾器未进行及时彻底清洗，其管道中的残留水也可使细菌繁殖而污染患者。此外，口腔诊室公用龙头的清洁与否也是不可忽视的传播途径。水传播感染性疾病有军团菌病等。

2. 口腔材料传播　主要指口腔治疗中因大量成形或半成形卫生材料污染致病，如口腔种植体、印模材料、印模托盘、蜡、修复体及各种类型的正畸矫治器。这些材料多以散装形式出现，带有多种微生物，使用前如不能严格消毒，病原微生物则以此为媒介传播疾病。口腔修复所用的材料多为粉剂，且包装体积较大，常反复为多个患者使用，也易被污染。修复科所制取的各种印模上常附有患者的唾液、血液，若

未进行适当的消毒处理，会污染模型引起技工室医技人员、修复体、临床医务人员和患者之间的交叉感染，因此口腔材料也成为口腔门诊医院感染的重要传播媒介。口腔门诊交叉感染途径及方式见图5-2。

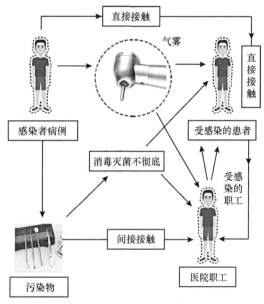

图 5-2　口腔门诊交叉感染途径及方式

第五节　口腔医疗设备、器械、材料及药物介导的交叉感染

患者唾液和血液中存在着大量的病原微生物，这些病原微生物可直接污染多种口腔设备、器械、材料、药物、模型义齿以及医护人员的手。加之牙钻、洁牙机及三用枪所产生的飞沫、气溶胶等对空气的污染，可造成医患之间、患者之间的交叉感染。据报道，美国牙医的乙型肝炎病毒感染率是一般人群感染率的3～6倍。由此可见，口腔医疗设备、器械已成为交叉感染的传播媒介。

一、口腔设备介导的交叉感染

（一）口腔综合治疗台

1. 手机回吸介导的交叉感染　见第四节"水、气传播"。

2. 三用枪介导的交叉感染　三用枪是口腔综合治疗台必备的装置，主要用于冲洗口腔和干燥牙体表面及预备的窝洞。其存在的回吸现象可致交叉感染。

3. 口腔综合治疗台表面及其他装置介导的交叉感染　在口腔治疗中，唾液、血液、气雾、飞沫等不仅可污染医师的手及患者的身体，还可污染综合治疗台及周围物体的表面导致交叉感染。随着口腔综合治疗台配置的多功能化，如高频电刀、牙髓活力测定器、光固化机、数字化牙片机CCD传感器等均进入患者口腔操作，常因在短时间内反复为多个患者使用，而又无全面规范控制污染的措施，从而成为介导交叉感染的传播媒介（图5-3）。

（二）口腔医疗器械介导的交叉感染

由于牙科材料的特殊性，要达到彻底清洗消毒灭菌的难度较大，所以诊疗活动极易导致医院感染和医源性感染。

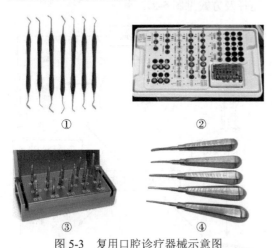

图 5-3　复用口腔诊疗器械示意图

①牙体牙髓根管治疗器械；②种植手术器械；③口腔修复科器械；④牙槽外科拔牙器械

二、口腔材料、药物反复使用过程中介导的交叉感染

在口腔内科治疗中常使用一些安抚镇痛、窝洞消毒、盖髓、失活、干髓、根管消毒等药物，在使用中反复取拿并与其他药物混合调拌，操作过程中稍有不慎，极易造成交叉污染。

有些牙体牙髓修复材料在使用时多需粉、液调拌，操作中容易介导交叉感染，这些被污染的药物、材料已成为口腔交叉感染的传播媒介。

三、口腔印模及模型介导的交叉感染

印模是用可塑性材料在患者口腔内直接获得的阴模，将阴模用石膏或超硬石膏灌注成阳模即成模型，模型是制成各种修复体的依据和基础。口腔医生备牙后，所取印模上附有患者唾液、血液，若不进行处理消毒，则可污染模型，引起技工室医技人员、修复体、临床医护人员和患者之间的交叉感染，导致医院感染。

四、医疗设备器械在使用过程中的飞沫与气雾介导交叉感染

有研究表明，使用牙钻钻牙、超声波洁牙以及用牙钻打磨义齿等操作时产生的飞沫与气雾也是交叉感染的重要途径之一。研究发现，在对活动性肺结核患者进行口腔诊治时，高速手机造成的气雾微粒中被发现有结核分枝杆菌，说明患者口腔及呼吸道的细菌可因其口腔操作造成空气污染，从而导致肺结核、肺炎、流感等疾病的传播。HBV 及 HIV 亦可由血液、飞沫及气雾进入口、鼻、眼黏膜及破损的皮肤而导致交叉感染。因此，所有口腔治疗过程均应采用常规性隔离防护及有效控制污染的措施。

第六节　口腔门诊感染的控制

口腔护理工作在医院感染预防及控制中起着十分重要的作用。WHO 提出有效控制医院感染的关键措施包括：消毒、灭菌、无菌技术、隔离、合理使用抗生素、监测及通过监测进行效果评价。

一、口腔诊室环境的感染控制

（一）口腔诊室布局设置与管理

1. 诊室合理布局　合理的布局可避免清洁与污染区域交叉，使患者就诊流程安全可靠，医护人员操作治疗受到安全保护。每个诊疗单元应相对独立，环境整洁，通风良好。单位牙椅面积应不少于 3m×2m，四手操作布局设计；两牙科综合治疗台间宜设物理隔断或采用独立单间，隔断高度 ≥ 180cm，边台距诊疗椅扶手66cm。诊室不宜设置多台椅位，诊室的储物柜、地板及墙壁的装修应该能够简单快捷地清洁和消毒。每一治疗椅位应设一个洗手池，使用非手动触摸开关；洗手皂液采用壁式固定装置，以便于流动洗手，减少反复触摸造成的污染。

2. 诊室的区域划分　按功能设置并独立分隔区域，至少应包括诊疗区、候诊区、动力设备区（如压缩空气设备区）、器械处理区。相对

独立分隔区域包括医疗废物暂存区和（或）污水处理区、工作人员办公区及生活区、技工室等，每个治疗单元应分清洁区和污染区。清洁区主要包括边台、洗手设施等，污染区主要指以患者头部为中心，半径 0.5～1.0m 范围内和污染器械存放区及医疗废物暂存区。

依据口腔诊室环境及设备的特殊性，口腔诊室可划分为治疗区、治疗边缘区、治疗外周区，这种划分充分体现了口腔诊室的特点。

（1）治疗区：主要指治疗工作区及相邻区域边台，物品以一次性为主，该区其他物品应加盖或覆盖消毒单或使用一次性保护膜。治疗区消毒应于每日治疗前及两名患者诊疗之间，常规使用含氯消毒液擦拭。

（2）治疗边缘区：主要指口腔治疗操作中需频繁接触使用的诊疗椅附件，如手机、三用气枪托、供水系统与吸唾装置、医师座椅等。该区域物品应于每位患者治疗结束后常规使用含氯消毒液擦拭或清洗。有条件者可用覆膜覆盖，每位患者诊治后及时更换。

（3）治疗外周区：主要指不易被患者或污染物污染的区域如储物柜、地板、墙壁及洗手池等，该区域应在每日工作结束后统一清洁与消毒。

3. 诊室废弃物处理　根据《医疗废物专用包装物、容器标准和警示标识规定》的要求，将医疗废物按类别分置于包装物或容器内，感染性废物放入黄色医疗废物袋，损伤性废物放入锐器盒，病理性、化学性及药物性废物放入专用容器，确保包装物或容器无破损、无渗漏。科室暂存的医疗废物，当盛装容量达到 3/4 或暂存时间达到 48 小时后应有效封口，及时清运。患者使用过的一次性口杯应作毁坏性无害化处理，一次性注射器在回收中应注意针头及锐器的保护性包装放置，避免污染其他物品和误伤医务人员。血液及吸引器的液体应小心注入下水道。医疗废物应与生活废物分开装置、分别处理。

（二）口腔诊室空气和环境管理

1. 自然通风　是最为简单、方便、经济、有效的空气净化手段。各诊室对流通风，每日早、中、晚各一次，每次 30 分钟以上，尤其是使用空调的房间更应注意通风，以保持室内空气新鲜，此法可显著减少空气中微生物含量。

2. 空气消毒　每日治疗结束后，应用循环风紫外线消毒器或静电吸附空气消毒器消毒 1 小时，以减少细菌存留污染。

3. 通风设备　实验室、技工室、消毒室的工作环境采用有效的通风设备以利于新风置换。同时，必须考虑一些微生物可能通过换气从一个地方吹到另一个地方，因此，通风设备应有防止污染空气再循环的装置。为防止微生物的扩散，在通风设备及冷热空调上应备有滤膜，并注意有效的维护保养。

4. 常规清洁　诊室综合治疗椅表面、工作台面、无影灯扶手、门把手、窗台、地面等，每日工作前用清水擦洗，结束后用有效氯 500mg/L 的消毒剂擦拭物体表面和消毒地面；对一些容易污染、难以消毒的器械或设备表面，如灯柄、椅位开关、头托、气水枪、手机等，采用一次性覆膜覆盖，治疗完成后去除。覆盖物必须具有不渗水的特性，如无渗透性的纸、铝铂或塑料膜等。

5. 当环境被血液、体液污染时，应随时进行消毒处理　工作人员立即戴一次性橡胶手套，先将血液完全吸附并置于感染性废物袋中，然后用 2000mg/L 含氯消毒剂擦拭消毒，消毒使用的布巾用后置于感染性废物袋中，处理完成后将手套置于感染性废物袋中，并进行手卫生处理。

二、口腔设备、器械的消毒灭菌管理

（一）概述

1. 常用术语及定义

（1）消毒：利用理化因子杀灭或清除传播媒介上的病原生物，达到无害化处理。

（2）灭菌：利用一切理化因子杀灭或清除传播媒介上的全部微生物，包括芽孢。

（3）口腔器械：用于预防、诊断和治疗口腔疾病和口腔保健的可重复使用器械、器具和物品。

（4）牙科小器械：规格较小的牙科器械，如各种型号的车针、根管器具等。

（5）高度危险口腔器械：穿透软组织、接

触骨组织、进入或接触血液及其他无菌组织的口腔器械，如拔牙器械、牙周器械、根管器具、手术器械及其他器械（牙科车针、排龈器、刮匙、挖匙、电刀头等）。

（6）中度危险口腔器械：接触黏膜或受损皮肤，不穿透软组织、不接触骨组织、不进入或接触血液及其他无菌组织的口腔器械。如检查器械、正畸器械、修复器械、各类充填器械及其他器械（牙科手机、卡局芯式注射器、磨光器、吸唾器、用于舌唇颊的牵引器、三用枪头、成形器、开口器、金属反光板、拉钩、挂钩、橡皮障夹、橡皮障夹钳等）。

（7）低度危险口腔器械：不接触患者口腔或间接接触患者口腔，参与口腔诊疗服务，虽有微生物污染，但在一般情况下无害，只有受到一定量的病原微生物污染时才造成危害的口腔器械。如调拌刀、橡皮调拌碗、橡皮障架、打孔器、牙锤、聚醚枪、卡尺、抛光布轮、技工钳等。

2. 口腔器械处理的基本原则

（1）凡进入患者口腔内的诊疗器械，应达到"一人一用一消毒或灭菌"的要求。

（2）高度危险口腔口腔器械使用前必须达到灭菌。

（3）中度危险口腔器械使用前必须达到高水平消毒或灭菌。

（4）低度危险口腔器械使用前达到中等或低水平消毒。

3. 口腔器械的特殊性　现代化口腔器械的特点是种类繁多、精密度高、价格昂贵、形态大小不一、材质各异。如拔牙钳有喙、关节柄之分，长 15.8～18cm；扩孔钻细、尖软，且有螺纹；机头形状特殊，金属结构一层套一层，相互之间有锯齿连接；钻针短小，前端为多层次锯齿状，型号颇多，不易清洁干净，且价格昂贵。近年来一次性口腔检查治疗盘、一次性吸唾器、一次性漱口杯的临床应用，对预防医院感染起到了积极的作用。但一次性物品使用后若管理不善对环境造成的污染及有限卫生资源的浪费的问题，也应引起医务界的高度重视。

（二）消毒灭菌方法

常用的消毒灭菌方法有物理方法和化学方法两类。

1. 物理方法　利用光照或热力等物理作用，使微生物的酶失去活性、结构破坏、蛋白质凝固变性而死亡，达到消毒灭菌目的。

（1）机械除菌：即通过擦抹、扫刷、冲洗、通风及过滤来完成机械除菌。此方法多用于诊室表面清洁及减少室内微生物量。机械除菌只能达到消毒目的而不能灭菌。

（2）热力应用：包括湿热灭菌、干热灭菌及焚烧。

1）湿热灭菌（压力蒸汽灭菌）：是一种安全、有效、经济、应用广泛的灭菌方法。凡是耐高温、耐湿热的物品均应首选压力蒸汽灭菌。压力蒸汽灭菌器根据工作原理可分为下排式、预真空式、正压排气式。由于口腔涉及带管腔的器械（如牙科手机），因此口腔医疗机构宜选用预真空式或正压排气式压力蒸汽灭菌器。预真空及脉冲真空灭菌器的优点是灭菌腔内冷空气排放彻底、灭菌时间短、效果可靠，但此法不适用于液体类物品的灭菌处理。

2）干热灭菌：利用高温热气对流原理灭菌，基本作用为氧化微生物。主要用于易被湿气腐蚀的金属器械、玻璃器皿及液体等的灭菌。此种灭菌方法效果较为可靠，但穿透力差、灭菌时间长。

3）焚烧：是一种最古老的灭菌方法，应用范围局限，多在野外战地应急使用。对一些医疗废弃物也常采用此法，但均应消毒处理后在定点的焚烧炉进行焚烧。

（3）辐射灭菌：包括电离辐射、紫外线、超声波。电离辐射灭菌效果可靠，成本低、无毒、穿透力强，可灭菌完整的物品。常采用钴-60 辐射线对大批医疗器械消毒，但此法不适用于一般口腔器材。紫外线是我国空气及物体表面消毒的主要方法，最强波段为 254nm、强度在 70μW 以上，时间为 1 小时，适宜温度为 20～40℃。现发展为高强度、多用紫外线光源与化学消毒并用的方法，紫外线与 β-丙内酯并用可对血液制品进行灭菌，预防艾滋病。

（4）臭氧消毒：是利用高浓度臭氧（O_3）的强氧化性对细胞膜脂质及一些蛋白质自由基的过氧化，引起菌体破坏达到消毒灭菌目的。臭氧极不稳定，短时间内即自行分解生成氧气和原子氧，故在臭氧发生器停止工作后，消毒物体表面不滞留化学物质，无二次污染发生。

其杀菌力强，臭氧被紫外线激活后对芽孢的杀灭力有极大的提高，常温下 10 ～ 60 分钟内能有效杀灭一切病毒、病菌。国内很多医院使用臭氧进行空气消毒和床单元的表面消毒。

2. 化学方法　利用化学药物杀灭病原微生物的方法叫化学消毒灭菌法。根据化学消毒剂的灭菌效果分为高效消毒剂、中效消毒剂、低效消毒剂、防腐剂和保存剂。

（1）高效消毒剂（又称灭菌剂）：是指可杀灭一切微生物（包括细菌繁殖体、芽孢、真菌、分枝杆菌、病毒等）的消毒剂。如甲醛、戊二醛、环氧乙烷、过氧乙酸等，适用于口腔高危、中危器械的消毒。

（2）中效消毒剂：除不能杀灭有较多有机物保护的细菌芽孢外，其他微生物均可杀灭。如含氯消毒剂、含碘消毒剂、醇类消毒剂，适用于口腔中危、低危器械消毒。

（3）低效消毒剂：可以杀灭细菌繁殖体、真菌和亲脂病毒，不能杀灭细菌芽孢和亲水病毒。如苯扎溴铵（新洁尔灭）等季铵盐类、氯己定（洗必泰）等二胍类消毒剂，适用于口腔低危器械消毒。

（4）防腐剂和保存剂：仅有抗菌作用，可抑制微生物的生长繁殖但不能杀灭微生物的化学制剂。其抗菌活性在有机物残垢存在的情况下会极度降低，若器械表面有污染则不宜用此方法。

（三）牙科手机消毒灭菌卫生流程管理

1. 牙科手机使用后，在带针情况下使用牙科综合治疗台的水、气系统冲洗内部水路30秒。

2. 将牙科手机从快接口或连线上卸下，取下钻针，去除表面污染物，存放于干燥容器内。

3. 物流人员定时至临床各科室回收使用后的手机。

4. 清点、分类、记录。

5. 清洗、干燥。清洗分为手工清洗和机械清洗。

（1）手工清洗：使用压力罐装清洁润滑油清洁牙科手机进气孔管路，或使用压力水枪冲洗进气孔内部管路，然后使用压力气枪进行干燥。

注意事项：使用压力罐装清洁润滑油过程中应用透明塑料袋或纸巾包住机头，避免油雾播散；部件可拆的种植牙专用手机应拆开清洗；不可拆的种植牙专用手机可选用压力水枪清洗内部管路，而后尽快使用压力气枪干燥内部气路，避免轴承损坏；压力水枪和压力气枪的压力宜在 2 ～ 5bar，不宜超过牙科手机使用说明书中的标准压力；牙科手机清洗时不宜浸泡，使用罐装清洁润滑油清洁内部时，如有污物从机头部位流出，应持续操作直到无污油流出为止。

（2）机械清洗：牙科手机放入机洗设备内固定选择正确的清洗程序。机械清洗设备内应配有牙科手机专用接口，其清洗水流符合牙科手机的内部结构。机械清洗设备用水宜选去离子水、软水或蒸馏水。

注意事项：不宜使用超声清洗机进行清洗；电源马达不宜使用机械清洗机清洗；牙科手机清洗后内部管路应进行充分干燥。

6. 注油养护　为轴承和传动机件表面涂润滑油，清洁轴承或轮部件间隙中的碎屑及污物。

（1）气喷罐手工注油养护：①压力罐装润滑油应连接相匹配的注油适配器或接头对牙科手机注入润滑油；②夹持器械的部位（卡盘或瓣簧）应每日注油；③内油路式牙科手机宜采用油脂笔对卡盘、瓣簧和轴承进行润滑；④低速牙科弯机和牙科直机注油可参考以上注油方式；⑤特殊注油方式参考厂家或供应商提供的使用说明书执行。

手工注油养护注意事项：①清洁注油时应将注油接头与牙科手机注油部位固定，以保证注油效果；②避免油雾播散，选择压力罐装清洁润滑油对牙科手机进行清洁的可以不再次注入润滑油。

（2）全自动注油机注油养护：①将牙科手机连接相匹配的注油适配器或接头后插入自动注油养护内进行注油；②选择适宜的注油程序；③可选择清洗注油一体机进行清洗、润滑保养。

全自动注油养护注意事项：①手工注油时应注意手法正确；②注油后倒放3 ～ 10分钟去除管腔内多余的油及碎屑，防止出现油包及手机连接管道老化；③操作过程注意小心轻放，防碰撞及跌摔；④注油前应吹干手机内部管腔的水分，注油养护首选带气泵的注油机。

7. 包装、封口、核数、灭菌装载 将完成养护的手机按规格放入不同型号的纸塑包装袋内，经医用封口机压膜封口，然后核实数量，依次放在带筛孔的托盘内。每支手机之间应保留一定间隙，塑料面朝上，以利于蒸汽穿透与干燥。

8. 灭菌 因牙科手机系 A 类空腔器械，灭菌选用符合 B 级标准的预真空压力蒸汽灭菌器，选择标准程序，注意参数设定及过程监测。灭菌程序结束后将手机从灭菌器内取出，判断灭菌成功与否、有无湿包现象并做好相应记录。

9. 储存与发放 灭菌成功的手机按类别点数记录并置于专柜储存，按交换数量发放至临床使用（图 5-4）。

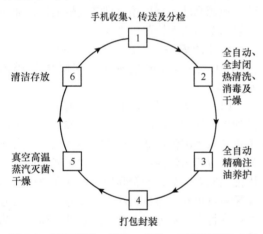

图 5-4 手机清洁、消毒、养护、灭菌循环示意图

（1）各诊室使用后的手机按要求回装入启封后的纸塑包装袋内，以避免用后手机污染环境，同时起到保护手机、避免直接碰撞损伤的作用。

（2）物流人员去各科室收取手机。

（3）将取回的手机逐个安放在加热清洗消毒柜内的手机插座上，对个别黏附有大量血液及组织的手机应先擦拭清洗，然后再放置于加热清洗消毒柜内。

（4）加热清洗消毒程序：先清洗，然后在 93℃条件下消毒 10 分钟，再经过一次或两次的漂洗过程，最终在 80℃条件下漂洗 3 分钟。该程序共需 36 分钟。

（5）将手机逐个从加热清洗消毒柜中取出，进行内部干燥和注油养护。对于低速手机，

可将机头直接插入注油机的接口位置，按启动键，经过 35 秒完成内部干燥和注油养护工作。对于高速手机需配置相应的衔接头进行养护注油。

（6）将完成养护的手机放入一次性手机灭菌纸袋内，经压膜封口后送入高温高压蒸汽灭菌器内。

（7）将封装好的手机依次放在托盘内，每支手机之间应保留一定间隙，纸面向上，以利于消毒与干燥。消毒时，必须使用蒸馏水，并确保消毒炉内蒸馏水充足，水系数最好达到 0，一旦超过 30 应立即更换蒸馏水。

（8）一般选择快速程序，灭菌过程为 20 分钟，容纳手机数视灭菌仓大小而定。

（9）灭菌程序结束后，将手机从灭菌器内取出，查看手机灭菌纸袋上的指示剂是否变色，变成黑色为彻底灭菌标记。将灭菌好的手机放入无菌箱内发送至各诊室。

（四）口腔特殊器械、材料消毒灭菌管理

1. 特殊器械、材料的消毒灭菌原则 一般情况下不穿透或不与黏膜组织接触的器械、材料可做消毒处理；任何能穿透并伸入口腔组织和黏膜以及灭菌区域的器械、材料均应灭菌处理；高危人群患者使用过的器械都应灭菌处理。

2. 口腔特殊器械、材料的消毒

（1）口腔印模的消毒：①首先用流动自来水冲洗印模；②选择合适的消毒液和浸泡时间进行浸泡消毒；③再次冲洗；④灌注石膏。

（2）口腔修复体及矫正器的消毒：美国牙科协会（American Dental Association，ADA）推荐用环氧乙烷或碘伏、氯化物浸泡可摘修复体达到灭菌。碘伏、氯化物对金属有一定的腐蚀作用，但若浓度（1∶10 次氯化物）及时间（10 分钟）合适，其对钴、铬、合金的影响甚微。消毒方法：①从患者口中取出修复体，彻底用自来水刷洗或超声清洗；②将修复体浸泡于适宜的消毒液中；③待消毒时间到后，取出并用自来水冲洗；④树脂修复体冲洗后保存在稀释的漱口液中。

（3）咬合蜡、颌堤、模型及咬合记录的消毒：ADA 建议使用碘伏"喷—擦—喷"的方法进行颌堤及咬合蜡的消毒，要求保持一定的湿度并达到杀灭结核杆菌的时间。石膏模型可采

用消毒紫外线照射、臭氧消毒、微波消毒。

（4）其他器械的消毒：其他一些耐高温的器械，如面弓、正畸钳、镊子、金属印模托盘、金属用刀、不锈钢碗、根管治疗器械以及磨光用的轮、杯、刷、钻等也应热力灭菌。光固化机头等不耐高温的器械，可用保护薄膜覆盖加碘伏擦拭做消毒处理。

三、口腔门诊的个人防护

（一）手卫生

手卫生是指医务人员洗手、卫生手消毒和外科手消毒的总称，是防止感染最有效的方法。

1. 洗手

（1）洗手的目的与意义：美国疾病预防控制中心将洗手定义为：将手涂满肥皂泡沫，并对其所有表面进行强而有力的短时间揉搓，然后用流水冲洗的过程。目的是清除手上的微生物、切断通过手传播的途径，这是防止感染扩散最简单、最重要的一项措施。

（2）正确的洗手方法

1）洗手的条件与设备：洗手用水必须是优质的自来水或已消毒的流动水，不应使用预先用热水器加热到37℃的水，因这种水通常易被细菌污染。更不能使用盆内的存水，因为不流动水是细菌良好的培养基，会适得其反而导致手污染传播疾病。诊室内的洗手池、水龙头最好是用肘和脚、膝操作开关或使用红外线传感自动开关；洗手的肥皂要刺激性小、保持干燥，可将肥皂放于肥皂吸力器上，或用线绳将其悬挂，也可采用液体皂液，但使用后必须更换容器。擦手巾必须清洁干燥，最好使用后丢弃，或使用一次性擦手纸巾。

2）洗手方法：遵循"七步洗手法"，取下手上的饰物，打开水龙头湿润双手，涂擦肥皂或洗手液，充分搓洗双手至少15秒、清洗双手所有皮肤，注意指缝、拇指、指关节、指尖等处（图5-5），流动水彻底冲洗后使用一次性擦手纸巾或其他方法干燥双手。整个过程耗时40～60秒。

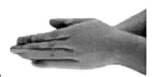

内

1. 掌心相对，手指并拢互相揉搓

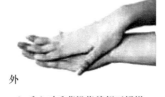

外

2. 手心对手背沿指缝相互揉搓，交换进行

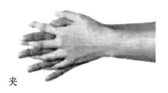

夹

3. 掌心相对，双手交叉沿指缝相互揉搓

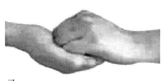

弓

4. 弯曲手指关节在另一手掌心旋转揉搓，交换进行

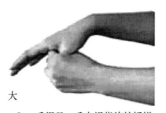

大

5. 一手握另一手大拇指旋转揉搓，交换进行

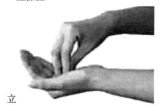

立

6. 五个手指尖并拢在另一手掌心旋转揉搓，交换进行

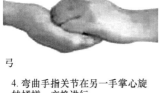

腕

7. 一手握住另一手腕旋转揉搓，交换进行

1. 洗手与卫生消毒应遵循以下原则：
　a. 当手部有血液或其他液体等肉眼可见的污染时，应用肥皂（皂液）和流动的水洗手。
　b. 手部没有肉眼可见污染时，宜使用速干手消毒剂消毒双手代替洗手。
2. 手卫生的六大指征：
　两前（接触患者前、无菌操作前）、四后（有体液暴露风险的操作后、接触患者后、脱手套后、接触患者周围环境及物品后）。

图5-5　洗手顺序示意图

2. 卫生手消毒 是指医务人员用速干手消毒剂揉搓双手，以减少手部暂居菌的过程。

3. 外科手消毒 是指外科手术前医务人员用肥皂（洗手液）和流动水洗手，再用外科消毒剂清除或者杀灭手部暂居菌和减少常居菌的过程。使用的外科手消毒剂具有持续抗菌活性。

4. 洗手或使用速干手消毒剂的指征 直接接触患者前后，同一患者身体的污染部位转移到清洁部位；接触黏膜，破损的皮肤或伤口前后；接触患者体液、分泌物、排泄物及伤口敷料后；摘手套、穿脱隔离衣前后；进行无菌操作，接触清洁及无菌物品前；接触患者周围环境及物品后；处理药物或配餐前。

（二）隔离

1. 隔离防护

（1）衣着：ADA 及美国疾病预防控制中心建议医务人员应每天换工作服，如有可见的污染应及时更换。

（2）屏障保护

1）手套：能防止皮肤与唾液、血液及黏膜的直接接触。研究表明，工作时不戴手套，可造成手指甲中的微生物、唾液和血液持续存在达几天。因此，常规接诊每一位患者应换戴一副手套，保持合理的医疗卫生水平，保障医患双方的医疗安全。

2）眼罩和口罩：口腔医护人员在诊疗操作中应戴眼罩和口罩，以隔绝产生的气雾悬滴及残屑残垢。对治疗中的患者双眼也应给予必要的保护。口罩的使用应注意有效性及时效性，潮湿、破损或有明显污染时应及时更换。一次性纸口罩有效过滤性差，而玻璃纤维和多聚丙烯的口罩能有效防止疾病的传播。

3）橡皮障隔离：牙体治疗时应尽可能使用橡皮障，以隔绝唾液、血液的污染，保持操作区域干燥清洁，降低诊室空气和物体表面的污染；保持术区视野清晰，防止损伤口腔黏膜组织；保护患者安全，避免牙科手机在治疗中高速旋转时划伤软组织及药液腐蚀软组织；患者在治疗过程中也不必担心舌受伤或组织碎片、口腔诊疗小器械掉到气管或食管（图5-6）。

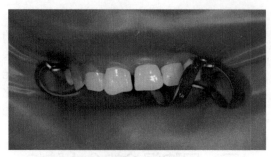

图 5-6　橡皮障隔离技术

4）吸引器和通风设备。

2. 医务人员的健康防护

（1）定期体检和免疫：口腔医务人员应坚持一年一次的健康体检，对易发生的口腔感染性疾病要做必要的血清抗体水平检测。

（2）注意个人卫生，手部不戴任何饰物。定期修剪指甲，手部指甲长度不应超过指尖，接诊前后洗手并正确使用手套。

（3）定期更换工作服：工作服应每日更换，最好穿隔离衣裤；如有可见污染或治疗感染性疾病的患者后应及时更换，对可疑交叉感染的衣物应单独按要求处置。在非诊疗区以外的食堂、商场等公共场所禁止穿着工作服。

3. 医务人员的职业暴露 医务人员在工作中若被锐利器械和针头损伤，应立即采取以下处理方法：

（1）如果是锐器伤，立即在伤口旁从近心端向远心端轻轻挤压，尽可能挤出损伤处的血液，用肥皂水和流动水彻底清洗伤口，用 0.5% 聚维酮碘等刺激性较小的消毒剂进行消毒，避免二次伤害。

（2）如果器械或针头接触过乙型肝炎患者，且所误伤医务人员无免疫力时，应在伤后 24 小时内尽快接种乙型肝炎免疫球蛋白；若从未接种过乙型肝炎疫苗，则应同时注射第一针乙型肝炎疫苗。若曾接种过乙型肝炎疫苗，则应取血确定抗体水平，如果抗体水平不足，则应补充注射乙型肝炎疫苗。如果接诊为艾滋病阳性或可疑患者，对误伤者应进行密切观察，定期检测个人的血清 HIV 水平，检测时间分别为受伤即刻、伤后 6 周、伤后 12 周。凡疑似乙型肝炎或 HIV 暴露者，均应在有关部门的安排下，于暴露事件发生 24 ～ 48 小时内完成自身和暴露患者血清的 HIV 和 HBsAg 等相关检测，暴露者血清学随访时间为 3 ~ 6 个月，特殊情况下随访 12 个月；同时根据情况进行相应处理，医疗机构还应为其提供必要的心理援助。

（3）如果诊治的患者为可疑破伤风患者，对误伤者应立即注射破伤风抗毒素。

（4）根据有关规定向有关部门报告并做好记录。

（张　敏）

第六章 口腔工作环境中的职业安全

【学习目标】

1. 能够描述在口腔工作环境中如何控制风险，明确护理人员的工作职责。

2. 能够准确描述控制交叉感染的方法，工作人员的职责、采取的措施，医疗废物处理要求，标准预防的定义，口腔工作环境中控制风险的流程，工作人员压力的来源。

3. 应用风险评估五个步骤，解决口腔工作环境中的问题，完成风险评估。

第一节 概 论

职业卫生是强调人的健康与工作环境相关的科学，所关心的不仅是没有疾病或疼痛，而是更重视工作环境安全、卫生问题与人类身、心、社会各方面之间的关系。在口腔环境中识别影响健康潜在的风险尤为重要。因此，掌握一定的安全知识和方法能保护医护人员免受危害，提高医护人员的自我防护能力。

第二节 工作环境中潜在的健康与安全风险

影响口腔医务人员健康的工作环境因素包括化学因素、物理因素、生物因素、卫生条件及技术措施因素、社会因素等几大方面。在口腔工作环境中潜在的危害包括：气雾、飞溅物、麻醉气雾、控制交叉感染、电流、有害物质、激光、药品的储存、汞危害、病理样本、压力容器、辐射危害、废物处置、水源供应。

一、气雾、飞溅物

（一）口腔环境中的气雾、飞溅物

口腔治疗过程中有4个潜在的空气传播污染源。

1. 器械污染 污染的器械暴露在空气中，造成环境污染。

2. 水的污染 牙椅供水管线由于管腔狭窄，水中的悬浮细菌与管壁距离短，容易沉积。因而可形成定植的菌落被水流冲刷下来，通过牙科器械进入患者口内或者形成气雾污染诊室环境。

3. 唾液和呼吸道的污染 口腔包含着来自鼻、喉、呼吸道的细菌和病毒。口腔治疗操作都有可能使唾液气溶胶化，使微生物在空气中飘浮，污染诊室环境。

4. 手术区的污染 拔牙或种植牙时工作环境产生含有细菌、真菌、病毒的气溶胶。

（二）气雾、飞溅物对人体造成的危害

1. 对呼吸道的影响 灰尘、烟雾、飞溅物的吸入均可能引起呼吸系统疾病的传染和传播。吸入气溶胶可能引起慢性咳嗽和支气管炎。

2. 对眼睛的伤害

1）物理伤害：使用高速手机会产生小微粒样的抛射物，如打在眼睛上，会对眼睛造成严重的危害。

2）传染：气溶胶会对眼睛造成损伤，如乙肝、丙肝、疱疹和细菌性结膜炎。

3）烧伤：磷酸、次氯酸钠等药物溅入眼睛会引起严重的化学烧伤。

（三）气雾、飞溅物的风险评估

1. 凡利用高速手机进行口腔治疗操作时，均会产生气雾、飞溅物。

2. 利用牙挺拔牙时可能会产生血液飞溅。

3.在进行牙周治疗使用超声洁牙机时会产生气雾、飞溅物。

4.调拌海藻酸盐印模材料及各类材料时会产生气雾。

（四）气雾、飞溅物的风险控制

1.个人防护　采用标准防护可阻止手术部位的飞溅物；在气溶胶（颗粒直径小于50μm）或飞溅物核成为二次空气传播的飞溅物时，传染性物质都可能渗入口罩进入呼吸道以及绕过防护眼镜接触黏膜。这些气溶胶或飞溅物核在操作结束后30分钟仍可存在于空气环境中，因此当操作者摘掉保护屏障与患者说话时，仍有可能与空气传播的污染物接触。同样空气传播的污染物也有可能进入通风系统，传播到没有使用屏障保护设施的区域。

2.橡皮障的使用　橡皮障的使用能有效地消除由唾液和血液产生的污染。

3.漱口液的使用　口腔治疗前使用0.1%氯己定或西吡氯铵含漱液含漱1分钟，手术时传播到空气中的细菌数量会明显减少。

4.空气消毒　即手术周围邻近区域的空气消毒净化。常用高效颗粒空气过滤器和紫外线灯。

（五）护士的工作职责

1.诊室通风，每天2次，每次1～2小时，以最大限度地降低气溶胶效应。

2.将所有不需要的设备、材料和器械存放于远离气溶胶和飞溅物飞溅的地方。

3.了解患者的病史，术前使用漱口液减少口腔内的细菌数量，鼓励用橡皮障以减少气溶胶效应。

4.应用个人防护设备，包括面罩、护目镜、工作服和手套。

5.采取恰当的行为保证自己和他人的健康安全。

6.负责器械去污和交叉感染的控制。

二、控制交叉感染

交叉感染是天然宿主的病原体感染或传递给非天然宿主的现象，是细菌、病毒、真菌、寄生虫等病原体侵入人体引起的局部组织和全身性的炎症反应。

（一）环境管理

同第五章第六节中"口腔门诊感染的控制"。

（二）诊疗用品的储存

1.储存场所、储存柜、储存车应整洁、干燥，器械、材料、物品、外用药物应分类放置，标识清楚。

2.存放柜、箱、车、抽屉及容器应定期检查，每周清洁、消毒。

3.无包装的诊疗用品、材料不宜暴露放置于诊室内。

（三）诊疗操作前的准备

1.个人防护

（1）操作前做好个人防护，包括穿戴好工作服、帽子、口罩、手套。

（2）进行可能发生血液、体液喷溅或产生气溶胶的操作时，应佩戴医用外科口罩、护目镜或防护面罩等。

（3）诊疗过程中污染物可能喷溅到患者眼睛时，给患者戴护目镜。

（4）接治每位患者之间更换一次性手套并洗手或手消毒。

（5）口腔门诊手术时应戴医用无菌手套，其他口腔诊疗操作可选用医用清洁手套。

2.诊疗用品和材料准备

（1）准备诊疗用品和材料时，应检查名称、有效期、包装有无破损、是否被污染，并确认其处于安全有效状态。

（2）诊疗前口腔综合治疗台工作台面不能放置与本次治疗无关的诊疗用品和材料。

（3）进入口腔无菌组织的诊疗操作和免疫缺陷等高危患者接受诊疗操作前宜给患者口腔预清洁。

3.治疗台准备

（1）口腔综合治疗台在每次使用后对其临床接触面进行清洁消毒或诊疗前使用一次性隔离屏障进行覆盖，遇渗漏、破损需清洁消毒后再覆盖一次性隔离屏障。

（2）难以清洁的物品表面宜选用一次性隔离覆盖膜，每位患者使用后进行更换。

（3）光固化、根管测量仪等辅助医疗设备每次使用后应对临床接触面进行表面清洁消毒或使用一次性隔离覆盖膜覆盖。

（四）交叉感染的控制方法

1. 标准预防 是针对医院所有患者和医务人员采取的一组预防感染的措施。

（1）标准预防原则

1）医务人员将所有患者的血液及其体液污染物品均视为具有传染性的病原体，接触时必须采取防护措施。

2）既要预防血源性传播，又要预防非血源性传播。

3）强调双向防护，既要防止疾病由患者传给医护人员，又要防止疾病由医护人员传至患者。

4）根据疾病的主要传播途径，采取相应的隔离措施。

（2）医护个人防护设备（PPE）：最基本的预防和控制感染的自我保护设备包括工作服、手套、口罩、眼罩、帽子（发套）、鞋套。

（3）手卫生：是防止感染最有效的方法。

2. 询问患者的病史 通过询问病史识别高危人群，如有传染病或疑似的患者应引导到隔离区。应对所有患者均视作潜在的感染源而采取"标准预防"的策略。

3. 仪器去污时的防护

（1）在工作服外面穿合适的防护服。

（2）手部防护要戴手套（适用于所有临床操作程序）。在处置医疗废物时，用一次性防护物品。容易出现割伤和擦伤的地方应放防水敷料。

（3）防护眼镜是很好的保护眼睛的设备，某些操作需佩戴有色眼镜，如使用光敏灯时。

（4）面罩可以防止飞溅物飞溅在脸上，操作时口罩和面罩均要佩戴，使用一次性外科口罩时，每4小时更换一次，遇污染随时更换。每一位患者治疗结束后要清洁、消毒面罩。

4. 保持环境清洁与安全 在口腔治疗操作中使用的手术工具会被患者的血液和唾液所污染，应正确合理地使用这些器械，尤其是锐利器械，要严格按照操作流程进行操作，防止被器械损伤，保持工作环境的安全。

5. 空气消毒 包括通风和使用消毒机、紫外线消毒、层流机消毒。

6. 正确处理废弃物。

三、医疗废物的处置

医院废物是指在对患者进行诊断、治疗、护理等活动过程中产生的废物，包括生物性的和非生物性的，也包括生活垃圾。医疗废物中可能含有大量病原微生物和有害化学物质，甚至会有放射性和损伤性物质，因此医疗废物是引起疾病传播或相关公共卫生问题的重要危险性因素。

（一）医疗废物的分类

医疗废物包括感染性医疗废物、病理性医疗废物、损伤性医疗废物、药物性医疗废物、化学性医疗废物。

1. 感染性医疗废物 是指携带病原微生物、具有引发感染性疾病传播危险的医疗废物，包括被患者的血液、体液、排泄物污染的物品，传染病患者产生的垃圾等医疗废物塑料制品。

2. 病理性医疗废物 是指在诊疗过程中产生的人体废弃物和医学实验动物尸体，包括手术中产生的废弃人体组织、病理切片后废弃的人体组织、病理蜡块等。

3. 损伤性医疗废物 是指能够刺伤或割伤人体的废弃的医用锐器，包括医用针、解剖刀、手术刀、玻璃试管等。

4. 药物性医疗废物 是指过期、淘汰、变质或被污染的废弃药品，包括废弃的一般性药品、废弃的细胞毒性药物和遗传毒性药物等。

5. 化学性医疗废物 是指具有毒性、腐蚀性、易燃易爆性的废弃化学物品，如废弃的化学试剂、化学消毒剂、汞血压计、汞温度计等。

（二）医疗废物的污染

1. 土壤的污染 医疗废物伴随医疗服务过程而发生，如处置不当，有毒物质一旦进入土壤，会被土壤所吸附，对土壤造成污染，杀死土壤中的微生物和原生动物，破坏土壤中的微生态，反过来又会降低土壤对污染物的降解能力；其中的酸、碱和盐类等物质会改变土壤的性质和结构，导致土质酸化、碱化、硬化，影响植物根系的发育和生长，破坏生态环境；同时，许多有毒的有机物和重金属会在植物体内积蓄，人体摄入后对肝脏和神经系统会造成严重损害，诱发癌症和使胎儿畸形。

2. 水域的污染 医疗废物可以通过多种途径污染水体，当医疗废物露天放置或者混入生活废物露天堆放时，有害物质在雨水作用下，很容易流入江河湖海，造成水体的严重污染与破坏。当有毒有害物质进入水体后，首先会导致水质恶化，对人类饮用水安全造成威胁，危害人体健康；其次会影响水生生物正常生长，甚至会杀死水生生物，破坏水体生态平衡；医疗废物中往往含有重金属和人工合成的有机物，这些物质大都稳定性极高，难以降解，水体一旦遭受污染就很难恢复；对于含有传染性病原菌的医疗废物，一旦进入水体，将会迅速引起传染性疾病的蔓延，后果不堪设想。

3. 大气的污染 医疗废物堆放过程中，有些本身含有大量易挥发的有机物的医疗废物会自燃，放出 CO_2、SO_2 等气体，不仅污染环境，而且火势一旦蔓延则难以救护；以微粒状态存在的医疗废物将随风飞扬，既污染环境，影响人体健康，又会影响市容与卫生，扩大危害面积与范围。此外，医疗废物在运输与处理的过程中，如不采用严格的封闭措施，扩散到大气中的有害气体和粉尘不但会造成大气质量的恶化，而且一旦进入人体和其他生物群落，还会危害到人类健康和生态平衡。

（三）医疗废物处理的要求

1. 根据废弃物的种类分别进行处置 生活废物放入黑色垃圾袋；尖锐废弃物放入锐器盒内；汞合金废料放入专用的污物盒并注明；特殊废物放入特殊容器内；医疗废物放入黄色垃圾袋。

2. 感染性废物、病理性废物、损伤性废物、药物性废物及化学性废物不能混合收集。

3. 少量的药物性废物可以混入感染性废物，但应标签注明。废弃的麻醉、精神、放射性、毒性等药品及其相关的废物的管理，必须依照有关法律、行政法规和国家的有关规定、标准执行。

4. 化学性废物中批量的废化学试剂、废消毒剂应交由专门机构处置。批量的含汞体温计、

血压计等医疗器具报废应交由专门机构处置。

5. 医疗废物中病原体的培养基、标本和菌种、毒种保存液等高危险废物，首先应在产生地进行压力蒸汽灭菌或化学消毒处理，然后按照感染性废物收集处理。

6. 隔离传染性患者或者疑似传染性患者产生的医疗废物需要使用双层包装物并及时密封。

（四）应急处理措施

1. 医疗卫生机构发生医疗废物流失、泄漏、扩散和意外事故时，应当按照要求及时采取紧急处理，措施如下。

（1）确定流失、泄漏、扩散的医疗废物的类别、数量、发生时间、影响范围及严重程度。

（2）组织有关人员尽快按照应急方案，对发生医疗废物泄漏、扩散的现场进行处理。

（3）对被医疗废物污染的区域进行处理时，应尽可能减少对患者、医务人员、其他现场人员及环境的影响。

（4）采取适当的安全处理措施，对泄漏物及受污染的区域、物品进行消毒或者无害化处置，必要时封锁污染区域以防扩大污染。

（5）对感染性废物污染区域进行消毒时，消毒工作从污染最轻区域向最严重区域进行。

（6）工作人员应当做好卫生安全防护后续工作，处理结束后，医疗卫生机构应当对事件的起因进行调查，并采取有效的防范措施预防类似事件的发生。

2. 医疗机构发生医疗废物流失、泄漏、扩散时，未采取紧急处理措施，或者未及时向卫生行政主管部门报告将受到如下处罚：由县级以上地方人民政府卫生行政主管部门责令改正，给予警告并罚款；造成传染病传播的，由原发证部门暂扣或者吊销医疗卫生机构执业许可证件；构成犯罪的，依法追究刑事责任。

（五）医疗废物收集运送

1. 按类别分置于专用包装物或容器内，确保包装物或容器无破损、渗漏和其他缺陷，破损的包装应按治疗废物处理。

2. 医疗垃圾达到包装袋的 3/4 满后应有效封口，在每个包装物、容器外表面应有中文标签，标签上的内容应包括：医疗废物生产单位、生产日期、类别及需要的特别说明等。放入包

装物或者容器内的废物，不得取出。

3. 分类收集，禁混、禁漏、禁污（利器放入利器盒内，非利器放入包装袋内）。

4. 运送时防止流失、泄漏、扩散和直接接触身体；运送医疗废物应使用防渗透、防遗撒、无锐利边角、易于装卸和清洁的专用运送工具，各种包装和运送工具应有专用医疗废物标识。

5. 医疗机构建立医疗废物暂存处，不得露天存放，并设专人负责管理。对于病理性废物应具备低温储存和防腐的条件。

6. 暂时储存时间不超过 2 天；对垃圾暂存处、设施及时清洁和消毒处理，禁止转让、买卖医疗废物。

7. 每天必须对运送工具进行清洗和消毒。

8. 做好登记，内容包括来源、种类、重量和数量、交接时间、最终去向及经办人签名等，资料保存三年。

9. 发生医疗废物流失、泄漏、扩散和意外事故时，应在 48 小时内及时上报卫生行政主管部门；导致传染病发生时，按有关规定报告并进行紧急处理。

四、药品的储存

药品有效期是控制药品质量和安全的重要指标之一，是指药品在一定的贮存条件下，能够保持质量的期限。依据《药品管理法》的规定，超过有效期的药品已属于劣药。过期药也被列入《国家危险废物名录》，不能再用。

（一）药品的保存

1. 不同种类的药品切忌混合保存。处方药与非处方药、外用药和内服药、有特殊气味或有毒的药品均应分别存放。

2. 药品应密封存放，玻璃瓶包装药物要封好瓶口，其他材料包装的药物要包扎严实，易挥发的药品，如碘酒、樟脑、酒精等更应密封保存，避免强光和火。

3. 特殊药品冷藏保存，有些药品在常温下只能短暂保存，故应存放在冰箱冷藏室，否则容易变质失效。

4. 中药应放在干燥通风处，防止发霉虫蛀。

5. 各种药品均应保留标签，尽量保持原标签的完整。脱落、模糊不清的标签要重新补贴，

保留原有药品的名称、用途、用法、用量、注意事项。

6. 及时清理过期、变质药品。

（二）药效的判断

1. **药片颜色** 如白色药片变黄、变黑、变红或出现霉点、斑点，均为已变质失效，不可再服。

2. **冲剂、糖浆剂变味** 冲剂和糖浆剂失效往往会出现异味（发酵味），有的也会发霉。

3. **无有效日期的注射药失效** 一般都会发黄、颜色加深，有的变混浊，有的长出絮状物。

4. **糖衣片失效** 往往出现裂片、异色斑块或斑点、自溶、变黑、发霉。

（三）有毒药品的储存

1. 麻醉药品、精神药品的毒性药品应专库或专柜存放，指定专人保管。

2. 危险品应严格执行公安部颁发的《化学危险品储存管理暂行办法》、《爆炸物品管理规则》和《仓库防火安全管理规则》等规定，按其危险性质，分类存放于有专门设施的专用仓库。

3. 口腔门诊不能把药物及毒药存储在可见的公众区，不能放在儿童易接触到的地方。

五、压力灭菌器

口腔门诊使用压力灭菌器对复用医疗器械进行灭菌。

（一）灭菌器原理

利用重力作用原理或采用机械装置，在灭菌器内以饱和蒸汽取代冷空气，依靠饱和蒸汽释放的热量达到灭菌效果。预真空的方式包括：

1. **低大气压下排气** 是较早使用的预真空方式，对一些狭长管腔和体积较大的手术包抽真空效果较差。

2. **高大气压下预排气** 先进行低大气压下排气后，再在高于大气压的情况下进行充气和排气。

3. **跨大气压下预排气** 是目前使用较多的排气方式。在正常大气压下排气，充气时高于大气压，再抽气至低大气压，脉动循环次数越多，冷空气排除效果越好；每次排气的速度越快，冷空气排除效果越差，狭长管腔和体积较大的手术包抽真空效果较差。

（二）复用器械消毒处理的个人防护

1. 不同区域人员防护着装

（1）去污区：在该区缓冲间更换专用鞋，进行手卫生、戴帽子、口罩，穿该区工作服、抗湿罩衣，戴手套，必要时戴防护面具或护目镜。

（2）检查包装及灭菌区：在该区缓冲间更换专用鞋，做好手卫生、戴帽子、穿该区的工作服，必要时戴口罩、手套。

（3）无菌物品存放区：在该区缓冲间更换专用鞋，做好手卫生、戴帽子、穿该区的工作服。

2. 防护用品使用的注意事项

（1）防护面罩或护目镜：内面为清洁面，污染的手不能触及其内面，污染后应立即更换。

（2）抗湿罩衣或围裙：内面为清洁面，外面为污染面，当不能抗湿或污染时应及时更换。

（3）手套：戴无菌手套时，手套外面为无菌区，应保持其无菌。已戴手套的手不可触及未戴手套的手及手套的内面，未戴手套的手不可触及手套的外面。手套破损或清洁面污染时应立即更换。

（4）一次性防护用品不得重复使用：重复使用的各类防护用品用后要清洗并消毒处理。

（5）脱防护用品后要做手卫生。

（三）压力蒸汽灭菌器操作流程

1. 准备阶段

（1）操作者：戴圆帽，穿专用工作服、专用鞋。做好手卫生。

（2）用物：笔、灭菌篮筐、入炉车、出炉车，压力蒸汽灭菌器处于备用状态。

2. 操作阶段

（1）每日灭菌工作开始前清洁灭菌器。

（2）检查电源、水、蒸汽、压缩空气等，确保在正常工作状态。

（3）预热：开启灭菌器电源，确认记录打印装置处于正常备用状态，预热灭菌器。

（4）预真空压力蒸汽灭菌器应在每日开始灭菌运行前空载进行 B-D 测试：①检查 B-D 测试包，确认其完好无损、在有效期内，使用自制 B-D 测试包时，按标准要求打包。②选择 B-D 测试程序，打开灭菌器清洁侧门，将 B-D 测试包置于灭菌篮筐中央，将灭菌篮筐置于排气口上方，关闭灭菌器清洁侧门。③按开始键，开始 B-D 测试，134℃条件下作用 3.5～4 分钟。

④ B-D 测试完毕，打开灭菌器清洁侧门，取出 B-D 测试包。⑤判断测试结果并记录：变色均匀一致为合格，变色不均匀一致为不合格。

（5）灭菌

1）评估待灭菌物品。①敷料包质量不得超过 5kg，器械包质量不超过 7kg；预真空压力蒸汽灭菌器常规待灭菌包体积不宜超过 30cm×30cm×50cm。②待灭菌包包装严密、松紧适宜，外包装完整无破损、无补丁，清洁干燥；纸塑包装完好无破损，包内物品距封口处 ≥ 2.5cm，密封宽度 ≥ 6mm。③待灭菌包标签标识清晰、完整、正确，包括物品名称、包装者代码、灭菌日期、失效日期等。④每个待灭菌包包外均粘有化学指示胶带（或每个纸塑包装均有化学指示色块）。

2）在待灭菌包标签上，填写灭菌器编号、灭菌炉次。

3）装载待灭菌包。①脉动真空压力蒸汽灭菌器装载量不应超过柜室容积的 90%，同时不应小于柜室容积的 10% 或 5%。②应使用专用灭菌架或篮筐装载灭菌物品，各灭菌包之间间隔至少 2.5cm，以利于蒸汽进入和冷空气排出，装载的包不得碰到灭菌炉壁。③尽量将同类物品放在一起灭菌，难灭菌的物件放上层，容易灭菌的物件放下层。混合物件灭菌时，布类敷料包、管道类放上层，金属类放下层。④手术器械包、硬式容器应平放；盆、盘、碗类物件应斜放，包内容器开口朝向一致；玻璃瓶等底部无孔的器皿类物品应倒立或侧放；纸袋、纸塑面接触，避免塑料面与塑料面直接接触，用专业架固定。⑤植入物及植入物器械灭菌时，还需加放生物指示剂进行生物监测。

4）用入炉车将待灭菌包推入灭菌器进行灭菌。①按生产厂家的指引，选择合适的灭菌程序灭菌；②灭菌过程中，消毒员严守工作岗位，密切观察各参数的变化和各种仪器的运转情况并记录。

5）灭菌完毕后卸载。①冷却：用出炉车将灭菌物品拉出，冷却时间＞30 分钟，冷却时避免放在冷气及空调出风口下方，禁止用手触摸各灭菌物品。②每批次灭菌完毕，消毒员应整理灭菌器打印记录，查看灭菌关键参数是否达标，然后将打印机记录交护士确认灭菌是否合格，签名后保存至少 3 年。③灭菌物品冷却后，取出化学检测包或化学综合挑战测试包内化学指示卡，检查是否合格，化学指示卡应保留存底。④检查灭菌物品是否有湿包，如发现湿包不得发放，应分析湿包的原因，记录并处理；无菌包掉落地上或误放到不洁处应视为被污染，需重新处理。⑤将各灭菌物品分类放置在无菌物品存放间的柜子或架子上，注意按灭菌时间先后顺序摆放。

分类放置各灭菌物品时，应先确认包外化学指示物合格（可以看到包内化学指示物的还要确认包内化学指示物合格）、包装质量合格、标识质量合格。

六、水源供应

口腔综合治疗台水路（dental unit waterline, DUWL）系统是指口腔综合治疗台内水流入的管道与排水管道、独立储水罐等构成的系统。

口腔诊疗用水（dental treatment water）是牙科诊疗过程中用于冲洗非外科手术部位、冷却高速转动牙科手机、超声洁牙设备用水等。

（一）口腔综合治疗台用水的要求

1. 口腔综合治疗台用水应符合《生活饮用水卫生标准》（GB 5749—2022）要求。

2. 口腔综合治疗台用水宜选择软化水。

3. 独立储水罐储水应选用纯净水或蒸馏水。

4. 由自来水直接供水与通过软水系统供水的口腔综合治疗台水入口处均应安装粗过滤器和微过滤器。

（二）消毒方法

1. 口腔综合治疗台自带消毒装置的应遵循生产厂家的使用说明进行消毒。

2. 软水系统消毒宜遵照生产厂家的使用说明定期更换树脂、活性炭、滤过膜等水处理材料，定期对输水管道进行消毒。

3. 独立储水罐内牙科诊疗用水应定期更换，使用时间不宜超过 24 小时。每周应对独立储水罐进行清洁消毒。遇到独立储水罐内的水发生浑浊、异味或其他污染时应停止使用，即刻进行清洁消毒。

4. 其他方式供水应向生产商咨询清洁消毒的方法。

5. 每日工作开始前，宜对口腔综合治疗台管线冲洗 2～3 分钟，每日治疗结束后应将独立储水罐中的水及管线内的水排空。

6. 每次治疗开始前和结束后应踩脚踏冲洗口腔综合治疗台水管线 20～30 秒。

7. 牙槽外科操作和种植牙操作使用的牙科手机，其冷却用水或冲洗液及免疫缺陷患者接受口腔治疗时的用水应选择无菌水。

8. 怀疑与口腔综合治疗台水路系统有关的疾病暴发时，应对口腔综合治疗台水路系统进行检测。检测方法参照国家相关标准或委托有资质机构进行检测。

第三节　风险识别、评估及控制

一、风险识别

风险是指某些伤害可能会损伤身体健康，如医务人员接触被患者血液和体液污染的锐利器械时存在锐器损伤的风险。风险识别是对工作环境中所面临的风险和潜在的风险加以分析、判断、归类的过程。

职业危害是指职工生产劳动过程中所发生的对人身的威胁和伤害，是亚健康损伤的来源，在工作中经历的任何事情都能导致损伤或疾病。职业暴露是指医务人员在从事诊疗、护理活动过程中接触有毒、有害物质或传染病病原体，从而损害健康或危及生命的一类职业暴露。

（一）风险安全标识的识别

安全标识是在工作场所警示医护人员与患者安全的标识。口腔护士应正确识别这些标识，包括以下几个方面：

1. 医务人员标识　口腔手术室属于一个特殊的工作地点，必须严格按照三区两通道标识。

2. 工作环境的安全标识　包括一些禁止活动的说明，一旦违反将追究责任。

例如，禁止吸烟、禁止明火、禁止拍照、禁止触摸等。

3. 工作环境中常用的有害警报标识　如火

灾、腐蚀危害、电击危害、生物试剂危害、激光危害等。

（二）风险识别内容

火安全 正确使用明火和易燃材料是避免火灾和在第一时间防止火灾发生的最好的措施。灭火器可以保证人和财产的安全，应陈列在主要的位置，并定期维护和正确使用。如使用方法不当，不仅不能灭火还会造成更严重的后果。所以，识别火的原因是非常重要的，因为不同物质引起的火灾需要不同的灭火器。

（1）火灾根据可燃物的类型和燃效特性，分为 A、B、C、D、E、F 六类：

A 类火灾：含碳固体可燃物，如木材、棉、毛、麻、纸张等燃烧的火灾；

B 类火灾：指甲、乙、丙类液体，如汽油、炼油、甲醇、乙醇、丙酮等燃烧的火灾；

C 类火灾：指可燃气体，如煤气、天然气、甲烷、乙炔、氢气等燃烧的火灾；

D 类火灾：指可燃金属，如钾、钠、镁、钛、锆、锂、铝镁合金等燃烧的火灾；

E 类火灾：指带电火灾；

F 类火灾：指烹饪器具内的烹饪物火灾。

（2）灭火器使用指南

1）水灭火器：对木头、纸、纤维和塑料最有效，但不能用于易燃的液体、电能装置和食用油。

2）喷雾灭火器：适用于易燃的木头、纸、纤维和塑料引起的火灾。

3）二氧化碳灭火器：适用于液体火灾，对电器引起的火灾也有效；但不适合室外使用。

4）干粉灭火器（多功能灭火器）：适用于电器、车辆、做饭的油引起的火灾，对纸、木、纤维和塑料、易燃液体也有效。

5）覆盖灭火器：适用于固体和液体火灾，对衣物着火也起作用。

（3）预防火灾：安全防火是工作场所中每个人的责任，有防火的常识和知识才能有效防止火灾。预防措施如下：

1）在特定地点吸烟。

2）下班后关闭电源。

3）易燃材料远离火源。

4）橡胶手套远离火源。

5）请专业人员及时替换腐损的电线和插头。

6）使用后及时关闭电器装置开关。

7）确保所有逃生电梯和出口都保持畅通。

8）普及灭火器的位置和使用方法。

9）易燃的装置放在正确的位置，确保附近放有便携式灭火器。

（4）紧急火灾的处理

1）应制订火灾的风险评估计划，并且要令所有员工知晓，同时应制订快速逃生路线。

2）听到警报必须马上撤离。

3）全员知晓紧急情况的处理办法：如果评估建筑物里有很多烟，要慢爬；如果靠近门，应观察烟是否来自门底下并用手背试一下门表面的温度，如果太热则不能通过，如果门是开着的，要谨慎观察是否有火灾隐患，如无隐患，则可通过并把门关上。

（5）发现火灾时应遵循的紧急处理

1）按警报按钮。

2）通知紧急情况：拨打"119"电话呼救，描述发生火灾的单位、地点、火势、打电话人的名字和所在地。不要挂电话，等待对方回应。

3）帮助现场受难人员并立即通知附近的人。

4）如果是火灾初期阶段，火势不大，应安全地用灭火器灭火；如果火势很大或者不知道怎样用灭火器，不要强行灭火。

5）应从最近的安全出口撤离，到建筑物外集合。

6）防止撤离时产生恐慌。不要跑、推、追赶；使用楼梯撤离，禁止使用电梯。火灾危险被控制之前不要回到建筑物内。

二、风险评估

（一）风险评估的定义

风险评估是在工作中对那些可能伤害人的物体进行详细检查，可以衡量管理者是否已经采取预防措施。在许多情况下，简单的措施是可以控制风险的。例如：水管漏水要及时清理，确保无跌倒事件的发生；橱柜抽屉保持关闭状态，确保大家不会被绊倒。

（二）风险评估的步骤

风险评估分五步，即识别危险；判断可能受到的伤害及可能受到伤害的人员；评估风险和决定预防措施；记录风险并加以实施；检查评估结果，并在必要时更新。

第一步：识别危险。

1. 检查工作场所，合理预测可能会引起伤害的因素。

2. 与同事共同讨论。

3. 与本行业内人员交流。

4. 检查化学药品、设备制造商的说明书和数据表。

5. 查看意外事故和健康欠佳的记录：要考虑到对健康有长期危害的物质（如接触有害物质）、类型及安全隐患。

第二步：判断可能受到的伤害及可能受到伤害的人员。

第三步：评估风险和决定预防措施。对于已发现的危害，立即加以控制。控制风险时遵循以下原则：

1. 尝试风险较小的选项（如换成使用危险性小的化学品）。

2. 防止人员接近危害物质。

3. 组织培训工作，减少危害的暴露。

4. 发放个人防护设备。

5. 提供福利设施。

第四步：记录风险并加以实施。将风险评估的结果付诸实践，会对保护工作环境中的职业安全起到很大的作用。记录及实施内容如下：

1. 合理、全面的检查标准。

2. 受到影响的群体。

3. 处理所有的显著危害，需要考虑到可能受到伤害的人员的数量。

4. 先对高风险采取合理的预防措施，然后对较低风险采取措施。

第五步：检查评估结果，并在必要时更新。回顾并定期更新评估结果，完成基本审查之后要及时更新。

风险评估应被视为年度计划中重要的部分，要注明审查日期。年内如果有显著的变化，要检查风险评估并在必要时进行修改。

（三）针对个人及他人的职责采取合理的措施

1. 护理人员必须有"识别工作场所中会对自己和他人造成伤害的因素"的能力。常见类型有：

（1）物理危险：射线照射、举起承重的物品、降落物体、在光滑面上移动物体等。

（2）机械或电的危险：使用蒸汽灭菌器和其他电子设备。

（3）化学危险：接触粉尘、烟雾和有害物质。

（4）生物性危险：接触细菌、病毒和真菌。

（5）心理性危险：特殊的工作压力。

2. 评估潜在的危险性，护理人员必须做到：

（1）依照工作场所的职业卫生和安全规定操作，以确保操作的安全。

（2）明确法律职责，按此来控制工作场所的卫生和安全。

（3）采用安全的工作方式。

（4）当事件发生时，指派合适的人员上报卫生和安全事故。

3. 及时上报存在的风险，护理人员必须做到：

（1）上报风险报告。

（2）使用合理的报告流程。

（3）了解卫生和安全事件发生的原因。

（4）识别之前未引起注意的风险。

4. 根据制度和流程解决存在的风险，护理人员必须做到：

（1）正确使用个人防护设备。

（2）认识和理解工作场所中安全符号和标志。

（3）识别出伤害、疾病等潜在的根源。

（4）依照工作地点规定和法律要求来处理、控制风险。

三、风险的控制

当发生医疗事故导致身体损伤（如烧伤和眼外伤）时，医疗机构有责任提供安全工作环境和安全系统，并要负相应的责任。

（一）机构要遵循安全条例和提供正确的医疗设备，必须遵循工作制度和控制风险的工作流程

1. **除去危险过程**　如在处理复用器械时，用全自动的仪器代替手动清洗和消毒，免于手部损伤。

2. **用防护装置减少暴露危害**　为全体员工和患者提供必要的个人防护物品，如用防护面

罩、护目镜阻挡紫外线，防止眼部受到伤害。

3.改变工作流程来减少风险　如用耐热手套打开/关闭消毒柜，可避免接触发热物体表面造成烫伤。

4.隔离危害　如紧闭密封容器。

5.使用安全的废物收集器（锐器盒）储存。

6.正确识别风险的来源。

（二）事故记录本

事故记录本是记录在口腔工作场所中所发生的对口腔医务人员、患者的伤害、疾病或风险。记录本必须保留三年。内容包括：日期、时间和发生事故的地点；涉及人员的个人详细资料；事件或疾病性质的简要说明。必须记录的事件包括利器伤人、烧伤和穿透性眼伤等。

（三）要有应急演练

1.制订医疗事故应急演练计划，内容包括：事故的地点，如医院候诊区、诊室、牙科诊所；完成具体任务的负责人；抢救设备位置固定，护理人员熟练掌握设备的使用方法；抢救的人员反应迅速，具有抢救能力；应急服务电话号码要清晰地列在附近显眼的位置。

2.抢救的注意事项　工作场所必须有可使用的急救设备和设施、抢救人员名单。抢救患者时一定要预防感染的发生，做到以下几点：做好个人防护设备；手卫生；按照要求清洗、消毒和灭菌；正确处理患者血液、体液和分泌物；正确处理好锐器及医疗废物。

3.急救的标识　在工作场所粘贴应急标识，有助于了解急救设备位置、应急出口和急救的场所等。

（四）工作职责

每位医务人员要有明确的职责来确保安全。

1.管理者职责

（1）有完善的制度与流程。

（2）有确保工作环境安全和维护设备正常运行的职责。

（3）必须确保工作地点每一位工作人员的安全，包括所有医务人员、患者及来访者。

2.护理人员的职责

（1）依照政策和操作指南履行安全的操作。

（2）熟练掌握常用药品、材料的使用方法、储存、有效期等。

（3）熟悉所有工作卫生和安全规定及控制措施。

（4）知晓事故报告流程。

（5）根据法律要求进行实际操作，内容包括：

1）根据《职业安全与健康条例》进行操作。

2）根据《医疗机构管理条例》及时上报工作中相关的危害、疾病和危险。

3）在事故记录本中记录工作中所有相关危害、疾病和危险。

4）报告所有严重伤害，包括锐器伤、烧灼伤对眼睛的伤害。

第四节　口腔护士实施与维护健康安全保障的职能

一、遵守个人防护规范

在诊疗护理的过程中，要使用个人保护设备、保持工作环境安全、正确处理工作环境中的有害物质、接种免疫疫苗，以减少对身体的伤害和对健康的影响。

（一）使用个人防护设备

每一位医务人员要正确使用个人防护设备（PPE），包括手套、口罩、帽子、防护镜/面罩、防水衣、工作服、鞋套等，它们都可以起到保护作用。

（二）防止职业暴露

1.发生职业暴露的因素　口腔诊疗过程中涉及的锋利工具包括：针、玻璃麻醉器皿、玻璃药瓶、成形片、解剖刀、牙钻、牙髓锉及其他锋利的手术工具。在为患者手术、处置及清理伤患处时，很可能会被这些锋利的工具所伤。

2. 预防措施 所有废弃的手术工具放到锐器盒内，锐器盒必须有标签；防水处置和抗穿刺功能。具体措施如表 6-1 所示。

表 6-1 降低锐器伤风险措施

序号	内容
1	安全处理锐器
2	禁止徒手传递锐器
3	用镊子清理操作台表面的锐器和锋利的碎片
4	使用离术者最近的锐器
5	转换清理锐器的过程
6	戴手套清理重型仪器
7	所有一次性锐器、局部麻醉使用的器械、拔下的牙齿、个人使用的根管锉均放入黄色锐器盒内

（三）手保护

皮肤是一个天然的保护屏障，可以保护手免受伤害。但是如果医务人员长时间反复洗手、戴手套可能会引起皮炎、乳胶过敏。

1. 皮炎 通常引起皮炎的主要原因是佩戴乳胶手套，其次是反复洗手、手潮湿或者接触了化学物质。减少皮炎的发生措施如下。

（1）在每天工作前去掉戒指和手表，保证指甲平整、短且干净。

（2）在清洗后彻底冲洗双手。

（3）用温水洗手，洗完后彻底将手晾干而不是摩擦致干。必要时将伤口或擦伤处覆盖防水的装置。

（4）工作结束后使用水基的护手霜。

（5）在协助诊断过程时佩戴保护性手套。

（6）在清洗污染的仪器设备或化学物质时佩戴耐用的手套；操作高温的仪器设备时应使用耐高温手套。

2. 乳胶过敏 发生乳胶过敏主要表现为：皮疹、皮肤发红、产生荨麻疹或发痒症状；花粉病症状，如流鼻涕、打喷嚏或眼睛瘙痒红肿；哮喘症状，如胸部紧迫感、哮喘、咳嗽或者呼吸急促；速发型过敏反应，严重者可能会危及生命。

在口腔诊疗中，采取的安全措施见表 6-2。

表 6-2 在日常口腔治疗中橡胶过敏者的安全措施

物品	安全措施
手套	使用非橡胶手套
橡皮障	不用橡皮障，可以使用硅树脂
局部麻醉	使用塑料瓶或非橡胶瓶
注射器	许多注射器是非橡胶的，检查设备
口腔器具	使用塑料的一次性的口腔器具
眼睛防护	检查玻璃的边缘及包含成分
其他牙科项目	抛光光盘有乳胶成分，有潜在风险，使用时应注意
牙刷	避免使用橡胶手柄的牙刷

二、工作人员健康与安全（职业病）防护

脊柱是人体的支柱，与脊纤维共同保持人的直立。它是一个由骨、韧带和相互撞击的椎间盘构成的复杂的结构。韧带和肌肉排成直线依附在独特的脊柱上，使其更加强壮且支持每个脊柱关节。口腔医生在给患者进行治疗时，经常保持一种身体向前弓的姿势，会导致颈部、腰部损伤，继而出现颈椎病、腰椎病等脊柱疾病。如果有不正确的姿势和不合适的椅位高度会减弱与消耗韧带与肌肉对脊柱的稳定性。所以在诊疗过程中，要开展四手操作，采取正确的预防措施：

1. 坐姿（表 6-3）

表 6-3 防止腰背痛的措施

序号	内容
1	护士比术者坐姿的位置高 15cm，以使其获得全景视野且不阻挡术者
2	挺胸，保护脊部平缓的自然曲线
3	座椅装备腰部的支持
4	摆放器械和药品的移动柜位置应与肘等高，尽量靠近
5	避免使椅子长时间向前倾斜，以至于离患者的头部太近
6	不要用弯曲的臀部和腰部旋转椅子，使腿和身体保持直线

2. 安全的搬运方法　见表 6-4。

表 6-4　搬运物体的安全方法

序号	内容
1	尽可能站得离物体近
2	站立，两脚分开，一只脚比另一只脚靠前
3	膝部和臀部的弯曲使背部为直线
4	开始的时候要缓慢，不要突然用力

3. 提高身体素质　有规律地运动、健康平衡的饮食和戒烟可以提高身体素质。

4. 减轻心理压力　压力是对压迫感的自然的回应，可以激励我们精力充沛地去解决问题。但是如果压力持续时间过长，就会造成身体疲劳，出现一系列身体问题，产生沮丧、易怒、疲劳、焦虑和失眠等情绪，甚至影响记忆力、专注力和判断力。所以我们应及时采取预防措施：分析压力的来源；正确处理医患、医护及其他人际关系；合理安排工作与休息时间。

5. 保持工作环境安全（滑倒、绊倒和跌倒）　在湿滑的地面滑倒，被杂乱的电线绊倒以及从楼梯上滚落，是在工作场所受伤的常见原因。降低滑倒、绊倒和跌倒发生的措施：楼梯要整洁、干净、无杂物，表面无油脂，灯光明亮；及时清理污水或竖立警告牌；合理安置设备和电线，确保不会绊倒他人。

三、有害材料的安全储存

在口腔环境中使用任何有害材料时，工作人员应仔细阅读安全说明书（MSDS）并严格遵守。

（一）正确处理工作环境中有害物质

1. 危险物品的处理措施　见表 6-5。

表 6-5　处理危险物品的措施

序号	内容
1	依据说明处理材料
2	不要在诊室、手术室或实验室吃、喝、抽烟
3	做好个人的保护措施
4	在通风良好的地方使用化学药品
5	用流水冲洗接触到皮肤上的化学物质，如发现异常及时就诊

2. 毒性化学药品　应该保存在密封、不易碎的容器中。禁止使用软质饮料瓶等自制容器储存毒性化学药品，一旦瓶中化学药品混淆，会发生不可预计的后果，当更换容器时必须贴上标签，标签内容包括：化学药品的名称标识；药品危险性相关提示（安全/危险）；药品安全使用说明；发生意外时的应急处理措施。

（1）甲基丙烯酸甲酯（牙托水）：在口腔中用于制作咬合夹板、义齿、正畸矫治器，窝沟封闭剂和复合树脂中也含有此物。使用不当时就会出现不良反应，所以应采用正确的方法：

1）核对材料的名称及有效期。

2）用玻璃板盖住自凝树脂，防止挥发。

3）将液状石蜡滴在棉球上呈半饱和状态，递给医生在患者口内重衬区均匀涂布一层。

4）护士在自凝树脂呈稀糊时递给医生，医生用调拌刀取适量涂抹于已经溶胀的基托面。

5）义齿重衬：将义齿放入口内就位，嘱患者放松，做各种咀嚼吞咽动作，塑形后保持 4～5 分钟后取出；将义齿放于一杯 60℃ 左右的热水中浸泡大约 30 分钟后取出，吹干递给医生；将手术刀片递给医生，去除边缘多余软衬材料；医生用专用打磨抛光轮打磨抛光，护士协助吸尘；经过再次口内试戴，调𬌗后，义齿重衬完成。

6）使用牙托水的注意事项：自凝牙托水为有毒挥发性液体，用后需要立即盖好瓶盖；倒出自凝牙托粉时用示指或中指轻敲振动瓶子能够良好地控制用量；调拌速度要快，呈糊状轻度拉丝即可；温度对自凝树脂的凝固时间有影响，温度过高时，操作时间变短，大范围重衬建议使用间接法、在技工室完成；自凝树脂在口内重衬时，可能会灼伤患者口腔黏膜，进行大面积重衬时尤应注意；在接触自凝树脂的表面最好事先涂布液体石蜡或甘油，这可以起到一定的保护作用；少数患者会对重衬材料过敏，应慎用；直接接触会引起过敏性接触性皮炎；调拌牙托水和牙托粉时打开抽气风扇。另外，储存牙托水的容器要严格密封，存于干燥、凉爽的地方，避免阳光直射。

（2）磷酸：是在牙齿充填修复、正畸托槽黏固及防龋材料使用前，对牙齿表面进行酸蚀处理的材料。磷酸具有易挥发、腐蚀性的特性，所以护理人员在使用操作时应做好防护措施：及时通风；使用时要戴手套、防护镜、防护服；材料在患者口内使用时，加大疏散程度；禁止在患者面部上方传递磷酸。

（3）过氧化氢：俗称双氧水，具有强氧化性，有清洁、防腐、除臭、抗菌消毒作用强的特性。如果吸入后，蒸汽会损伤眼睛、鼻子并可导致喉咙刺痛感，造成刺痛或者皮肤暂时性变白；若眼睛接触了双氧水，会造成严重的伤害，所以护理人员在使用操作时应注意防护：密闭避光保存，远离火源热源；如果发生液体喷溅，被污染处的皮肤必须用大量的流动水彻底冲洗。

（4）次氯酸钠：是目前临床上使用最广泛的冲洗液，它可以溶解根管沾污层中有机成分，抑制或杀灭生物膜及牙体小管中的病原微生物，降低内毒素活性，是唯一兼有抗菌和溶解有机物功能的冲洗液。

但是由于次氯酸钠对金属具有很强的腐蚀性，所以要限制次氯酸钠与可重复使用的器械接触；使用时现配现用，防止挥发，避免喷溅入眼；密闭避光保存，储存在阴凉干燥通风的地方。

（5）显影液和定影液：应用于口腔放射科，常温条件下手工冲洗加工。在处理和使用显影液和定影液的过程中，操作人员采用的安全措施见表6-6。

表6-6 显影液和定影液的安全使用措施

序号	内容
1	戴手套、护目镜，穿防护服
2	避免直接接触皮肤，若发生与皮肤的直接接触，被污染处皮肤应立即用大量流动水冲洗
3	在整个操作过程中，使用防护镜，防止液体溅入眼内
4	立即擦除流出的化学药品
5	密封于容器中
6	储存于凉爽、通风的地方，避免阳光直射

（6）汞卫生学：银汞合金是金属银合金与汞的结合体，作为牙科修复材料，主要用于修复后牙的牙体组织缺损及银汞核的制作。其优点是具有较大的抗压强度、硬度和耐磨性；操作方便、价格低廉。缺点是美观性差，与牙齿无粘接性，更重要的是汞生产和使用环节可对环境造成污染，所以要采取正确的防护措施。

1）汞污染的预防：银汞合金调拌时要在通风良好、地面墙壁光滑平整的房间内进行，操作时工作人员应戴帽子、口罩和手套，揉搓银汞合金时应垫橡皮布，禁止用手直接接触。剩余的银汞合金应放在15cm深、过饱和盐水的棕色瓶内，防止汞挥发。每年对工作环境进行汞含量的检测，并对工作人员进行体内汞含量检测。

2）减少汞危害：汞通过皮肤和肺吸收进入人体内，所以在牙科手术中，汞主要的职业危害是吸收汞蒸气和皮肤直接接触。预防措施见表6-7。

表6-7 预防汞危害的措施

序号	内容
1	戴手套、面罩，防护镜
2	避免银汞合金及汞剂直接接触皮肤或进入眼内
3	操作过程中，避免吸入汞蒸气
4	禁止拆卸使用过或未用过的银汞合金胶囊
5	立即上报任何错误的操作或泄漏事故
6	用肥皂水彻底清洗污染的皮肤
7	使用预先按比例分配好的单个包装的银汞合金胶囊
8	在去除旧的银汞合金充填物的过程中，应使用大量的水喷雾并加大疏散程度
9	灭菌之前，对器械上残留的微量汞进行彻底的清除
10	用内衬汞吸收泡沫的密封容器储存废弃的银汞合金
11	确保废弃的汞合金不污染污水处理系统
12	拔除的牙齿，若带有汞合金充填物，则需归类并放入红色垃圾容器中
13	确保吸引系统中的临床污水要通过汞剂分离装置的过滤，汞剂分离装置要进行每日检查，其过滤器要根据制造商的产品说明进行定期更换

（二）处理危险工艺的工作程序

口腔诊疗过程中，医务人员必须要学会如何安全处理有害的工作程序，如压力蒸汽灭菌器的安全使用、牙科放射卫生学、工作场所的安全。

1. 压力蒸汽灭菌器的安全使用　压力蒸汽灭菌器利用压力产生的蒸汽，可以杀灭微生物。如果灭菌器发生故障或使用不合理，则灭菌器的操控者和其附近所有的人都会处于严重的被灼伤的危险之中。常采用安全的使用方法见表6-8。

表 6-8　压力蒸汽灭菌器的安全使用

序号	内容
1	使用前，检查并保证储水箱中装满水
2	储水箱要加入蒸馏水
3	在进行压力蒸汽灭菌之前，清洗掉器械上所有的化学药品
4	当压力蒸汽灭菌器腔内压力与外界大气压力相等时，方能打开蒸汽灭菌器的门
5	打开压力蒸汽灭菌器的门时，要站在其门的一侧，不能站在门的正前方
6	从蒸汽锅中取放器械时，戴长度及肘的隔热手套或使用起阀装置

2. 可见光固化灯　用于固化一系列的修复材料和垫底材料，包括复合树脂和玻璃离子水门汀。在光照过程中，眼部要使用防护罩或者护目镜，并避免长期直视灯光。

3. 激光、电外科手术设备、空气喷砂装置

（1）激光：代表受激辐射放大的光。由于激光会损伤眼睛并产生灼伤，故不可直视。

（2）电外科手术设备：与激光一样都用于外科手术。在使用过程中，他们会产生一种气溶胶，这种气溶胶中包含一系列的毒性化学物质、细菌和病毒，如果吸入会发生呼吸道刺激和呼吸道感染，所以使用中要佩戴合适的过滤式防毒面罩或抽吸器来阻止致病物质的吸入。此外，还要采取一些其他的措施来处理这种气溶胶。

（3）空气喷砂装置：会产生氧化铝珠粉尘，这种粉尘对工作人员和患者来说是刺激性物质，尤其要特别注意有哮喘的工作人员。在手术当中，如果用到空气喷砂装置，则需配置一个抽吸机。

4. 麻醉气体　在常规的牙科手术操作过程中，氧化亚氮是使用频率最高的麻醉气体。过度吸入、滥用氧化亚氮这种气体会产生神经性损伤。如果在手术室中，相关的麻醉设备出现故障或者漏气，麻醉气体职业暴露则会发生。因此，必须要安装排气换气系统，以便气体能够安全排出，排气口的位置应远离空调和窗户，气体的发散不应受季风、周边环境的影响。

5. 放射卫生学　辐射有很多种来源，不仅口腔手术中的X线辐射是最主要的危害，而且用于固化复合树脂等的激光和光源也是辐射的来源。这里只介绍X线：1895年，伦琴偶然发现了X线。因为X线能够穿透普通光线所不能通过的材料，所以成为临床医学和口腔医学重要的诊断工具。但是，放射线对人体的影响是公认的，即刻影响包括皮肤变红（如晒斑状）、色素沉着和溃疡等；远期影响包括白血病、癌症和基因损害。因此减少X线的危害是每一个口腔医生和X线机器操作人员的职责。减少辐射暴露量操作程序见表6-9。

表 6-9　减少辐射暴露量操作程序

序号	内容
1	只有当完全有必要时才进行X线投照
2	用最快胶片投照速度进行口内投照
3	确保胶片正确处理并归档
4	在投照过程中，禁止用手扶患者、胶片或者射线管头部
5	离射线管和患者至少2m远的距离
6	站在防护板的后方
7	给孕妇和陪护的人提供防护铅衣
8	孕妇不能作为陪同
9	在每次投照开始时检查暴露警示灯和任何相关的提示音，投照结束时结束检查
10	在每一个装有X线设备的手术室中放置适当的辐射警告标识
11	确保X线照射机器正常使用

（三）工作场所的安全

保证工作场所的安全是每个员工的职责。紧急情况下（如袭击事件、抢劫事件）人们很难保持清醒的头脑，所以，在事故发生之前要采取一系列的策略来处理任何可能的冲突和事故，以便做好安全防范措施（表 6-10）。

表 6-10　工作场所安全的处理措施

序号	内容
1	在不使用的情况下，锁好后门和窗户等潜在的入口
2	点亮楼梯以及常用的过路灯
3	用做记号和粘贴物的方式提示人们安全防范措施
4	用电传感器警示工作人员有患者正在进入或离开手术室
5	缴纳费用时要注意周围环境

（徐丽敏）

第七章 常规口腔操作中的护理配合

【学习目标】

1. 能灵活有效地为常规口腔治疗准备所需的物品。主要包括：维护牙列的充填和根管治疗术、修复常规治疗术、外科拔除术及牙周疾病治疗术。

2. 能运用所学知识和技能评估患者的治疗需求；了解所提出治疗方案的效果、风险和益处以获得患者同意。

3. 能够为常规口腔治疗准备所需器械、设备、材料和药物的技能和专业特长，并能提供与其相关的术前、术后护理和健康指导。

第一节 牙体牙髓科的常规护理操作技术与配合

牙体牙髓科疾病是口腔内科常见及多发的口腔疾病，包括龋病、牙髓病和根尖周病等。随着口腔医学的迅速发展，牙体牙髓科护理工作得到了同步发展。在临床护理工作中，护理人员应根据患者的生理、心理、社会及文化需要，以人的健康为中心，以高效的四手操作技术为基础，默契地配合医师，为患者提供优质高效的护理。

一、牙体牙髓科常规护理操作技术

（一）窝洞预备的护理操作技术

将龋坏组织去净，并按要求备成一定形状的洞形，以容纳和支持修复材料，这一步骤叫窝洞预备，所备成的洞叫作窝洞。

1. 窝洞的分类　目前国际上普遍采用的窝洞分类法为 Black 分类。1908 年，G.V.Black 以龋损发生的部位为基础，将窝洞分为以下 5 类。

Ⅰ类洞：发生在所有牙面发育点隙裂沟的龋损所备成的窝洞。

Ⅱ类洞：发生在后牙邻面的龋损所备成的窝洞。

Ⅲ类洞：发生在前牙邻面未累及切角的龋损所备成的窝洞。

Ⅳ类洞：发生在前牙邻面累及切角的龋损所备成的窝洞。

Ⅴ类洞：发生在所有牙的颊（唇）舌面颈1/3 处的龋损所备成的窝洞。

2. 预备固位形　防止修复体在侧向或垂直方向的力量作用下移位、脱落的形状。主要有：

（1）倒凹固位：倒凹是在洞底的侧髓线角或点角处平洞底向侧壁牙本质做出的潜入小凹，充填体突入倒凹，形成洞底略大于洞口的形态，从而防止充填体从与洞底呈垂直方向的脱位。倒凹一般位于牙尖下方。

（2）鸠尾固位：多用于双面洞，借助于峡部的扣锁作用防止充填体从与洞底呈水平方向的脱位。

（3）梯形固位：邻𬌗洞的邻面预备成龈方大于𬌗方的梯形，防止修复体从与梯形底边呈垂直方向的脱位。

3. 窝洞预备

（1）用物准备：口腔检查器（口镜、探针、镊子）、高速牙科手机、低速牙科手机、车针、挖匙等。

（2）初期制洞护理：根据龋洞的位置、大小、洞形分类，选择适用的车针。

（3）后期洞形预备护理：根据龋洞类型，适时更换车针，递送挖匙去除残存的龋坏牙本质，递探针检查是否去净龋坏牙本质，再递生理盐水冲洗窝洞。

4. 术区隔离方法

（1）吸引器管控湿技术：用吸唾器牵拉舌体和颊黏膜，并吸出口腔内唾液。

（2）棉卷隔离技术：用消毒棉卷隔离患牙。

（3）橡皮障隔离术。

（二）橡皮障隔离术的护理操作技术

1. 橡皮障隔离术的优点

（1）防止患者误吞误吸细小的口腔器械、牙齿残碎片、药物或冲洗液等。

（2）保持术野干燥、清晰。

（3）降低感染机会，隔离唾液及其他组织液。

（4）保护口腔软组织，防止锐利器械刺伤。

（5）节省时间：使用橡皮障可减少患者漱口次数，节省操作时间，提高工作效率。

2. 橡皮障系统的组成 橡皮障系统由橡皮障、打孔器、橡皮障夹钳、橡皮障框架（面弓）、橡皮障夹、楔线组成。

3. 护理操作

（1）用物准备

1）常规用物：口腔检查器（口镜、探针、镊子）、吸引器管、防护膜、护目镜、三用枪、口杯、凡士林、医用棉签等。

2）橡皮障用物：橡皮障、橡皮障框架、橡皮障夹、打孔器、橡皮障夹钳、水门汀充填器、楔线、剪刀、开口器等（图7-1）。

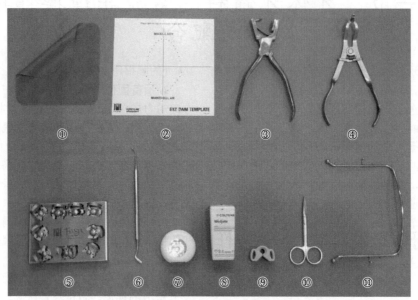

①橡皮障；②橡皮障定位打孔模板；③打孔器；④橡皮障夹钳；⑤橡皮障夹；⑥水门汀充填器；
⑦牙线；⑧橡皮障固定楔线；⑨开口器；⑩剪刀；⑪橡皮障框架

图 7-1　橡皮障用物

（2）孔的定位：将一张橡皮障平均分为6个区域，标记孔位于患者左上区，孔的位置根据治疗的牙齿来确定。前牙孔距离橡皮障边缘2.5～3cm，越远中的牙齿，孔的位置要越靠近橡皮障的中心，孔与孔间隔2mm。Ⅰ类洞只需打一个孔，隔离一颗牙；如果患牙是邻面洞或邻颊/舌洞，或有两颗以上的治疗牙，则应打两个或两个以上的孔，将两颗或两颗以上的牙隔离。

（3）打孔：打孔时用力果断，孔的边缘整齐，不能有毛边或裂口。如果橡皮障撕裂，应立即更换。

（4）置入固定：后牙常用的放置方法是先将橡皮障夹翼部穿过已打好孔的橡皮障中，然后将橡皮障夹置于患牙牙颈部，使患牙完全暴露。前牙常用的放置方法是将橡皮障的孔对准治疗牙，套在牙上。牙邻面不易套入时，可用牙线自颌面向牙龈方向推入，通过楔线固定。

（5）橡皮障的定位：橡皮障必须完全盖住患者的口腔，注意不能遮住患者的鼻孔和眼睛。

（6）注意事项：安放时将橡皮障暗面朝向术者，减轻术者视觉疲劳（图7-2）。

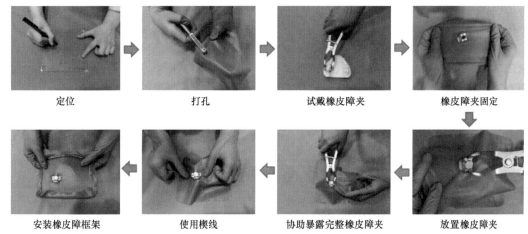

定位　　　　打孔　　　　试戴橡皮障夹　　　　橡皮障夹固定

安装橡皮障框架　　使用楔线　　协助暴露完整橡皮障夹　　放置橡皮障夹

图 7-2　橡皮障护理操作流程图

（三）牙体牙髓特殊检查方法

1. 牙髓温度测试法　检查前须向患者做好解释，使患者能配合检查并正确描述检查反应。正常牙髓对温度变化和电流刺激有一定耐受性，一般低于 $10℃$ 的冷刺激和高于 $60℃$ 的热刺激可引起牙髓反应。冷测法可直接使用冷水或小冰条放置于测试牙的唇、颊面测试，后牙舌面亦可，因为这些牙面不受磨耗等因素的影响且易于操作。但需要注意，从冰箱里取出的冰条勿握于手中，因手温会很快使其融化。热测法一般使用牙胶棒加热后测试，测试前需告知患者有牙髓感觉时及时举手示意。

2. 牙髓活力电测试　检查牙髓神经末端对电刺激的反应。检查前做好解释工作，使患者能配合检查；护士准备牙髓活力电测仪、导电探头、小湿棉球或抛光膏；协助医师检查和记录结果。使用结束后，选用高效消毒剂作表面消毒或根据产品使用说明进行消毒。

3. 选择性麻醉　牙髓炎时患牙有时难以定位，可用局麻药作三叉神经阻滞麻醉或局部麻醉、牙周膜注射等协助确定患牙。

二、龋病患者的护理技术操作与配合

（一）龋病

在以细菌为主的多种因素影响下，牙体硬组织发生慢性进行性破坏的一种疾病。

1. 龋病的主要症状及特点　表现在牙体硬组织的色、形、质各方面均发生变化。临床上常按病变深度分为浅龋、中龋、深龋。

2. 龋病治疗原则　尽早治疗龋病。一般来说，早期釉质龋可采用非手术治疗方法，有组织缺损时可采用修复治疗方法。修复材料有银汞合金、光固化复合树脂和玻璃离子等。深龋接近牙髓组织时应采用护髓措施，然后再进行修复。

3. 龋病充填修复材料的性能及优缺点

（1）银汞合金：可塑性强，能成形；固化后体积轻度膨胀，与洞壁密合；硬度和抗压强度高，耐磨性强，能承担咀嚼压力；对牙髓无刺激，可塑性大，性能稳定，充填后 24 小时基本恒定。银汞含金抗弯强度和抗冲强度差，应制备良好固位形和抗力形的窝洞；色泽与牙齿不协调，易变色，无黏性，不能隔绝温度及汞污染等问题，目前临床已较少使用。

（2）光固化复合树脂：抗压强度较高，硬度较低，耐磨性差，热膨胀系数小；色泽稳定，与牙近似；不溶于唾液，是目前较为理想的牙色修复材料，最突出的优点是美观，可提供与牙最佳的颜色匹配。复合树脂通过粘接技术黏附到窝洞内使其洞形预备较银汞合金修复简单，能保留更多的健康牙体组织。

（3）玻璃离子水门汀：有对牙髓刺激小，与牙体组织有化学粘接性，热膨胀系数与牙相近，封闭性能好，可释放氟离子等优点，故临床应用越来越广泛。

4. 护髓材料的性能及优缺点

（1）磷酸锌水门汀：凝固后抗压强度约 $1000kg/cm^2$，可承受一定咀嚼力。混合后未完全凝固时有一定黏性，固化后几乎不溶于水。

（2）氧化锌丁香酚水门汀：调和后 4～10

分钟固化，抗压强度低；具水溶解性，阻止温度传导；对牙髓有安抚、镇痛和防腐作用。

（3）聚羧酸锌水门汀：抗压强度比磷酸锌水门汀低。聚羧酸锌水门汀对牙釉质和牙本质都有较大的黏着力，优点是对牙髓的刺激性很小，但不能刺激修复性牙本质的形成。聚羧酸锌水门汀在唾液中的溶解度大于磷酸锌水门汀，隔热性能稍逊于磷酸锌水门汀和氧化锌丁香酚水门汀，绝缘性能稍差。

（4）氢氧化钙：注射型黄色软糊剂，不需调拌，具有流动性；有良好的不透射线性和抑菌作用，能中和酸性产物，促进牙本质、骨组织再生；性能不随时间而变化。

（二）龋病非手术治疗护理

1. 用物准备　口腔检查基本器械、高速手机及车针、小棉球蘸氟化物备用。

2. 护理配合　协助扩大术野，及时吸唾，保持术野清晰。备棉卷隔湿，用三用枪吹干患牙表面并保持干燥。将蘸有药物的小棉球递予医师进行涂布，协助牵拉患者口角并吸唾，避免药物接触口腔软组织。

3. 健康指导

（1）告知患者氟化物涂布后30分钟内禁止喝水，保证药物充分发挥作用。

（2）嘱患者注意口腔卫生，每半年至一年定期进行口腔健康检查，早发现早治疗，防止龋病进一步发展。

（三）龋病修复性治疗护理

龋病治疗最常用的方法是充填修复，即用牙体手术的方法去除龋坏组织，制成一定的洞形，然后选用适宜的修复材料修复缺损部分，恢复牙的形态和功能。根据患牙部位和龋损类型，龋病的修复性治疗可选择不同修复材料和修复方法。

1. 银汞合金修复术护理

（1）术前指导

1）银汞合金具有抗压强度好、耐磨性强、性能稳定、价格便宜、方便操作等优点。适合后牙及冠修复前的牙体充填。

2）向患者说明银汞合金修复术的治疗程序。如果龋坏没有伤及神经，可以一次完成治疗；如果伤及神经，需要进行根管治疗，并复诊2～3次。

3）银汞合金修复后最大的缺点是美观不足，前牙一般不采用。

4）治疗过程中勿用口呼吸，避免误吞误吸。如有不适可举左手示意，不可随意转动头部及身体，避免意外损伤。

（2）用物准备

1）常规用物：口腔检查器（口镜、探针、镊子）、吸引器管、防护膜、护目镜、三用枪、口杯、凡士林、医用棉签等。

2）遵医嘱准备局部麻醉用物：表面麻醉剂、医用棉签、碘伏、卡局芯式麻醉剂、卡局芯式注射器、注射针头等。

3）窝洞预备器械：高速牙科手机、低速牙科手机、车针、挖匙等。

4）垫底器械：水门汀充填器、雕刻刀、调拌板、调拌刀等。

5）充填器械：银汞合金输送枪、银汞合金充填器、成形片、成形夹、楔子、调𬭚磨光器械等。

6）银汞搅拌机、银汞胶囊、橡皮片，按医嘱备垫底材料等。

（3）术中护理配合

1）隔湿，递送镊子夹棉卷隔湿，吹干窝洞，使用橡皮障者应及时吸干冲洗液体。

2）选择适量的银汞合金胶囊进行调拌，将调拌好的银汞合金用一次性橡皮片包好，用手挤去多余的汞，搓成柔软小条形状。

3）遵医嘱准备相应成形器械，根据牙位及窝洞位置正确安装并传递。

4）按照由粗到细的原则传递抛光车针，安装低速牙科手机调𬭚磨光，嘱患者轻轻咬合，检查有无高点，调整咬合后递磨光器做表面磨光。

5）递送镊子夹一小湿棉球做修整、清除碎屑，嘱患者漱口、清洁口腔。

6）递镜子，协助整理仪容。

7）术后环境、用物整理和消毒，做好器械的维护。

（4）术后健康指导

1）嘱患者治疗后2小时禁食，24小时内适宜进软食，健侧咀嚼，避免用患牙咀嚼硬物。

2）治疗后可能出现牙齿过敏与酸痛，一般2～3天后症状逐渐消失；如果出现自发痛或夜间痛，应及时回院就诊。

3）嘱患者注意口腔卫生，早晚刷牙，进食后漱口。

4）每半年至一年定期进行口腔健康检查，早发现早治疗，防止龋病进一步发展。

5）注意事项：银汞合金从调制到充填完毕，应在6～7分钟内完成。时间过长，银汞合金变硬，可塑性低，影响与洞壁的密合性；剩余的银汞合金收集在盛有饱和盐水的器皿内，深度要在17cm以上。

（5）汞污染的预防

1）调制银汞合金应在密闭情况下进行并加强操作室通风。定期净化室内空气，污染的地面或器械可用10%漂白粉溶液喷洒或冲洗。

2）工作台应平滑，且有一定斜度。操作时工作人员穿涤纶工作服，戴帽子、口罩和手套，揉搓银汞合金时应垫橡皮布，禁止用手直接接触，避免吸收汞。

3）工作人员定期进行职业病体检。

4）对汞中毒职业病的防治可采取排汞治疗。口腔处理可给予2% $NaHCO_3$、氯己定溶液、生理盐水含漱。

2. 复合树脂粘接修复术护理

（1）术前指导

1）向患者说明复合树脂的性能、用途，复合树脂直接粘接牙体修复技术广泛应用于龋病及各种原因导致的牙体硬组织缺损的修复。

2）龋病，是细菌性疾病，可以继发牙髓炎和根尖周炎。复合树脂粘接修复术是较为理想的治疗手段。

3）告知患者复合树脂粘接修复术的治疗步骤：牙体预备、除去腐质、护髓、永久充填。

4）树脂充填前须去除腐质，如果没有伤及神经，可以一次完成治疗；如果伤及神经，需要进行根管治疗，需复诊2～3次。

5）术中可使用张口支持器以减少张口疲劳，防止颞颌关节紊乱；使用橡皮障隔绝唾液及预防误吞误吸。

6）治疗过程中如有不适可举左手示意，不能随意讲话及转动头部和躯干，以免意外损伤。

（2）用物准备

1）常规用物：口腔检查器（口镜、探针、镊子）、吸引器管、防护膜、护目镜、三用枪、口杯、凡士林、医用棉签等。

2）窝洞预备器械：高速牙科手机、低速牙科手机、车针等。

3）遵医嘱准备局部麻醉用物：表面麻醉剂、医用棉签、碘伏、卡局芯式麻醉剂、卡局芯式注射器、注射针头等。

4）橡皮障隔湿用物：橡皮障、橡皮夹、打孔器、橡皮障夹钳、橡皮障框架、楔线、排龈器、牙线、水门汀充填器等。

5）粘接材料、树脂材料及垫底材料：磷酸、自酸蚀粘接剂、复合树脂、比色板、双碟及毛刷、处理液、光固化灯、隔离膜、调拌刀及调拌板、避光盒、遮光板、垫底用玻璃离子水门汀、医用酒精棉球等（图7-3）。

6）充填及修形抛光用物：咬合纸、咬合纸夹持器、调殆抛光车针、粗、中、细抛光砂片、抛光膏、邻面砂条、抛光膏、精细抛光轮、充填器械、低速牙科手机、调拌板等。

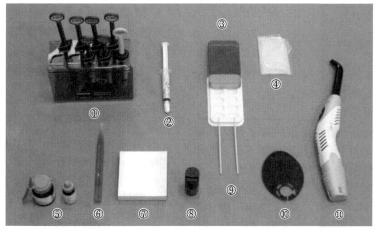

①树脂材料；②磷酸；③避光盒；④隔离膜；⑤垫底用玻璃离子水门汀；⑥调拌刀；
⑦调拌板；⑧自酸蚀粘接剂；⑨双碟及毛刷；⑩遮光板；⑪光固化灯

图7-3　树脂充填用物

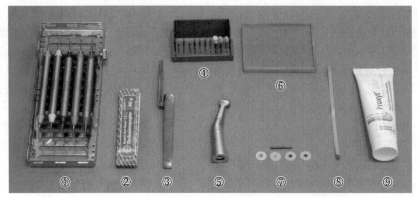

①充填器械；②咬合纸；③咬合纸夹持器；④调𬌗抛光车针；⑤低速牙科手机；
⑥调拌板；⑦精细抛光轮；⑧邻面砂条；⑨抛光膏

图 7-4　树脂充填及抛光器械

（3）术中护理配合

1）协助暴露术野，及时吸唾，保持术野清晰干燥。

2）护髓：递护髓剂予医师。中等深度以上的窝洞应衬洞或垫底，以隔绝来自复合树脂的化学刺激。一般在洞底垫一层玻璃离子水门汀。深洞接近牙髓者，则在近髓处先衬一薄层可固化的氢氧化钙，以促进修复性牙本质形成。

3）酸蚀：根据窝洞的深度，遵医嘱递予医生酸蚀剂和棉卷隔湿，当医生将酸蚀剂均匀涂布于窝洞洞壁后进行充分冲洗时，注意持强吸引管在冲洗区同步吸净液体，并予医生气枪充分吹干各凹陷处。

4）粘接：用一次性小毛刷蘸适量粘接剂递送给医师涂布窝洞，递光固化灯进行固化。

5）复合树脂充填：用充填器取树脂材料时注意防止交叉污染。

6）充填完毕递咬合纸检查咬合情况，更换调𬌗车针。

7）打磨抛光：低速牙科手机装上抛光砂片，依次先粗后细打磨抛光。

（4）术后健康指导

1）向患者说明治疗结束后如出现牙齿轻度不适，可能是对复合树脂轻度敏感，一般不适情况会在治疗后 2～3 天消失；如出现较明显不适，应及时复诊。

2）治疗后即可进食，但应避免用患牙咀嚼硬物；避免进食过冷或过热的刺激性食物。

3）注意口腔卫生，保持口腔清洁。

3. 玻璃离子水门汀修复术护理

（1）用物准备：除银汞合金修复术用物外，另备以下物品。

1）修复器械：同复合树脂粘接修复术护理。

2）调𬌗器械：咬合纸、抛光车针。

3）材料：玻璃离子水门汀一套。

4）调拌器械：塑料调拌刀、一次性调拌纸。

5）其他：防水剂等。

（2）术中护理配合

1）窝洞预备护理详见本章第一节。

2）处理牙面并吹干，视洞形大小调配适量玻璃离子，递予医师将窝洞填满，在材料未固化前应立即初步雕刻外形。

3）调拌刀用完后应立即用医用酒精棉球擦拭干净。

4）化学固化型玻璃离子水门汀完全固化需要 24 小时，为防止材料受唾液影响增加溶解性或脱水皲裂，充填后用棉签蘸防水剂涂布于修复体表面。而树脂加强型玻璃离子水门汀用光照可促进固化，则不需涂防水剂。

5）将咬合纸递予医师检查咬合高点，调整咬合，抛光。

（3）术后健康指导

1）嘱患者术后 24 小时内避免用患牙咀嚼硬物。

2）向患者说明治疗结束后可出现牙齿轻度不适，一般会在治疗后 1～2 天消失；如出现较明显不适，应及时复诊。

3）注意口腔卫生，保持口腔清洁。

三、牙髓病和根尖周病患者的护理

牙髓是疏松结缔组织，富含神经和血管，位于牙腔内，是牙体组织中唯一的软组织。引起牙髓和根尖周病的因素很多，主要包括细菌感染、物理和化学因素的刺激以及免疫反应等，其中厌氧菌感染是最主要的因素。根据牙髓病的临床表现和治疗预后分为可复性牙髓炎，不可复性牙髓炎（急性牙髓炎、慢性牙髓炎、逆行性牙髓炎），牙髓坏死，牙根内吸收等。

牙髓病和根尖周病患者的治疗原则：通过盖髓术、牙髓切断术、根管治疗术等治疗方法，保存具有正常生理功能的牙髓以及保留患牙。

（一）盖髓术患者的护理

盖髓术即在接近牙髓的牙本质表面或已暴露的牙髓创面上覆盖盖髓剂，以保护牙髓、消除病变。临床上常用的盖髓制剂是氢氧化钙。盖髓术分为直接盖髓术和间接盖髓术。直接盖髓术是将材料覆盖于牙髓创面以保护牙髓活力的方法，主要适用于因机械性或外伤性因素露髓的年轻恒牙及意外穿髓但穿髓孔直径不超过0.5mm的恒牙。间接盖髓术是将盖髓剂覆盖在接近牙髓的牙本质上以保存活髓的方法，主要用于治疗深龋引起的可复性牙髓炎的近髓恒牙龋。

1. 用物准备

（1）常规用物：口腔检查器（口镜、探针、镊子）、吸引器管、防护膜、护目镜、三用枪、口杯、凡士林、医用棉签等。

（2）局部麻醉用物：表面麻醉剂、医用棉签、碘伏棉签、卡局芯式麻醉剂、卡局芯式注射器、注射针头等。

（3）盖髓用物：水门汀充填器、去腐挖匙、调拌刀、调拌板或纸、局麻药物、氢氧化钙等。

2. 术中护理配合

（1）局麻护理。

（2）去腐及备洞，给快速手机装上合适的车针递给医师备洞，及时吸唾，保持术野清晰。必要时递锐利挖匙去腐。

（3）调拌盖髓剂，取适量的粉、液，体积比例为2：1，将粉逐次加入，旋转调拌成糊状，也可选用成品的盖髓剂直接使用。用水门汀充填器取盖髓剂给医师置于盖髓处。

（4）遵医嘱调拌垫底材料，用水门汀充填器传递给医师协助垫底。递暂封材料，予医师小的湿棉球修整多余的暂封材料。

3. 术后健康指导

（1）盖髓治疗后避免用患侧咀嚼，防止暂封物脱落影响疗效。

（2）患牙治疗后如出现轻度不适，一般不需特殊处理，2～3天后将逐渐消失；如有明显不适，出现自发痛或夜间痛，应及时回院复诊。

（3）急性期间接盖髓者观察1～3个月，慢性期观察3～6个月后复诊，无症状行复合树脂充填治疗。观察期间若出现自发痛，应及时复诊。

（4）注意口腔卫生，进食后应漱口，早晚刷牙，保持口腔清洁。

（5）每隔半年到一年进行一次口腔检查，出现不适及时就诊。

（二）牙髓切断术患者的护理

牙髓切断术是指切除炎症牙髓组织，采用盖髓剂覆盖牙髓断面以保留健康牙髓组织，维持根尖继续发育完成，只用于牙根尚未发育完成的年轻恒牙。

1. 用物准备

（1）常规用物：口腔检查器（口镜、探针、镊子）、吸引器管、防护膜、护目镜、三用枪、口杯、凡士林、医用棉签等。

（2）窝洞预备器械：高速牙科手机、低速牙科手机、车针等。

（3）局部麻醉用物：表面麻醉剂、医用棉签、碘伏、医用棉签、卡局芯式麻醉剂、卡局芯式注射器、注射针头等。

（4）牙髓切断用物及材料：挖匙、充填器、雕刻刀、调拌刀、调拌板、棉卷、生理盐水、冲洗器、盖髓剂（常用氢氧化钙碘仿盖髓剂或三氧化物聚合体）、暂封材料、玻璃离子水门汀粉和液等。

2. 术中护理配合

（1）局部麻醉护理。

（2）窝洞制备护理。

（3）揭髓室顶。遵医嘱更换合适车针，及时吸唾，保持术野清晰。

（4）递生理盐水冲洗窝洞、吹干，递锐利挖匙切除冠髓，用小棉球止血。

（5）调拌盖髓剂，递充填器及适量盖髓剂覆盖于牙髓断面。遵医嘱盖髓后即行充填治疗，或用暂封材料暂封观察 1～2 周后再行充填治疗。

3. 术后健康指导

（1）嘱患者若有自发痛、夜间痛的症状，随时复诊，改用其他治疗方法。

（2）定期复查，检查牙根发育情况和牙髓活力情况。

（三）根管治疗术患者的护理

案例

患者，男性，38 岁，一天前明显感觉牙齿尖锐样疼痛，疼痛阵发性发作。夜间睡觉时疼痛加剧，难以入眠。进热性食物疼痛会加剧，含冷水疼痛症状会暂时缓解，临床检查可见右上后牙明显的龋洞，探查龋洞深部某点会引起突发剧痛。

思考题：

（1）患者的表现符合哪种牙齿疾病？

（2）面对患者焦虑紧张的情绪，护士应如何处理？

（3）针对该疾病的治疗，护士应准备哪些用物？

根管治疗术是通过清创、化学和机械预备彻底除去根管内感染源，并严密充填根管以防止发生根尖周病变或促进根尖周病变的愈合，包括根管预备和根管充填两部分。临床上常用的根管充填技术是冷牙胶侧方加压根管充填技术，其次为热牙胶垂直加压根管充填技术。

1. 用物准备（图 7-5、图 7-6）

（1）常规用物：口腔检查器（口镜、探针、镊子）、吸引器管、防护膜、护目镜、橡皮障、三用枪、口杯、凡士林、医用棉签等。

（2）根管治疗设备：根尖定位仪、机用根管治疗仪、热牙胶充填设备、超声根管治疗仪器等。

（3）窝洞制备器械、揭髓顶车针、暂封材料及水门汀充填器等。

（4）根管预备器械

1）拔髓针：根据根管粗细选择。

2）扩孔钻和根管锉：常用型号为 15～40号。根管过细者可选特殊型号如 6 号、8 号、10号，根管过粗者可选用 40 号以上的型号。

3）根尖定位仪、唇钩、吸潮纸尖、测量尺等。

（5）根管预备冲洗液：3% 过氧化氢、生理盐水，2.5%～5.25% 次氯酸钠，根管润滑剂，乙二胺四乙酸（EDTA）液等。

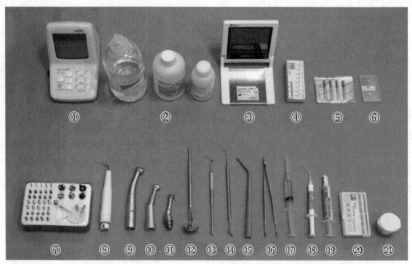

①减速马达；②根管冲洗剂；③根尖定位仪；④根管治疗测量尺；⑤镍钛根管锉；⑥拔髓针；⑦根管锉、车针；⑧超声工作手柄及工作尖；⑨高速牙科手机；⑩低速牙科手机；⑪减速牙科手机；⑫口镜；⑬根管探针；⑭水门汀充填器；⑮强力吸引器管；⑯镊子；⑰根管冲洗器；⑱根管消毒剂；⑲根管润滑剂（EDTA）；⑳吸潮纸尖；㉑暂封材料

图 7-5 根管预备用物

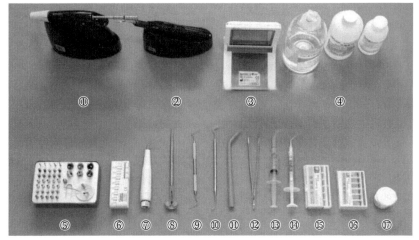

①热牙胶注射枪；②携热器；③根尖定位仪；④根管冲洗剂；⑤钻针及根管锉；⑥根管治疗测量尺；
⑦超声工作手柄及工作尖；⑧口镜；⑨垂直加压器；⑩水门汀充填器；⑪强力吸引器管；⑫镊子；
⑬根管冲洗器；⑭根管封闭剂；⑮吸潮纸尖；⑯牙胶尖；⑰暂封材料

图 7-6　根管充填用物

（6）根管充填器械：光滑髓针及髓针柄、牙胶侧压器、烧器、酒精灯等。

（7）根管充填材料：遵医嘱选用合适的根管封闭剂、与根管锉型号相对应的牙胶尖、暂封材料等。

2. 术中护理配合

（1）协助实施局部浸润或下颌传导阻滞麻醉

1）传递注射器的方向与传递手术器械相同。

2）注射完毕后，采取单手复帽法套上针头帽，避免职业暴露伤的发生。

（2）安放橡皮障

1）乳胶过敏者应使用非乳胶橡皮障。

2）打孔边缘整齐、大小合适，避免安放时撕裂、渗漏或就位困难。

3）正确选择橡皮障夹，以免影响橡皮障夹的固位。

4）橡皮障不能张力过大，以免崩脱橡皮障夹。

5）橡皮障不能盖住患者的鼻孔，以免影响其呼吸。

（3）根管预备

1）准备根尖定位仪，连接唇钩，打开电源，协助医师进行根管工作长度的测量。

2）根据需要遵医嘱递根管润滑剂润滑疏通根管。

3）配合医师测量根管工作长度，调节根

管锉上标识的位置，每更换一次不同型号的根管器械，遵医嘱选用不同种类的冲洗液交替冲洗根管并及时吸唾。

4）根管预备完成后，遵医嘱递给医师超声根管锉荡洗根管，清理干净碎屑后递予医师暂封材料。

5）选用根管锉时应检查有无螺纹松懈和拉直的情况，若有以上折断迹象应立即丢弃更换。

（4）机用镍钛根管锉预备：镍钛根管锉具有弹性好、切割效率高及省时省力等优点。

1）特殊仪器和材料的准备：机动马达减速手机，遵医嘱选用不同型号的镍钛根管锉。

2）协助医师将量好工作长度的镍钛根管锉，装上减速牙科手机。

3）其他护理配合同上述根管预备。

（5）根管封药：递予医师吸潮纸尖干燥根管，根管消毒剂放入牙髓腔，递氧化锌暂封窝洞，嘱患者 1 周后复诊。

（6）根管充填

1）遵医嘱选用并调配合适的根管充填糊剂。

2）遵医嘱根据根管的工作长度和根管预备后主尖锉的型号选择相应的主牙胶尖，测量长度并做好标记，同时准备数根副牙胶尖。

3）配合医师进行根管内糊剂的充填，随后递上主、副牙胶尖及牙胶侧压器。

4）根管充填完成后，及时递送已烧热的挖匙（注意不要烫伤患者口腔组织），切断多余的牙胶尖。

5）递予医师氧化锌暂封窝洞。

（7）热牙胶充填的护理配合

1）遵医嘱准备根管充填糊剂，将超声根管锉安装在超声机上递给医师荡洗根管用，将携热尖和牙胶子弹安装在热牙胶机携热器和注射枪上。

2）根据根管预备后主尖锉的型号，遵医嘱准备好匹配的吸潮纸尖和大锥度主牙胶尖，并根管工作长度做好标记递给医师试尖。

3）将试尖后确认的主牙胶尖协助医师蘸根管充填糊剂后放入根管。

4）将热牙胶机携热器递给医师，切除根尖部分多余的牙胶尖，用医用酒精棉球擦拭干净携热器上从根管内带出的多余牙胶尖。

5）递垂直加压器侧压端给医师对根管内充填的牙胶尖进行侧压，并用医用酒精棉球擦拭干净垂直加压器上多余的牙胶尖。

6）将热牙胶注射枪递给医师进行根管中后部分充填，递垂直加压器充填端给医师进行牙胶尖的充填，并用医用酒精棉球擦拭干净垂直加压器上带出的多余牙胶尖。

7）递予医师氧化锌暂封窝洞。

8）协同患者拍摄 X 线片。

3. 术后健康指导

1）术后 2～3 天患牙可能出现轻度疼痛、肿胀等不适症状；如肿胀疼痛明显，应及时回院复诊。遵医嘱服用适量的消炎及止痛药。

2）麻醉药一般 2～3 小时后会消退，局部有麻木、肿胀感，避免进食过冷或过热的刺激性食物，减少说话，以防损伤黏膜组织。

3）治疗后 2 小时避免患侧咀嚼，避免吃黏性食物，以免暂封物脱落，若暂封物大部分脱落应及时回院复诊。避免患牙咬骨头、坚果等硬物，防止折裂。

4）根管充填后约 1 周复诊，进行牙体修复。若长时间未做牙体修复，暂封物松动或脱落，产生微渗漏，将影响根管充填效果或导致根尖周病变再次发生，甚至患牙崩裂而需拔除。

5）根管治疗后牙体组织变脆，嘱患者避免用患牙咬硬物。缺损较大的患牙，为防止牙体崩裂，建议行牙冠修复。

6）注意保持口腔卫生，坚持早晚刷牙，进食后漱口及使用牙线清洁，每年定期进行口腔检查及洗牙。

7）根管治疗是一个连续的过程，应按时复诊，以免延长疗程。按照医嘱在术后 1 个月、3 个月、6 个月、12 个月和 24 个月复诊，进行根尖周病变愈合情况观察与评估。

第二节　修复科的常规护理操作技术与配合

口腔修复学是研究用符合生理的方法修复口腔及颌面部各种缺损的一门科学。口腔修复体应能够恢复患者缺损部位的形态和功能，同时满足患者生理、心理的需要。一个修复体的完成，需要靠医护人员、技师等共同协作，每个环节都会影响其修复质量。因此，需要医护人员、技师具备熟练的技术、默契的合作精神，以及对患者高度的责任心、同情心，才能获得满意的修复效果。

一、口腔修复科常规护理操作技术

口腔修复科的常规护理操作技术包括印模材料调拌、黏固材料调拌、灌注模型技术等。

（一）海藻酸盐粉剂印模术

海藻酸盐印模材料是一种不可逆的水胶体印模材料，是目前临床使用最广泛的印模材料，其操作简单、价廉，适用于局部义齿、全口义齿，但不适用于冠桥等固定修复的印模材料。

海藻酸盐印模材料有适当的流动性、可逆性和弹性，形成的印模清晰准确，体积稳定性好、与模型易于分离。但海藻酸盐材料表面清晰度和尺寸稳定性不能满足固定修复的精准度要求。

1. 患者准备

（1）健康史：询问患者健康状况。

（2）向患者解释制取印模的目的和作用，

以取得其合作。

（3）核对患者姓名，制取印模类型。

（4）与患者进行有效的沟通，做好其心理护理，指导患者在制取印模过程中保持配合。

2. 开诊前的准备

（1）开诊前着装整齐，戴好口罩、帽子。

（2）开窗通风，使室内光线充足，备好洗手消毒液、毛巾或纸巾等。

（3）确保口腔综合治疗椅功能正常，备齐治疗所需物品及药品，摆放在合理位置。

3. 用物准备

（1）常规用物：口腔检查器（口镜、探针、镊子）、胸巾、手套、口杯、纸巾、无菌托盘、防护镜、吸引器管、镜子、凡士林、医用棉签、氯己定溶液等。

（2）印模调拌用物：海藻酸盐印模材料、橡皮碗、石膏调拌刀、量杯、量勺等。

部分用物见图7-7。

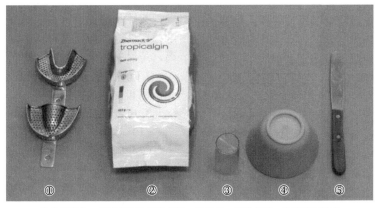

①印模托盘；②海藻酸盐印模材料；③量杯；④橡皮碗；⑤印模调拌刀

图7-7　海藻酸盐调拌用物

4. 印模过程中的护理配合

（1）接诊患者：安排患者坐上椅位，戴好胸巾、防护镜；准备口杯、纸巾，指导患者术前漱口；做好三查八对，用物准备妥当并合理摆放，洗手，戴手套，调节合适的椅位和灯光。

（2）选择托盘：检查患者口腔内的情况，根据牙弓大小、形状、高低、牙齿异位萌出情况、缺失牙的部位和数目选择合适的托盘（遇到特殊患者可制作个性托盘）。

（3）印模材料调拌：取适量印模材料置于橡皮碗中，加入适量的水（水粉比例按产品要求，常用水粉比例为2∶1），开始轻轻调拌10～20秒，使印模材料和水均匀掺和；然后加快调拌速度，转动橡皮碗，约1分钟完成调拌，调拌好的印模材料应均匀细腻；调拌后反复用调拌刀在碗内折叠，挤压印模材料以排出印模材料中的空气。

（4）印模材料置于托盘上：将调和完成的材料压刮于橡皮碗的一侧，并反复用调拌刀在碗内折叠，挤压排气。制取上颌模型时，使材料形成团状，用调拌刀取出并从上颌托盘的远中向近中推入，置于托盘上的材料应表面光滑、均匀适量，防止其产生气泡；制取下颌模型时，使材料于调拌刀上形成条状，从下颌托盘一端向另一端放入印模材料。

（5）制取印模过程中：取上颌模型时，可嘱患者唇、脸颊肌肉放松，医生可轻轻牵拉，做肌功能修整；取下颌模型时还要嘱患者将舌抬起、伸出（不能伸出口外），并左右轻轻摆动。若患者出现恶心呕吐现象，可嘱其采用低头、鼻吸气等措施缓解症状。

（6）取出印模：印模凝固后，从口内取出上颌托盘困难时，可嘱患者发"啊"声，使空气进入印模材料与上腭顶之间，解除负压，以便脱出。

（7）印模处理：印模取出完毕，嘱患者漱口，将阴模密封运送至灌模室。在流动水下冲洗30秒后晾干，检查印模是否清晰，有无气泡，材料是否分布均匀。将其用含有效氯500mg/L的消毒液加盖完全浸泡10分钟；或将消毒液喷涂印模表面并用饱蘸消毒液的纸巾或消毒湿巾包裹，密闭消毒10分钟，然后从消毒液中取出印模，在清洁水池内流水下冲洗30秒，滴干、吹干，灌注成石膏模型。

（8）操作完成后整理用物，消毒备用。

5. 注意事项

（1）严格按照水粉比例及调和时间的要求进行调拌。

（2）调拌海藻酸盐印模材料时，熟练掌握"8字法"或"旋转法"调拌，使用调拌刀与橡皮碗内壁平面接触，在开始调拌后发现水粉比例不当时不宜再向橡皮碗内添加水或粉。

（3）托盘上放材料的速度宜快，以便给医生留出足够的操作时间。

（4）温度对凝固时间会有影响，夏季温度过高时凝固时间加快，这时可用冰水降低温度，延缓凝固时间；温度过低时凝固时间变慢，这时可在水中放入温水来提高凝固速度。

（5）印模过程中护士要及时观察患者的反应，对操作中引起的疼痛和不适做好解释和安抚，以便消除患者紧张情绪，使其能够积极配合医生完成操作。

（6）海藻酸盐类印模制取后应立即灌注模型，以防止印模水分丢失后体积收缩而对模型精确度造成影响。

（7）印模材料应存放在干燥、阴凉的环境中，注意材料的有效时间，使用后应注意密封，以免影响材料性能。

6. 印模完成后的护理

（1）患者护理：取下胸巾、护目镜，调整椅位，嘱患者漱口，递镜子、纸巾协助患者整理仪容。

（2）嘱患者注意口腔卫生，预约下次复诊时间。

（3）整理用物：去除治疗盘、器械、防护膜、冲洗痰盂和口腔综合治疗椅排水管，弃去吸引器管、口杯。

（二）硅橡胶印模的护理操作技术

1. 硅橡胶类印模材料的特点

具有良好的弹性、韧性、强度的特点，此外，橡胶印模还具有良好的流动性、可逆性、体积收缩小的优点，制取的模型精确度高，化学稳定性好，与模型材料不发生反应，容易分离，是目前印模材料中比较理想的一类。

2. 硅橡胶类印模的调和方法 ①手调；②调和枪调和；③调和机调和。

3. 患者准备

（1）健康史：询问患者健康状况。

（2）向患者解释制取印模的目的和作用，以取得其合作。

（3）核对患者姓名，制取印模类型。

（4）同患者进行有效的沟通，做好其心理护理，指导患者在制取印模过程中做好配合。

4. 用物准备

（1）常规用物：口腔检查器（口镜、探针、镊子）、胸巾、手套、口杯、纸巾、无菌托盘、三用枪、硅橡胶修整刀、护目镜、吸引器管、镜子、凡士林、医用棉签、氯己定溶液等。

（2）制取印模用物：硅橡胶印模材料、一次性丁腈手套、计时器、量勺等（图7-8）。

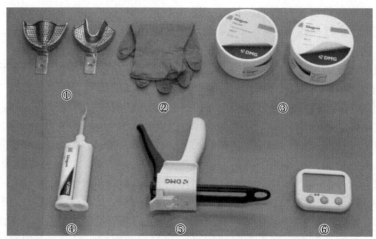

①无菌托盘；②一次性丁腈手套；③初印模材料；④精细印模材料；⑤混合枪；⑥计时器

图7-8 硅橡胶印模用物

5. 印模过程中的护理配合

（1）接诊患者：安排患者就位，戴好胸巾、防护镜；准备口杯、纸巾，指导患者术前漱口；做好三查八对，用物准备妥当并合理摆放，洗手，戴手套，调节合适的椅位和灯光。

（2）选择托盘：检查患者口腔内的情况，根据牙弓大小、形状、高低及牙齿异位萌出情况、缺失牙的部位和数目选择合适的托盘（遇到特殊患者可制作个性托盘）。

（3）制取印模：取模可分为一步法和两步法。

1）一步法：取一定比例的基质和催化剂混合后形成初印模装在托盘里，在预备体周围放入精细硅橡胶印模材料，然后将托盘置口内就位，待印模材料凝固后取出，取模完成。

2）两步法：取一定比例的基质和催化剂混合后形成初印模装在托盘里，递予医生制取印模，待初印模凝固取出后，将精细硅橡胶印模材料装入混合枪上，装上混合管和口内注射头备用。然后传递硅橡胶模型修整刀予医生修整初印模，待修整完毕后准备第二次取模。同时与医生合作将精细硅橡胶印模材料注射至初印模托盘上，再传递混合枪予医生注射在基牙处；待医生注射完毕后，接回混合枪同时传递初印模托盘予医生重新就位于牙列上，待印模材料凝固后取出。如从口内取出上颌托盘时困难，可嘱患者发"啊"声，使空气进入印模材料与上腭顶之间，解除负压，以便脱出。

（4）制取印模过程中若患者出现恶心呕吐现象，可嘱其采用低头、鼻吸气等措施缓解症状。

（5）印模处理：印模取出完毕，嘱患者漱口，将阴模密封运送至灌模室。在流动水下冲洗30秒后晾干，检查印模是否清晰、有无气泡、材料是否分布均匀。将其用含有效氯500mg/L的消毒液加盖完全浸泡10分钟；或将消毒液喷涂印模表面并用饱蘸消毒液的纸巾或消毒湿巾包裹，密闭消毒10分钟，然后从消毒液中取出印模，在清洁水池内流水下冲洗30秒，滴吹干，静置30分钟再进行灌注。

（6）操作完成后整理用物，消毒备用。

（7）注意事项

1）严格按照材料说明书要求比例调和。

2）印模过程中护士要及时观察患者情况，对操作中引起的疼痛和不适做好解释和安抚，以便消除患者紧张情绪，使其能够积极配合医生完成操作。

3）硅橡胶印模材料的一步法印模节约时间、获得印模准确，但技术要求高。两步法取模便于获得龈缘印模，但需取两次印模而费时且初印模二次就位时易影响准确性。

4）由于硅橡胶的硬度较大，为避免制取的模型变形，应选用刚性托盘进行印模制取。

5）硅橡胶材料因其凝固后有弹性回缩时间，所以制取的印模需静置30分钟后再进行灌注。

6. 印模完成后护理

（1）患者护理：取下胸巾、护目镜，调整椅位，嘱患者漱口，递镜子、纸巾协助患者整理仪容。

（2）嘱患者注意口腔卫生，预约下次复诊时间。

（3）整理用物：去除治疗盘、器械；去除防护膜；冲洗痰盂和口腔综合治疗椅排水管；弃去吸引器管、口杯。

（三）黏固材料的调拌技术

黏固材料调拌技术是口腔护理操作技术中的一个基础操作，贯穿于椅旁四手操作技术的各个章节，调拌技术的好坏将直接影响材料的性能和治疗的成败，包括磷酸锌水门汀、聚羧酸锌水门汀、氧化锌丁香酚水门汀、玻璃离子水门汀等各种常见材料的调拌。

适应证：适合永久修复及临时冠桥粘接。

1. 常用的黏固材料调拌方法

（1）磷酸锌水门汀

1）用物准备：金属调拌刀、调拌板、磷酸锌水门汀（粉、液）。

2）操作方法：根据需要量取出粉剂和液剂置于调拌板上，将粉剂分成数份，逐份加入液剂内分次调和。第一份加入后，顺着一个方向大范围地旋转推开调和约20秒，有助于中和酸及延缓固化时间；然后加入第二份；每一次调和10～20秒，1分钟完成，用于粘接冠桥时，可调和成丝状，使其具有良好的流动性。

3）及时用清水洗净调拌用具，消毒备用。

（2）聚羧酸锌水门汀

1）用物准备：调拌板或调拌纸、调拌刀、聚羧酸锌水门汀（粉、液）。

2）操作方法：材料调和应在清洁的调拌板或专用调拌纸上进行，粉液调和比例按说明书要求，一般为 1.5：1，取用后应立即盖好瓶盖，以免液体挥发使其变稠而影响材料性能。由于液剂黏性大，且在空气中水分易挥发变得更稠，故要求操作时间较短。在 30～40 秒内将粉逐份加入液剂中，迅速调匀，然后涂布修复体上并粘接就位。

3）及时做好预清洁，否则待水门汀固化后很难除去。

（3）氧化锌丁香酚水门汀

1）用物准备：调拌板、调拌刀、氧化锌粉剂及液剂、丁香油、医用酒精棉球等。

2）操作方法：根据需要，取适量粉剂及液剂于调拌板上，放置位置与磷酸锌水门汀相同，注意液剂不可过多，粉液之比为（1.5～1.8）：0.5。

3）将粉剂分成 3 份，第一份为全部粉量的 2/4，第二份、第三份各为 1/4，分次加入液剂中旋转调拌至所需稠度。

4）及时做好预清洁，否则待水门汀固化后很难去除。

（4）玻璃离子水门汀

1）用物准备：调拌板或调拌纸、塑料调拌刀、玻璃离子水门汀（粉、液）。

2）操作方法：按产品说明准备取量，应注意不适当的粉液比例将降低材料的性能，且容易在口腔环境中发生分解。做固定修复粘接时，粉液比为（1.25～1.5）：1，按此比例取粉液于清洁干燥的调拌板或调拌纸上。取用完后应立即盖好瓶盖，防止水分挥发。一旦完成粉液的取量，应尽快调和，要求在 45 秒内完成。最后用清水清洗调拌用具，消毒备用。

2. 术中注意事项

（1）严格遵守三查八对，遵循无菌操作原则。

（2）严格按产品说明书中水粉比例和时间进行操作与调和。

（3）调拌时只能将粉加入液体中，不可将液体加于粉中。

（4）不可使用金属调拌刀，如果使用金属

调拌刀会出现腐蚀现象，会使调拌好的材料变色。

（5）玻璃离子材料对水敏感，使用时应保持局部干燥，充填后用凡士林或产品配套专用材料涂抹隔湿。

（四）灌注模型技术

1. 模型灌注前的准备

（1）检查模型是否清晰完整，应切除上腭部过长的印模材料，以免导致模型不准确；印模上的气泡或其他缺损凹陷应修补，保持印模的完整性。

（2）为防止交叉感染，海藻酸盐印模灌注前先用流动水冲洗印模表面并选用适宜的方法对印模进行初消毒；然后用清水冲净，用气枪吹去或轻轻甩掉印模上的积水，仅保持表面湿润，否则水分过多，灌模时易产生气泡，影响模型的准确性。

2. 模型灌注的方法

（1）先将适量水放入橡皮碗内，再加入石膏（按石膏 100g 与水 60ml 的比例取量），用调拌刀按同一方向调拌，可避免石膏混入空气。

（2）调拌时，调拌刀的面与橡皮碗壁接触，挤压石膏，使水与石膏均匀混合，调拌在 50 秒内完成。将调拌均匀的石膏在桌上或振动器上振动，逐出石膏中的空气泡。

（3）用调拌刀取少许石膏于印模较高处（如上腭顶、下颌舌侧），左手持托盘柄或托盘外侧轻轻振动印模托盘，使石膏流入印模的牙冠部分。继续添加石膏，直到盛满整个印模为止。

（4）将剩余石膏倒于调拌板上，把印模翻转于其上，轻轻调整，使印模颌面与调拌板平行。颌面与模型底部的厚度要求：下颌为 3.5～4.0cm，上颌为 4.0～4.5cm。为了保持原来的印模边缘，使模型上具有黏膜转折处的形态，可用调拌刀将石膏盖过印模周围边缘约 3mm，除去多余石膏。

3. 脱模

（1）将模型灌注后静置 30 分钟，待石膏发热反应结束，及时脱模，以免石膏吸收印模中的水分，造成脱模困难。

（2）脱模后如石膏牙折断或模型破损，应将断牙或断块保存，待模型干后用磷酸锌水门汀或其他水门汀粘接于原位。

4.注意事项

（1）灌模前，应仔细观察印模与托盘是否紧密结合，有无分离现象。

（2）灌模时，应尽量避免产生气泡，以免影响模型的精度，特别是基牙上出现气泡可直接影响修复体和矫治器的制作，必须重新取模、再灌注模型。

（3）石膏的稀稠度要适宜。调拌过稀，影响石膏模型的强度和硬度；调拌过稠，则石膏流动性不良，将造成模型的解剖形态不清晰、不准确。同时，由于石膏过稀或过稠，模型的基底部分也不易修整成要求的形态，用人造石灌注印模时，因其含结晶水较石膏多，故加水应更少。

（4）模型基底部分应有一定厚度，才能保持模型应有的坚固性。灌注过程中，当模型倒置时，不要用手加压过大，以免模型变形。

（5）印模膏印模在热水中脱模时，应控制好水温。

（6）弹性印模一般应立即灌注，以免印模因失水、体积收缩而影响模型的准确性，若不能及时灌注，应保湿处理。

（7）模型脱出并修整后，应立即写上患者及医师名字，以免有误。

二、口腔修复科患者的常规护理

（一）术前指导

1.对初次就诊的患者应进行预诊，了解患者的主诉及口腔组织缺失、缺损情况，修复前的准备是否完成。

2.接诊时护士应精神饱满、主动热情、态度和蔼，耐心接受患者的询问并认真解答，避免急躁和厌烦情绪。

（二）术中护理配合

1.患者就座后，调节椅位及光源，围上胸巾，备好检查盘及修复所需器械及用物。

2.医师进行牙体预备时，协助牵拉口角，用吸引器吸去碎屑及冷却液。

3.牙体预备完成后，协助选择托盘，调拌印模材料并制取印模。

4.固定修复体试戴完成后，备消毒用物，遵医嘱调拌黏固材料，配合黏固。

5.在修复治疗过程中，护士应根据治疗需要，及时增减器械及传递所需用物，主动高效地进行椅旁四手操作。

6.术后妥善安置患者，询问患者的感觉。

7.牙椅复位，清洁患者面部，分类处理，进行牙椅单元、水路和物体表面消毒。

（三）术后健康指导

（1）向患者宣传牙列缺损、缺失后及时修复的重要性。

（2）嘱患者保持良好的口腔卫生习惯，以延长固定修复体的使用时间。

（3）向患者交代修复体戴用后的注意事项。

（4）教会患者掌握可摘局部义齿及全口义齿的使用及保护方法。

第三节　外科的常规护理操作技术与配合

牙拔除术是口腔颌面外科门诊最基本的治疗，在整个治疗过程中，护理人员应主动做好护理配合及对患者的心理护理。

一、牙拔除术的护理配合

牙拔除术是口腔颌面外科门诊最常见的手术之一，常作为某些牙病的终末治疗手段，也是治疗口腔颌面部牙源性疾病或某些全身疾病的外科措施。牙拔除术不仅能造成局部组织不同程度的损伤，而且易产生出血、肿胀、疼痛等局部反应，多数患者会对拔牙产生紧张和恐惧情绪。因此，护士应充分了解患者的心理状况，解除他们的顾虑，做好术前准备工作及术中默契配合，协助医师高效完成治疗工作。

（一）拔除牙齿和牙根的理性和非理性原因

牙拔除术的适应证是相对的。随着口腔医

学的发展、口腔治疗设备和技术的提高，口腔材料和修复手段的不断改进，拔牙适应证也在不断变化。很多过去属于拔牙适应证的患者，现在患牙均可保留，故考虑拔牙要十分慎重。

1. 牙体病损　牙体组织破坏严重，用现有的修复手段无法恢复。

2. 根尖周病　根尖周围病变不能用根管治疗、根尖切除等其他方法治愈者，牙齿松动度明显。

3. 牙周病　晚期牙周病，牙周骨组织支持大部分丧失，采用常规和手术治疗已无法取得牙的稳固和功能者。

4. 牙折　冠折经治疗处理可保留。若根中1/3折断，一般可作为拔牙适应证。

5. 错位牙　影响功能、美观，造成邻牙龋坏或邻近组织病变，用正畸等方法无法复位者，可考虑拔牙。

6. 颌外牙　造成正常牙的萌出障碍或错位、造成错𬌗颌畸形者。

7. 埋伏牙、阻生牙　引起邻牙疼痛、牙根吸收、牙列不齐、邻牙龋坏、冠周炎者，应予拔牙。

8. 滞留乳牙　影响恒牙萌出者应及早拔牙。

9. 治疗需要　因正畸治疗需行减数的牙、因义齿修复需拔除的牙、囊肿或良性肿瘤累及的牙，另外恶性肿瘤放疗前为减少并发症可适当放宽拔牙适应证。

10. 病灶牙　引起颌骨骨髓炎、牙源性上颌窦炎等局部病变的病灶牙可予拔除。

（二）拔除埋伏牙根和牙齿的常用方法及常规拔牙的效果、风险和益处

1. 拔除埋伏牙根和牙齿常用方法　去骨法、挺出法、动力系统分根法。

2. 常规拔牙的效果　牙根完整、牙龈无撕裂，术后无明显疼痛及肿胀、无继发性出血、无明显张口受限、无感染、拔牙创口愈合良好。

3. 拔牙风险

（1）拔牙前：局麻可能发生药物过量或过敏反应。

（2）拔牙中：晕厥、牙根折断、牙及断根移位、软组织损伤、骨组织损伤、邻牙及对颌牙损伤、神经损伤、颞下颌关节损伤、术中出血、口腔上颌窦交通、牙及异物的误吞误吸、器械折断。

（3）拔牙后：反应性疼痛、肿胀反应、开口困难、出血、感染、干槽症、皮下气肿、口角糜烂。

4. 拔除阻生智齿的益处

（1）预防第二磨牙牙周破坏：下颌阻生智齿尤其在近中和前倾阻生时可使下颌第二磨牙远中骨质丧失。远中面不易清洁者，容易导致炎症，使上皮附着退缩从而形成牙周炎。

（2）预防龋病：阻生牙本身及第二磨牙的远中面较容易产生龋病。

（3）预防冠周炎：阻生牙部分萌出时，颌面常为软组织覆盖，形成盲袋，细菌易滋生而引起冠周炎。若冠周炎反复发作，可能会引起一系列并发症。

（4）预防邻牙牙根吸收：有时阻生牙的压力会引起第二磨牙牙根吸收，早发现早处理可保存邻牙。

（5）预防牙源性囊肿及肿瘤的发生：如阻生牙存在，则滤泡囊存在，有发生囊性变而成为牙源性囊肿及牙源性肿瘤的可能性。

（6）预防发生疼痛：完全骨阻生有时会引起不明原因的疼痛。

（7）预防牙列拥挤。

5. 原发性、继发性和反应性出血的发生原因

（1）原发性出血：拔牙后当日，取出压迫棉卷后，牙槽窝内仍有活动性出血为原发性出血。拔牙后出血常见的局部因素有牙槽窝内残留炎性肉芽组织、软组织撕裂、牙槽突骨折、牙槽内小血管破裂以及较大知名血管（下牙槽血管、后上牙槽血管）破裂等。血块因保护不良而脱落也会引起出血。

（2）继发性出血：拔牙出血当时已停止，以后因创口感染等其他原因引起的出血为继发性出血。

（3）反应性出血：拔牙后患者过分漱口、吸吮拔牙创口、进食过热饮食、过度活动等引

起的异常出血。

二、牙拔除术患者的护理

（一）术前护理

1. 患者准备

（1）术前护理评估：包括患者全身健康情况、口腔卫生情况及口腔保健常识知晓情况。患者对牙齿疾病治疗的心理状态、配合度与依从性。

（2）心理护理：解释患牙拔除的必要性，确认牙位。做好心理护理，与患者良好地沟通，通过适当的解释、安慰性的语言取得患者的信赖。

（3）多数患者对拔牙存在紧张和恐惧心理。对于恐惧严重的患者，使用椅旁调整方法，如播放轻音乐放松、分散注意力、呼吸放松疗法等可缓解其紧张情绪。

（4）协助患者进行辅助检查，并了解患者对患牙治疗意义、治疗时间和方法、预后和治疗费用的了解程度。向患者介绍牙拔除术的治疗方法、步骤、治疗时间、并发症及预后。

（5）协助医生指导患者签署手术知情同意书。

（6）术前认真核对患者姓名、性别、年龄、拔牙牙位等一般资料。询问患者既往史、有无拔牙禁忌证、药物过敏史等。

（7）指导患者在治疗过程中不要用口呼吸，避免误吞。治疗过程中如有不适则举左手示意，不能随意讲话和转动，以防导致口腔及面部组织损伤。

（8）患者取半坐位，系上胸巾，指导其用氯己定溶液含漱 1 分钟。根据拔除牙牙位调节患者体位。术前口周涂抹凡士林可减少摩擦损伤。拔除上颌牙时，患者头部应取后仰位，张口时上颌牙的殆平面约与地面呈 45°。拔除下颌牙时，嘱患者大张口时其下颌牙的殆平面与地面平行。

（9）如患者口腔内有佩戴活动义齿时，协助取出义齿并浸泡在冷水杯内。

2. 病历资料准备

核对病历，准备好 X 线片、CT、手术知情同意书等。

3. 用物准备

（1）常规用物：口腔检查器（口镜、探针、镊子），吸引器管、防护膜、护目镜、口杯、凡士林棉签、氯己定溶液。如需切开时准备医用酒精棉球、0.5% 碘伏棉球等。

（2）局麻准备：表面麻醉剂、医用棉签、碘伏、麻醉剂及合适针头、卡局芯式注射器等（图 7-9 ～图 7-13）。

（3）检查注射器或各关节是否连接紧密，核对麻醉剂的名称、浓度、剂量、有效期及患者姓名等。

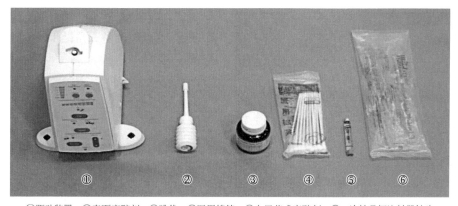

①驱动装置；②表面麻醉剂；③碘伏；④医用棉签；⑤卡局芯式麻醉剂；⑥一次性带柄注射器针头

图 7-9　无痛麻醉仪注射用物

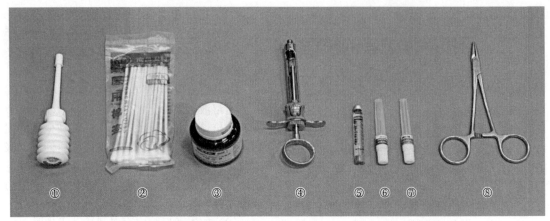

①表面麻醉剂；②医用棉签；③碘伏；④卡局芯式注射器；⑤卡局芯式麻醉剂；
⑥专用注射短针头；⑦专用注射长针头；⑧持针器

图 7-10　卡局芯式注射器推注术用物

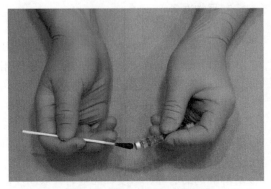

图 7-11　消毒卡局芯式麻醉剂

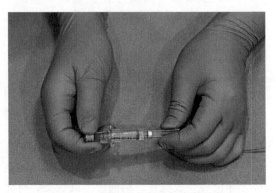

图 7-12　卡局芯式麻醉剂安装就位

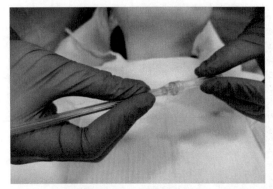

图 7-13　传递注射针柄

（4）手术器械

1）常规拔牙用物：牙龈分离器、牙挺、拔牙钳、刮匙（图 7-14）。

2）拔除残根、断根，则根据具体情况准备微创挺，必要时准备三角挺和根尖挺等其他备用器械见图 7-15。

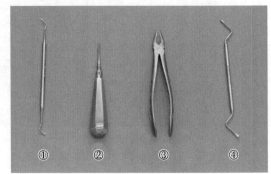

①牙龈分离器；②牙挺；③拔牙钳；④刮匙

图 7-14　常规拔牙器械

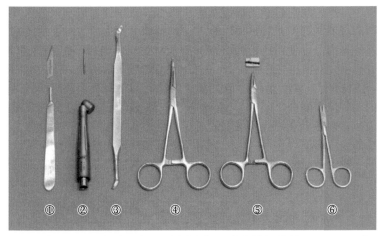

①刀柄刀片；②外科专用涡轮手机、车针；③骨膜分离器；④止血钳；⑤持针器、缝合针；⑥眼科剪

图 7-15　牙根拔除备用器械

3）拔除埋伏牙、阻生牙，则需准备刀柄、手术刀片（15 号）、组织镊、微创挺、外科专用涡轮手机、车针、牙挺、骨膜分离器、修整器、颊拉钩、组织分离钳（血管钳）、角针、持针器、缝合线、眼科剪、孔巾、无菌手套、吸引器等，部分器械见图 7-16。

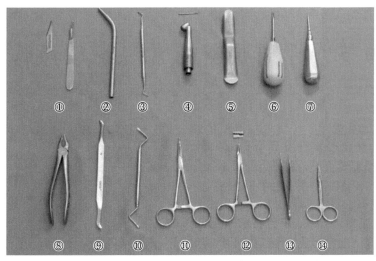

①刀柄、刀片；②金属吸引器管；③牙龈分离器；④外科专用涡轮手机、车针；
⑤颊拉钩；⑥微创挺；⑦牙挺；⑧拔牙钳；⑨骨膜分离器；⑩刮匙；⑪止血钳；
⑫持针器、缝合针；⑬组织镊；⑭眼科剪

图 7-16　外科拔牙手术器械

（二）术中护理配合

1. 护士位于患者左侧，即四手操作的 2 ～ 4 点的工作位，帮助吸唾和暴露术野。

2. 传递麻药前再次检查注射器或各关节是否连接紧密，核对麻醉剂的名称、浓度、剂量、有效期及患者姓名等。

3. 在医师拔牙过程中，适时调整灯光，保证术野清晰，及时吸出唾液，避免唾液进入牙槽窝，形成质量不佳的血凝块。利用医师使用牙钻的间隙，护士可用漱口水清洗吸唾器，以防血块堵塞管道。操作轻柔，吸唾时避免触碰术区。

4. 术中应严格遵循无菌操作原则，随时关注患者感受。

5. 拔牙过程中，严密观察患者的情绪及病情变化，保持与患者的沟通，尤其需关注患者的主诉并分散其注意力，以便在放松的状态下配合治疗。如有异常，立即报告医师。

6. 根据不同的治疗方案给予相对应的护理，实行高效的四手操作配合。

7. 手术完成后，向患者介绍拔牙过程的情况，交代拔牙后的注意事项。

8. 术后协助患者清洁面部、整理仪容。

9. 手术结束，嘱患者休息 30 分钟，无不适方可离院。

10. 器械做好分类处理，进行牙椅单元、水路和物体表面消毒。

（三）术后健康指导

1. 嘱患者咬紧纱卷 30 ～ 60 分钟后吐出，若持续出血，可再咬纱卷 1 小时。有出血倾向的患者，应观察 30 分钟以上无出血后方可离开。

2. 咬纱卷期间，嘱患者勿吐口水、说话、吸烟。取出纱卷后不用舌舔或手触摸伤口，待麻醉药效消失后方可进食。

3. 拔牙当日不能刷牙和漱口，勿反复吸吮，防止术后出血。次日可刷牙但应避免触及创面，以免血凝块脱落使伤口愈合延迟。

4. 拔牙后 1 ～ 2 日内，唾液中混有淡红色血丝是正常现象，不必紧张。如伤口有大量出血或血块流出应立即到医院诊治。

5. 拔牙当天伤口会疼痛属正常现象，可遵医嘱服用止痛药。术后若颜面部肿胀或疼痛，24 小时内可间断冰敷，48 小时后改热敷。若 3 ～ 5 天仍有肿痛，应及时复诊。

6. 对于复杂的拔牙时间长或张口度小的患者，告知其拔牙术后第 2 ～ 3 天可能会出现口角糜烂破溃，局部疼痛，且张口时会加重。嘱其患处涂抹眼膏待其慢慢修复即可，一般 7 ～ 10 天可痊愈。

7. 如创口有缝合，嘱患者术后 5 ～ 7 天复诊拆线。

第四节　牙周病科的常规护理操作技术与配合

牙周疾病是指发生于牙周支持组织（牙龈、牙周膜、牙槽骨和牙骨质）的各种疾病。这些疾病包括两大类，即牙龈炎和牙周炎（periodontitis）。牙龈病是指发生在牙龈组织的疾病，而牙周炎则是累及 4 种牙周支持组织的炎症性、破坏性疾病。牙龈病的病变可逆转，一旦病因被去除，炎症可以完全消退，牙龈组织恢复正常。但如果病因未除去，炎症未被控制，部分牙龈病可进一步发展成牙周炎。

一、牙 龈 炎

（一）病因

牙龈炎是多因素疾病，其病因分为局部因素和全身因素。局部因素中，牙菌斑是最主要的病因，牙石、食物嵌塞、不良修复体等均可促使菌斑积聚，引起或加重龈缘炎症。全身因素可改变宿主对局部因素的反应。

（二）身体表现

1. 一般牙龈炎

（1）牙龈颜色改变，严重者波及附着龈。

（2）龈沟深度：龈沟探诊可加深达 3mm 以上，形成假性牙周袋。

（3）探诊出血：牙龈轻触（或探诊）即出血。

（4）龈沟液增多：龈沟液渗出增多，重者牙龈沟溢脓。

（5）自觉症状：常于刷牙或咬硬物时出血，并有口臭，局部牙龈发痒、肿胀等不适。

2. 青春期牙龈炎　牙龈暗红或鲜红色，光亮，质地软，探诊易出血，刷牙或咬硬物时有出血，伴口臭等。

3. 妊娠期牙龈炎　患者妊娠期全口牙龈缘和龈乳头充血呈鲜红色或发绀、松软而光亮，触探极易出血。吮吸或进食时易出血，一般无疼痛。严重者龈缘可有溃疡和假膜形成。

（三）牙龈炎治疗的方法、效果、风险和益处

1. 牙龈炎治疗的方法　龈上洁治术。

2. 治疗效果　患者了解疾病的特点，认知保持口腔卫生及定期复查的重要性。口腔状况良好，恢复正常色泽，口臭消失。

3. 治疗风险　洁治后短期内可能出现冷热敏感和短期出血。

4. 治疗益处　控制菌斑，消除炎症，恢复牙周组织的生理形态和功能，维持长期疗效，防止复发。

二、龈上洁治术的护理

（一）用物准备

1. 设备　超声波洁牙手机及龈上工作尖1套、喷砂头、喷砂枪、低速牙科手机，必要时备塑料器械和钛刮治器等。

2. 器械　牙周探针、三用枪、抛光杯等。

3. 药品　3% 过氧化氢溶液、氯己定溶液、菌斑显示液、抛光膏等。部分用物见图 7-17、图 7-18。

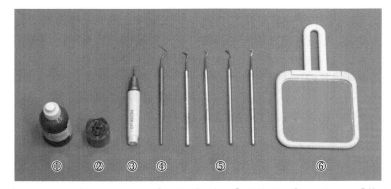

①菌斑显示液；②超声工作扳手；③超声工作手柄；④牙周探针；⑤手用洁治器；⑥镜子

图 7-17　龈上洁治用物

4. 常规用物　口腔检查器（口镜、探针、镊子）、吸引器管、防护膜、防护面罩 / 护目镜、口杯、棉签、镜子等。

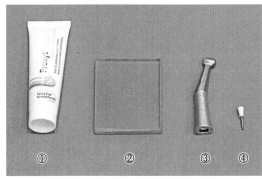

①抛光膏；②调拌板；③低速牙科手机；④抛光杯

图 7-18　抛光用物

（二）患者准备

协助患者用氯己定溶液清洁口腔。向患者解释术中可能引起的不适，如酸、痛、胀、牙龈出血等，取得合作。

（三）术中护理配合

1. 根据患者情况适当润滑口角，防止口镜牵拉造成患者不适感。

2. 保持术野清晰，调节体位及光源，及时吸唾。

3. 术中观察患者一般情况，如患者过于疲劳，休息片刻再行洁治。

4. 对种植牙应更换特殊器械，如塑料器械和钛刮治器等。

5. 洁治完毕，备好抛光膏，安装抛光杯于低速牙科手机，递给医生抛光牙面。

6. 递三用枪给医生进行口腔冲洗，并及时吸干液体。

7. 遵医嘱递 3% 过氧化氢溶液进行龈袋冲洗，冲洗完毕嘱患者漱口。

8. 将碘甘油滴入医生手中冲洗后的注射器内供医生全口上药，观察患者用药后反应。

9. 协助患者擦净面部，整理用物。

（四）术后健康指导

1. 告知患者洁牙术后短期内可能出现冷热敏感不适，随着时间的延长会好转。如症状加重，应随诊。

2. 术后 24 小时内有少量渗血属正常，如果口腔出血混有血块，请及时回院复诊。嘱术后当天勿进食过热食物。

3. 告知患者保持良好的口腔卫生习惯，采用正确的刷牙方法，刷牙时可用温水，并使用防敏感牙膏。

4. 正畸治疗过程中，应定期做牙周检查和预防性洁治。

5. 妊娠期牙龈炎治疗时机应尽量选择在妊娠期的 4～6 个月，尽量避免使用全身药物治疗。

6. 坚持并正确使用牙线，去除食物残渣和软垢，控制菌斑。

7. 嘱一周后复诊，建议每半年到一年进行一次龈上洁治。

三、龈下刮治术及根面平整术的护理

（一）适应证

1. 慢性牙周炎。
2. 侵袭性牙周炎。
3. 牙周炎的伴发病变。

（二）用物准备（图 7-19）

1. 设备 超声治疗仪、超声工作手柄及龈下工作尖、龈下刮治器等。

2. 器械 牙周探针、三用枪、卡局芯式注射器、注射针头等。

3. 药品 3% 过氧化氢溶液、氯己定溶液、麻醉药物、1% 碘伏、碘甘油等。

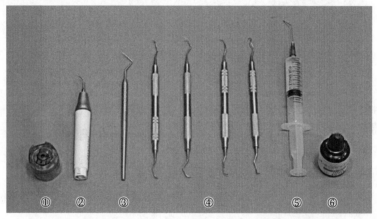

①超声工作扳手；②超声工作手柄、龈下工作尖；③牙周探针；④刮治器一套（5/6 号、7/8 号、11/12 号、13/14 号）；⑤口腔冲洗器；⑥碘甘油

图 7-19　牙周疾病治疗特殊用物

4. 常规用物 口腔检查器（口镜、探针、镊子）、孔巾、无菌手套、口腔冲洗器、吸引器管、防护膜、防护面罩/护目镜、口杯、医用棉签、镜子等。

（三）患者准备

协助患者用氯己定溶液清洁口腔。

（四）术前指导

1. 协助医师解释病情。

2. 向患者解释刮治术中可能会有出血及轻微疼痛等现象，安慰患者，取得合作。

3. 指导术中避免用口呼吸，尽量用鼻子呼吸以免呛咳，如有不适举左手示意，避免划伤。

（五）术中护理配合

1. 患者准备 调节体位与光源，暴露术野。协助医师进行局部麻醉。

2. 保持术野清晰 调节光源，协助牵拉口角，用弱吸唾器管及时吸唾，用细头的强吸唾器管及时吸除术区血液。

3. 根据患牙部位及时传递合适的刮治器，术中及时做好预清洁。

4. 术区冲洗　传递冲洗液 3% 过氧化氢溶液，备牙周袋药物。注意抽取冲洗液时应注意将冲洗器针头安装严密，防止冲洗时针头脱离造成误吞或冲洗液溅出。

5. 观察病情　密切观察患者全身情况，及时向医师反馈。

（六）术后健康指导

1. 告知患者术后麻药 2～3 小时后才消退，最好 2 小时内勿饮食，当天可进软食、流质饮食，以温凉饮食为宜。

2. 牙龈疼痛明显者可按医嘱服用镇痛药物以缓解疼痛。

3. 嘱患者术后牙龈少量渗血属于正常现象，不要反复吸吮术区或吐唾液。如术中渗血明显，术后休息半小时无明显渗血方可离开。如出血严重，唾液中有大量血块时需及时回院处理。

4. 嘱患者术后当天尽量少运动，少讲话，忌烟酒，避免冷、热、酸、甜食物刺激。

5. 告知患者术后上药 30 分钟内忌漱口和饮水。当天可正常刷牙，但动作应轻柔。刷牙时有少量出血属正常现象，一般 3 天后会好转。

6. 指导患者自我控制菌斑的方法，正确刷牙，使用牙线和牙间隙刷等辅助工具保持口腔卫生。

7. 嘱患者 1 周后复诊分区刮治，刮治完成后根据医嘱定期复诊。

8. 均衡饮食，保持营养。

（陈　群　邱钧琦）

第八章 口腔健康评估与口腔疾病预防

【学习目标】

1. 掌握：口腔三级预防的主要任务；运用各种图表系统记录患者的治疗需求的方法；龋病、牙周病、口腔癌的评估与预防方法。

2. 领会口腔预防医学的主要研究对象及研究内容；龋病、牙周病、口腔癌流行特征及有关因素；口腔健康教育与口腔健康促进措施。

3. 了解：口腔预防医学的发展简史的4个阶段；影响龋病、牙周病、口腔癌流行的因素。

第一节　概　　论

一、口腔预防医学的概述

（一）概念

口腔预防医学是口腔医学的一门分支学科和重要组成部分，与口腔医学的各领域都有着密切的内在联系。口腔预防医学是以人群为主要研究对象，应用生物学、环境医学、预防医学、临床医学及社会医学的理论，宏观与微观相结合的方法，研究口腔疾病发生、发展及分布的规律，研究影响口腔健康的各种因素以及预防措施和对策，从而达到预防口腔疾病，促进口腔健康及提高生活质量的目的。

口腔预防医学以人群为主要研究对象。通过口腔专业人员及公共预防相关工作人员研究实践，发现并掌握预防口腔疾病发生、发展的规律，促进整个社会口腔健康水平的提高。

（二）研究内容

口腔预防医学的研究内容包括口腔流行病学和口腔健康调查方法；龋病、牙周病、口腔其他疾病的预防；口腔相关保健用品的正确使用及开发；特定人群的口腔保健指导；口腔健康促进与健康教育；口腔卫生项目管理和口腔卫生政策以及口腔保健中的感染控制等。

（三）三级预防的原则

随着医学科学的发展和与其他科学的相互渗透，三级预防的观念由过去的"口腔预防只是防止口腔疾病的发生"转变为"不仅是预防疾病的发生，还包括控制口腔疾病的发展，及时治疗已有的口腔疾病，全面提高口腔健康水平"。1965年Leavell和Clark根据疾病的自然史，把预防分为以下三个级别和五个阶段（表8-1）。

表8-1 Leavell和Clark的三级预防（三个级别和五个阶段）

一级预防		二级预防	三级预防	
第一阶段	第二阶段	第三阶段	第四阶段	第五阶段
增进健康	特殊预防手段	早诊断、早治疗	防止功能障碍	修复

1. **一级预防（primary prevention）** 即病因预防，一级预防的主要任务包括：针对疾病发生的生物、物理、化学、心理及社会因素采取预防措施，消除致病因素，防止各种致病因素对人体的危害，如口腔健康教育、口腔卫生指导、控制牙菌斑的措施等。

2. **二级预防（secondary prevention）** 即临床前期预防，二级预防的主要任务包括：在疾病发生前期做到早发现、早诊断和早治疗，如定期进行口腔健康检查、对高风险人群的发现和早期龋齿充填等。

3. **三级预防（tertiary prevention）** 即临床预防，三级预防的主要任务包括：对患者采取及时有效的治疗措施，防止病情恶化，预防并发症和后遗症，尽量恢复或保留口腔功能，如牙列缺损和缺失的修复等。

二、口腔预防医学的发展简史

口腔预防医学发展简史大致可分为4个阶段。

1. 原始启蒙时代　在我国殷墟甲骨文中，先民清楚地记载了象形文字，并刻下了齿字和龋字，认为龋是由虫蛀造成的。至今民间对于龋齿描述还有"虫牙"和"蛀牙"之说。古书中还记载了多种口腔卫生保健的方法，如漱口、咽津、叩齿、剔牙、揩齿等，有些方法延续至今。

2. 科学基础形成时代——口腔中细菌的发现　17世纪荷兰学者列文虎克发明了显微镜，首次从儿童口腔内取出的牙垢上发现了细菌。直至1880～1896年米勒进行了口腔细菌学研究，证明细菌作用于糖，产酸使釉质脱矿而引起龋。

3. 氟化物防龋的发现　1896年德国人Dennirger指出氟化物可作为制剂对抗牙科疾病，同时指出饮食中缺氟是引起牙病的重要因素。1931年Dean博士在美国开展氟牙症的流行病学调查，结果表明饮水氟浓度高是引起氟牙症的主要原因，且随着饮用水氟浓度增加，氟牙症的严重程度增加。随后对氟牙症与龋病间相关性的调查结果显示随着饮用水氟浓度的增加，人群中的龋病发病率下降，进一步的研究显示在饮用水氟浓度为1mg/L时龋病发病率最低。1945年美国在大急流城开展的饮用水氟化项目，取得了明显的防龋效果，为大规模应用氟化物防龋奠定了基础。

三、口腔预防医学诞生与发展的时代

20世纪初，口腔预防医学与口腔公共卫生在美国与欧洲国家迅速发展。1937年7月，美国最早成立了公共卫生牙医学会，从40年代开始，密歇根大学在Easlick的指导下首次开设了口腔公共卫生研究生课程，培训口腔公共卫生专家。1950年建立了美国口腔公共卫生委员会，目的在于促进全民的口腔健康。

20世纪初期，西方现代口腔医学相继传入我国，随着牙科诊所、学校的建立，陆续出现了有关口腔卫生的刊物、宣传、展览、牙粉和牙膏，并逐渐开展了龋病和氟牙症的相关调查。1917年，由加拿大人林则在成都华西协合大学创办的牙科系是我国最早的牙医学教育机构，1919年扩建为牙医学院，1945年在牙医学院中成立口腔预防学科，具有一定科学基础的口腔预防医学在中国萌芽并逐步发展。

20世纪中期为口腔预防医学全面发展的时代。1948年WHO成立，以促进全球人口达到可以接受的口腔健康水平为目标，在全球范围内开展预防和控制口腔疾病的项目。自1969年以来，定期发布全球龋病流行趋势报告，在40年的监测过程中，发现工业化国家龋病患病程度显著下降而发展中国家呈缓慢上升的趋势。1979年，WHO与世界牙科联盟（FDI）联合提出了2000年全球口腔卫生保健的目标。WHO把口腔健康作为人体健康的十大标准之一，明确口腔健康是"牙齿清洁、无龋洞、无痛感，牙龈颜色正常、无出血现象"。

1989年，九部委联合发文确定每年9月20日为"全国爱牙日"。在卫生部和全国牙病防治指导组的领导下，我国于1995年、2005年和2015年分别开展了第二次、第三次和第四次全国口腔健康流行病学调查，获得了我国人群口腔疾病的患病流行及基本情况的全面资料，加速促进了我国口腔预防事业的发展，缩短了与国际的差距。根据口腔卫生事业发展的需要，卫生部于2007年4月成立了口腔卫生处，正式将口腔卫生保健工作纳入卫生部的工作范畴，预示着我国口腔卫生保健工作步入一个新的发展阶段。

第二节　运用各种图表系统记录患者的治疗需求

一、口腔基本检查

口腔检查是口腔疾病诊断和治疗的首个重要步骤。患者就诊时，医生根据患者的病史和症状，运用各种检查方法对口腔组织进行全面检查，将病史和检查结果综合分析判断，做出正确的诊断并制订合理的治疗计划。在口腔检查的同时，护士应积极主动做好检查用品准备工作。

（一）口腔检查前的准备

1. 诊室环境　保持宽敞、整洁、明亮，温湿度适宜，定时通风、消毒。

2.设备与器械　护士根据治疗需要，提前准备好检查用品，并合理放置。

3.患者的准备　患者就诊时，护士引导其坐于治疗椅。提前告知患者即将进行的检查操作以及治疗过程中可能出现的反应，取得患者的配合。

（1）患者体位调节：一种是将椅背调至垂直于地面，让患者就座，腰部紧贴背靠，让椅背调至最佳位置；另一种是让椅背处于预定位置，协助患者将腰背和头部就位。在接诊儿童或老年患者时，要使用辅助坐垫或腰垫，增加患者的舒适感。

（2）头托位置调整：患者头部位于头托上，与身体保持平直或稍仰的位置，在坐位时与地面呈45°，在仰卧位时与地面呈90°。

（3）治疗灯：根据观察部位不同，变换治疗灯的位置。观察前牙时，投射灯应位于正上方；观察上颌后牙时，投射灯应稍位于前方，观察下颌后牙时，应稍位于正上方。

（二）口腔检查内容

口腔检查包括问诊、视诊、触诊、听诊、探诊、叩诊、扪诊、咬诊及牙齿松动度的检查等。检查时应首先评估患者的精神、意识及营养发育状况，然后配合医生完成其他项目检查。

1.问诊　收集患者病史资料。

（1）现病史：了解患者本次就诊症状、目的和要求，以便医生掌握患者的主诉要求，同时方便护士进行诊治所需用品的准备。

（2）既往史：了解患者既往是否进行过相关治疗及其效果，是否有心脏病、高血压、血液病、糖尿病、肝脏和肾脏疾病等全身性基础性疾病及传染病。

（3）过敏史：了解患者是否有食物、药物及其他过敏史。

2.一般检查　口腔检查一般应按先口外、后口内的顺序进行，按顺序进行，以免遗漏。护士应该协助医生做好记录。

（1）口外检查

1）颌面部外形：检查颌面部上下、左右的比例及对称性关系，有无肿物、肿胀。应注意肿物、肿胀的部位、直径大小、色泽、性质等。对两侧不对称者，应注意区别是一侧肿大、膨隆，还是另一侧萎缩、缺损。

2）颌面部皮肤：有无瘢痕、窦道及皮肤颜色、质地、弹性、光滑度。

3）颌面部运动：观察头颈部运动，特别注意下颌运动的检查，如前伸、侧方运动，疑为面神经损伤者，应观察双眼、唇部运动状况。

4）淋巴结：检查有无肿大，检查时应按一定顺序，由浅入深，滑动触诊。一般的顺序为：枕部、耳后、耳前、腮腺、颊部、下颌、颏下；顺胸锁乳突肌前后缘、颈前后三角直至锁骨上凹。淋巴结如有肿大，应注明部位、大小、数目、硬度、活动度、有无压痛或波动感及与皮肤或基底部有无粘连等。

5）颞下颌关节检查：运动有无异常，如张口度和张口形；双侧运动是否协调，有无疼痛、杂音，以及杂音性质及其与开口运动的关系；髁突附近组织情况。

临床上检查张口度通常以示指、中指和环指的末端合拢后的宽度为标准来测量最大张口时切牙切端之间的距离：

轻度张口受限：可容纳2横指，2～2.5cm。

中度张口受限：可容纳1横指，1～2cm。

重度张口受限：不到1横指，小于1cm。

完全张口受限：完全不能张口，也称牙关紧闭。

（2）口内检查

1）口腔黏膜：检查口腔黏膜的颜色、性质是否有改变，是否有色素沉着、溃疡、瘘管，是否有牙龈增生、萎缩、坏死。要注意唇舌的情况，唇系带、舌部的运动等。

2）牙齿：牙体龋坏、疼痛、松动度等情况。

A.视诊：观察牙体的数目、颜色、缺损、缺失及牙列情况，注意口腔卫生情况。

B.探诊：使用探针检查牙体的窝、沟、点、隙及肉眼无法观察的邻面。是否对机械刺激敏感、有无龋坏、龋坏范围和深度、充填物及固定修复体的密合度、瘘管方向等。使用牙周探针检查牙龈或牙周袋深度。

C.叩诊：使用金属手持器械的平端垂直或水平叩击牙冠部，以检查根尖和牙周的炎症情况。检查时应先叩击正常牙，再叩击患牙作对比。根据患牙疼痛反应及程度，判断根尖部和牙周膜的健康状况和炎症程度。

D. 扣诊：可用手指轻压被检部位，检查压痛、波动感、分泌物的溢出情况。

E. 牙齿松动度：通常使用镊子夹持牙齿进行检查，观察牙齿的松动情况。后牙可用口腔镊闭合的尖端放于𬌗面窝沟内进行检查。其松动度分级如下：

Ⅰ度松动：唇舌向或颊舌向松动；或松动幅度小于 1mm。

Ⅱ度松动：除唇舌向或颊舌向松动外，近远中向也松动；或松动幅度为 1 ~ 2mm。

Ⅲ度松动：唇舌向或颊舌向、近远中向和垂直方向均出现松动；或松动幅度大于 2mm。

3）牙列情况：包括现存牙、缺失牙、额外牙、阻生牙及𬌗关系等检查。

A. 牙列是否有排列不齐、拥挤等情况。

B. 咬合关系是否异常，是否错位𬌗关系；有否𬌗干扰。

C. 缺失牙的部位；牙槽嵴丰满度、邻牙龋坏、松动及倾斜情况；对𬌗牙龋坏、松动及伸长状况。

D. 余留牙的部位及健康状况。

E. 额外牙、阻生牙情况。

以上检查涉及多部位、多项目，护士做好详细准确的记录。

3. 特殊检查

（1）牙髓活力测试：根据牙髓对温度或电流的不同反应来协助诊断牙髓是否有病变、病变的发展阶段或牙髓是否存在活力。

（2）X 线检查：口腔常用的 X 线检查有牙片、咬合片、头影测量片、曲面断层片、涎腺造影片、口腔 CT 片等。

（3）菌斑检查：通过品红等染色法，对牙体上菌斑的部位及量进行检查。

（4）咬合状况检查：通过蜡片或咬合纸等对咬合接触状况进行检查。

（5）研究模型：是一种立体的检查记录，可以对治疗前后进行比较。通常可以通过口腔模型对部分症状进行检查，一般可以记录：

1）咬合状况。

2）咬合面形状（窝沟点隙）。

3）牙体磨耗及缺损（龋洞、颈部缺损）、牙体缺失。

4）窝洞、基牙的形状。

5）牙体形态（外形、大小）。

6）牙齿位置状态（长轴、扭转、异位）。

7）牙列状态（牙弓的形状、大小；覆𬌗、覆盖）。

8）软组织状态（牙龈高度、边缘；各系带附着）。

9）腭部的宽度和高度。

（三）检查过程中护士的注意事项

1. 检查前向患者说明检查的目的、注意事项，让其充分了解治疗过程，自愿接受检查。

2. 正确引导患者到相应专业科室接受检查。

3. 在检查中要随时注意患者的病情变化，及时提醒医生。

二、牙位记录

在临床工作中，为了记录病史、检查口腔状况、制订治疗措施、设计修复方案、病案统计和学术交流等，将各个牙采用一定的格式、符号、数字，结合文字记录下来，称为牙位记录。

（一）牙列分区

常以"+"符号将上下牙列从右向左分为四个区。符号中的水平线表示𬌗平面，用以划分上下；垂直线表示中线，用以划分左右。"⌐"代表患者的右上颌区，称 A 区；"⌐"代表患者的左上颌区，称 B 区；"⌐"代表患者的右下颌区，称 C 区；"⌐"代表患者的左下颌区，称 D 区。因此，上下牙列以右、左、上、下可划分为 A、B、C、D 四个区。

（二）临床牙位记录法

1. 部位记录法 分为乳牙记录法和恒牙记录法，参见第四章第一节。

2. 通用编码系统 每一个恒牙有其独特的编号。从右上颌第三磨牙编号为"1"始，从右上区－左上区－左下区－右下区的顺时针方向依次编号，直至右下区第三磨牙"32"止，如右上颌中切牙可记录为"#8"。

乳牙用同样的方法编号，只是在编号之后加"d"，右上颌乳中切牙可记录为"#13d"，依此类推。

3. 国际牙科联合会系统 详见第四章第一节。

第三节 龋病的流行特征及有关因素

龋病（dental caries or tooth decay）是在以细菌为主的多种因素影响下，发生在牙体硬组织的一种慢性进行性破坏性疾病。在各种口腔疾病的发病率中，龋病位居前列，是人类最常见、多发的口腔疾病。

一、龋病的特征

龋病牙体硬组织的病理改变涉及牙釉质、牙本质和牙骨质，是口腔内微生物在牙面黏附形成牙菌斑生物膜，继而细菌产酸，造成牙脱矿致龋的发展过程。临床特征表现为牙体硬组织色、形、质发生变化。初期牙龋坏部位的硬组织发生脱矿，微晶结构改变，牙透明度下降，牙釉质出现白垩色改变；随之发展病变部位形成色素沉着，局部呈黄褐色或棕褐色；随着进一步破坏，牙齿脱矿、牙体缺损，直至形成不可逆性龋洞。

二、龋病的流行病学

牙齿一旦萌出，在口腔微生态环境里，均有可能发生龋病。龋病是发病率最高的口腔疾病，其流行情况代表着牙病防治的水平。了解和掌握龋病的流行情况，对指导龋病的防治具有重要的意义。

（一）龋病的流行情况

龋病的流行史可追溯至百万年前，随着人类进化及经济的发展，龋病发病率有所升高。1980 年 WHO 对全球 107 个国家 12 岁年龄组龋失补牙（decay missing filling tooth，DMFT）的调查结果显示，51% 的国家 DMFT ≤ 3，仍有 49% 处于较高水平。在 2000 年参与调查的 184 个国家中，68% 的国家 DMFT ≤ 3。随着现代公共口腔健康措施的实施及完善，人们生活水平的改善，个人保健意识的提高，许多发达国家龋病流行情况出现下降趋势，发展中国家龋病发病率开始出现上升趋势。2016 年 Lancet 公布全球疾病负担（Global Burden of Disease，GBD）研究数据显示，全球恒牙龋齿患病率居所有疾病首位，发病率居第二位，仅次于上呼吸道感染。

2015 年开展的第四次全国口腔健康流行病学调查对全国 31 个地区的调查结果显示（表 8-2），龋病患病率较 10 年前上升了 7.8%，农村高于城市。儿童患龋情况呈现上升态势，但仍处于世界很低水平，12 岁儿童平均龋齿数为 0.86 颗，低于世界卫生组织公布的全球 12 岁儿童平均龋齿数（1.86 颗）。5 岁儿童龋齿经过充填治疗的牙齿比例为 4.1%，12 岁为 16.5%，充填率较 10 年前上升了约 50%，说明儿童家长对口腔卫生服务的利用水平在不断提升，但与发达国家相比仍存在显著差距。此外，由于中老年人牙周健康率不到 13%，65 ～ 74 岁人群根面龋的患病率仍处于较高水平（39.4%）。

表 8-2 我国龋病流行情况

时间	调查地区数（个）	总调查人数	牙列	年龄（岁）	平均患龋率（%）
第三次全国口腔健康流行病学调查（2005 年）	30	93 826	恒牙	12	28.9
					28.9
				35 ～ 44	89.1
					87.1
				65 ～ 74	98.2
					98.7
			乳牙	5	62.0
					70.2
第四次全国口腔健康流行病学调查（2015 年）	31	172 000	恒牙	12	34.5
				65 ～ 74（根面龋）	39.4
			乳牙	5	70.9

（二）龋病的好发部位

1. 好发牙位 流行病学调查资料表明，恒牙列中下颌第一磨牙的患龋频率最高，其次是下颌第二磨牙、上颌第一磨牙、上颌第二磨牙、前磨牙、第三磨牙、上颌前牙。下颌前牙患龋率最低。在乳牙列中，患龋率最高的是下颌第二乳磨牙，其次是上颌第二乳磨牙、第一乳磨牙、上颌乳前牙、下颌乳前牙。

2.好发牙面　龋病好发部位依次为咬合面、邻面、颊面。随着人口老龄化以及牙周炎患病率的增长，牙龈萎缩导致根面暴露进而导致的根面龋也成为龋病好发部位。

（三）龋病的评价方法及常用指数

1.恒牙龋失补（DMF）指数　是检查龋病时最常用的指数，该指数是由 Klein 等于1938 年研究龋病分布时提出的，其主要依据是牙体硬组织已形成的病变不可能再恢复为正常状态。

龋失补指数用龋（decay，D）、失（missing，M）、补（filling，F）牙数（DMFT）或龋、失、补牙面数（DMFS）表示。"龋"即已龋坏尚未充填的牙；"失"指因龋丧失的牙；"补"为因龋已做充填的牙。作为个别患者统计，DMF 指数是指 DMFT 或 DMFS 之和；而在评价某人群 DMF 指数高低时，多使用这个人群的平均DMFT 或 DMFS，通常称之为龋均或龋面均。

成年人因牙周病而失牙的概率较高，因而统计成年人 DMFT 时有可能将牙周病丧失的牙也计算在内。因此，按照世界卫生组织的记录方法，检查 30 岁及以上者，不再区分是龋病还是牙周病导致的失牙，其失牙数按口腔内实际失牙数计。

2.乳牙龋失补指数　是指乳牙的龋（d）、失（m）、补（f）牙数（dmft）或龋、失、补牙面数（dmfs），龋、失、补定义与恒牙龋相同，计算因龋丧失的牙数须与生理性脱落的乳牙区分。世界卫生组织计算失牙的标准是：9 岁以下的儿童，丧失了不该脱落的乳牙，如乳磨牙或乳尖牙，即为龋失。或用龋拔补牙数或龋拔补牙面数作为乳牙龋指数。也可用龋补牙数或龋补牙面数说明人群中乳牙的患龋情况。

3.龋均和龋面均　龋均指受检查人群中每人口腔中平均龋、失、补牙数。龋面均指受检查人群中每人口腔中平均龋、失、补牙面数。龋均和龋面均的计算公式如下：

$$龋均＝龋失补牙之和 / 受检人数$$
$$龋面均＝龋失补牙面之和 / 受检人数$$

龋失补牙数和牙面数计算方法见表 8-3。

表 8-3　龋失补牙数和牙面数计算方法

患龋情况	龋失补牙数	龋失补牙面数
可疑龋	不计分	不计分
一颗龋失牙	M（m）=1	后牙龋失 M（m）=5
		前牙龋失 M（m）=4
一颗近中面患龋的牙	D（d）=1	D（d）=2
一个牙面有充填体，另一牙面有原发龋的牙	D（d）=1	D（d）=1 F（f）=1
一个牙面上既有原发龋又有充填体的牙	D（d）=1	D（d）=1
一个牙上有两个牙又面有充填	F（f）=1	F（f）=2

4.患龋率　龋病的患病率即患龋率，指在调查或检查时点某一人群中患龋病的频率。这一指标所表示的概念，是在调查或检查时点，一定人群中的患龋情况。其计算公式为：患龋率＝观察时点的龋病例数 / 该时点（时期）的人口数 ×100%。

5.龋病发病率　通常指在某一特定观察期间内，可能发生龋病的特定人群新发龋病的频率。与患龋率不同的是仅指在这个特定时期内特定人群新龋的发病率。其计算公式为：龋病发病率＝观察期内发生新龋的人数 / 同时期受检人数 ×100%。

（四）影响龋病流行的因素

1.年龄因素　龋病在儿童中甚为流行，牙萌出后很快可能患龋。婴幼儿期和儿童时期均可通过不同途径产生免疫保护，但保护力度甚微，因此儿童时期患龋率一直很高。新萌出的牙齿龈面窝沟较深，矿化程度低，患龋的概率很高。随着年龄增长，牙龈逐渐退缩，牙根面外露，细菌易于聚集，老年人根面龋发病率高。

2.性别因素　流行病学研究显示，女性患龋率略高于男性。女性牙萌出时间早于男性，由于牙萌出较早，牙与口腔环境接触时间相对延长，患龋的概率随之增加。

3.家族与遗传因素　龋病常在家族之中具有流行性，这种情况的出现究竟源于遗传基因一致还是由于生活习惯相同，目前尚无定论。

4. 地理因素及社会经济因素　流行病学研究已经证实，不同国家、同一国家的不同地区，龋病流行情况有很大差异。

5. 氟摄入量　人体氟的主要来源是饮水，患龋率一般与水氟浓度呈负相关。

6. 饮食习惯　流行病学研究表明，龋病发病与糖的摄入量、摄入频率及糖加工的形式有密切关系。

7. 经济因素　社会经济因素影响着个体患龋情况，包括社会层面、家庭层面及个体层面。这些因素的变化会改变口腔环境，最终影响龋病患病率。

三、龋病的危险因素

龋病危险因素即易感因素或有害因素，是指可能会发生龋病的潜在因素，包含促使龋病发生的细菌、宿主及食物因素。

（一）细菌因素

1. 致龋菌　常见致龋菌有变形链球菌、乳杆菌及放线菌，这些致龋细菌通过黏附、产酸和耐酸这些致龋毒性发挥作用，导致龋齿的形成。

（1）变形链球菌群：口腔内有四个固有链球菌群，其中变形链球菌群是可致龋病的菌群，属口腔正常菌群。该菌群于婴儿出生后1～36个月（平均26个月），即乳牙萌出及乳牙列形成时期，在口腔内定植。这个时期变形链球菌定植称为窗口期。变形链球菌群具有多种致龋毒性物质，可致各牙面龋。

（2）乳杆菌：属人体的正常菌群，存在于肠道、阴道及口腔内，为革兰氏阳性杆菌。致龋作用表现为产酸快且量大，可在pH3.8的环境继续生长代谢。附着作用差，常与变形链球菌协同，起到促进龋发展的作用。

（3）放线菌：属口腔的正常菌群，为革兰氏阳性杆菌，呈多形性。能分解碳水化合物产酸，耐酸生长，可合成杂多糖。该菌属可致邻面及根面龋，常与变形链球菌、乳杆菌协调作用。

（4）非变形链球菌：在口腔链球菌种中，除变形链球菌以外其他可产酸类菌种的致龋作用，近年来也备受人们的关注。

2. 危险因素　细菌方面的危险因素表现为存在着口腔内牙菌斑菌群比例失调的现象。

（1）唾液内变形链球菌比例增加：早期龋的局部菌斑变形链球菌数量比健康部位高10倍，唾液内数量超过10^5cfu/ml，是可能致龋的危险因素，是公认的龋活性试验的指示菌之一。

（2）唾液乳杆菌比例增加：在牙表面早期龋菌斑，乳杆菌数量比健康部位高100倍，该菌也是龋活性试验的指示菌。在唾液内菌数超过10^4cfu/ml提示新生龋可能出现。

（3）牙菌斑呈酸性：牙表面菌斑pH在5.5以下，显示有釉质表面脱矿的危险。

（4）牙表面菌斑致龋菌及产酸菌数量增加：与健康部位比较，牙菌斑的致龋菌与产酸菌数量增加，特别是长期、大量存在牙菌斑的部位如牙邻面，是发生龋病的危险预兆。

（二）宿主因素

1. 牙　牙体在自然生长发育、病理发育及医源性原因造成的菌斑滞留区，都可以成为龋病发生的易感条件。龋在牙体容易发生的部位，主要是釉质钙化不完善或菌斑容易滞留的部位。

2. 唾液　有物理清洁、抗附着、抑菌及缓冲等多种功能，是调节口腔微生态环境平衡的主要内容，任何造成唾液分泌障碍的原因都可以成为龋病的易感条件。

3. 行为和生活方式　由于人类的进化、社会的发展、饮食丰富及细化、咀嚼器官退化，增加了口腔微生物的直接利用率，口腔与机体的生态平衡容易被打破，从而促使龋病的发生率上升。

4. 危险因素

（1）牙与口腔：牙与牙列发育缺陷、病理性及医源性因素均可造成牙菌斑在牙表面长期滞留。

1）牙发育缺陷：窝沟、牙列不齐、异位阻生齿、牙邻面接触点以下等菌斑不易清洁的滞留区，均是龋病的好发部位。釉质发育不全造成恒牙萌出后的釉质缺损，是容易发生龋病的有利条件。

2）口腔医源性因素：正畸固定矫治器托槽周围、全冠固定修复及操作不当导致的继发龋和不规范的窝沟封闭等医源性因素导致菌斑堆积，从而导致龋病发生。

3）局部病理性因素：如牙根外露、牙磨损

等，易受到致龋菌产酸的作用而发生龋病。特纳牙的釉质发育出现缺损，也是龋病好发部位。

4）腺体老化：多发生于老年人的衰老性变化。

（2）唾液分泌障碍：多种原因可以造成长期唾液分泌障碍，使口腔自身防御能力及对微生态环境的调节能力减弱，形成龋的易发条件。

（3）既往史与环境状况：即宿主过去的患龋经历以及相关的全身疾病，还有残疾状况与社会经济条件等也可以是龋病的危险因素。

（三）食物因素

致龋食物主要指碳水化合物类食物，滞留在口腔内，易被致病菌代谢产酸并合成细胞外多糖。主要有蔗糖，其次为葡萄糖、淀粉等糖类食物。糖摄入过量、频度过高、口腔内滞留，均可形成致龋的危险环境。过多过频的糖摄取、饮用过多的酸性饮料、不良饮食习惯等，唾液分泌及口腔自洁能力降低，有利于口腔微生物大量繁殖，更有利于致龋菌的繁殖，产生致龋毒性作用。

综合上述各种危险因素可以看出，龋病是口腔内滞留于牙面菌斑内的嗜糖致龋菌利用碳水化合物连续代谢而产生的酸促使牙齿脱矿、造成牙体硬组织的腐蚀性损害。因此，龋病是宿主、细菌、食物等多因素长期反复作用的结果。

第四节　龋病的评估与预防

一、龋病的评估

龋形成过程中的酸是细菌代谢碳水化合物的正常代谢副产品。外层牙釉质较内层牙釉质矿化程度高，大量的脱矿发生于牙釉质表面以下，导致早期的表层下牙釉质脱矿，即临床所观察到的白斑，可诊断为早期龋。龋病的发生发展，是从初期由釉质表面不可逆性脱矿到不可逆性龋洞（浅龋－深龋）形成的过程。龋病早期症状的发现，在预防上尤为重要。另外，早期龋对龋临床试验具有重要意义。

龋的诊断方法分为三种：常规临床检查（视觉与触觉诊断）、X线检查和特殊仪器诊断。

（一）常规临床检查

1.光滑面早期龋　光滑面（包括面、唇颊面）的釉质表面下脱矿表现为白垩色斑，称龋白斑。首先应清洁牙面，其次为避免覆盖唾液的折光现象，应隔湿吹干牙表面，再观察白垩色斑是否存在。为避免破坏表面再矿化，尽量不用尖探针划探，防止对表面的破坏。

2.窝沟早期龋　观察颜色变深或变黑，探诊可有粗糙感，可初步确定龋坏。

3.邻面早期龋　邻面表面粗糙或X线显示釉质表面脱矿透影时，是容易忽略的部位。

（二）X线诊断

X线是诊断早期龋的临床常用方法，多用殆翼片及根尖片（最好采用平行投照技术），适合邻面龋或继发龋诊断，殆片比根尖片准确率更高些。

（三）特殊仪器检查

随着科技的进步，有许多新的检测技术应用于临床，对发现早期龋起了很重要的作用，如激光荧光龋检测仪、定量光导荧光法、光纤透照技术等。

二、龋病的预防

（一）龋病的分级预防

龋病的分级预防包括一级预防、二级预防和三级预防。一级预防是针对病因的预防，从控制龋病的危险因素出发，预防龋病的发生；二级预防强调的是在龋病的早期进行有效的控制，防止龋病的危害扩大；三级预防是进行龋病的功能修复。三级预防是比较被动的，从预防的角度讲，一级预防最为重要，其次是二级预防，做到龋病的早期控制。

1.一级预防

（1）进行口腔健康教育：普及口腔健康知识，了解龋病发生的知识，树立自我保健意识，养成良好口腔卫生习惯。

（2）控制及消除危险因素：对口腔内存在的危险因素，应采取可行的防治措施。在口腔医师的指导下，合理使用各种氟化物及其他的防龋方法，如窝沟封闭、防龋涂料等。

2. 二级预防　早期诊断、早期处理，定期进行临床检查及 X 线辅助检查，发现早期龋及时充填，避免龋损的进一步发展和破坏。

3. 三级预防

（1）防止龋病的并发症：防止龋病进一步发展伤害牙髓引起牙髓炎，并继续发展成为根尖周炎。

（2）恢复功能：对龋病引起的牙体缺损、缺失及牙列缺损，应及时修复，以恢复口腔正常功能，保持身体健康。对不能保留的牙尽早拔除。

（二）龋病的预防方法

龋病是多种因素导致的慢性进行性破坏性疾病，应采取综合的防治措施，包括菌斑控制、控制糖的摄入和使用糖代用品、增强牙齿的抗龋能力。菌斑控制是龋病的重点。

1. 菌斑控制

（1）机械方法：机械清除菌斑是简单易行的自我保健方法，基本的原则是：最大限度清除牙表面菌斑，减少对牙表面的磨损及牙龈损伤，包括刷牙、使用牙线、牙间隙刷清洁牙齿等。

（2）化学方法：包括氯己定、季铵化合物、酚类化合物、三氯羟苯醚等常用控制菌斑的化学制剂。

（3）其他方法：如植物提取物、生物方法、抗菌斑附着剂、替代疗法、免疫方法等作用于口腔致龋菌，从而获得防龋效果。

2. 控制糖的摄入和使用糖代用品

（1）控制糖的摄入

1）糖的致龋性和含糖食品：蔗糖是致龋性最强的糖，果糖、麦芽糖等也具有一定的致龋性，乳糖的致龋性较弱。从饮食中获取的糖，除了牛奶中的乳糖（奶糖）、水果及蔬菜中的糖（内源糖）外，还有一些外来糖即游离糖。

乳糖和内源糖对牙健康的危害非常小，游离糖才是使龋发生的主要致病因素。

2）进食频率：大量研究表明，每天的食糖量与龋的发生呈正相关。因此，应建议龋易感者减少食糖量和摄糖频率，同时每次摄糖后应注意口腔的清洁。

3）饮食中糖的来源：对于学龄儿童，2/3 的游离糖来源于零食、软饮料和餐桌上的糖，零食和饮料的糖对儿童、成人的牙齿均有巨大的破坏作用。水果味的含糖饮料是口腔健康的最大危害，常常也是猖獗龋的致病因素。另外，也不能忽视奶制品中加入的额外糖，这也是导致儿童易患龋的原因。

4）在预防龋方面的建议：最主要的建议就是减少摄取游离糖的量和频率。建立良好的饮食结构不仅对全身健康有很大益处，而且对口腔健康也是十分重要的。

（2）使用糖代用品：蔗糖代用品有两类，一类为高甜度代用品，如阿斯巴甜、苯甲酸亚胺等，这些代用品比蔗糖甜 20 ～ 400 倍，有抑菌作用。另一类为低甜度代用品，如木糖醇、山梨醇、甘露醇、麦芽糖、异麦芽酮糖醇等，这些糖代用品低产酸，pH 下降少，动物实验证实致龋作用低。

3. 增强牙抗龋力　孕期和婴儿时期是乳牙发育的重要时期，注意孕妇孕期及婴儿期的营养和保健，避免乳牙发育缺陷。婴幼儿时期及学龄前时期是恒牙的发育时期，注意此时期儿童的营养和保健，避免恒牙发育缺陷，同时通过应用氟化物、窝沟封闭等措施，增加乳牙和恒牙的抗龋力。

4. 定期进行口腔健康检查，做到早发现早治疗　对于学龄前儿童建议每隔 3 ～ 6 个月进行一次口腔检查，对于学龄儿童应每隔 6 个月进行一次口腔检查，而成人则每隔 6 ～ 12 个月进行一次口腔检查。当然，对于龋易感者，建议缩短定期复查的时间。

第五节　牙周病的流行特征及有关因素

牙周病是影响人类口腔健康的主要疾病，包括牙周炎和牙龈炎。牙周病是由局部因素和全身因素共同作用的结果，口腔卫生不良、牙

菌斑、牙石积聚是导致牙周病的主要的外部因素，机体免疫缺陷、营养不良、内分泌功能失调等全身因素造成机体抵抗力下降，也可导

致牙周病的发生。牙周病对人体健康的损害性大，是中老年人牙体缺失的主要原因。

一、牙周病流行病学

1. 简化口腔卫生指数（oral hygiene index-simplified，OHI-S） 包括简化软垢指数（debris index-simplified，DI-S）和简化牙石指数（calculus index-simplified，CI-S），主要用于人群口腔卫生状况评价，也可以用于个人。

（1）检查方法：检查软垢以视诊为主，根据软垢面积按标准计分，也可用镰形探针自牙切缘 1/3 处向颈部轻刮，根据软垢的面积按标准计分。检查牙石时，将探针插入牙远中面龈沟内，沿着龈沟向近中移动，根据牙颈部牙石的量按标准计分。

（2）计分标准

1）DI-S

0 = 牙面上无软垢

1 = 软垢覆盖面积占牙面 1/3 以下，或没有软垢但有面积不等的外来色素沉着

2 = 软垢覆盖面积占牙面 1/3 ～ 2/3

3 = 软垢覆盖面积占牙面 2/3 以上

2）CI-S

0 = 龈上、龈下无牙石

1 = 龈上牙石覆盖面积占牙面 1/3 以下

2 = 龈上牙石覆盖面积在牙面 1/3 ～ 2/3，或牙颈部有散在龈下牙石

3 = 龈上牙石覆盖面积占牙面 2/3 以上，或牙颈部有连续而厚的龈下牙石

检查 6 个牙面 [16、11、26、31 的唇（颊）面，36、46 的舌面]，个人计分为 6 个牙面计分之和除以 6，这样 DI-S 和 CI-S 计分均为 0 ～ 3。OHI-S 计分为 DI-S 和 CI-S 之和，为 0 ～ 6。将个人 OHI-S 相加，除以受检人数，即为人群 OHI-S。

2. 菌斑指数（plaque index，PI） 由 Silness 和 Löe 在 1964 年提出，根据牙面菌斑的厚度而不是覆盖面积记分，用于测量口腔中菌斑的情况。

（1）检查方法：检查时先吹干牙面，但不能用棉签或棉卷去擦，以免将菌斑拭去，用视诊结合探诊的方法检查，用探针轻划牙颈部牙面，根据菌斑的量和厚度计分。菌斑指数可检

查全口牙面，也可检查指数牙。指数牙为 16、12、24、32、36 和 44。每颗牙检查 4 个牙面，即近中颊面、正中颊面、远中颊面及舌面。每颗牙的计分为 4 个牙面计分之和除以 4，个人计分为每颗牙计分之和除以受检牙数。

（2）计分标准

0 = 近牙龈区无菌斑

1 = 龈缘和邻近牙面处有薄的菌斑，肉眼不易见到，若用探针可刮出菌斑

2 = 龈沟内和（或）龈缘附近牙面有中等量肉眼可见的菌斑

3 = 龈沟内和（或）龈缘附近牙面有大量菌斑

3. Turesky 改良的 Q-H 菌斑指数 Quigley 和 Hein 在 1962 年提出了 0 ～ 5 级的菌斑指数计分标准，提出的依据是他们认为牙颈部的菌斑与牙周组织健康关系更为密切。1970 年 Turesky 等对 Quigley 和 Hein 的这个菌斑指数做了修改，提出了更为客观的具体而明确的计分标准。

（1）检查方法：检查除第三磨牙以外的所有牙的唇舌面，也可以按照 1959 年 Ramfjord 提出的方法，只检查指定的六颗牙，即 16、21、24、36、41、44，称为 Ramfjord 指数牙。先用菌斑染色剂使菌斑染色，再根据牙面菌斑面积计分。该指数经常被用于牙刷和牙膏使用效果的临床试验。

（2）计分标准

0 = 牙面无菌斑

1 = 牙颈部龈缘处有散在的点状菌斑

2 = 牙颈部菌斑宽度不超过 1mm

3 = 牙颈部菌斑覆盖宽度超过 1mm，但在牙面 1/3 以下

4 = 菌斑覆盖面积占牙面 1/3 ～ 2/3

5 = 菌斑覆盖面积占牙面 2/3 以上

4. 牙龈指数（gingival index，GI） Löe 和 Silness 于 1963 年提出，并于 1967 年修订。该指数不考虑有无牙周袋及牙周袋深度，只观察牙龈情况，检查牙龈颜色和质的改变以及出血倾向。

（1）检查方法：使用钝头牙周探针，视诊结合探诊。检查全口或几颗选定的牙。每颗牙检查唇（颊）侧的近中龈乳头、正中龈缘、远中龈乳头和舌（腭）侧正中龈缘，计分为 4

个牙面计分的平均值，每人计分为全部受检牙计分的平均值。它常与 PI 一起使用。

（2）计分标准

0 = 牙龈正常

1 = 牙龈轻度炎症：牙龈颜色有轻度改变并轻度水肿，探诊不出血

2 = 牙龈中等炎症：牙龈色红，水肿光亮，探诊出血

3 = 牙龈严重炎症：牙龈明显红肿或有溃疡，有自动出血倾向

5. 牙龈出血指数（gingival bleeding index，GBI） 于 1975 年由 Ainamo 和 Bay 提出，认为牙龈出血情况更能反映龈炎的活动状况。

（1）检查方法：GBI 可以检查全部牙齿或只检查指数牙，检查采用视诊和探诊相结合的方法。检查时使用牙周探针轻探牙龈，观察出血情况。每颗牙检查唇（颊）面的近中、正中、远中 3 点和舌（腭）面正中 4 个点。

（2）计分标准

0 = 探诊后牙龈不出血

1 = 探诊后可见牙龈出血

每个受检者的计分是探查后牙龈出血部位的数目占总的检查部位数目的百分比。

6. 龈沟出血指数（sulcus bleeding index，SBI） 牙龈炎时，一般都有红肿现象，但龈沟出血则是牙龈炎活动期的表现，因此根据龈沟出血情况对牙龈进行评价更能反映牙龈炎的活动状况。

（1）检查方法：可以检查全部牙齿或只检查部分牙，检查用视诊和探诊相结合的方法，所用探针为钝头牙周探针，检查时除观察牙龈颜色和形状外，还须用牙周探针轻探龈沟，观察出血情况。每颗牙分为近中、远中、颊（唇）侧和舌（腭）侧共 4 个检查部位计分，每颗牙检查得分为 4 个部位分数的平均值。

（2）计分标准

1）龈沟出血指数（SBI）

0 = 龈缘和龈乳头外观健康，探诊龈沟后不出血

1 = 龈缘和龈乳头探诊出血，无颜色改变，无肿胀

2 = 龈缘和龈乳头探诊出血，有颜色改变，无肿胀

3 = 龈缘和龈乳头探诊出血，有颜色改变，轻微肿胀

4 = 龈缘和龈乳头探诊出血，有颜色改变，明显肿胀

5 = 探诊出血，有自发性出血，颜色改变，显著肿胀，有时有溃疡

2）改良龈沟出血指数（mSBI）

0 = 探诊不出血

1 = 探诊后可见散在出血点

2 = 探诊后出血，在龈缘处汇流成一条红线

3 = 探诊后严重或大量出血

7. 改良社区牙周指数（community periodontal index，CPI） 采用指数牙进行检查，检查内容包括牙龈出血、牙石和牙周袋深度，所检查牙齿只记录最高计分。世界卫生组织 2013 年出版的《口腔健康调查基本方法（第 5 版）》对 CPI 进行了改良，改良 CPI 需检查全部存留牙齿，检查内容包括牙龈出血和牙周袋，并需分别进行计分。

（1）检查方法：改良社区牙周指数需使用世界卫生组织推荐的 CPI 牙周探在规定的牙位上检查。以探诊为主，结合视诊，检查牙龈出血和牙周袋深度。未满 15 岁者，为避免牙齿萌出过程中产生的假性牙周袋，只检查牙龈出血，不检查牙周袋深度。

（2）计分标准

1）牙龈出血计分

0 = 牙龈健康

1 = 探诊后出血

9 = 除外

X = 牙齿缺失

2）牙周袋计分

0 = 袋深不超过 3mm

1 = 袋深在 4 ~ 5mm

2 = 袋深在 6mm 或以上

9 = 除外

X = 牙齿缺失

8. 附着丧失 附着水平指龈沟底与釉质牙骨质界（cement-enamel junction，CEJ）的距离，是反映牙周组织破坏程度的重要指标之一，有无附着丧失是区分牙周炎与龈炎的重要指标。

（1）检查方法：在改良 CPI 检查记录牙龈状况和牙周袋深度的同时，检查指数牙的附着丧失情况。未满 15 岁者不做该项检查。

全口分为 6 个区段：

8 7 6 5 4	3 2 1 1 2 3	4 5 6 7 8
8 7 6 5 4	3 2 1 1 2 3	4 5 6 7 8

每个区段选择指数牙检查：

16、17	11	26、27
46、47	31	36、37

每个后牙区段中的第一磨牙和第二磨牙作为指数牙，如果一颗缺失，就只检查剩下的一颗。如果区段中没有指数牙，就检查区段中剩下的所有牙齿，其中最高计分者被记录为该区段得分。

（2）计分标准

0 = 0～3mm（CEJ 不可见且牙周袋深度小于 6mm）

如果 CEJ 不可见且牙周袋深度在 6mm 或以上或 CEJ 可见，则计分为：

1 = 4～5mm（CEJ 位于探针黑色部分内）

2 = 6～8mm（CEJ 位于黑色上限和 8.5mm 标志之间）

3 = 9～11mm（CEJ 位于 8.5mm 和 11.5mm 标志之间）

4 = 12mm 以上（CEJ 超过 11.5mm 标志）

X = 除外区段

9 = 无法记录

二、流行特征及其有关因素

（一）牙周病的流行特征

1. 地区分布 据统计结果显示，全球 70% 以上的国家的成人都受到牙龈炎或牙周炎的影响。牙周病在不同地区的患病率有所不同，这与地区之间的经济状况有一定的关系。发展中国家的牙龈炎、牙周病等的患病程度高于发达国家，农村居民的患病程度高于城市居民。

2. 年龄分布 牙周病患病率随年龄增长而增高。全国第三次口腔健康流行病学对牙周病的调查依据牙龈出血、牙石、浅牙周袋和深牙周袋计分，从结果可以看出，牙龈出血和牙石百分率从 12 岁开始逐渐上升，至 35～44 岁牙石百分率最高，65～74 岁老年人因牙缺失、牙龈出血和牙石，百分率有所下降，但所有被调查人群的牙石百分率均处于较高水平。牙周袋百分率也随着年龄增加，老年人最高。年

龄与牙周病患病程度的关系呈现正向同步上升趋势。

3. 性别分布 牙周病与性别的关系尚不明确，且研究的结果不同。但多数报告发病比例为男性高于女性。另外，牙周病在性别之间的这种分布与吸烟也有关系，据统计，我国吸烟的人数男性远多于女性。

4. 民族分布 不同民族牙周病的患病情况差异很大，这可能与民族之间的社会经济、环境文化、饮食卫生习惯等差异有关。

（二）影响牙周病流行的因素

除受以上地区、年龄、性别及民族等因素影响外，牙周病的患病情况还受到其他因素，如口腔不良习惯、口腔卫生状况、吸烟及营养等因素的影响。

1. 口腔卫生 全身健康状况会影响牙周病发病，但口腔卫生状况直接关系到牙周病。口腔卫生状况好，菌斑清除彻底，牙龈炎发病率低，牙周状况就好；反之，口腔内菌斑聚集，牙石堆积，牙龈炎则不能避免。且此情况持续存在，就会引起牙周炎。

2. 吸烟 是牙周病的高危因素之一，吸烟者患牙周病的危险程度明显高于不吸烟者。吸烟可加速牙菌斑、软垢、牙石的堆积，加重牙槽骨吸收，牙龈炎症和牙周炎。从加重牙周病的严重程度看，吸烟对牙槽骨丧失、牙松动和牙周袋加深程度与吸烟量有关，吸烟次数越多，时间越长，牙周病越严重。当人们吸烟史在 10 年以下时，患牙周病的概率是不吸烟者的 1.3 倍，当吸烟史为 16～20 年时，患牙周病的概率是不吸烟者 8.0 倍，这是由于牙周组织受到的破坏具有累积作用，吸烟史越长，牙周组织的患病情况越严重。

3. 糖尿病 牙周病的破坏性炎症过程与糖尿病相互关联。流行病学调查证实，糖尿病是牙周病明显的高危因素，尤其是长期糖尿病患者，无论 1 型（胰岛素依赖性）还是 2 型（非胰岛素依赖性）。调查显示，非胰岛素依赖性糖尿病患者发生牙周病的危险性比非糖尿病患者高 3 倍。非胰岛素依赖性糖尿病患者牙周骨组织丧失导致全口无牙颌的可能性比非糖尿病患者高 15 倍。现有证据表明，慢性牙周病史能影响对糖尿病的控制。糖尿病不仅是牙周病的危

险因素且二者之间具有相互影响的关系。

4. 营养　口腔卫生状况可以影响牙周组织健康，营养状况是影响牙周组织对致病因素的抵抗力的重要条件之一。人体需要的营养包括碳水化合物、脂肪、蛋白质、纤维、矿物质，这些营养成分为牙周组织的代谢、修复和维持正常功能所必需。营养不良可使牙周组织对口腔局部刺激因素的抵抗力降低，因而易患牙周病。

5. 全身系统性疾病　也是牙周疾病的影响因素。系统性疾病常伴有组织缺损、功能下降或机体免疫调节能力减退，使牙周组织或易于发生炎症，或伤口难于修复，最终产生牙周病。在系统性疾病中比较得到公认的影响牙周组织的疾病是糖尿病。

6. 遗传因素　属于牙周病先天的、不可控制的危险因素。它并不直接引起牙周病，而是通过增加宿主对牙周病的易感性，使疾病较早发生或加重牙周病的病理过程。与遗传有关的宿主易感性可能是侵袭性牙周炎和（或）重度牙周炎发病的主要影响因素之一，并决定疾病的进展速度和严重程度。

7. 宿主的免疫炎症反应　牙周病是慢性感染性疾病，牙周病的发生涉及一系列免疫炎症反应。由于反应的复杂性和反应过程中产生的各种物质的非特异性破坏作用，不可避免地会引起组织的损伤和破坏。在某些类型的牙周病中免疫反应占有主要地位。

8. 人口社会背景危险因素　是指人群的年龄、性别、受教育程度、社会经济状况等因素对牙周病患病情况的影响。年龄与牙周健康状况的相关性最强。从流行病学的趋势看，牙周病患病程度与年龄呈正相关，单纯的牙龈炎主要发生在儿童及青少年，而牙周炎多见于中、老年人。

第六节　牙周病的评估与预防

一、牙周病的评估

1986 年，Carlos 等提出用范围和严重度指数（extent and severity index，ESI）来记录牙周支持组织破坏情况。ESI 用来记录牙周组织破坏的结果，能较好地表达疾病的情况，但并不能说明牙周组织破坏的进展。其他流行病学指数也可应用于临床工作，如探诊出血和探诊深度的变化，特别是附着水平，这些指标对评价患者牙周健康状况的现状及动态变化是十分重要的。

二、牙周病的预防

牙周病预防的主要目的及意义在于消除致病的始动因子及促进疾病发展的危险因素。预防牙周病主要从以下几方面进行：

1. 以健康教育为基础，增强人群牙周病预防的意识，提高自我口腔保健和维护牙周健康的能力。

2. 养成良好的口腔卫生习惯，去除致病微生物，使牙周支持组织免遭破坏。

3. 提高宿主的防御能力，保持健康的生理和心理状态。

4. 维持牙周治疗的疗效。

实践表明，在定期的专业人员提供口腔保健服务的基础上，进行日常自我菌斑控制是预防牙周病发生和控制其发展的最有效方法。

（一）牙周病的分级预防

根据牙周病的自然发展史，可以把牙周病的预防水平分为三级：

1. 一级预防（primary prevention）　又称病因预防，是指在牙周组织受到致病因素的侵袭之前，或致病因素已侵袭到牙周组织，但尚未引起牙周组织病损之前立即将其去除。一级预防旨在减少人群中牙周病新病例的发生，包括所有针对牙周病的病因采取的干预措施，如对大众进行口腔健康教育和指导、帮助人们建立良好的口腔卫生习惯、掌握正确的刷牙方法、定期进行口腔保健、维护口腔健康等。

2. 二级预防（secondary prevention）　又称临床前预防，即早期发现、早期诊断、早期治疗。旨在减轻已发生的牙周病的严重程度，控制其发展。例如对局限于牙龈的病变，及时采取洁治，去除菌斑和牙石，控制其进一步发展；采用 X 线检查法定期追踪观察牙槽骨的情况，根据具体情况采取适当的治疗，改善牙周组织的健康状况。

3. 三级预防（tertiary prevention） 又称临床预防，是在牙周病发展到严重和晚期阶段所采取的治疗措施。例如修复失牙重建功能，通过随访、口腔健康的维护维持其疗效、预防复发。同时，还应治疗相关的全身性疾病，如糖尿病，以增强牙周组织的抵抗力。

牙周疾病的预防需要健康教育和具体预防措施相结合，而且其效果更有赖于患者对家庭防护措施的坚持和正确实施。

（二）牙周病的预防方法

1. 控制菌斑 是预防和治疗牙周病的必要措施和基本措施，也是牙周基础治疗的重点。菌斑是牙周病的始动因子，去除后可在短时间内重新生成，因此必须坚持每天有效去除菌斑，才能预防牙周病的发生和复发。对于已患有牙周病者，除了在治疗过程中彻底清除牙面的菌斑、牙石外，还必须掌握自我菌斑控制的方法，才能保证牙周病治疗的顺利进行以及维持疗效、防止复发。菌斑控制是一项长期措施，贯穿于治疗和维护的每一阶段，只有长期坚持才能保证牙周治疗效果。

（1）菌斑显示：菌斑的有效控制是医生和患者之间相互协作的结果。O'Leary 菌斑控制记录卡（图 8-1 和图 8-2）是国际上广泛采用的、能帮助患者记录菌斑控制效果的评价方式。

医生使用菌斑显示剂检查、记录菌斑控制的程度，并将菌斑控制结果反馈给患者，以鼓励、督促患者加强菌斑控制。

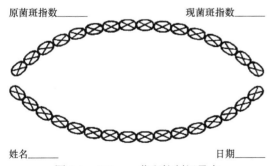

图 8-1 O'Leary 菌斑控制记录卡

记录方法：记录全口每一个牙的 4 个牙面（唇侧、舌侧、近中、远中），凡显示有菌斑

存在的牙面，可在记录卡中相应部位的格内用"一"表示；凡未萌出或缺失的牙，用"X"表示。

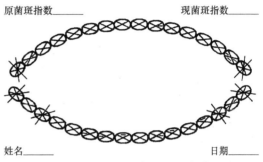

图 8-2 O'Leary 菌斑控制记录卡效果图

计算方法：菌斑百分率＝（有菌斑牙面总数／受检牙面总数）×100%；受检牙面总数＝受检牙总数 ×4

菌斑记录卡能反映患者自我控制菌斑的效果信息。如菌斑百分率在 20% 以下，可认为菌斑基本被控制；如菌斑百分率小于 10%，则已达到良好目标。

（2）机械性措施：菌斑控制的方法有很多，但目前仍以机械性清除菌斑的效果最为确切。刷牙或使用牙线、牙签、洁治等机械方法是去除牙菌斑、清洁牙、保持口腔卫生的重要措施。

1）刷牙：是每个人常规的自我口腔保健措施，是机械性去除菌斑和软垢最常用的有效方法。刷牙虽然是维护口腔卫生的有效方法，但单纯刷牙通常只能清除口内 50% 左右的菌斑，而难以消除邻面菌斑。

2）牙线：可用棉、麻、丝、尼龙或涤纶制成，不宜过粗或过细。有含蜡或不含蜡牙线，也有含香料或含氟牙线。牙周病患者使用牙线之前，应首先进行龈上洁治和根面平整，如磨光邻面的充填体悬突，使之与牙齿的解剖外形一致，以免钩住牙线使线磨损而易拉断。

3）牙签：在牙龈乳头退缩或牙周治疗后牙间隙增大时，可用牙签清洁邻面和根分叉区。使用时注意勿将牙签压入健康的牙龈乳头区，以免形成人为的牙间隙，动作要轻，以防损伤龈乳头或刺伤龈沟底，破坏上皮附着。

4）牙间隙刷：适用于牙龈退缩处邻间区、暴露的根分叉区以及排列不整齐的牙邻面。特别对去除颈部和根面上附着的菌斑来说，比牙线和牙签更有效，使用起来比牙线方便。牙间隙刷分刷毛和持柄两部分。刷毛插在持柄上，可更换。持柄和刷毛的形状大小不等，刷毛有瓶刷式和锥形的单撮毛式。

5）龈上洁治：是使用龈上洁治器械去除龈上牙石和菌斑并磨光牙面，防止菌斑和牙石再沉积、防治牙周病的措施，属于专业人员进行操作的非手术治疗范畴。根据所用的器械不同，龈上洁治术分为手用器械洁治法和超声波洁牙机洁治法。

A.手用器械洁治法：全口洁治时，应有计划地分区进行，一般可先用镰形洁治器从上颌或下颌某一侧最后一颗牙的远中面开始，按顺序逐牙进行洁治，直到对侧最后一颗牙。后再调整椅位和头靠，进行下颌牙或上颌牙的洁治。术者体位最好在做完一组牙的某一侧后再进行调整。

洁治时以改良握笔法持洁治器，以被洁治牙附近的牙面作为支点，将洁治器的刃口放在牙石的下方，刀刃与牙面成80°左右，使用腕部发力，向𬌗面方向用力将牙石整块从牙面刮下。

B.超声波洁牙机洁治法：是利用超声波洁牙机高效去除牙石的一种方法，尤其对去除龈上大块牙石有省时省力的优点。使用超声波洁牙机时，将工作头以15°轻轻与牙石接触，利用工作头顶端的超声振动波击碎牙石。对厚而硬的牙石，使用大功率可达到快速碎石的目的；对于牙面残留的细小牙石或烟斑，使用中小功率以短垂直或短水平来回移动的手法清除之。对于牙龈炎患者，每6～12个月做一次洁治，可有效地维护牙周健康。

6）预防性清洁术：由于个人清除牙菌斑的能力和效果有限，牙的有些部位是很难清洁干净的。预防性清洁术就是口腔专业人员用口腔器械帮助受检者彻底地清除牙菌斑。通常是用特制的牙邻面清洁器或牙线先清除牙邻面菌斑，然后用橡皮杯蘸上打磨膏清洁牙的平滑面。预防性清洁可与口腔健康教育、定期口腔检查及其他预防措施同时进行。

（3）化学方法：在机械性控制菌斑的基础上，配合化学制剂可有效地控制菌斑，达到预防和治疗牙周病的目的。化学制剂必须依靠一些载体，如含漱剂、牙膏、口香糖、牙周袋冲洗液等才能被传递到牙周局部，起到控制菌斑的作用。下面介绍几种常用控制菌斑的化学制剂。

1）氯己定：又称洗必泰，化学名称为双氯苯双胍己烷，系二价阳离子表面活性剂，常以葡萄糖酸氯己定的形式使用。氯己定能较好地抑制龈上菌斑形成和控制龈炎，主要用于局部含漱、涂擦和冲洗，也可用含氯己定的凝胶或牙膏刷牙以及用氯己定涂料封闭窝沟。

氯己定抗菌斑的作用机制：①减少唾液中能吸附到牙面上的细菌数量；②抑制获得性膜和菌斑的形成；③阻碍唾液中细菌对牙面的吸附；④改变菌斑细菌的内聚力，抑制细菌的聚积和对牙面的吸附。

氯己定的副作用：①使牙、修复体或舌背上染色，特别是树脂类修复体易使其染成棕黄色；②氯己定味苦，必须在其中加入调味剂；③对口腔黏膜有轻度的刺激作用。大量实验表明氯己定对人和动物毒性很低，用于口腔局部是安全的。除了抗菌斑与牙龈炎外，还可用于口内手术之后，预防根面龋及龈下冲洗。

2）酚类化合物：又称香精油，主要为麝香草酚、薄荷醇和甲基水杨酸盐混合而成的抗菌制剂，主要用作漱口剂。它能清除菌斑中的内毒素，因此可明显降低菌斑的毒性。

3）季铵化合物：是一组阳离子表面活性剂，能杀灭革兰氏阳性和革兰氏阴性细菌，特别对革兰氏阳性细菌有较强的杀灭作用，其机制是与细胞膜作用而影响其渗透性，最终使细胞内容物丧失。季铵化合物主要包括苄索氯铵和氯化十六烷基吡啶，可抑制菌斑的形成和牙龈炎的发生。但长期使用可能出现牙染色、烧灼感等副作用。该制剂在口腔内很快被清除，故不能保持疗效。

4）氟化亚锡：是活性较高的抗菌剂，锡离子进入细菌细胞并滞留，从而影响细胞的生长和代谢，因此能抑制菌斑形成。

5）其他：如三氯羟苯醚。三氯羟苯醚是一种广谱抗菌剂，口腔领域用于牙膏、漱口液。通过增加其在菌斑、唾液、釉质及口腔软组织的滞留，增加有效的抗菌浓度与抗菌活性，能够更有效地减少菌斑形成。

2. 控制局部相关危险因素 去除与牙周病关系密切的危险因素，是预防和控制牙周病不可缺少的有效措施。

（1）改善食物嵌塞：由于引起食物嵌塞的原因较多，首先要明确造成食物嵌塞的原因，针对性采取方法，可用选磨法矫治部分垂直食物嵌塞。对于牙面的重度磨损或不均匀磨损，可通过选磨法重建食物溢出沟、恢复牙的生理外形、调整边缘嵴、恢复外展隙，来防止食物嵌塞。也可重新制作引起食物嵌塞的修复体，并矫治牙列不齐等。对于水平食物嵌塞，可考虑食物嵌塞矫治器，或用牙线、牙签剔除嵌塞的食物。

（2）调𬌗：创伤𬌗虽然不是引起牙周炎的直接原因，但它能加重和加速牙周炎的破坏进程，妨碍牙周组织的修复。调𬌗是通过磨改牙外形、牙体和牙列修复、正畸等方法使牙移动、正颌外科手术以致拔牙等，消除早接触，消除干扰，建立起有利于牙周组织的功能性咬合关系，减少对牙周组织的创伤，促进牙周组织的修复，改善功能。调𬌗一般适用于那些因𬌗干扰或早接触而引起了咬合创伤的病理改变者。调𬌗一般在控制牙龈炎和牙周炎之后进行。因为在炎症期有些牙有移位，而炎症消退后，患牙又有轻度的复位，此时调𬌗更准确些。

（3）破除不良习惯：吸烟对牙周健康的影响应引起广泛关注。在口腔健康教育中加入戒烟内容，是减少患者吸烟、保护牙周健康的有效辅助措施。

另外，应除去引起磨牙症的致病因素，制作𬌗垫矫治顽固性磨牙症，并定期复查。通过口腔健康教育，让人们了解不良的口腔习惯对牙周组织造成的损伤，使人们自觉破除不良习惯，维护牙周健康。

（4）预防、矫治错𬌗畸形：错𬌗可造成菌斑滞留、咬合力不平衡，导致牙周组织损伤。因此，对错𬌗畸形进行预防和矫治是治疗和预防牙周病的必要手段。预防错𬌗畸形措施：①宣传教育，提高母亲的预防意识；②给予儿童有利于颌面部组织正常生长发育的食物；③预防和治疗乳牙龋，保持乳牙牙体完整；④及时处理乳恒牙替换障碍；⑤处理额外牙、先天缺牙；⑥及时纠正口腔不良习惯。

矫治已经发生的各种错𬌗畸形，如牙错位、牙列拥挤、反𬌗、深覆𬌗、锁𬌗等。在正畸治疗中应注意：①设计和用力要恰当，避免对牙周造成创伤；②矫治器位置安置适当，以免损伤牙龈；③随时观察矫治牙的动度，如出现咬合创伤，立即纠正；④矫治过程中实施严格的菌斑控制措施，以减少牙周病的发生。

（5）制作良好的修复体：制作精良合理的修复体、重新恢复咀嚼的功能性刺激是维持牙周健康必不可少的基础。因此在修复体制作过程中应注意：①固定修复体的边缘应放在适当的位置；②修复体的邻接面和咬合面应有良好的外形接角区和接触点，以避免食物嵌塞；③桥体、卡环、基托的设计制作要尽可能减少菌斑和食物残渣的堆积，便于自洁；④可用金刚石针磨除充填悬突，然后用细砂纸磨光邻面，或去除充填物重新充填。

3. 提高宿主抵抗力 牙周病的预防不仅要消除和控制局部刺激因素，还需要提高机体的抵抗力，增强牙周组织对致病因子的抵抗力和免疫力。例如积极治疗和控制与牙周病发生有关的全身性疾病，如内分泌紊乱、糖尿病及遗传性疾病等；加强对青春期和妊娠期等高危人群的监测；定期进行口腔检查，进行常规的牙周冲洗和洁治；加强个人的家庭口腔卫生护理等。

牙周病的预防必须采取自我口腔保健与专业性防治相结合的综合性措施，才能消除引起牙周病的始动因子，控制其他局部因素对牙周组织的影响，提高宿主的抗病能力，降低牙周组织对疾病的易感性。为了在治疗后牙周组织迅速恢复健康、防止复发，治疗后的维护和牙周病的预防同样重要。所有牙周病在接受系统治疗后都应进行长期的、终身的牙周维护，即牙周支持治疗。每3个月对牙周维护一次，针对具体情况接受口腔卫生指导，以使受损的牙周组织康复、长期处于健康状态。

第七节　口腔癌的流行特征及有关因素

口腔癌在世界不同地区发病率不同，以东南亚地区发病率为最高，这是因为当地居民有咀嚼烟草和槟榔的习惯。与西方国家相比，我国头颈部恶性肿瘤的发病率较低，但共同点是发病率都呈上升趋势。

一、口腔癌流行特征

1. 年龄分布　口腔癌可发生于所有人群，成年人好发，国内多为 40～60 岁的成人，而西方国家的发病高峰多在 60 岁以上。口腔癌的发病率随年龄的增长而升高，主要原因可能与人群的平均寿命延长有关。

2. 性别分布　男女都可以发生口腔癌，但男性明显高于女性，其比例接近 2∶1，近年来女性的发病率在上升。

3. 地区分布　口腔癌在全世界都有发现，不同地区发病率不同，以东南亚地区发病率最高，这是因为当地居民有咀嚼烟草和槟榔的习惯。在我国台湾、海南等地也有咀嚼槟榔的习惯，其口腔癌的发病率高于其他地区。

4. 种族差异　口腔癌在不同种族发病率不同。在新加坡，印度裔口腔癌发病率高于华裔和马来西亚裔，这可能与其有咀嚼烟草的习惯有关。

二、口腔癌影响因素

（一）内在因素

1. 内源性损伤　正常代谢过程中产生的氧化副产物可对 DNA、蛋白质和脂质造成广泛的破坏。这种破坏类似于放射性损伤，可导致衰老及退行性老年性疾病，如癌症、心脏病、大脑失调等。

2. 激素　性激素与癌症发生有关，其致癌途径是影响细胞分裂。长期使用雌激素可使患子宫癌的危险增加 10～20 倍，同时得乳腺癌的机会也会大大增多。据报道，乳腺癌和宫颈癌患者更易患头颈癌，女性涎腺癌患者再发乳腺癌的可能性比正常人高出 8 倍。

3. 遗传因素　可影响人体对癌的易感性，但具体的过程还不清楚。一般认为其遗传规律是以易感性的方式表达出来。新代遗传的并不是癌症本身，而是一种容易患癌的个体素质，而且还需要一定的环境因素才能作为其发病条件。

4. 神经精神因素　人类疾病有三分之二与心理刺激和生活境遇有关，其中心身疾病约占三分之一。最新研究表明，免疫系统是心理行为因素影响健康状态的中介机制。在对癌症的临床研究中，发现具有某种人格特征的人与癌症的产生和预后存在一定的关系，比如具有孤独、失望、情绪克制、性格刻板特征的人，癌症发病的可能性较大。

5. 机体免疫状态　机体的抗癌免疫反应是通过免疫监视作用来实现的，其中又以细胞免疫为主。恶性肿瘤患者的免疫功能（包括皮肤试验与淋巴细胞转化率）无论在早期或晚期患者中都有下降，而以晚期病例尤为显著，但其与肿瘤的因果关系并不清楚，更可能的情况是二者互为因果。临床也观察到，免疫缺陷病患者更容易出现癌肿。

6. 基因突变　20 世纪 80 年代中期以来，肿瘤基因或癌基因和抗癌基因研究得到较为普遍的开展。在正常情况下，癌基因与抗癌基因是一对互相依存、互相制约的因子，当二者处于平衡状态时，人体不会发生肿瘤；在口腔上皮的癌变过程中，首先发生抑癌基因的失活和癌基因的激活，抑癌基因和癌基因在肿瘤发生、发展过程中的不同阶段，分别都发挥着决定性的作用。

认识癌基因和抗癌基因是解决细胞癌变和进行细胞生长调节的关键。然而，癌基因和抗癌基因的异常改变是复杂的，涉及许多个基因的不同表达模式。在肿瘤的不同发生、发展阶段，不同的个体之间存在差异，从事肿瘤学研究必须要注意这方面的复杂性，同时还要对每个基因在肿瘤发生过程中的具体作用机制进行深入而细致的研究，这对口腔癌的早期诊断、预后判断、癌发展的阻断及基因治疗方面均有显著的意义。

（二）外在因素

1. 食物　动物脂肪及肉类可增加乳腺癌、结肠癌和前列腺癌的患病机会。长期食用腌鱼与鼻咽癌发生有关。乙醇常被看作癌的促进剂，是口腔癌和食管癌的重要起因，并可加重吸烟的危害。不同的食物烹调法也可能与癌发生有关。

2. 烟草　已知烟草与多种癌尤其是口腔癌有密切关系。烟草含有多种突变剂和鼠类致癌剂。吸烟产生的氧化剂（主要是氮氧化物）可以消耗人体内抗氧化剂，造成严重的氧化疲劳，加重体内的内源性损伤。最近的研究表明，吸烟可引起唾液的表皮生长因子水平下降，黏膜表皮生长因子受体功能改变。咀嚼烟叶比吸烟导致口腔癌的危害更大，既吸烟又嗜酒者口腔癌发生的可能性比一般人增加 30 倍。

3. 药物　有些肿瘤化疗药物，尤其是烷化剂可能引起继发性肿瘤，最常见的是白血病、淋巴瘤和肉瘤；免疫抑制剂也能增加许多癌症的危险。

4. 慢性感染　一方面，白细胞和巨噬细胞依靠一些氧化剂杀灭被细菌和病毒感染的细胞，从而使机体得到保护。但另一方面，这些氧化剂也可造成 DNA 的损伤，突变、慢性细胞死亡及由此引起的补偿性细胞分化可引发癌变。EB 病毒与鼻咽癌和 Burkitt 淋巴瘤有关；人乳头状瘤病毒可能诱发口腔癌。

5. 空气污染　室内的空气污染通常高于室外，最常见的致癌有害气体是氡气。氡气是镭元素在自然衰变中产生的放射性气体，可从房屋下的土壤中渗入室内。氡气与吸烟有协同的致癌作用。

6. 阳光照晒　是皮肤癌的主要病因，尤其是唇癌和黑色素瘤。

7. 放射线　可诱发皮肤癌、上呼吸道 / 消化道黏膜癌、骨肉瘤等。近年来临床上发现，因放射治疗而引起的继发性放射性癌也日益增多，已成为多原发癌病因方面的重要研究课题。有研究指出：每 100 个接受 10Gy 放疗的人，在 10 年中放射性癌发生的期望数约为 1.8。就口腔颌面恶性肿瘤而言，放射性癌不但可发生于第一次口腔癌放疗以后，也可见于鼻咽癌放疗之后。放疗后引起唾液腺肿瘤亦屡有报道。

8. 慢性刺激与损伤　长期慢性刺激等都可成为致癌的因素。例如舌及颊黏膜癌，可发生于残根、锐利的牙尖、不良修复体等的长期、经常刺激的相应部位。唇癌多发生于长期吸雪茄烟和烟斗的人。长期进食过热食物可能与口腔癌及食管癌有关。颌骨骨肉瘤患者往往发现有损伤史。

第八节　口腔癌的评估与预防

口腔癌（oral cancer）指发生于舌、口底、腭、牙龈、颊和口腔黏膜的恶性肿瘤，以鳞状细胞癌最为常见，是世界上 10 种最常见的癌症之一。WHO 的《国际疾病分类》（ICD-11）中，口腔癌与咽癌归为一类，称为口咽癌（oropharyngeal carcinoma）。

一、口腔癌的评估

（一）组织来源

口腔颌面部良性肿瘤以牙源性及上皮源性肿瘤为多见，如成釉细胞瘤、多形性腺瘤等；其次为间叶组织肿瘤，如管型瘤、纤维瘤等。

口腔颌面部恶性肿瘤以上皮组织来源最多，尤其以鳞状上皮细胞癌最为常见，约占口腔颌面部恶性肿瘤的 80%（口腔恶性肿瘤约 90%）；其次为腺源性上皮癌及未分化癌；肉瘤发生于口腔颌面部者较少，主要为纤维肉瘤、骨肉瘤等。淋巴和造血组织来源的恶性肿瘤，如恶性淋巴瘤、白血病等也可首发于口腔颌面部，前者近年来增长趋势迅速。

（二）好发部位

癌瘤的好发部位与地区、气候、种族、生活习惯等均有一定关系。在我国以舌癌、颊黏膜癌、牙龈癌、腭癌最为常见。舌癌占口腔癌的 41.8%。其次是颊黏膜癌，占口腔癌的 30.2%。牙龈癌近年有下降趋势，占口腔癌的

22.5%。其他如腭癌和口底癌也占一定的比例。

二、口腔癌的预防措施

口腔癌的致病因素是复杂的、综合的，与遗传、机体易感性、种族等均有关系。早期发现，正确诊断是根治恶性肿瘤的关键。最新研究表明，经过合理有效的控制，1/3 癌症是可预防的，1/3 癌症如能及早诊断，则可能治愈，而合理有效的姑息治疗可使剩余 1/3 癌症患者的生存质量得到明显改善。

（一）控制危险因素

1. 戒除吸烟、饮酒、嚼槟榔等不良嗜好 改变嗜好烟酒的习惯，鼓励公众特别是儿童不要染上吸烟或过量饮酒习惯；已吸烟者最好戒烟，无法戒烟者，应减少吸烟。避免嚼槟榔，特别是在槟榔中混有烟草与石灰时。

2. 注意对光照射的防护 避免长时间直接日照，在直接日照下的工作应适当增加防护措施，改善工作环境。

3. 不良修复体及时拆除 对尖锐牙尖和义齿锋利边缘进行磨除，防止对软组织反复刺激，并保持良好的口腔卫生。

4. 提高公众对口腔癌警告标志的认识

（1）口腔内有 2 周以上未愈合的溃疡。

（2）口内有发白色、红色和发暗的斑。

（3）口腔与颈部有不明原因的肿胀和淋巴结肿大。

（4）口腔内有不明原因的反复出血。

（5）面部、口腔、咽部和颈部有不明原因的麻木与疼痛。

（二）定期口腔检查

预防口腔癌须定期检查，做好癌前病变的阻断和逆转。2006 年，WHO 将恶性肿瘤确定为可控制的慢性病。目前，对癌症有以下几点共识：癌症的发生是一个多阶段、多步骤的漫长发生过程；其疗效的关键在于早发现、早诊断、早治疗。如果能早期发现癌症，对提高患者 5 年存活率和生存质量具有极其重要的意义。

1. 定期口腔检查 提高预防和早期治疗率，早期发现口腔癌或癌前病变，降低口腔癌的病死率。如果癌瘤在 2cm 同时无转移，将

大大增加患者的 5 年生存率；如果癌瘤在 2cm 或以下，5 年生存率可提高 2 倍；如果癌瘤在 1cm 或以下，5 年生存率可以提高 3 倍。对 40 岁以上长期吸烟、吸烟量在 20 支 / 日以上、既吸烟又有饮酒习惯、因烟酒刺激口腔已有白斑以及长期嚼槟榔等高危人群，定期进行口腔检查。

2. 自我检查方法 除了请医生定期进行口腔检查外，还要学会自我检查的方法，以便早期发现、早期就医。自我检查的方法与步骤如下。

（1）头颈部：对头颈部进行对称性观察，注意皮肤颜色、质地的变化。

（2）面部：用示指触摸面部，如有颜色变化、触痛或肿块、疣痣增大，2 周内就医检查。

（3）淋巴结检查：检查左右双侧颈部。触摸颈部，从耳后触摸至锁骨，注意触摸疼痛与肿块。

（4）上、下唇：先翻开下唇，观察唇红部与唇内侧黏膜，用示指与拇指从内向外、从左向右触摸下唇，对上唇做同样检查，触摸是否有肿块，观察是否有创伤。

（5）牙龈与颊部：用示指拉开颊部，观察牙龈，并用示指与拇指夹住颊部进行触摸。

（6）舌与口底：伸出舌，观察舌的颜色与质地、舌的边缘部位。触摸舌体，注意是否有异常肿块。检查口底应舌舔上腭部，以观察颜色与形态的变化，然后用示指触摸口底。

（7）上腭部：对上腭部检查有时需压住舌，头略后仰，观察软腭与硬腭的颜色与形态。

（三）口腔健康教育与口腔健康促进

增进公众预防口腔癌的保健知识，矫正不良生活习惯。2005 年第三次全国口腔健康流行病学调查发现我国男性公民 35 ～ 44 岁、65 ～ 74 岁吸烟者分别为 61% 和 45%，饮酒者分别占 43% 与 29%，35 ～ 44 岁、65 ～ 74 岁男性吸烟者分别为女性的 20 倍和 5 倍，饮酒者男性是女性的 11 倍和 5 倍。

1. 政策和措施 控烟、限酒应有政策和法规的保障。卫生行政部门应协同其他部门制订控烟、限酒的政策，如增加烟草与烈性酒的税收，禁止烟草广告与促销活动，印制吸烟与饮酒是口腔癌危险因素等忠告式广告，烟盒前后

应印有"吸烟有害健康"的标识，其面积应占烟盒的30%～50%。还应增加专业人员控制癌前病变的知识与辨别早期病损的能力。另外，要确定口腔癌常规检查步骤与诊断标准，建立适合的治疗途径。

2. 防止环境污染　无论是工作环境还是生活环境都应注意污染问题，特别强调公共场所禁止吸烟。同时应注意核辐射的污染。当今世界对传统的习惯提出了许多挑战，出现了很多新的健康观点。只有将肿瘤预防与控制纳入人们日常生活以及工作议事日程中，才能真正起到预防作用，实现癌症预防的最终目的，降低癌症的发生率和病死率。

做好口腔癌的预防工作，将会大大降低其发病率和病死率，世界卫生组织已将癌症的预防（包括口腔癌）列入公共卫生重点项目之一。

（雷　颖）

第九章 口腔美学修复

【学习目标】

1. 掌握对替换或对齐缺失牙齿的美学牙科治疗类型。

2. 能够应用理论知识来辅助临床医生和患者的治疗与护理。

3. 能够了解正畸治疗的主要方法及其好处与风险。

4. 能够识别、设置、使用用于牙齿对齐和更换的仪器、设备、材料和药物。

医学与美学经过不断结合形成一门新兴的学科即医学美学，口腔美学是随着口腔医学及美学的不断发展成熟，而逐渐形成的一门重要的分支学科，其研究的主要目的在于将美学基本原理、基本知识、人体美，尤其是容貌美的构成法则等，直接应用于口腔临床和科研，提高口腔工作者的审美意识、审美能力和美学素质，从而达到患者满意的技术和生理生物学的要求。

第一节 口腔正畸的原因及分类

错𬌗畸形，俗称牙列不齐，是指儿童生长发育过程中，由先天的遗传因素或后天因素，如疾病、口腔不良习惯、替牙障碍等原因造成的牙齿排列异常、牙弓间或颌骨间的关系不调以及牙颌颅面间的关系不调等，以及同时引起的口腔功能失调和颜面美观缺陷。世界各国关于错𬌗畸形发病率的报告相差甚大。这与人种、种族、地理环境、经济、文化背景、饮食习惯等方面的差异以及各国学者在调查时所依据的标准不同有关。错𬌗畸形的患病率在我国比较高，国内城市调查中患病率最低为29.33%，最高达48.87%。如果以理想正常𬌗为标准进行调查，统计显示错𬌗畸形的发生率为91.20%。

一、错𬌗畸形的形成原因

错𬌗畸形形成的原因及其机制错综复杂，它是多种因素、多种机制综合作用下的产物，主要有遗传因素、后天因素及口腔不良习惯等三大类。

（一）遗传因素

错𬌗畸形受遗传因素影响，主要表现在种族演化及个体发育两方面。遗传因素所致的错𬌗畸形可以具体表现为：上下颌骨及牙弓形态不调，牙齿大小、数目、排列位置异常等。

（二）后天因素

后天因素包括全身性疾病和局部性干扰。

全身性疾病主要包括在胎儿时期及胎儿出生后至生长发育停止两个时期的疾病。在胚胎时期，母体因营养不良、接受辐射、妊娠初期患病（风疹、梅毒等）等原因可致胎儿牙颌面畸形；胎儿在子宫内生长发育时受子宫内环境的影响，子宫大小或胎位异常可压迫胎儿颜面部使该处发育障碍。胎儿出生后，某些急性或慢性的全身性疾病可导致颅颌面部的发育异常，胎儿本身器官障碍或内分泌失调也可引起颜面部生长发育停止或异常。此外，婴儿时期至生长发育停止期之间，多种全身性疾病也可影响颅面部正常的生长发育。例如维生素 D 缺乏，可引起佝偻病，导致骨骼发育异常，表现出上牙弓狭窄，腭盖高拱，上前牙拥挤、前突、开𬌗畸形等；患儿生长激素过量，可致其前额、颧骨及下颌均显前突，上下颌牙弓发生错位或反𬌗；外伤、药物、营养不均衡、鼻咽部慢性疾病等均可阻碍颌面部正常生长发育，从而导致错𬌗畸形的发生。

局部性干扰是指儿童生长发育期间牙颌面的生长异常。例如乳牙早失造成邻牙倾斜、缺隙减少、𬌗关系紊乱、恒牙萌出受阻等；乳牙滞留可导致继承恒牙先天性缺失、错位、阻生等。如果患儿患鼻咽部疾病，被迫以口呼吸替代鼻呼吸，可引起𬌗、颌、面发育畸形，从而导致牙弓狭窄、腭盖高拱、上颌前突、下颌后缩等畸形。此外，异常吞咽习惯、唇系带位置异常、舌体形态异常、肌肉功能异常均可导致错殆畸形的发生。

（三）口腔不良习惯

在儿童生长发育的过程中常伴随多种口腔不良习惯，如吮指习惯可导致牙齿开殆或深覆盖、开唇露齿、牙弓狭窄、腭盖高拱等畸形；吐舌习惯可导致上下前牙间形成梭形间隙，舌头前伸还会使下前牙移位引起下颌前突畸形；咬上唇习惯可导致前牙反殆、上前牙舌倾、下颌前突及近中殆；偏侧咀嚼习惯，导致下颌向咀嚼侧偏斜，下中线向健侧偏斜，单侧反殆、颜面部发育不对称等。此外，咬物习惯、睡眠习惯等也可阻碍正常的颜面部生长发育。

二、错殆畸形的危害

（一）影响牙殆颌面发育

在儿童生长发育的过程中，错殆畸形将严重影响牙颌面软硬组织的正常发育。如前牙反殆（俗称"地包天"），是由于下牙弓位于上牙弓前方，限制了上颌骨前部的向前生长，导致上颌发育不足，而下颌骨由于没有上下牙弓的正常覆盖过度向前生长，最终形成面中部凹陷及下颌前突畸形，呈新月状面型。另外，有些患者存在吮指等不良习惯，导致上颌发育过度而下颌发育不足，表现为上颌前突及下颌后缩，并伴有开唇露齿，严重时可呈"鸟嘴样"畸形。

（二）影响口腔健康

由于牙齿的错位、扭转、伸长或萌出不足等错殆畸形，会造成牙与牙之间的接触区异常，妨碍口腔卫生措施的实施，且不易自洁和刷牙清洁，从而使相关牙齿好发龋病、牙周病，以致牙痛及牙齿松动。

（三）影响口腔功能

1.影响咀嚼功能 当前牙或后牙存在开殆和（或）后牙锁殆等畸形时，上下牙不能正常对殆发挥正常的切、咬、咀嚼食物等功能，功能牙尖不能完全发挥作用，而使咀嚼效能大大降低，进而会引起消化不良等胃肠道疾病。

2.影响吞咽功能 错殆畸形可造成舌位置异常，当错殆畸形患者进行吞咽运动时，因舌与牙的位置异常而形成异常吞咽活动。

3.影响发音功能 某些错殆畸形如前牙开殆、下颌前突等可影响正常发音。

4.影响呼吸功能 严重的下颌后缩畸形会导致呼吸不畅通，尤其是在夜晚睡觉时，可能会有憋闷感或鼾症。

5.影响颞下颌关节运动功能 错殆畸形中出现的殆干扰、早接触会影响下颌在做开闭口、前伸及侧方运动时的限度和轨迹，继而影响颞下颌关节的正常功能，严重时可造成关节的器质性病变。

（四）影响容貌美观

错殆畸形如"地包天"呈现的月牙形脸、上下颌骨前突伴开唇露齿、下颌骨后缩导致的"鸟嘴样"畸形等均会影响一个人的容貌外观。

（五）影响心理健康

不论哪种错殆畸形，均会对儿童及成人产生心理或精神上的压力影响。如有些少年儿童因为牙齿长得不好看，受到同学或小伙伴的嘲笑，就会产生自卑感，严重的会影响心理健康。有些成年人在日常生活工作中，因牙齿面部畸形，得不到关注，从而引发一系列心理健康问题。

三、错殆畸形的分类

错殆畸形的分类众多，临床最常见的是 Angle 错殆 分类法，这是目前国际上应用最为广泛的一种分类方法。Angle错殆分类法是由现代口腔正畸学的创始人 E. H. Angle 医师于 1899 年提出的，他认为上颌第一恒磨牙为殆的关键，而错殆畸形均是由下颌、下牙弓在近远中向的错位引起。当正中殆 位时，上颌第一恒磨牙的近中颊尖咬合于下颌第一恒磨牙的近中颊沟内，即磨牙关系为中性殆关系，如果口腔内全部牙齿排列整齐而无错位者，此时称为正常殆。

（一）Angle 第一类错殆——中性错殆（Class I neutroclusion）

该类错殆畸形表现为上下颌骨及上下牙弓的近远中关系正常。磨牙关系为中性殆关系，可表现出牙列拥挤、双牙弓前突、上牙弓前突、前牙深覆盖、深覆殆、前牙反殆、后牙颊舌向错位等（图9-1）。

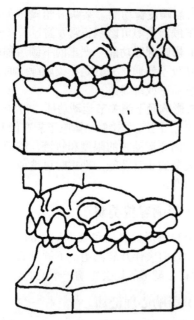

图 9-1　Angle 第一类错𬌗（中性错𬌗）

（二）Angle 第二类错𬌗——远中错𬌗（Class Ⅱ distoclusion）

该类错𬌗畸形表现为下颌或下牙弓处于远中位。磨牙关系为远中𬌗关系。第一分类，磨牙为远中𬌗关系，上颌切牙唇向倾斜，可表现为前牙深覆盖、深覆𬌗、牙列拥挤和开唇露齿等（图 9-2）。

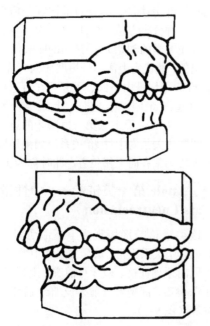

图 9-2　Angle 第二类错𬌗——远中错𬌗（第一分类）

第一分类亚类，磨牙关系为一侧为远中𬌗关系，另一侧为中性𬌗关系，上颌切牙唇向倾斜（图 9-3）。

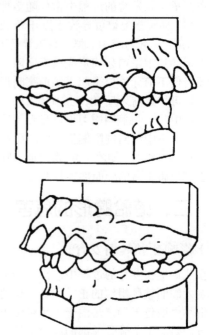

图 9-3　Angle 第二类错𬌗——远中错𬌗（第一分类亚类）

第二分类，磨牙为远中关系，上颌切牙舌向倾斜，此类错𬌗可以伴有内倾性深覆𬌗（图 9-4）。

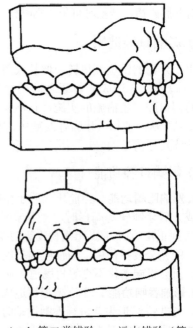

图 9-4　Angle 第二类错𬌗——远中错𬌗（第二分类）

第二分类亚类，磨牙关系为一侧为远中关系，另一侧为中性关系，上颌切牙舌向倾斜（图9-5）。

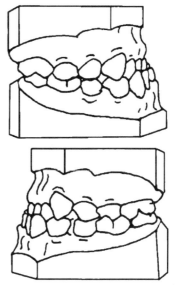

图 9-6 Angle 第三类错𬌗——近中错𬌗

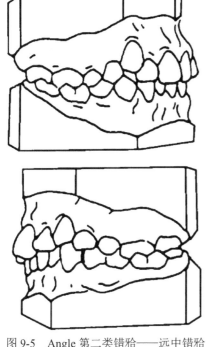

图 9-5 Angle 第二类错𬌗——远中错𬌗
（第二分类亚类）

（三）Angle 第三类错𬌗——近中错𬌗（Class Ⅲ mesioclusion）

该类错𬌗畸形表现为下颌或下牙弓处于近中位置。磨牙关系为近中𬌗关系。此类错𬌗可以伴有前牙对刃、反𬌗或开𬌗等症状。近中错𬌗亚类，磨牙关系一侧为近中关系，另一侧为中性关系（图9-6和图9-7）。

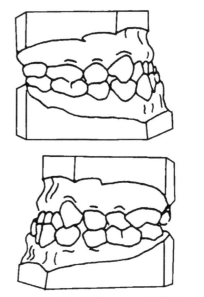

图 9-7 Angle 第三类错𬌗——近中错𬌗亚类

第二节 口腔正畸患者的评估及治疗

在正畸诊疗过程中，准确地进行患者牙齿错𬌗畸形的评估、熟悉掌握正畸矫治的流程、各种矫治计划及治疗技术，可以促进正畸矫治疗程的顺利进行，保证错𬌗畸形矫治的效果。

一、口腔正畸患者的评估

（一）初诊咨询与一般检查

1. 采集患者基本情况

（1）基本资料：姓名、性别、出生年月、

职业、通讯地址和电话等。

（2）主诉：患者就诊主要目的及要求。

（3）健康状况

1）生长发育：记录患者的身高、体重，了解近期的变化情况以估计生长发育的快速期和决定矫治时机。

2）病史：询问患者既往史、现病史、过敏史、家族史、遗传史。错𬌗畸形及一些具有口腔颌面部畸形的综合征往往具有家族史或遗传史。

3）牙病史：患者是否有过牙外伤或下颌骨、髁突的骨折史。外伤尤其是外伤脱位的牙齿在正畸过程中移动困难。

4）口腔不良习惯：因不良的口腔习惯常引起颌面畸形，所以要了解患者在牙颌生长发育过程中是否存在吮指、吐舌、咬唇、咬指等口腔不良习惯以及不良习惯持续的时间，这对分析患者的错𬌗病因、制订有效的矫治方案及保持方式非常重要。

（4）心理状态：许多颌面畸形者都有心理障碍，不同年龄及不同性质的畸形，患者的心理特点也不同。初诊检查时要善于从患者的言行特点发现其内心活动，以便采取不同的对策。患者的心理适应能力及合作性对于正畸治疗能否成功很重要。

2. 临床检查

（1）牙齿检查

1）牙𬌗阶段：记录患者牙𬌗阶段是乳牙期、替牙期还是恒牙期。

2）牙齿健康状况：评价牙齿大小及形态，记录存在的畸形牙。牙齿在发育过程中，因受遗传和环境的影响，可能会出现大牙、小牙和不正常形态和颜色的牙。

（2）牙弓及牙弓间关系的检查

1）牙齿排列：牙齿是否整齐，牙弓中有无间隙或拥挤存在。

2）牙弓前后向关系：评估前牙覆盖、尖牙关系及磨牙关系。

3）垂直向关系：评估前牙覆𬌗的情况。

4）宽度关系：评估上下颌牙弓形态，是否存在牙弓过宽或过窄，后牙的覆盖是否正常，记录后牙的反𬌗及锁𬌗情况。

（3）上下颌骨检查

1）上下颌骨突缩程度：可用过鼻根点的垂线或审美平面来评价。

2）牙槽骨丰满度：丰满、一般或凹陷。

（4）面部检查

1）正面检查：检查面部比例是否协调、面部对称性、高度、唇部的闭合程度及唇形态、唇齿关系。

2）侧面检查：检查侧面突度、深度以及下颌斜度、颏部突度、颏唇沟深浅程度、下颌前突及后缩程度等。

（5）颞下颌关节检查

1）问诊：询问患者是否存在颞下颌关节区的疼痛、咀嚼肌的疼痛及头痛、是否有开口受限。

2）关节触诊：检查患者开闭口时关节区是否存在弹响、是否有关节区的触痛及压痛。

3）开口度及开口形：最大开口度是关节检查较有意义的指标。

（6）口腔颌面部软组织检查

1）牙龈组织：检查牙龈组织健康状况、牙龈颜色及附着龈厚度、有无探诊出血等。

2）舌：注意舌体休息位及功能位（如吞咽、语音）时的位置。

3）唇颊舌系带：舌系带是否过大、过低、过短。

4）扁桃体、腺样体：扁桃体及腺样体的肥大容易影响气道的正常通气，从而影响下颌的姿势，导致一些错𬌗畸形。

5）记录口腔卫生状况（正常、一般或较差）及刷牙习惯。

（7）口颌系统功能检查：一些错𬌗畸形的存在会影响口颌系统的正常功能及下颌运动。

（二）一般 X 线检查

1. 口内根尖片 显示牙齿的发育进展、牙齿萌出的顺序、额外牙、缺失牙、异常牙齿等。

2. 咬合片 显示额外牙、埋伏牙的位置及牙根病变、腭裂间隙等。

3. 许勒位片 显示髁突相对于关节窝的位置、关节间隙的宽度、关节头和关节窝形态和结构的变化。

4. 全口牙位曲面体层 X 线片 显示全口牙齿发育情况、上下颌骨情况、颞下颌关节情况，有无病理性损害等。

（三）X线头影测量分析

X线头影测量是通过头颅定位仪的严格定位摄取头颅X线影像，采用角度、线距和比例等测量技术分析颅面及牙颌面硬软组织的结构特征和形态变化的一项技术。

X线头影测量分析内容应包括确定错𬌗畸形发生的机制、分析畸形发生的部位和程度、判断其生长型及生长趋势、评估牙-牙槽的位置、倾斜程度以及软组织唇、面改善的可能性变化等。常用的方法有Downs分析法、Steiner分析法、Tweed三角分析法、Wits分析法、Wylie分析法等几十种X线头影测量方法。

拍摄时牙齿应于牙尖交错位轻轻接触。如果临床检查中发现后退接触位与牙尖交错位之间有明显差异，最好于后退接触位再照一张。

（四）模型分析

正畸模型是非常重要的临床资料，它可以清晰准确地将治疗过程中的牙𬌗状况显示出来，通常用于错𬌗畸形的诊断、治疗方案的设计、治疗效果的比较和矫治器的制作等。模型分析是错𬌗畸形患者的特殊检查项目之一，它可以使正畸医生更加详尽地了解患者牙齿的数目、大小、形态和牙弓的形态、宽窄及对称性等，以弥补临床检查获得的信息不足。模型分析可以在模型上直接进行，也可以数字化后在计算机上进行三维测量。

（五）照相资料分析

口腔正畸患者的治疗时间相对较长，在患者治疗前、中、后需常规拍摄患者的面𬌗像。对患者颜面像、𬌗像的摄影有非常重要的临床意义：有助于清晰地记录患者面部软组织的结构情况，在容貌测量分析及研究中具有重要的价值；利用照片研究面部比例及形态结构特征、各类错𬌗畸形引起的面型和牙𬌗咬合的功能改变，为矫治计划的制订提供参考；用于正畸治疗前后的效果评估；可以提供法律依据；可提供直观的教学和科研资料。

二、错𬌗畸形治疗计划的制订

区分错𬌗畸形治疗的适应证与非适应证是从诊断到治疗计划的一个重要环节。在制订治疗计划时应遵循以下原则：

1. 以总的治疗目标为原则。

2. 设计大体的治疗方案。

3. 制订具体的治疗目标。

4. 选择治疗时机及治疗方法。

根据错𬌗类型决定生长快速期治疗还是生长基本稳定后再治疗。处于乳牙期的患者，一般不必矫治，但有口腔不良习惯者则应积极治疗；处于替牙期的患者，轻度的牙性错𬌗于功能发育影响不大时，可暂不必治疗，但若预计某些牙齿错𬌗将影响恒牙建𬌗时则应积极治疗；处于恒牙期的患者，一般以固定矫治器为主要手段，对各类牙齿错位、咬合关系异常进行全面、系统的矫治，从而建立最佳的牙齿排列咬合关系。

5. 知情同意书　涵盖患者基本信息、诊疗方案、预后、费用、正畸治疗风险与对策、患者知情选择等内容。

6. 评估治疗进展　正畸治疗过程中定期评估治疗进展是十分必要的。

三、错𬌗畸形的治疗

（一）错𬌗畸形的矫治方法

1. 预防矫治　采用各种预防措施防止各种错𬌗畸形的发生，是预防矫治的主要内容。

2. 阻断矫治　在错𬌗畸形发生的早期，通过简单的方法进行早期矫治，阻断其向严重方向发展。

3. 一般矫治　口腔正畸中最常见的矫治方法，根据不同牙颌面畸形选用各类矫治器，如固定矫治器、可摘矫治器、功能矫治器等，应由口腔正畸专科医生施行。

4. 外科矫治　是指对生长发育完成后的严重骨性错𬌗畸形采用外科手术的方法来矫正其错𬌗，称为正颌外科。由口腔颌面外科和口腔正畸科医生共同合作完成。

（二）错𬌗畸形的常用矫治技术

1. 活动矫治器矫治技术　活动矫治器是指一种可由患者自行摘戴的矫治装置，摘下时完整无损，医师可在矫治器上随意增减附件，以达到矫治牙颌畸形的目的。活动矫治器由固位装置、加力装置（各种弹簧附件）和基托三部分组成；基托部分可全由自凝塑料涂塑法制作。活动矫治器用于矫治少数牙错位，以倾斜移动牙齿为主，不做复杂的牙齿移动和多数牙同时移动。目前几种常用的活动矫治器有𬌗垫式矫治器、活动式上颌扩弓器、平面导板矫治器、斜面导板矫治器。

2. 固定矫治器矫治技术　固定矫治器是通过粘接剂将一些矫正附件粘接于牙面，通过矫正弓丝与牙齿上的矫正附件发生关系来矫正牙齿，此法应用最广泛。以方丝弓矫治技术和Begg 矫治技术为代表的固定矫治技术的发明，使口腔正畸学进入了新的纪元。而现代直丝弓矫治技术是目前全球范围内使用最为广泛的正畸矫治技术。

3. 矫形矫治器矫治技术

（1）水平向腭中缝扩张装置：应用腭中缝开展矫治器能够打开腭中缝，起到矫形作用。腭中缝开展矫治器主要适用于各种情况的上颌骨宽度发育不足，如上颌骨狭窄、腭盖高拱；后牙反𬌗；唇腭裂等。

（2）矢状向上颌前牵引装置：对于上颌发育不足的Ⅰ类错𬌗，在儿童生长发育过程中，使用上颌前方牵引矫治器，可使一部分患者避免成年后进行正颌手术。

（3）矢状向下颌前导装置：骨性Ⅱ类患者，常见下颌后缩，功能矫治器是常用于下颌前导的一类矫治器，它主要通过改变口面肌功能促进𬌗发育和颅面生长，矫治形成中的错𬌗畸形。

4. 无托槽隐形矫治技术　正畸无托槽隐形矫治技术摒弃了传统的托槽以弓丝作为矫治器主体的设计，它采用CT 扫描和计算机三维重建系统实现牙齿模型的数字化，并通过三维软件模拟错𬌗畸形的整个矫治过程。无托槽隐形矫治为患者提供了更加美观的矫治器。适应证为非骨性恒牙期错𬌗畸形和轻度骨性错𬌗畸形病例。

四、错𬌗畸形治疗后保持

由于矫治后，牙齿和颌骨的位置发生了改变，原有的口颌系统被打破，发生改变的牙齿和颌骨有恢复到原有状态的趋势，因此保持已

获得的矫治效果应被视为正畸矫治中不可缺少的一部分，同时也是评价矫治成败的指标之一。

（一）保持器的种类

保持器分为活动保持器和固定保持器。活动保持器包括标准 Hawley 保持器、改良式Hawley 保持器Ⅰ型和Ⅱ型、牙齿正位器、负压压膜保持器，其中以标准 Hawley 保持器（图 9-8）和负压压膜保持器（图 9-9）最为常用。固定保持器以舌侧丝保持器多见。

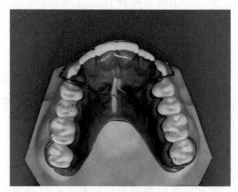

图 9-8　Hawley 保持器

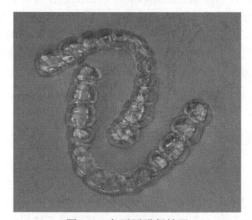

图 9-9　负压压膜保持器

（二）保持时间

一般情况下，正畸治疗完成后要求至少保持两年，最初的 6～12 个月内，需全天戴用保持器；此后的 6 个月内，只晚上戴用；再往后 6 个月，隔日晚上戴用一次，如此直至牙齿稳定、不需要再用保持器。某些特殊的错𬌗畸形需要终身戴用保持器，如舌侧丝保持器。

第三节 口腔正畸科常见护理操作技术

口腔正畸护理贯穿于患者矫治过程的每一个步骤，包括分诊、助疗、器械管理、心理护理和口腔健康教育等。其中，在矫治过程中每次复诊的护理配合是最主要的内容。

一、正畸面𬌗像资料留取技术

（一）摄影器材及辅助用物

1.专业相机 口腔正畸医学摄影使用的是单镜头反光数码相机，分为机身、微距定焦镜头、环形闪光灯三个部分。

2.照相辅助用物

（1）口角拉钩：用来拉开口唇，充分暴露口腔内的牙齿、牙龈黏膜等软硬组织。通常用于𬌗像、面像摄影。可分为正位拉钩、侧位拉钩。通常由透明塑料制成。

（2）反光板：主要用于反射口腔内部结构，以利于拍摄，可分为拍摄侧𬌗像反光镜、拍摄𬌗面像反光镜。反光镜的材质可分为玻璃、金属两种。

（3）面像背景：拍摄面像时，背景的颜色应与脸及头发形成鲜明的对比，以便突出面部轮廓；背景质地宜粗糙，一般不宜用光滑的墙壁。

（4）储存卡：是用于数码产品上的独立存储介质。

（二）正畸面𬌗像的种类及摄影要点

1.面像

（1）正位像/笑像：拍摄前，患者端坐背景前尽量使其面部轮廓显现。抬头挺胸，两眼平视前方，两唇自然闭合，牙齿习惯性咬合，嘴唇和颊肌放松；焦点调在鼻根。正位像取景构图：患者面部位于画面的正中，鼻梁与画面左右两侧距离相等，两眼连线与画面底边平行，两眼外眦到相应的耳廓距离相等，头顶距画面上线留适当的距离，画面的下缘位于患者的锁骨处。拍摄笑像时，嘱患者自然微笑，坐姿要求、取景构图要求和调焦要求同正位像。

（2）侧位像：患者的眶耳平面与地面平行，鼻尖到相应的画面留适当的距离。患者头顶距画面上缘线留适当的距离（同正位像），画面的下缘限于患者的锁骨处。侧位像调焦在耳屏前。坐姿要求同正位像。

2.𬌗像

（1）正𬌗像：患者端坐于牙椅，将两个正位拉钩放入患者口内，嘱其同时拉紧拉钩，充分暴露牙列咬合状态的正面情况。取景构图拍摄时，相机镜头的长轴与𬌗平面保持平行，患者上中切牙的切端和左右上第一磨牙所形成的假想平面与画面上下缘平行且距离相等。焦点调在中切牙。

（2）侧𬌗像：患者端坐于牙椅，一侧用正位拉钩，一侧用侧位拉钩，充分暴露拍摄区域。拍摄前牙区侧面观时，重点显示前牙的覆𬌗覆盖关系。取景构图拍摄时镜头的长轴与咬合平面平行，咬合面位于影像的正中，左、右侧𬌗的画面除了清楚地反映出尖牙、第一磨牙的咬合关系外，患者上中切牙的切端与左右上第一磨牙所形成的假想平面与画面上下缘平行且距离相等。焦点调在尖牙。

（3）𬌗面像：拍摄上𬌗牙弓时，上𬌗牙弓基本对称位于画面中央，上中切牙与画面两侧边缘距离相等，画面的视觉效果相当于相机垂直𬌗面拍照。拍摄下𬌗牙弓时，下𬌗牙弓位于画面中央，下中切牙与画面两侧边缘距离相等，画面的视觉效果相当于相机垂直于𬌗面拍照。调焦分两种情况：上下𬌗面在充分张口时，反光板任意点调焦即可；当患者张口受限时，要看实际情况而定。

（三）注意事项

1. 拍摄前嘱患者刷牙或漱口，去除口内软垢、饭渣等异物，以便清楚显示口腔中软硬组织、治疗的各种装置及治疗效果。

2. 照相前需与患者进行充分沟通，必要时借助图示让患者了解摄影目的及摄影的情况，取得患者配合。

3. 连续为多位患者拍照时，应在拍摄面𬌗像前先拍其挂号证等记录患者信息的资料，以区别两位患者的面𬌗像。

4. 拍照时应控制好曝光量，使画面有统一的光亮度。一般快门速度不变，面像光圈值较大，𬉼面像次之，𬉼像较小。根据现场光线来确定正确曝光量。

5. 对焦时可以借用诊椅治疗灯调焦点，但拍摄时应关掉，以免治疗灯的光线干扰拍摄效果。

6. 每位患者照相使用后的拉钩、反光板均应及时消毒。

7. 照相器材应专人保管，使用后放于保险柜等相对安全的地方，以免损坏、丢失。

8. 机身配备的锂电池和环形闪光灯用的充电电池应及时充电，使其处于备用状态。

9. 患者的摄像资料应及时备份留存。

10. 照相机应定时清理、检修，以免拍摄时出现故障，耽误患者治疗时间。

二、制取正畸模型的护理过程

（一）用物准备

1. 常规用物 检查器（口镜、镊子、探针）、吸引器管、防护膜、口杯、三用枪、凡士林、医用棉签等。

2. 印模制取用物 海藻酸盐印模材料、半自动调拌机（含橡皮碗）、量杯、调拌刀、量勺、托盘，必要时备医用胶布、红蜡片、酒精灯等。

（二）制取印模的流程

1. 操作前

（1）核对患者信息，与医生确定印模类型，制取印模时嘱患者放松，用鼻深呼吸。个别敏感者，腭部受刺激易产生恶心反应，应提前告知患者在制取印模前不要进食，以免引起严重的恶心呕吐。

（2）调整椅位高度，使其为坐位。

（3）检查口腔的卫生状况，是否有修复体及活动矫治器，查看牙齿错位程度、牙齿长度、宽度、腭盖深度。

（4）根据牙弓大小、形态，选择与患者口腔相合适的托盘。

2. 操作中

（1）调拌海藻酸盐印模材料：取适量海藻酸盐印模粉，水粉按合适比例混合均匀后，调成光滑、细腻、无气泡的糊状物。调拌刀与橡皮碗内壁紧贴，注意压实，避免产生气泡。

（2）制取下颌印模：①将印模材料的一半收集成条状于调拌刀上盛入托盘，先放入一侧，再把剩余的印模材料盛入另一侧；②操作者站于患者正前方，左手轻拉患者下唇，右手将托盘顺时针旋转放入患者口中，嘱其抬舌的同时将托盘平行下压，制取印模时嘱患者头向下，用鼻吸气、口呼气，以减轻印模的刺激味道引起的会厌反射；③待印模材料完全凝固后将其旋转取出。

（3）制取上颌印模：①将印模材料全部收集盛入托盘，由远中向近中一次放入。前部印模材料应稍多，以保证印模前牙区前庭结构部分完整；后部略少，可减少因上腭后部过多印模材料刺激引起的恶心。②放入口腔：操作者站于患者右后侧，左手轻轻拉起上唇，右手将托盘逆时针旋转放入口中，牙中线对准托盘中线凹陷部，放正后平行向腭盖部托起托盘。③取出印模：先取出后部，拉起上唇，左手辅助右手顺时针旋转取出，双手示指依次伸入患者口内最后一颗牙的部位，将托盘轻轻翘起，握住手柄向口外轻拉，旋转取出。④检查印模标准：上下颌模型底部至前庭沟距离为13mm，模型后壁互相平行，处于同一垂线上，唇系带位于正中位，颊系带、磨牙后垫清晰，腭盖无气泡。

3. 操作后

（1）嘱患者漱口，为其解下铺巾，清洁面部，整理用物。印模清水冲洗后，用含氯消毒液喷雾消毒，与印模记录单一同送往灌模室。印模应及时灌注模型，若不能立即灌注，应用湿纱布覆盖，防止印模干燥、变形。

（2）七步洗手法洗手。

（3）用医用酒精棉球擦拭调拌橡皮碗，备用。

三、固定矫治器矫治的护理技术

（一）固定矫治器粘接的临床护理技术

本节仅以托槽粘接和带环粘接为例介绍固定矫治器粘接的护理配合。

1. 用物准备

（1）常规用物：检查器（口镜、镊子、探针），吸引器管、防护膜、护目镜、口杯、三用枪、敷料、凡士林、医用棉签、医用酒精棉球等。

（2）粘接托槽用物：酸蚀剂、低速牙科手机、专业托槽镊子、托槽、U 形开口器、毛刷等。

（3）粘接带环用物：去带环钳、带环推子、洁治器、持针器、玻璃离子水门汀粉及液、带环、玻璃调拌板、量勺、调拌刀等。

（4）结扎弓丝用物：持针器、细丝切断钳、末端切断钳、矫治弓丝、结扎图、结扎丝等。

2. 托槽及带环粘接术的临床护理技术

（1）评估患者：与患者进行沟通，用凡士林棉签润滑口角，防止口镜牵拉造成患者痛苦。

（2）带环粘接

1）在医生完成选择合适型号的带环后，用医用酒精棉球消毒带环后递予医生试戴，并交替递带环推子和去带环钳予医生。

2）在医生清洁牙面后，递干棉球予医生协助隔湿，同时吸唾。

3）按照说明正确调拌玻璃离子水门汀，将调好的材料涂抹于带环龈向 1/2 处，把带环递予医生，同时递予棉卷，递带环推子，协助医生带环就位。

4）待水门汀固化后，递洁治器予医生，及时用医用酒精棉球擦拭洁治器前端的玻璃离子水门汀，递予患者口杯，嘱其漱口。

（3）托槽粘接

1）在医生清洁牙面的过程中，及时使用吸唾管吸唾，保持术野清晰。

2）协助医生放置 U 形开口器，充分暴露牙面，调节灯光，保持视野清晰。

3）传递酸蚀剂至医生，牙面酸蚀，用弱吸唾器管及时吸去酸蚀剂冲洗液，递予干棉球并嘱患者勿动。

4）传递蘸取预处理液的小棉棒至医生。

5）粘接托槽：涂药棒蘸取预处理液涂布于托槽底面；然后挤约半粒米粒大小的粘接剂于托槽底面中心处，迅速递予医生；用医用酒精棉球擦除尖端多余的未凝固粘接剂。

（4）弯制弓丝并就位：遵医嘱准备相应的弓丝、结扎丝，就位后递末端切断钳，预弯结扎丝，用持针器夹持递予医生，待其结扎好后递细丝切断钳。

（5）粘接完毕，整理用物，向患者交代注意事项。

3. 护理要点

（1）带环内放置粘接剂时，宜从带环的龈端放入，不宜太多，至带环宽度 1/2 即可。

（2）固定矫治器粘接过程中嘱患者勿动，如有不适可举左手示意。

（3）固定矫治器复诊过程中，根据需要准备相应的正畸附件材料（牵引钩、停止圈、扭转垫、橡皮圈等），及时做好相应的护理配合。

4. 术后宣教

（1）初戴固定矫治器时，牙齿可能出现轻度不适或疼痛，一般持续 3～5 天。如果疼痛严重，应及时复诊，部分"磨嘴"患者可使用正畸保护蜡来涂布。

（2）佩戴矫治器的患者应特别注意口腔卫生，每次进食后刷牙或漱口，托槽表面的清洁可以从不同角度使用牙刷尖端清洁，可配合使用牙线和间隙刷，也可使用间隙刷清除弓丝下方、托槽周围的软垢，防止矫治过程中出现龋齿、牙龈炎等口腔疾病。

（3）固定矫治过程中，不能吃硬和黏的食物，勿做啃食动作。

（4）佩戴固定矫治器的患者，某些运动项目会受限，一旦运动中出现面部外伤等意外时，应及时检查口腔、牙齿及矫治器，发现异常立即与正畸医生联系。

（5）佩戴固定矫治器过程中若出现损坏、变形、移位、带环及托槽松动、脱落等，应及时复诊。

（二）固定矫治器拆除的临床护理技术

1. 适应证 正畸固定矫治的患者。

2. 固定矫治器拆除的临床护理技术

（1）常规用物：检查器（口镜、镊子、探针）、吸引器管、防护膜、护目镜、口杯、三用枪、敷料、凡士林、医用棉签等。

（2）常规器械：去托槽钳、去带环钳、技工钳、持针器、高速牙科手机、低速直牙科手机、保持器等。

（3）临床护理技术

1）向患者及家长交代治疗计划及治疗效果；根据患者病情准备用物，用凡士林棉签润滑口角，防止口镜牵拉造成患者痛苦。

2）传递去带环钳及相应的所需用物予医生，去掉带环。

3）传递去托槽钳予医生去掉托槽。

4）遵医嘱传递相应的器械予医生（如持针器、磨石、金刚砂车针等），去除牙面上残留的粘接剂，并用强力吸引器管协助吸尘。

5）遵医嘱传递抛光用物予医生抛光牙面，如矽粒子橡皮轮、抛光杯等。

6）遵医嘱留取矫治后的资料：记存模型、面𬌗像、X线片等。

7）佩戴保持器：递保持器予医生并传递技工钳。

8）治疗结束：整理用物并向患者交代注意事项。

3. 护理要点

（1）拆除矫治器前，嘱患者治疗过程中勿动，如有不适举左手示意，以免造成软组织损伤。

（2）医生用磨石去除粘接剂时，护士用强力吸引器管及时吸除飞沫。

（3）佩戴保持器前，护士应认真核对保持器上患者的姓名、病历号、保持器种类等，以免发生差错。

4. 术后宣教

（1）固定矫治器拆除后，嘱患者认真佩戴保持器。

（2）进食或喝有色饮料时应摘下保持器并放置在专用的容器中，避免挤压和丢失。

（3）摘戴保持器时左右侧同时用力，避免摘戴方式错误、受力不均匀而损坏保持器。

（4）保持器要用冷水清洗，勿用热水，以免遇热后发生变形。

（5）如有丢失或损坏，及时联系医生重新制作。

（6）预约复诊时间，复查保持效果。

四、可摘正畸矫治器的临床护理技术

大部分功能矫治器属于可摘矫治器，是指通过改变口腔颌面部肌肉的功能，从而促进牙颌颅面的正常生长发育，以此来达到预防或治疗畸形的目的。

（一）用物准备

1. 常规用物　检查器（口镜、镊子、探针）、吸引器管、口杯、三用枪等。

2. 可摘正畸矫治器治疗及印模制取用物
海藻酸盐印模材料、量杯、托盘、调拌刀、橡皮碗、酒精灯、火柴、蜡片、咬合纸、蜡刀、技工钳、低速直牙科手机、车针等。

（二）可摘正畸矫治器制作佩戴护理操作技术

1. 戴用可摘正畸矫治器前

（1）询问患者病史：向患者交代病情、治疗计划及相关费用并签治疗同意书，准备病历资料、知情同意书、X线片等备用。

（2）选择托盘：根据患者牙弓的大小、形态、高低、错𬌗的类型、牙齿异位萌出的情况选择合适的托盘，递准备好的托盘予医生。

（3）制取印模：正确调拌海藻酸盐印模材料，将印模材料盛放于托盘内递予医生。

（4）必要时取𬌗记录：点燃酒精灯，准备蜡片，递蜡刀予医生，协助医生记录患者上颌关系。并将𬌗托冲凉，以免变形，将𬌗位记录及模型送技工室。

（5）灌制石膏模型。

（6）将灌注好的石膏模型送至技工室，由技师制作可摘矫治器。

2. 戴用可摘矫治器

（1）患者坐位于牙椅，调节椅位和灯光，准备好治疗器械、材料。协助核对患者姓名、年龄、门诊号及矫治设计，无误后取出矫治器，消毒后放于治疗盘。

（2）对可摘正畸矫治器进行调整、磨改、垫底等，抛光后戴入患者口内。

（3）指导患者自行取戴矫治器并告知戴用时间、注意事项及可能出现的情况。教会患者自行摘戴可摘矫治器的方法并指导其对着镜子反复练习直至熟练。佩戴时以双手拇指、示指协作将固位卡环顶压就位。摘取时应将手指放于固位卡环处用力取下即可，不可强行扭曲唇弓以免发生变形。协助预约患者复诊时间。

（三）术后宣教

1. 初戴可摘正畸矫治器会有不适、发音不清、流涎、口腔内异物感明显等现象，应向患者充分说明。如果疼痛持续并加重，应立即取下矫治器，及时复诊，不可自行调整。对影响发音的患者，可嘱其多练习，以便逐渐适应。

2. 早、晚刷牙时应将矫治器取下，用牙刷轻轻刷洗干净，不可用力过猛，避免变形，不可用开水烫洗消毒，避免损坏。

3. 向患者强调遵医嘱戴用，以免影响治疗效果。

4. 嘱患者妥善保管矫治器，防止损坏和丢失，如出现矫治器变形、损坏，应及时复诊。

五、正畸无托槽隐形矫治技术的护理配合

（一）就诊流程

1. 初诊留取面𬌗像、记存模型、X线片资料。

2. 医生初步设计方案并制取牙列硅橡胶印模。

3. 将牙列硅橡胶印模、面𬌗像、X线片等病历资料邮寄到公司。

4. 医生与公司反复商定，制订虚拟的矫治方案。

5. 医生与患者确定矫治方案。

6. 公司制作正畸矫治器。

7. 第一次佩戴正畸矫治器。

8. 粘接附件，第二次佩戴矫治器。

9. 定期复诊并按照具体情况制取硅橡胶印模和𬌗记录，进行精确调整。

10. 矫治完成，进行牙列形态位置保持。

（二）牙列硅橡胶印模制取护理技术

硅橡胶印模是形成牙齿形态及排列的三维数字化模型的基础，直接影响到计算机虚拟矫治过程和数程化可摘矫治器的准确性。其制取方法包括一步法和两步法，下面以两步法为例介绍其护理配合。

1. 用物准备

（1）常规用物：检查器（口镜、镊子、探针）、吸引器管、口杯、三用枪、凡士林、医用棉签等。

（2）牙列印模制取用物：硅橡胶混合机（内含硅橡胶印模材料）、硅橡胶混合枪和一次性混合头、牙列专用托盘、计时器等。

2. 制取牙列硅橡胶印模护理技术

（1）与患者进行沟通交流，讲解印模制取前的注意事项，查看病历，核对患者信息，嘱患者就座。做好制取硅橡胶印模前的准备工

作，用凡士林棉签润滑口角，防止口镜牵拉造成患者痛苦。

（2）检查患者口内情况，确保患者口腔卫生状况良好，准备检查器，传递口镜。

（3）选择合适的牙列印模托盘，递合适的托盘予医生。

（4）制取硅橡胶初印模：用吸引器管吸净患者口内唾液，吹干、将调拌好的硅橡胶放于托盘后覆盖医用薄膜递予医生，按计时器，协助记录时间，准备终印模硅橡胶的混合枪及一次性混合头。

（5）制取硅橡胶终印模，固化后取出：将适量的终印模硅橡胶挤到初印模上递予医生、并计时，协助取出终印模。

（6）检查牙列硅橡胶印模的质量：协助取下开口器，整理用物。

3. 护理要点

（1）制取硅橡胶印模之前一定要把口腔及全牙列吹干，防止制取中产生气泡。

（2）在托盘上放置适量的终印模硅橡胶。

（3）硅橡胶注射枪的头应始终没入印模材料之中，防止在印模制取过程中产生气泡。

（4）不同硅橡胶材料的凝固时间有所差别，应根据产品要求，协助计时。

（三）粘接附件的护理技术

附件粘接于牙齿的唇颊侧，形成与牙齿同色的小块光固化树脂，借此来帮助完成一些较难实现的牙齿移动。

1. 用物准备

（1）常规用物：检查器（口镜、镊子、探针）、吸引器管、防护膜、护目镜、口杯、三用枪、敷料、高速牙科手机、低速牙科手机、车针、凡士林棉签、光敏固化灯、开口器等。

（2）粘接附件用物：预处理液、光固化复合树脂、酸蚀剂、调拌刀、避光盒、附件粘接模板等。

2. 粘接附件护理技术医生操作流程

（1）与患者沟通注意事项，查看患者病历，核对患者信息，准备正畸附件粘接模板，给患者佩戴护目镜，用凡士林棉签润滑口角，防止口镜牵拉造成患者痛苦。

（2）清洁抛光应粘接正畸附件的牙面，将开口器递予医生，调节灯光，将车针安装于牙

科手机后递予医生，协助吸唾。

（3）传递 35% 磷酸酸蚀剂，记录酸蚀时间。协助吸去冲洗液，递消毒棉球或棉卷隔湿。

（4）充填适量树脂于模板矫治器上附件的陷窝中，递预处理液予医生，协助光照固化。

（5）医生取下模板，检查附件是否全部粘接牢固，将车针安装于高速牙科手机并递予医生，去除溢出的多余的树脂，协助吸唾。

（6）对患者进行宣教，强调注意事项，协助预约复诊时间。

3. 护理要点

（1）填充到模板附件槽中的光固化复合树脂量需合适。树脂量少，接触不到牙面和渗透液，不易粘上附件；材料过多会溢出，使附件增高，医生调整时间过长。

（2）及时吸唾，防止唾液污染影响粘接效果。

4. 术后宣教

（1）嘱患者吃饭、刷牙，使用牙线时摘下矫治器，每天至少佩戴矫治器 20 ～ 22 小时。

（2）佩戴矫治器后会出现牙齿酸胀痛等现象，属正常反应。

（3）嘱患者正确佩戴并妥善保管矫治器，不能遇热。如有矫治器丢失、损坏和染色，应及时和医生联系。

（4）嘱患者使用软毛牙刷和（或）少量牙膏在清水下清洗矫治器。勿使用义齿清洁产品或在漱口水中浸泡来清洁矫治器，因为此类产品会损伤矫治器表面，使矫治器粗糙并会使颜色加深而影响美观。

（5）嘱患者按时复诊。

六、保持阶段的护理

正畸后牙齿排列位置保持是正畸治疗的最后一个步骤，其目的是将正畸移动的牙齿稳固于理想的功能和美观位置，并最终实现稳定。

（一）用物准备

1. 常规用物
检查器（口镜、镊子、探针）、吸引器管、防护膜、护目镜、口杯、三用枪、敷料、低速牙科手机、凡士林、医用棉签、光敏固化灯等。

2. 特殊用物

（1）透明压膜保持器：剪刀。

（2）Hawley 保持器：磨石、钨钢钻咬合纸、技工钳。

（3）固定舌侧保持器：麻花丝、酸蚀剂、预处理液、粘接剂、调拌刀、毛刷等。

（二）戴用正畸保持器的护理技术

1. 与患者交代治疗过程，取得患者配合，协助核对患者信息，准备保持器及矫治设计单。用凡士林棉签润滑口角，防止口镜牵拉造成患者痛苦。

2. 佩戴保持器

（1）透明压膜保持器，治疗过程中及时吸唾，保持视野清晰。

（2）Hawley 保持器，必要时递剪刀予医生修整保持器边缘，必要时递低速牙科手机、磨石、钨钢钻、咬合纸、技工钳予医生。

（3）固定舌侧保持器：协助医生将舌侧保持丝粘接于牙齿舌侧面（配合同固定矫治器粘接），告知戴用时间、注意事项及可能出现的情况，整理用物，协助医生预约复诊时间。

3. 术后宣教

（1）指导患者正确摘戴保持器：透明压膜保持器，佩戴时以双手拇指和示指协作将保持器顶压就位，摘下时以双手拇指和示指协作从后磨牙移动慢慢向前牙摘下；佩戴 Hawley 保持器时以双手拇指、示指协作将固位卡环顶压就位，摘下时应以双手拇指、示指协作放于固位卡环处用力取下即可，不可强行扭曲唇弓以免发生变形。

（2）告知患者保持器佩戴的时间及重要性，避免长时间不佩戴引起错𬌗畸形的复发。

（3）告知患者在进食、刷牙时取下保持器，将其置于保持器盒里，避免丢失和损坏。较长时间不佩戴时应将其浸泡在凉水中。

（4）嘱患者应在清洁牙齿后佩戴保持器。

（5）保持器的清洁：应用牙刷在冷水中清洗，禁止使用热水、漂白剂、乙醇等清洗，以免变形或变性。

（6）佩戴矫治器期间禁食或饮有色饮料，如红酒、橙汁等，防止染色。

（7）如发现保持器破损、遗失，应及时与医生联系，重新制作。

（8）告知患者遵医嘱定期复查。

第四节 口腔修复科患者的评估

一、口腔修复科患者的评估

口腔修复科患者的护理评估包括评估患者的口腔情况、全身情况及心理、社会、文化、经济等方面的内容，为护理诊断、护理计划及护理措施提供依据。

（一）初诊的主要内容

1. 准确地获得患者的主诉。

2. 详尽地收集患者相关病史。

3. 系统全面地完成专科检查及必要的全身检查。

4. 得出初步诊断或在病情明确的情况下得出诊断。

5. 对与主诉有关的局部和全身病症提出诊疗方案或转诊建议，尽可能提供必要的卫生指导与帮助。

6. 围绕各种治疗方案的预期效果及费用等因素，与患者商定治疗计划，并明确双方的责任与承诺，必要时与患者签署知情同意书等医疗文件，避免医疗纠纷的发生。例如固定义齿修复时，基牙预备可能导致穿髓；桩核修复时因根管解剖结构变异，行根管预备可能导致根管侧穿等。

（二）初诊准备

1. 人员及思想的准备 包括患者与医护双方的准备。患者可以根据主观愿望选择自己认可的医生接受诊疗服务；医护人员除了应该把解决患者的主诉作为医疗工作的重要内容外，还有责任对患者的生理、心理、社会能力等有关方面进行系统观察和卫生指导，以促进患者的身心健康。

2. 器械准备 初诊检查及治疗中所需的器械准备应在操作易于拿放的位置，器械带尖、带刃的部分应朝向远离患者和医生的方向。辅助检查用的药品、试剂、咬合纸、棉卷、棉球、牙线、蜡片、刮匙、清洁器等都应准备就绪。

3. 椅位准备 牙椅水、电、气源接通，调整医生和助手的椅位高度，患者的椅位调整要考虑其舒适度和术中操作的方便性。

4. 灯光准备 诊室内照明光线宜柔和。治疗用照明灯的聚焦应准确限于手术检查视野范围，避免投照到患者的眼睛上及其他非检查部位。

（三）病史采集

口腔修复科患者需要注意口腔专科病史的采集。口腔专科病史一般包括开始发病的时间、原因、发展进程以及曾接受过的检查和治疗，对牙缺失的患者还应了解缺失原因及时间。

（四）临床检查

一般检查是指通过视诊、触诊、听诊等检查手段，获取有价值的临床信息资料的过程。

1. 口腔外部检查

（1）颌面部检查：检查颌面部上下、左右的比例及对称性，有无肿物、肿胀等。如有，应注意肿物、肿胀的部位等。查内容的口外检查。

（2）颞下颌关节区检查：关节运动有无异常，如张口度和张口形；双侧运动是否协调，有无疼痛、杂音，以及杂音性质及其与开口运动的关系；髁突附近组织情况等。

（3）嚼肌检查：通常是对咬肌和颞肌进行扪诊，检查有无压痛及压痛点的部位。同时嘱患者紧咬，检查肌肉收缩的强度及左右的对称性，判断有无因干扰而引起的咀嚼肌功能紊乱，如发现问题则须对颌面部及颈部诸肌扪诊，必要时做进一步检查。

2. 口腔内部检查

（1）口腔一般情况：包括牙列的完整性，牙体缺损的类型与范围，口腔卫生情况，有无修复体，修复体质量如何，舌、口底、前庭沟、颊、唇、系带、软硬腭等有无异常。

（2）牙周检查：对于选择基牙以及推断修复体的预后有重要意义。包括口腔卫生状况、牙龈状况，牙周探针检查牙齿的松动度情况等。

（3）牙列检查：详细的天然牙检查资料有助于治疗计划的合理制订。采用图表的方式记录检查结果可以保证资料收集的完整性并提高工作效率。完整的牙列检查记录图表应包括牙列缺损的部位及数目、天然牙的健康状况、有无龋坏、有无牙折裂、牙髓活力状况、牙缺损及磨耗情况、口内充填及修复情况等。另外，检查还包括牙列的大小、形状，基牙是否有移位、倾斜和伸长的现象，正中时上下牙列是否有广泛均匀的接触，上下牙列中线是否一致，是否为中性关系，有无错殆畸形（如拥挤、扭转等），覆殆、覆盖是否在正常范围以内。

（4）关系检查：①正中颌位的检查：上下牙列是否有广泛均匀的殆接触关系；上下颌牙列中线是否一致；上下第一磨牙是否为中性殆关系；前牙覆殆、覆盖是否在正常范围之内；左右侧平面是否匀称。②息止颌位的检查：比较息止颌位与正中颌位时，下牙列中线有无变化；间隙的大小有无异常。③殆干扰检查：仔细检查正中咬合和前伸、侧向咬合移动时，有无牙尖干扰。

（5）缺牙区情况：检查缺牙区间隙大小是否正常，牙槽嵴有无妨碍修复治疗的骨尖、倒凹、骨隆突等。一般拔牙3个月后，创面愈合良好，牙槽嵴吸收趋于稳定，可以开始进行修复治疗。为缩短无牙期，过渡性全口义齿和可摘局部义齿的修复治疗可提前到拔牙1～2周后进行，待牙槽嵴吸收稳定后行义齿重衬或重新制作。

对伴有牙槽嵴和颌骨缺损的患者，应视缺损的部位、大小和范围、影响功能和美观的程度，选择合适的修复方法。一般而言，对于少量牙槽嵴缺损的牙缺失，既可用固定义齿也可用可摘式义齿修复；对于有较大牙槽嵴缺损的牙缺失，需选择可摘式义齿修复，可利用基托恢复缺损的外形；对更大范围的牙槽嵴缺损甚至颌骨缺损，则需按照颌骨缺损的修复原则处理。

（6）无牙颌口腔专项检查：①上下颌弓、牙槽嵴的大小、形态和位置；②牙槽嵴的吸收情况；③口腔黏膜检查：口腔黏膜色泽是否正常，有无炎症、溃疡及瘢痕；④舌的检查：包括舌体的大小、形状、静止状态时的位置以及功能活动的情况；⑤唾液分泌量及黏稠度的检查。

（7）原有修复体的检查：患者如戴有修复体，应了解患者要求重新制作的原因，检查原义齿与口腔组织的密合情况，咬合关系是否正确，外形是否合适，人工牙的色泽及排列，义

齿对牙龈、黏膜有无刺激以及该义齿行使功能的效率如何等。分析评价原修复体的成功与失败之处，作为重新制作时的参考。

二、影像学检查

影像学检查是诊断口腔颌面部疾病的一种重要的常规检查方法，能为临床检查提供十分有用的补充信息。

常规X线片能确定牙根及牙周支持组织的健康状况，了解牙根的数目、形态及长度，有无根折，根管充填的情况，常常能够检查出牙邻面、牙颈部、牙根部等较为隐蔽部位的龋坏。另外，牙片也是法律诉讼中治疗依据的重要凭证，若临床上医生在诊断和修复治疗之前没有拍摄X线片，当患者质疑或进行法律诉讼时，医方证据不足，则处于被动地位。如果患者或其监护人拒绝拍摄X线片，应在病历上说明。

全口牙位曲面体层X线片可全面了解颌骨及牙列、牙周情况，对确定牙槽骨内是否有残根存留，有无第三磨牙埋伏阻生很有帮助。但由于全口牙位曲面体层X线片将图像放大较多，变形较严重，因此在判断和评价牙槽骨支持组织的状况，牙根的形态、有无龋坏或龋坏的范围等方面不够准确。

颞下颌关节X线侧位片可了解关节凹、髁突的外形以及髁突与关节凹的位置关系。头颅定位片可用以分析颅、面、颌、牙的形态、位置及其相互间的变化关系，另外，颞下颌关节系列断层摄影、CT扫描等技术能提供关节更详细和准确的有关内容。

近年来口腔专用锥体束CT得到了较快的发展和普及，与传统放射检查方式相比，具有高分辨率、辐照剂量小、投照时间短、空间定位准确等优点，在牙体牙髓病科、颌面外科、修复、正畸、种植等领域都有很好的应用。

三、模型检查

模型检查可以弥补口腔内一般检查的不足，便于仔细观察牙的位置、形态、牙体组织磨耗印迹以及详细的关系等，必要时可对上下颌模型上殆架进行研究，制订治疗计划和设计修复体等。

四、咀嚼功能检查

对口腔现有功能状况的掌握有助于制订正确的治疗计划和修复设计方案。必要时可选择下述临床较常用口腔修复功能检查方法。

（一）𬌗力检测

𬌗力是评价口腔生理功能的指标之一，能反映牙在咬合时所发挥的力量，检测时可利用𬌗力检测的仪器测量个别牙的咬合力。检测仪器的种类有电阻应变仪、声传感测量仪、压电薄膜式𬌗力测量仪、光咬合仪等。

（二）咀嚼效能的检测

咀嚼效能是指在一定时间内将一定量食物嚼碎的程度。咀嚼效能的高低直接反映了咀嚼能力的大小。在口腔修复前后进行咀嚼效能的检测，可了解缺牙后咀嚼功能受影响的程度，对修复后治疗效果进行评价。其检测方法包括用豆子作试料采用筛分法测定；用硬化明胶作试料采用比色测定；用ATP颗粒吸光度法测定；也有用花生米作试料，采用光栅分光光度计对咀嚼后的花生米混悬液进行测定。

（三）下颌运动轨迹检查

下颌运动轨迹反映了𬌗、颞下颌关节、咀嚼肌三者的动态功能关系。常用的检查下颌运动轨迹的方法是描记下颌切点运动轨迹，所用仪器主要有两种：即下颌运动描记仪和下颌运动轨迹描记仪。

（四）肌电图检查

咀嚼肌肌电图是进行口颌系统功能研究的一种有价值的方法。EMG在下颌运动时能同步记录数块肌肉的肌电图，可分析下颌运动时各个肌（颞肌、咬肌、翼内肌、翼外肌、降下颌肌等）的功能状态及协调作用情况。

五、口腔修复科患者的治疗计划

治疗计划是在收集患者临床信息资料、进行口腔系统检查的基础上，对患者做出诊断并评估预后，制订出的患者满意并同意的全面的治疗程序。治疗计划主要包括修复治疗前的准备工作、修复治疗所需条件的检查、修复体的类型选择、修复治疗后的预后评估等。

第五节　牙体缺损的修复与护理

牙体缺损是指牙体硬组织不同程度的外形和结构的破坏、缺损或发育畸形，可造成牙体形态、咬合和邻接关系的异常，影响牙髓和牙周组织甚至全身的健康，对咀嚼、发音和美观等也将产生不同程度的影响。

一、牙体缺损的病因

1. 龋病　龋坏严重者，可造成牙冠部分或全部破坏，形成残冠、残根。

2. 牙外伤　牙外伤所致的牙体缺损称为牙折。牙外伤轻者表现为切角或牙尖局部小范围折裂，重者可出现整个牙冠折裂或者冠根折断。

3. 磨损　由于不良咀嚼习惯或夜磨牙等造成的病理性磨损，全牙列重度磨损会造成垂直距离降低，导致颞下颌关节疾病。

4. 楔状缺损　是发生在牙颈部的，V形的缺损，常伴有牙本质敏感、牙龈退缩，严重者

出现牙髓暴露，甚至发生牙折。

5. 酸蚀症　是牙长期受到酸雾作用而脱钙，造成牙外形损害。常见于经常接触盐酸、硝酸等酸制剂的工作人员。表现为前牙区唇面切缘呈刀削状的光滑面，向切端渐薄，常伴有牙本质过敏，牙冠呈现褐色斑。

6. 发育畸形　常见的造成牙体缺损的牙结构发育畸形包括釉质发育不全、牙本质发育不全、斑釉牙及四环素牙等。

二、牙体缺损的护理评估 及常见问题

（一）初诊评估

1. 健康史　询问患牙的缺损原因，了解患者的健康情况，有无慢性病史、药物过敏史。

2. 身体状况　了解缺损部位，经过何种治

疗、是否有牙体牙髓、牙周疾病症状，是否有发音不清楚或者偏侧咀嚼等习惯。

3. 辅助检查 X线检查，了解患者牙周、根尖周、根管治疗情况。

4. 心理-社会状况 评估患者对牙体预备有无足够的思想准备，是否存在担忧、紧张情绪，评估患者对修复体的功能及美观的期望程度。

（二）常见诊断问题

1. 牙体组织完整性受损。

2. 社交障碍 由于前牙缺损所致发音不清楚、影响面容等。

3. 恐惧 与恐惧磨牙、缺乏修复治疗的相关知识有关。

三、牙体缺损的治疗

由于牙体缺损的范围、程度不同，以及牙列中牙体缺损患牙的数目多少不同，可能产生下列并发症。①牙体和牙髓症状：牙体表浅缺损可能无明显症状，如缺损累及牙本质层或牙髓，可出现牙髓刺激症状，甚至出现牙髓炎症、坏死及根尖周病变。②牙周症状：牙体缺损者发生在邻面，会破坏正常邻接关系，造成食物嵌塞，引起局部牙周组织炎症，并可能发生邻牙倾斜移位，影响正常的咬合关系。牙体缺损若发生在轴面，破坏了正常轴面外形，可引起牙龈炎。③咬合症状：大范围及严重的牙体咬合面缺损不但影响到咀嚼效率，还会形成偏侧咀嚼习惯，严重者会影响垂直距离及出现口颌系统的功能紊乱。④其他不良影响：缺损发生在前牙可直接影响患者的美观、发音；全牙列残冠、残根会降低垂直距离，影响到患者的面容及心理状态；残冠、残根常成为病灶而影响全身健康。因此，牙体缺损应及时修复治疗以终止病变发展，恢复牙冠原有功能。

牙体缺损是口腔医学的常见病和多发病，其治疗主要分为两大方面，一是牙体缺损直接修复治疗，二是牙体缺损间接修复治疗。

牙体缺损直接修复治疗是指通过粘接树脂在预备后的牙体上直接进行修复，或者通过黏固剂将修复体粘接到预备后的牙体上进行修复。充填法简单易行，在门诊即可完成，牙体预备磨牙少，保存剩余的牙体组织。

牙体缺损间接修复治疗是指针对缺损严重、充填不易成功或需要达到更高的美观要求时而采用的修复治疗方法。常用的修复体有嵌体、部分冠、贴面、全冠和桩核冠等。

（1）嵌体：为嵌入牙冠内的修复体。

（2）部分冠：覆盖部分牙冠表面的修复体，分为3/4冠、开面冠、半冠、7/8冠等。

（3）贴面：以树脂或瓷制作的覆盖牙冠唇颊侧的修复体。根据修复材料和制作工艺的不同，可以分为传统的烤瓷贴面、热压铸瓷贴面和计算机辅助设计与计算机辅助制作CAD/CAM瓷贴面。

（4）全冠：覆盖全部牙冠表面的修复体，包括：①金属全冠，以金属材料制作的全冠修复体。②非金属全冠，以树脂、全瓷等非金属修复材料制作的全冠修复体。③混合全冠，以金属与瓷或金属与树脂材料制成的复合结构的全冠修复体，常见的是烤瓷熔附金属全冠、树脂-金属混合全冠。

（5）桩核冠：是利用插入根管内的桩来固位，在残冠或残根上先形成金属桩核或树脂核，然后再制作全冠修复体的总称。

四、牙体缺损复合树脂直接修复治疗及护理技术

复合树脂直接粘接修复术是目前临床重要的操作项目之一，它是通过酸蚀牙体缺损的表面，使用粘接技术使复合树脂修复体固位于牙体缺损部位。本节以光固化复合树脂为例介绍复合树脂直接粘接修复术的护理配合。

（一）适应证

1. 牙体组织缺损的修复。

2. 前牙形态异常的改形修复。

3. 前牙色泽异常的直接贴面修复。

4. 前牙小间隙关闭。

5. 制作桩核冠的树脂核。

（二）用物准备

1. 常规用物 检查器（口镜、镊子、探针）、吸引器管、防护膜、护目镜、口杯、三用枪、敷料、凡士林、医用棉签、光敏固化灯等。

2. 局部麻醉用物 表面麻醉剂、专用注射针头、卡局芯式麻醉剂、卡局芯式注射器或计

算机控制无痛局麻注射仪、碘伏、医用棉签。

3. 橡皮障隔湿用物　橡皮障、打孔器、橡皮障夹钳、橡皮障夹、橡皮障框架、牙线、橡皮障固定楔线、橡皮障定位打孔模板、开口器、剪刀、水门汀充填器。

4. 复合树脂充填用物

（1）窝洞制备器械：高速牙科手机、低速牙科手机、车针。

（2）成形器械：邻颌邻面成形夹、邻面成形片夹、分段式成形片夹、木楔、排龈器、排龈线。

（3）粘接面处理材料、树脂材料及垫底材料：磷酸、树脂材料、双碟及毛刷、自酸蚀处理液及粘接剂、光敏固化灯套、调拌刀及纸板、垫底用玻璃离子水门汀。

（4）充填及修形抛光器械：充填器械、咬合纸、抛光膏、抛光钻针、牙髓镊、邻面砂条、精细抛光轮。

（三）粘接修复术护理技术

1. 治疗前准备　行局部浸润麻醉或传导阻滞麻醉前，使用凡士林棉签润滑口角，防止口镜牵拉造成患者痛苦；传递碘伏棉签至医生，便于消毒麻醉部位；遵医嘱准备麻醉剂及合适针头。同时检查注射器各关节是否连接紧密，核对麻醉剂的名称、浓度、剂量、有效期及患者姓名等，无误后抽吸或安装麻药递予医生。

2. 牙体预备　制备洞形过程中，需要在高速牙科手机上安装裂钻或金刚砂车针，低速牙科手机上安装球钻，牙体预备过程中使用三用枪和吸唾管，保持医生术野清晰。

3. 比色　自然光线下树脂色号比色时，及时关闭牙椅灯光，传递比色板，引导患者至自然光线下进行比色。

4. 隔湿　协助医生放置橡皮障，隔离唾液、龈沟液，为了减轻患者对治疗器械的恐惧心理，在使用橡皮障前告知患者：唾液会影响粘接效果，橡皮障可以隔绝唾液，嘱患者尽量配合使用橡皮障。

5. 护髓与垫底　正确调拌护髓与垫底材料，一手传递充填器，一手持消毒棉球随时擦净器械上多余材料。

6. 粘接面处理　根据不同深度的窝洞，选

择合适粘接剂。粘接剂包括全酸蚀粘接剂和自酸蚀粘接剂。

（1）全酸蚀粘接剂步骤

1）酸蚀：安装一次性注射头，递送酸蚀剂，便于医生在窝洞内均匀涂布酸蚀剂。

2）冲洗：在冲洗酸蚀剂过程中，使用强力吸引器管，靠近治疗牙齿部位放置，尽可能吸走冲洗液。

3）涂布粘接剂：递予医生蘸有粘接剂的小毛刷，医生将粘接剂均匀涂布于处理过的牙面，吹匀，传递给医生套有避污薄膜的光敏固化灯，光照 20 秒。

（2）自酸蚀粘接剂步骤

1）涂布处理剂：传递医生蘸有处理剂的小棉棒，涂布 20 秒后，吹干。

2）涂布粘接剂：传递医生蘸有粘接剂的小毛刷，医生将粘接剂均匀涂布于处理过的牙面，吹匀，传递医生套有避污薄膜的光敏固化灯，光照 10 秒。

7. 充填复合树脂

（1）成形：遵医嘱准备相应的成形器械，根据牙位及窝洞位置正确安装并传递使用成形器械，帮助恢复牙齿外形。

（2）分层充填：根据窝洞的大小用充填器取适量的材料放双碟中，分次递予医生，一手传递水门汀充填器，一手持棉球及时擦净医生充填器械，及时吸唾，需要再次挖取树脂时使用新的充填器械。操作过程中，注意移开手术灯光，防止光照造成树脂提前固化。

（3）光固化：传递套有避污薄膜的光敏固化灯，光照树脂固化。

8. 卸除橡皮障　传递橡皮障夹钳予医生，协助卸除橡皮障。

9. 修形与抛光　安装合适修形车针，使用牙髓镊夹持咬合纸递予医生；医生用咬合纸试咬合高点，调整修复体外形，使修复体表面光滑并呈现光泽；修形完成后递送探针检查是否有悬突，传递医用酒精棉球擦去牙齿上咬合纸印记；按照由粗到细的原则安装合适的调𬌗抛光车针、抛光杯等。

（四）护理要点

1. 在蘸取处理液和粘接剂时，注意选择不同颜色的毛刷，避免混淆。

2. 适时挤出的粘接剂应遮光保存，防止光照提前固化。

3. 根据窝洞的大小、形状、位置选择合适的充填器械。

4. 树脂充填遵循分层充填光照的原则，注意挖取树脂时要适量。

5. 医生进行充填时，护士手持无菌棉球，靠近医生工作区域，及时为医生擦净器械。

6. 取树脂时要注意接触过患者的充填器械不能重复取材，应事先估计树脂用量，一次取足，分次传递，如所取的树脂不够充填用量，应该用无菌器械重新取树脂材料。

7. 定期检测光敏固化灯光强度，保证光敏固化灯输出功率高于 300mW/cm²。

（五）术后宣教

1. 治疗结束后告诉患者不要用患牙咬太硬的食物，以免牙齿劈裂。

2. 如有不适，及时就诊。

五、牙体缺损银汞合金直接修复治疗及护理技术

（一）适应证

牙体组织缺损的修复。

（二）用物准备

1. 常规物品 检查器（口镜、镊子、探针）、吸引器管、防护膜、护目镜、口杯、三用枪、敷料、凡士林棉签。

2. 局部麻醉用品 表面麻醉剂、医用棉签、专用注射针头、卡局芯式麻醉剂、卡局芯式注射器或计算机控制无痛局麻注射仪、碘伏等。

3. 银汞合金充填用物 高速牙科手机、低速牙科手机、车针、成形片、木楔、排龈线、银汞合金胶囊、搅拌机、垫底材料、调拌刀、垫底用玻璃离子水门汀、橡皮布、银汞合金输送器、充填器、光滑器等。

（三）银汞合金修复术护理技术

1. 治疗前准备 行局部浸润麻醉或传导阻滞麻醉前，使用凡士林棉签润滑口角，防止口镜牵拉造成患者痛苦；传递碘伏棉签至医生便于消毒麻醉部位；遵医嘱准备麻醉剂及合适针头。同时检查注射器各关节是否连接紧密，核对麻醉剂的名称、浓度、剂量、有效期及患者姓名等，无误后抽吸或安装麻药递予医生。

2. 牙体预备 制备洞形过程中，需要在高速牙科手机上安装裂钻或金刚砂车针，低速牙科手机上安装球钻，牙体预备过程中使用三用枪和吸唾管，保持医生术野清晰。

3. 隔湿 传递棉卷，隔离唾液。

4. 护髓与垫底 正确调拌护髓与垫底材料，一手传递充填器，一手持消毒棉球随时擦净器械上多余材料。

5. 放置成形片 根据医嘱，选择并正确安装传递成形片。

6. 调制银汞合金 使用银汞合金胶囊调制合金，将调制好的材料放在橡皮布上，手指揉搓，使其表面光滑。

7. 银汞合金充填 传递合适输送器、充填器至银汞合金分层充填，并辅助压实充填体。

8. 雕刻成形 传递雕刻成形器械。

9. 抛光 24 小时后抛光牙齿各个牙面。

（四）术后宣教

1. 治疗后 24 小时勿用患侧咀嚼，24 小时后使用患侧牙齿咀嚼时，避免食过硬食物。

2. 保持良好口腔卫生。

3. 如有不适，及时随诊。

六、牙体缺损间接修复治疗及护理技术

本节以冠类修复术来介绍牙体缺损间接修复治疗的临床护理技术。

全冠是用牙科材料制作的覆盖全部牙冠的修复体，它是牙体缺损的主要修复形式。根据其结构和使用材料不同，可分为几种主要类型：金属全冠、非金属全冠和金属与非金属混合全冠。金属全冠主要是铸造金属全冠；非金属全冠分为塑料全冠和全瓷冠；混合全冠分为烤瓷熔附金属全冠（又称金属烤瓷全冠，简称金瓷冠）和树脂 - 金属混合全冠。本节主要以金属烤瓷全冠修复为例介绍牙体缺损间接修复治疗及护理技术。

（一）适应证

1. 牙体缺损严重，剩余牙体组织薄弱，充填材料不能为患牙提供足够的保护，而且由于充填材料本身所限，难以承受咀嚼力而易脱落者。

2. 牙体缺损过大，充填材料无法获得足够的固位力而易脱落者。

3. 需要加高或恢复咬合者。

4. 患者𬌗力过大，有夜磨牙习惯，以及牙冠重度磨耗、牙本质过敏者。

5. 牙体缺损的患者需要做固定义齿的固位体或可摘局部义齿的基牙者。

（二）冠类修复护理技术

1. 牙体预备护理配合

（1）常规用物：检查器（口镜、镊子、探针）、口杯、吸引器管、手套、三用枪、敷料、高速牙科手机、低速牙科手机、凡士林、医用棉签及防护膜、护目镜等选择性应用的物品。

（2）牙体预备用物：酒精灯、咬合间隙测量片、基托蜡、金刚砂车针、火柴、咬合纸等，必要时备局部麻醉或表面麻醉用物。

（3）排龈用物：排龈线、眼科剪、盐酸肾上腺素、排龈液、排龈器。

（4）印模制取用物：常用制取印模方法分为以下三种。①海藻酸盐印模：海藻酸盐印模材料、托盘、橡皮碗、调拌刀、水计量器、量勺；②机混聚醚橡胶印模：聚醚橡胶印模材料、聚醚混合机、一次性混合头、聚醚专用注射器；③硅橡胶印模：硅橡胶印模材料、计量勺、调拌棒、调拌输送杯、终印模注射器、刮刀等。

（5）制作暂时冠用物：①制作用物：丙烯酸树脂材料混合枪、丙烯酸树脂材料、一次性搅拌头、自凝牙托水、自凝牙托粉、硅橡胶调拌碗、预成冠、调拌刀，其中前三项为丙烯酸树脂暂时冠用物，后五项为预成冠制作暂时冠用物；②其他用物：金刚砂车针、树脂切盘、树脂磨头、抛光磨头、暂时粘接水门汀、咬合纸、医用酒精棉球、抛光布轮、调拌板、调拌刀等。

2. 全冠牙体预备及暂时冠制作护理配合

（1）治疗前准备

1）询问患者病史，向患者交代病情、治疗计划、相关费用，签署知情同意书；遵医嘱准备用物，备好相关知情同意书；调整椅位灯光，准备漱口杯及漱口液；用凡士林棉签润滑口角，防止口镜牵拉造成患者痛苦，递碘伏棉签予医生消毒麻醉部位。

2）遵医嘱准备麻醉剂及合适针头，检查注射器各关节是否连接紧密，核对麻醉剂的名称、浓度、剂量、有效期及患者姓名，无误后抽吸或安装麻药递予医生，行局部浸润麻醉或传导阻滞麻醉。

（2）牙体预备（以后牙烤瓷全冠修复为例）

1）𬌗面预备：根据医生要求在高速牙科手机上安装平头、四头锥状或楼形、棒槌形金刚砂车针（直径1mm）、相应厚度的咬合纸、基托蜡、咬合间隙测量片；在高速牙科手机上安装平头、圆头柱状或鱼雷状金刚砂车针（直径1mm）。

2）轴面预备：在高速牙科手机上安装细针状金刚砂车针磨除邻面接触区。

3）精修完成停止操作时，及时用三用枪吹净患牙。

（3）排龈：排开牙龈，充分暴露预备体边缘，保证印模清晰准确。

1）选择排龈线：根据预备体大小及牙龈沟的不同，取合适长度和粗细的排龈线递予医生，或遵医嘱将排龈线用排龈液或盐酸肾上腺素浸湿并递予医生，以达到止血并减少龈沟液分泌的目的。

2）排龈：用排龈器将排龈线轻柔压入龈沟内。从近中邻面处开始，排龈器贴轴壁将线压入牙龈沟，向舌侧、经远中回到唇颊侧。将排龈线预弯成一圆圈，用镊子将线置于预备体颈部，传递排龈器并及时吸唾，必要时传递眼科剪，协助医生剪掉多余排龈线。

（4）制取印模

1）试托盘：选择与患者牙弓大小、形态、高低合适型号的托盘。

2）制取印模：①机混聚醚橡胶制取工作印模：用注射器在患牙预备体边缘及周围组织注满聚醚材料，注射完毕后，将注满材料的托盘放入患者口内就位，凝固后取出将托盘置于一次性混合头底部，由非工作端向工作端缓慢注入聚醚橡胶印模材料直至充满整个托盘，再向专用注射器内注入少量聚醚印模材料，开启计时器。握着注射器的工作端进行传递，将注射器手柄朝向医生的手，弯曲的注射头方向要朝向预备体；注射完毕后，接过注射器，同时手握托盘柄的远端递托盘予医生；协助患者擦净口周。②硅橡胶制取工作印模（双重印模法）：按照 1：1 的初印模基质与催化剂调和 30 秒至颜色均匀后递予医生；刮除邻间隙、龈缘等处容易阻碍再次口内就位的印模材料，制作排溢沟；将刮刀递予医生，按照 1：1 的终印模基质与催化剂调和 30 秒至颜色均匀后，注入终印模注射器递予医生；将材料注入预备体周围；剩余材料注满初印模牙列内递予医生。③非工作印模制取（以海藻酸盐印模为例）：严格按照产品使用要求进行调拌，以水、粉体积 1：1 的比例，先加入粉剂后再加入清水进行调拌，调拌好的印模材料应表面光滑细腻无气泡、呈奶油状，印模材料置入托盘内时，上颌托盘从远中向近中放置印模材料，下颌托盘从一侧向另一侧旋转放置印模材料。

（5）制取𬌗记录（以枪混硅橡胶𬌗记录为例）：安装一次性混合头，将硅橡胶𬌗记录注射枪递予医生。将凝固后的𬌗记录连同患者印模消毒后一起转送模型室。

（6）比色（烤瓷）：关闭牙科治疗灯，在自然光下，递相应的比色板予医生；同时递镜子予患者，协助比色并记录。

（7）制作暂时冠（以口内直接制作的方法为例）

方法一，丙烯酸树脂暂时冠法：调拌相应的印模材料，放置在托盘交给医生制取印模，将制取好的印模放置在塑料袋内保湿备用。使用热凝性塑料，准备 70℃ 热水浸泡材料，使其软化至透明后在口内压制成形，包括预备体与两侧邻牙，冷却后取出备用。牙体预备后，将枪混合的丙烯酸树脂暂时冠材料注入备用的印模或热塑性材料内递予医生，口内就位，凝固后取出。

方法二，预成冠制作暂时冠：自凝树脂放入预成冠内进行重衬，在口内就位，待完全固化后进行调改。根据患牙大小选取合适的预成冠递予医生，在预备体上试戴。按操作要求调拌自凝树脂，迅速填塞进预成冠内递予医生，口内就位，当树脂成橡胶期时取出。

（8）暂时冠调磨：装低速直牙科手机和树脂磨头，传递咬合纸，协助医生检查暂时冠咬合高度；暂时冠调磨时，协助用吸引器管吸除粉末；调改完成后，安装抛光布轮。

（9）暂时冠粘接：调拌暂时粘接材料，均匀涂于暂时冠内递予医生，口内就位；传递探针，及时擦除探针前端的材料，擦净患者口周；整理用物，将全冠技工设计单填写好转送技工室。

（10）预约患者：协助患者预约试戴基底冠的时间。

3. 试戴基底冠医护配合流程

（1）用物准备

1）常规用物：检查器（口镜、镊子、探针）、吸引器管、防护膜、护目镜、口杯、三用枪、敷料、高速牙科手机、凡士林、医用棉签等。

2）特殊用物：去冠器、高点指示剂、金刚砂车针、咬合纸、暂时粘接水门汀、卡尺、医用酒精棉球、调拌板、调拌刀等，比色用物同前。

（2）试戴基底冠护理配合

1）治疗前准备：根据患者病情准备用物，向患者交代病情、治疗计划、相关费用，用凡士林棉签润滑口角，防止口镜牵拉造成患者痛苦。

2）试戴基底冠：①拧紧去冠器各关节并递予医生，协助去除暂时冠，医用酒精棉球消毒暂时冠，吹干。②递 40μm 薄咬合纸或高点指示剂及探针予医生；在高速牙科手机上安装细针状金刚砂车针，在医生调磨其形态时用吸引器管吸除粉末。③递予医生卡尺测量基底冠厚度，检查烤瓷间隙，调磨时吸除唾液和粉末。④按照产品使用要求调拌暂时粘接水门汀，涂布于暂时冠内递予医生在口内就位；待粘接剂凝固后递探针予医生，协助清除暂时冠周围残留粘接材料。⑤试戴完毕后用医用酒精棉球消毒基底冠，放置于模型上；整理用物，协助患者预约戴冠时间，将技工设计单填写好并与基底冠及模型一起转送技工室。

4. 冠修复体试戴与粘接的护理配合

（1）常规用物：检查器（口镜、镊子、探针）、吸引器管、防护膜、护目镜、口杯、三用枪、敷料、牙科手机、凡士林、医用棉签等。

（2）特殊用物（以玻璃离子门汀为例）：去冠器、高点指示剂、金刚砂车针、咬合纸、玻璃离子水门汀粉和液、计量勺、牙线、洁治器等。

5. 修复体试戴与粘接的医护配合流程

（1）治疗前准备：根据患者病情准备用物，调整椅位灯光，准备漱口杯及漱口液，用凡士林棉签润滑口角，防止口镜牵拉造成患者痛苦。

（2）试戴与粘接

1）取下暂时冠：拧紧去冠器各关节递予医生，协助去除暂时冠。

2）检查烤瓷冠的就位、咬合：准备咬合纸递予医生，在低速直牙科手机上安装柱状石头，在医生调磨其形态时用强力吸引器吸除粉末。

3）检查烤瓷冠的接触点：准备 40μm 薄咬合纸及牙线递予医生，用手指轻轻按压烤瓷冠，协助医生检查邻间隙。

4）判断烤瓷冠的外形、颜色、半透明性：关闭牙科治疗灯，把镜子递予患者。协助医生判断烤瓷冠的形态、颜色、半透明性等，必要时送给技师加瓷上色上釉。

5）修复体粘接：①消毒吹干预备体，医用酒精棉球消毒修复体；②递棉卷予医生，夹取棉卷放于预备体周围隔湿；③严格按照产品使用说明书调拌粘接水门汀，用调拌刀将粘接剂均匀涂布于烤瓷冠的内壁递予医生；④就位，检查冠边缘烤瓷冠就位后，递探针予医生，确认已完全就位；⑤待材料完全凝固后递洁治器和牙线予医生，清除修复体周围残留的粘接材料并及时用棉球擦除器械上的残留材料，整理用物。

（三）护理要点

1. 认真核对患者基本信息、技工设计单上医生及患者姓名、修复体种类等。

2. 注射麻药时，嘱患者尽量放松，观察患者用药后的不良反应。

3. 应确认车针是否安装就位，以防操作时钻针突然从牙科手机上脱落飞出。

4. 使用吸引器管配合吸唾或牵拉口角时，注意动作要轻柔，以免对患者的黏膜软组织等造成损伤。

5. 对于高血压、心脏病的患者，排龈线中不宜含有盐酸肾上腺素。

6. 制取聚醚橡胶印模时，在患者口唇周围涂抹医用凡士林，便于清除取印模过程中黏附在口唇周围的残留聚醚材料。

7. 由于印模材料具有一定的流动性，制取印模前告知患者注意事项。对于咽反射较为敏感的患者，嘱其低头，大口呼气，密切观察患者的反应，如有异常应立即停止操作。

8. 多数𬌗记录体积较小，制取后应妥善保存，避免遗失。

9. 暂时冠树脂材料在其完全固化之前取下，以防止树脂材料进入倒凹导致材料完全固化后无法取出。

10. 试戴烤瓷冠时需轻轻按压，以免崩瓷，按压时检查烤瓷冠是否就位、边缘是否密合。

11. 根据患牙情况选择适宜的粘接水门汀，活髓牙最好使用刺激性小的羧酸锌水门汀，调拌好的粘接剂应黏稠度适宜，在粘接过程中应注意隔湿。

12. 诊疗的全过程中应密切观察患者的反应，如有异常则停止操作，及时予以处理。

13. 试冠过程中避免患者体位过仰，如其冠不慎脱落口内后，嘱其不要闭嘴，避免做吞咽动作，防止发生误吸、误咽。

（四）术后宣教

1. 戴用暂时冠医嘱

1）暂时冠具有保护基牙、暂时填补缺牙位置、防止对颌牙过长及相邻牙齿向缺隙倾倒的作用，但不能够承受过大的咬合力量，应嘱患者避免咬硬或黏的食物。

2）活髓牙牙体预备后，易出现牙齿敏感现象，嘱患者避免进食过冷、过热等对牙髓有刺激的食物，如果牙齿出现剧烈疼痛，应立即到医院就诊。

3）注意保持口腔卫生，尤其是戴用暂时冠的牙齿。使用牙线有效清洁邻间隙。使用牙线时，牙线进入接触点以下的牙间隙后，紧贴牙面轻轻上下拉动，清洁牙齿的邻面，然后从颊舌侧将牙线拉出，避免剧烈的上下提拉。

4）若暂时冠松动或脱落，及时与医生联系。

2. 冠修复黏固后医嘱

1）注意保持口腔卫生，学会正确使用牙线的方法，必要时使用牙间隙刷、牙缝刷等清洁工具，以保证牙周组织的健康，向患者解释保持牙周健康对修复体及其基牙的意义。

2）修复体粘接后，24 小时内勿让患侧咀嚼过硬过黏食物。

3）避免咬过硬的食物，金属冠硬度较高，咬硬物时会伤及对颌牙，烤瓷冠在咬硬物时易造成崩瓷现象，影响美观。

4）使用固定义齿后要定期复查，一般每半年或 1 年复查 1 次。如感觉不适或出现义齿松动等异常，应及时就医。

（李爱萍）

第十章 口腔影像学

【学习目标】

1. 领会射线的物理学特性，掌握射线防护相关知识。

2. 为了更好地辅助临床诊断和制订治疗计划，要综合运用学到的专业知识和技能进行口内和口外投照，并能够审核评价。

随着口腔医学和医学影像学的迅速发展，口腔影像学已经成为口腔专业中的基础支撑学科。口腔影像学主要讲授 X 线的影像基础、牙片的各种投照技术和曲面体层的影像技术与诊断等内容，使学生在接受理论、实践的学习中全面掌握口腔影像学，能够为临床诊断及治疗提供必要的依据。

第一节 X 线的产生及物理学特性

原子是由内层带正电的原子核和外层带负电的电子构成。X 线是核外产生，γ 射线是核内产生，它们与物质相互作用，通过光电效应、康普顿效应和电子对产生三种方式转移其能量。在放射诊断中，多选用以光电效应（小于 50keV）为主的射线能量范围，在放射治疗中则选用以康普顿效应为主的高能量范围（若干 MeV）。

一、X 线的产生

（一）X 线产生具备的条件

电子（高速行进的电子流）、高电压、阳极靶（医学常用钨靶、钼靶等）、真空球管。

（二）X 线的发生装置

主要包括 X 线管、变压器和操作台。

（三）X 线的产生过程

高速运动的电子与物体碰撞时，发生能量转换，电子的运动受阻、失去动能，其中 99% 的能量转换为热量，而 1% 的能量转换为 X 线。

通过加大加速电压，电子携带的能量增大，则有可能将金属原子的内层电子撞出。于是内层形成空穴，外层电子跃迁回内层填补空穴，同时放出波长在 0.1nm 左右的光子。由于外层电子跃迁放出的能量是量子化的，所以放出的光子波长也集中在某些部分，形成了 X 光谱中的特征线，此称为特性辐射。电子的韧致辐射是用高能电子轰击金属，电子在打进金属的过程中急剧减速，按照电磁学，有加速的带电粒子会辐射电磁波，如果电子能量很大，比如上万电子伏，就可以产生 X 线。原子的内层电子跃迁也可以产生 X 线，按照量子力学的理论，电子从高能级往低能级跃迁时会辐射光子，如果能级的能量差比较大，就可以发出 X 线波段的光子。

（四）连续的特征性频谱

X 线本质上是电磁波，介于紫外线和 γ 射线之间，具备高能量和穿透力，故具有波粒二象性，传播时体现波动性，与物质作用时则体现粒子性。波长为 $2 \times 10^{-12} \sim 6 \times 10^{-9}$m，频率为 $3 \times 10^{16} \sim 3 \times 10^{20}$Hz。

（五）产生 X 线图像需要的设备

X 线机、胶片、显影设备。

在医疗范围口腔所用的 X 线机中是最小型的（图 10-1），具有体积小、安装简便、机头转动灵活、使用方便、选用固定正极 X 线管、清晰度高等优点。X 线机包括 X 线管头、控制面板（图 10-2）和激活按钮（图 10-3）。

（1）X 线管头：与可调控臂连接，这可以让头部随意调整位置和方向。X 线管头部连接有正负数码指示标记及指示器，可以指示射线的方向和距离皮肤的理想距离，指示器有各种长度和形状。

（2）控制面板：可以控制 X 线机，控制面板根据厂家不同而不同，部件包括开关键、警示灯、电子计时器。

（3）激活按钮：通常在一条线的末端或安装在 X 线室以外，两种方式都是确保操作者距离管头和患者至少 2m 的距离。只有注册的牙科医师、牙科治疗师、牙科卫生师或牙科护士取得放射许可证书后才能操作激活按钮。

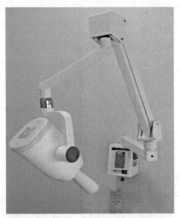

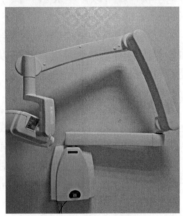

图 10-1　牙片 X 线机

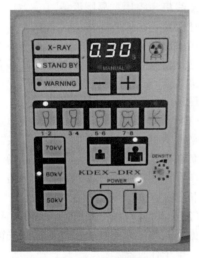

图 10-2　控制面板

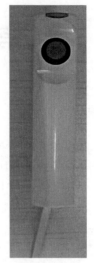

图 10-3　激活按钮

二、X 线的物理学特性

（一）X 线的物理学特征

1. 穿透性　是 X 线成像的基础。

2. 荧光效应　X 线激发荧光物质，如硫化锌镉、钨酸钙等，使波长短的 X 线转化成波长长的可见荧光，荧光效应是透视检查的基础。

3. 感光效应　涂有溴化银的胶片，经 X 线照射后，感光而产生潜影，经显影、定影处理，感光的溴化银中的银离子被还原成金属银，并沉淀于胶片的胶膜内，银微粒在胶片上呈黑色。感光效应是 X 线摄影的基础。

4. 电离效应　X 线通过任何物质都可以产生电离效应。空气的电离程度与空气所吸收的 X 线的量成正比，因而通过测量空气电离的程度可测量 X 线的量。X 线通过人体，也产生电离效应，引起生物方面的改变，即生物效应。电离效应是放疗的基础和辐射防护的原因。

（二）X 线成像的基本条件

1. 穿透力　X 线通过物体不被吸收的能力称为穿透作用。X 线强度越大，穿透物体的能力越强；X 线强度在一定的条件下，其穿透性就完全取决于被通过物体本身的结构和密度。物体结构紧密，密度大时，该物质吸收 X 线就多，X 线穿透性就差。所以，X 线穿透物体的强度反映了物体内部的密度，这正是 X 线透视和摄影的物理基础。

2.不同密度组织与 X 线成像的关系　人体组织结构的密度与 X 线图像上影像的密度是两个不同的概念，前者是指人体组织中单位体积内物质的质量，而后者则是指 X 线图像上所显示影像的黑白，同样厚度的组织，结构密度高者吸收的 X 线剂量多，在图像上呈白影，密度低者吸收的 X 线剂量少，在图像上呈黑影。因此，图像上的白影与黑影除与厚度有关外，主要是反映组织结构密度的高低。例如牙釉质密度高，对 X 线吸收多，照片上呈高亮度；牙髓密度低，X 线吸收少，照片上呈低亮度。

（三）X 线图像特点

1.灰阶图像　X 线图像是由从黑到白不同灰度的影像所组成。这些不同灰度的影像是以密度来反映人体组织结构的解剖及病理状态。

2.重叠图像　X 线图像是 X 线束穿透不同密度和厚度的组织结构后的投影总和，是该穿透路径上各个结构影像相互叠加在一起的影像。例如正位 X 线，照片中既有前部，又有中部和后部的组织结构。

3.锥形 X 线束对图像的影响　X 线束是从 X 线管向人体做锥形投影的，因此 X 线影像有一定程度的放大，并使被照体的形状失真，还产生伴影，使 X 线影像的清晰度减低。

第二节　电离辐射的风险及口腔 X 线检查的放射防护

自 1895 年伦琴发现 X 线后，放射线迅速应用在医学诊断及放射治疗中，口腔医学也是最早应用的领域之一。随着放射技术在人体中的应用，人们逐渐发现，放射线除了具有诊断、治疗的有益作用外，X 线对生物组织细胞具有破坏作用，这即是 X 线的生物效应。任何微小的 X 线剂量都可能引起这种效应，不存在剂量的阈值，过量或累积性的照射都会引起损伤，如血液和造血器官、晶状体的变化及放射性皮肤损伤，生殖细胞的损伤、胎儿的畸形或发育障碍等。所以，X 线工作人员一定要重视防护学习、掌握必要的防护知识、充分利用各种防护器材（如铅板、铅玻璃、铅橡皮、铅衣和铅手套等），既要保护自己，又要保护患者。

一、电离辐射的种类及物理、化学、生物学基础

（一）电磁辐射和粒子辐射

1.电磁辐射　是以互相垂直的电场和磁场，随时间变化而交变振荡形成向前运动的电磁波。X 线和 γ 射线都是电磁辐射，可引起物质的电离属电离辐射。此外，无线电波、微波、可见光和紫外线也都属于电磁射线，但它们不能引起物质分子的电离，称非电离辐射。

X 线光子与原子外层电子作用，改变频率和角度散射出去，外层电子摆脱原子成为自由电子的过程，成为康普顿效应（散射效应）。

光照射到金属上，引起物质的电性质发生变化，这类光变致电的现象被人们统称为光电效应。光电效应里电子的射出方向不是完全定向的，只是大部分都垂直于金属表面射出，与光照方向无关。光是电磁波，但是光也是高频振荡的正交电磁场，振幅很小，不会对电子射出方向产生影响。光电效应说明了光具有粒子性。相对应地，光具有波动性最典型的例子就是光的反射和衍射。

2.粒子辐射　是一些组成物质的基本粒子，或由这些基本粒子构成的原子核，这些粒子具有运动能量和静止质量，通过消耗自己的动能把能量传递给其他物质，主要包括 α 粒子、β 粒子、质子、中子等。

（二）电离和激发

1.电离　电离作用是指生物组织中的分子被粒子或光子流撞击时，其轨道电子击出，产生自由电子和带正电的离子。电离作用是高能粒子和电磁辐射的能量被生物组织吸收后引起效应的、最重要的初始过程。

2.激发　当电离辐射与组织分子相互作

用，其能量不足以将分子的轨道电子击出时，可使电子跃迁到较高能级的轨道上，使分子处于激发态，这一过程称为激发作用。被激发的分子很不稳定，容易向邻近分子或原子释放其能量，但在放射生物效应中的发生中不如电离作用大，一般可忽略不计。

由于生物体内 70% 左右是水，电离辐射作用于水，使水分子产生电离后产生自由基进而影响生物大分子，这是生物体放射生物效应的重要途径。

（三）自由基

自由基是指能独立存在，含有一个或一个以上不配对电子的原子、分子、离子或原子团。自由基具有反应性、不稳定性和顺磁性等特点。水分子受电离辐射后产生氢自由基（H·）和羟自由基（·OH），后者通过加成反应造成 DNA 链中嘧啶和嘌呤碱基损伤。这种由电离辐射直接作用于水，使水分子产生一系列原发辐射分解产物，然后通过水的辐射产物再作用于生物大分子，引起后者的物理和化学变化的作用称为间接作用。由于机体内多数细胞含水量很高，细胞内含有大量水分子，间接作用对生物大分子损伤的发生有重要意义。相对应电离辐射的能量直接沉积于生物大分子，引起生物大分子的电离和激发，破坏机体的核酸、蛋白质、酶等具有生命功能的物质，这种直接出射线造成的生物大分子损伤效应称为直接作用。

（四）靶学说和靶分子

靶学说是从生物物理学的角度，认为某些分子或细胞内的敏感结构（靶）被电离粒子击中而引起生物效应的发生。靶分子和靶结构的本质在近年来研究较多，目前受人重视的是基因组 DNA 和生物膜。基因组 DNA 作为射线的靶分子已得到许多实验的支持。生物膜包括质膜、核细胞器（线粒体、溶酶体等）膜等，具有重要的生物功能，且对电离辐射比较敏感，是电离辐射作用的靶分子之一。

（五）电离辐射

电离辐射所致生物大分子结构与功能的变化是整个机体、各种组织细胞及亚细胞水平上的辐射生物效应的基础，从微观角度反映辐射

敏感性的本质。

二、影响电离辐射生物学效应的主要因素

（一）机体发育时间的辐射敏感性

哺乳动物的放射敏感性因个体发育所处的阶段不同而有很大差别，一般规律是放射敏感性随个体发育过程而逐渐降低。如植入前期的胚胎对射线最敏感，剂量在 $0.05 \sim 0.15Gy$ 可杀死受精卵。器官形成期受照射时，主要出现先天畸形。人类在受孕 35 天左右，对辐射、药物或病毒都很敏感，常引起先天性畸形。

（二）不同器官、组织和细胞的辐射敏感性

人体各组织辐射敏感性的顺序为：①高度敏感组织，如淋巴、胸腺、骨髓、性腺胚胎组织、胃肠上皮；②中度敏感组织，如角膜、晶状体、结膜、血管 / 淋巴内皮细胞、皮肤上皮、下颌下腺、舌下腺、肾、肝、肺组织的上皮细胞；③轻度敏感组织，如中枢神经系统、内分泌腺、心脏；④不敏感组织，如肌组织、软骨和骨组织以及结缔组织等。

（三）辐射剂量和辐射剂量率

1. 辐射剂量 照射剂量与生物效应之间存在一定的相依关系。总的规律是剂量越大，效应越显著，但并不完全呈直线关系。目前对人体损伤的剂量效应主要是根据事故性损伤及参考动物实验资料估计的。从辐射作用的远期效应来看，照射剂量越大，后果也越重。

2. 辐射剂量率 单位时间内机体所接受的照射剂量，在一般情况下剂量越高，生物效应越显著，但当剂量率达到一定范围时，生物效应与剂量率之间则失去比例关系，每日 $0.005 \sim 0.05Gy$ 的剂量率，即使长期照射累积很大剂量也只导致慢性放射损伤，而不会产生急性放射病的症状。只有剂量率达到 $0.05 \sim 0.1Gy/min$ 或更高时，才有可能引起急性放射病。

辐射致癌的细胞学基础是诱发细胞的突变或恶性转化，而细胞突变的分子基础则是结构的改变，特别是碱基顺序的改变。辐射所致

DNA 损伤以及在此基础上产生的染色体畸变和重排，可能构成了辐射致癌的重要基础。

三、口腔 X 线检查的放射防护

联合国原子辐射效应科学委员会、国际原子能机构和国际放射防护委员会等权威机构，强烈呼吁必须高度重视各种医疗照射防护，明确指出"医疗照射是公众所受最大的并必将不断增加的人工电离辐射照射来源"。医疗照射防护不仅是顾及众多的受检者个体，而且必须合理控制由此给公众群体带来的集体剂量负担，以减少群体中射线照射诱发癌症等随机性效应发生的概率。为此，国际放射委员会提出放射防护的三个基本原则，即实践的正当性、放射防护的最优化和个人剂量限制。这三个基本原则适用于所有与放射性物质工作相关的工作人员。为了有效控制医疗照射数量、降低放射线可能对人体造成的潜在危害，口腔医疗工作者必须严格遵守放射防护的三个基本原则。

（一）口腔 X 线检查的防护要求

1. 严格执行《医用 X 射线诊断放射卫生防护要求》的规定，机房地面及房顶六面均需铅防护，铅门应粘贴放射标志和安装放射警示灯（图 10-4）。机房内配备必要的铅衣、铅围巾等防护用品。

2. 根据检查部位及范围的大小调节遮线器，尽量用小的照射野。选择恰当的受检者体位，尽量避免非检查部位受到有用线束的照射。

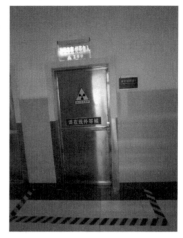

图 10-4　铅门、辐射标志及警示灯

3. 投照时，机房内除被检查者外，其他人员均应离开机房并关闭铅门，放射工作人员应在屏蔽室内进行。

4. 孕妇一般不宜作 X 线检查，尤其在怀孕 8 周内，因为 8 周是胎儿形体结构发育完整的阶段。

5. 放射工作人员须佩戴个人剂量计，在岗期间要定期接受职业健康检查，发现职业健康问题时严格按国家有关规定处理。

（二）个人监测

个人剂量计可以监测射线量，在工作佩戴中可以起到监测的作用。个人剂量计包含一个塑料边框，里面有许多金属滤器和一个小胶片。它最大的缺点是不能在射线到来之前起到警示作用。

第三节　牙科成像前的准备

核对患者信息并为患者答疑解惑，规划医患沟通之前、期间和之后的过程，询问病史，以及是否妊娠，摘掉被照视野内的眼镜、发夹、耳环等饰品及可摘局部义齿等阻射物品；签署患者知情同意书；协助患者佩戴甲状腺铅领及铅防护帽子等。

根据检查部位、目的选择适宜的影像接收器，确认设备运转正常，根据检查部位、患者年龄、组织厚度等选择适宜的曝光参数。遵循感控标准操作，为操作者提供帮助，协助照相。保证照片质量，保存正确的记录，按照厂家建议保存照片。

第四节　牙科影像投照

近年来全国各口腔医疗机构，几乎都配备了牙科 X 线机、颌面部曲面体层机、牙科　CBCT 机等设备。

一、X线片检查

确定X线检查的必要性，必要时拍摄。操作者要仔细操作、曝光射线量最小化，保证拍照质量，快速成像以减少曝光量，口内胶片拍摄可借助于持片器。X线片包括传统胶片、数字传感器和增感屏。

（一）口内胶片包

1. 口内胶片 有不同的大小和形状，但是每种胶片的组成都相同，大致分以下几层：塑料包膜、防潮防光的外层、胶片后面的铅片、胶片两侧的纸、胶片。其中塑料包膜避免了唾液和血液污染，胶片后面的铅片可以提高照相质量，胶片两侧的黑纸可以保护光和手指对胶片的损坏。胶片的两侧都有感光乳剂覆盖，面向X线的一面是光滑的。在胶片袋的一个角有一个凸起的点，里面的胶片也同样有一个凸起的点，这个点通常面向X线束，可以定向胶片。

2. 双胶片袋 内有两张口内胶片，可以一次产生两张相同的照片。第二张照片可以作为复制品。

（二）根尖片的检查

1. 根尖片的适应证 根尖片检查根尖感染和骨内的病损，根尖手术术前和术后的评估，记录牙周状况和牙槽骨的量，评估未萌出牙的位置，拔牙前牙根形态的评估，帮助确定根管工作长度，查看根充是否完善，还可以监控治疗进程以及预后。根尖片显示单个牙和它们的支持组织。每张胶片可以显示2～4个牙齿的冠、根和周围组织。

2. 根尖片的禁忌证 无特殊禁忌证，但重度开口困难患者、严重颅脑损伤及因严重系统性疾病或其他严重病情无法配合者，不宜拍摄。

3. 根尖片的尺寸 0号：22mm×35mm，用于乳牙根尖周视图；1号：24mm×40mm，用于根尖周炎、恒切牙和尖牙的视图；2号：31mm×41mm，用于根尖周炎、前磨牙和磨牙的视图。

4. 根尖片分角线投照技术 X线中心线与被检查牙长轴和影像接收器之间夹角的角平分线垂直。X线中心线应尽量与被检查牙的邻面切线平行。使用分角线投照时，X线中心线需要倾斜一定的角度，使X线中心线与被检查牙的长轴和胶片之间的分角线垂直。分角线投照技术的基本设计原理是在共边三角形内，若有两个角相等，则这两个三角形全等。胶片平面与牙长轴形成一夹角，该夹角被一假想的直线或平面平分时，则可形成有一条共用边的两个相等的角。表示X线中心线的一条直线穿过牙与分角线垂直时，便成为三角形第三边，这两个三角形均为直角三角形，且为全等的直角三角形。

5. 根尖片平行投照技术 采用平行投照技术的主要目的是拍摄牙及其周围结构真实的X线图像。其基本投照原理是使X线胶片与牙长轴平行放置，投照时，X线中心线与牙长轴和胶片均垂直。这种投照方法所产生的牙变形最小。

6. 根尖片分角线技术和平行投照的优缺点 根尖片分角线技术操作简单，患者本人可用手指固定胶片，无须特殊持片器和定位投照装置。缺点：X线中心线与牙长轴和胶片不垂直，而是根据一条假想的角平分线来调整X线中心线的方向，往往不够准确，因而所拍摄出的牙图像往往失真变形，特别是在拍摄多根牙时，图像失真变形会更为明显。

平行投照时X线中心线与胶片表面垂直，可以较准确、真实地显示牙及牙周结构的形态和位置关系，此为平行投照的最大优点。但这种技术要求使用持片器和定位指示装置，操作比较费时。

7. 根尖片投照标准

（1）患者坐于口腔治疗椅上，头靠头枕，矢状面与地面垂直；投照上颌后牙时外耳道口上缘至鼻翼之间连线（听鼻线）与地面平行。投照上颌前牙时头稍低，使前牙的唇侧面与地面垂直。投照下颌后牙时，外耳道口上缘至口角的连线（听口线）与地面平行。投照下颌前牙时头稍后仰，使前牙的唇侧面与地面垂直。

（2）根据检查牙位，选择胶片规格和放置方式，胶片或影像接收器感光面紧靠被检查牙的舌（腭）侧面。一般投照前牙时，影像接收器竖放，边缘要高出切缘7mm左右；投照后牙时，影像接收器横放，边缘要高出切缘10mm左右。

（3）将被检查牙置于牙片中间部分，片边缘要与殆面基本平行。成人进行全口牙齿检查时，需用14张照片，儿童则为10张。

（4）正确的中心线位置，即在垂直角度和水平角度无偏差的情况下，中心线对准被检查牙根中部于被检查牙的体表定位点处射入。

8. 根尖片拍摄注意事项（图 10-5）

（1）如果牙排列不整齐、颌骨畸形或口内有较大肿物妨碍，将影像接收器放在拍摄正常位置时，可根据牙的长轴和影像接收器所处的位置改变 X 线中心线倾斜角度。

（2）如遇腭部较高或口底较深的患者，影像接收器在口内的位置较为垂直，X 线中心线倾斜的角度应减少。

（3）全口无牙、腭部低平、口底浅的患者，则影像接收器在口内放置的位置较平，X 线中心线倾斜的角度应增加。

（4）儿童因牙弓发育尚未完成，腭部低平，X 线中心线的垂直角度应酌情增加。

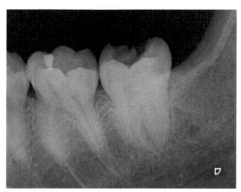
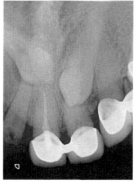

图 10-5 根尖片

（三）咬合片

该片展示了一个面积较大的上颌骨或下颌骨，摄片通常是固定位置由患者咬在上面、轻轻地支撑在其上下牙齿之间。

1. 咬合片适应证 确定移位或未萌牙的位置，评估牙齿和骨折的程度，评估囊肿、肿瘤的范围和程度。

2. 上颌前部咬合片投照技术 患者坐位，头矢状面与地面垂直，听鼻线与地面平行。咬合片的型号为 57mm×76mm，胶片长轴与头矢状面平行，放置于上下颌牙之间。嘱患者于牙尖交错位咬住胶片。X 线中心线向足侧倾斜65°对准头矢状面，由鼻骨和鼻软骨交界处射入胶片中心。

3. 上颌后部咬合片投照技术 患者位置同上颌前部咬合片。用 57mm×76mm 胶片，将胶片置于上下颌牙之间，尽量向后并向被检查侧放置。胶片长轴与头的矢状面平行。嘱患者于牙尖交错位咬住胶片。X 线中心线向足侧倾斜60°。水平角度与被检查侧前磨牙邻面平行，对准被检查侧眶下孔的外侧射入。

4. 下颌前部咬合片投照技术 患者坐位，头部后仰，矢状面与地面垂直，使胶片与地面成55°。将胶片置于上下颌牙之间，尽量向后放置。胶片长轴与头矢状面平行，并使胶片长轴位于两下中切牙之间，嘱患者于牙尖交错位咬住。X 线中心线以 0° 对准头矢状面，由颏部摄入。

5. 下颌横断咬合片投照技术（图 10-6） 患者取坐位，头的矢状面与地面垂直，听鼻线与地面垂直。胶片大小及放置与下颌前部咬合片相同。X 线中心线对准头矢状面，经两侧下颌第一磨牙连线中点垂直胶片摄入。

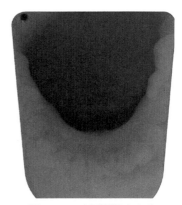

图 10-6 下颌横断咬合片

（四）咬翼片

1. 咬翼片的尺寸 22mm×35mm 的咬翼片

用于检测儿童；31mm×41mm 的咬翼片用于检测成年人；27mm×54mm 的咬翼片用于检测成年人，包括额外第三磨牙的需要长度。

2. 咬翼片切牙位投照技术　患者取坐位，听鼻线与地面平行，头矢状面与地面垂直。嘱患者张口，将胶片长轴与切牙长轴平行，放于上下颌切牙舌侧，胶片长轴位于两中切牙之间，短轴在上颌切牙下缘；嘱患者用上下切牙缘咬住翼片。X 线中心线以正八度角对准两中切牙之间，通过上颌切牙缘上方 0.5cm 射入，并使 X 线水平方向与被照牙邻面平行。

3. 咬翼片磨牙位投照技术　患者取坐位，使头矢状面与地面垂直，听口线与地面平行。请患者张口，将胶片短轴与磨牙长轴平行。放于下颌磨牙舌侧，将翼片放于被照牙面上，然后请患者轻轻于牙尖交错位咬住翼片。X 线中心线以正八度角对准胶片中心，通过上颌磨牙面上方 0.5cm 射入，并使 X 线水平方向与被照牙邻面平行。

4. 正常图像　咬翼片主要显示上下牙的牙冠部，常用于检查邻面龋、髓室、牙腔的大小，邻面龋与髓石是否穿通和穿通程度，以及充填物边缘密合情况等，主要用于前磨牙和磨牙区检查。此外，尚可清晰显示牙槽嵴顶的情况，观察滞留乳牙根的部位及位置、恒牙胚的部位及其与乳牙根的关系，以及乳牙根的吸收类型等。

（五）X 线头影测量片

1. 侧位片（图 10-7）投照技术　患者取坐位或立位，头稍向前伸，使颈椎稍向前倾斜。调节机器使耳塞与外耳道口齐平，然后将耳塞放入外耳道内，头矢状面与暗盒（或影像板）平行；使听眶线与地面平行，嘱患者咬在正中𬌗位，并用前方定位器置于患者鼻骨根部，以固定患者头颅。

2. 正位片投照技术　将头颅定位仪的下盘旋转 90°，体位与侧位相同，此时，头矢状面与暗盒垂直，听眶线与地面平行。

3. 正常图像　X 线头影测量片常用于研究分析正常及错𬌗畸形患者牙、颌、面形态结构，研究颅面生长发育及记录矫治前颌、面形态结构的变化。

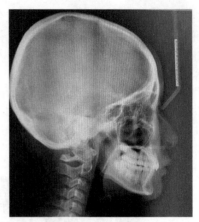

图 10-7　头影测量侧位片

二、曲面体层摄影检查

（一）投照技术

曲面体层投照是一种摄片技术，使医生通过 X 线片可以查看整个牙列和相关的结构，从一侧到另一侧的髁状突。图像接收器是由两个增感屏与夹在之间的胶片构成。这一切都是在一个封闭的普通容器中，称之为暗盒（图 10-8）。

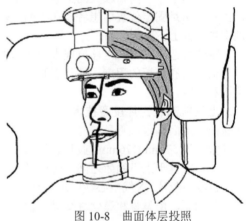

图 10-8　曲面体层投照

1. 患者取立位或坐位，头矢状面与地面垂直，头稍向前伸，使颈椎稍向前倾斜（避免颈椎影像与下颌升支影像重叠）。

2. 用咬合板投照时，用一次性手套套住咬𬌗板，嘱患者用前牙切缘轻轻咬在咬合板槽内。

3. 使用颏托投照时，用一次性手套套住前挡板，嘱患者上下颌切牙对齐咬合并使上唇轻贴前挡板（目的是把上下牙列置于机器固定的断层域之中），同时嘱患者吞咽，使舌贴紧上腭（目的是去除上颌切牙根部的黑化影）。

4.调节额托，使听眶线与听鼻线的分角线与地面平行，即定位线的水平线与听眶线及听鼻线的分角线重合。

5.最后用额托和头夹将头固定，选择适当条件曝光。

6.重点观察下颌骨的患者，只需调节额托使其听鼻线与地面平行，其他体位与上相同。

7.重点观察上颌骨的患者，只需调节额托使其听眶线与地面平行，其他体位与上相同。

（二）正常图像

全口牙位曲面体层片可以在一张胶片上显示双侧上颌骨、下颌骨、上颌窦、颞下颌关节及全口牙齿等，常用于观察上下颌骨肿瘤、外伤、炎症、畸形等病变及其与周围组织的关系（图10-9）。

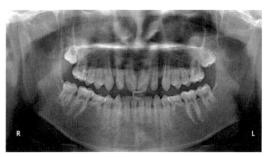

图10-9 曲面体层

第五节 暗室成像

一、胶片的储藏及保存

胶片（图10-10）是银盐感光胶片，由双面涂布感光乳剂的片基组成。感光乳剂是由溴化银颗粒悬浮在明胶介质中形成。成像速度用来描述胶片的感光晶体与射线反应的速度。两种成像速度在牙科成像中应用，分别是 D 和 E 速度胶片。但是，柯达生产了 F 速度胶片。在这些胶片中，D 成像最慢，F 成像最快，成像快的胶片比慢的更有效。换言之，随着成像速度提高，曝光需要的射线量就越少，暴露给患者的射线量也减少。

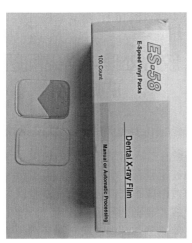

图10-10 胶片

（一）胶片的储藏

未曝光的胶片必须在温度 10～20℃、相对湿度 30%～50% 的房间，储藏在铅制容器中。未曝光的胶片对辐射非常敏感，检查暗室安全灯和处理片子的区域，必须隔离 X 线辐射和光辐射。检查片子包装袋上的截止日期，确保先使用旧的胶片。不要把曝光和未曝光的片子放在同一个房间，曝光后的胶片必须马上处理，与患者的记录同步保存在 4～16℃的环境中。

胶片储存很重要，随着时间的延长，胶片质量会下降。胶片质量受储藏方法影响，如储存在干冷地方的胶片不会像储存在湿热地方的胶片质量下降得那么快。

（二）胶片的保存

1.**保存期限** 储藏在 4.5～29.5℃的未开包装的化学物质，最长可以使用到从生产日期开始后的 2 年。储藏温度高于 29.5℃或者打开包装袋将会降低保存期限。过期的化学物质应该丢弃。

2.**批代码** 柯达胶片的外包装袋上都标有批代码。批代码由数字和字码组成，并按照以下方式排列：四位阿拉伯数字、字母、数字和一个四位数。例如，批代码 0115B10880 意思是：产品生产于 2001 年第 15 周，剩下的 B10880 就是这批产品的身份证明。故通过批代码可以召回某个生产错误的商品。

3. 安全灯　产生低强度的红光，不影响迅速打开胶片，但可以让你看到足够的工作区域。然而，胶片暴露在安全灯下不应该超过 5 分钟，因为在此时间后图像的质量开始降低。

4. 标准白色光灯　只能在膜已被固定之后的暗室中使用。

二、自动洗片

1. 自动洗片机　拥有三个小水箱并排放置，依次为显影液、定影液、清水。其中清水槽保持与自来水通畅。恒温调节器保持显影、定影罐的温度。

2. 洗片机的保养　每天工作前检查机内显影液、定影液水位线及药液颜色（是否出现氧化污染）、上下水的通畅性。检查显影液、定影液加液泵功能的完好情况，保持药液浓度，保证胶片质量。定影液通常和显影液同时更换，至少每两周更换一次。如果大量使用，溶液可能需要每日补充，如果污染应立即补充。

3. 冲洗时间　正常普通冲洗时间为 6 分钟。急诊加快冲洗时间为 2～3 分钟（定影时间过短的胶片出现黄绿色，随后可能会进一步褪色变成褐色，此胶片不能长期保存，如需长期保存，需重新进行定影），温度一般为 28℃。

4. 送片　明室冲洗送片在安全箱内操作。暗室冲洗送片在暗室内红灯下操作。

三、手动处理胶片

（一）冲洗参数

1. 对药液质量的要求　温度 20℃，浓度要足。

2. 显、定影时间　显影 15～20℃，3～5 分钟；定影 15～20℃，30 分钟。

3. 水洗时间　胶片水洗时间为流动水中不少于 25～30 分钟（无流动水中 35～40 分钟）。

4. 干燥胶片　在清水漂洗后，可将胶片夹排在通风处，自然干燥。有条件者可用干燥风机。

（二）操作步骤及方法

1. 温度调节　在显影液、定影液容器外采用间接加温方式，即容器外的水温力争达到所需要温度。一是用冷热水调配至需要温度；二

是在容器外的恒温水内放置一个恒温调节器。

2. 在开始工作前，应注意显影液面是否有油样氧化物。如有，可在液面上敷一张胶片保护纸，用纸吸附除去。

3. 操作中不得将显影液、定影液、水迹等沾在胶片上，不要用沾有药水、汗、油迹的手去拿取胶片。

4. 胶片放入显影液时动作应迅速、匀速。进入后应上下活动几次，以避免气泡附着。在显影的过程中，还要不时地上下活动几次片夹，以加速显影，避免显影不均。

5. 在胶片浸入药液后应立即计时，便于进行定时、定温的控制（15～20℃，冲洗 5 分钟）（图 10-11）。

6. 显影结束，尽量使附在胶片与片夹上的药液回滴，否则会加快显影液流失损耗。

7. 显影过程中应对显影速度加以判断，曝光条件适当的胶片，显影时间为 5 分钟，可用定时、定温与显影中观片相结合的方法进行判断。

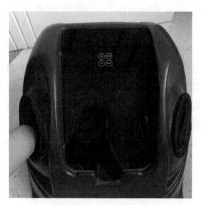

图 10-11　洗片暗箱

四、胶片处理中常见问题产生的原因

（一）必须认真处理胶片，以避免处理误差

将胶片放入自动处理器的速度过快或者胶片接触过于紧密，引起胶片重叠或彼此粘连到一起导致影像不清。还有可能是指纹导致影像不清，或者显影剂外溢到胶片上，静电及未使用的胶片储藏在潮湿或者过热环境中都会造成影像不清。

（二）胶片中部分或全部影像丢失的原因

1. 部分胶片置于显影液中。假使显影液的液面很低，那么只有浸入溶液的那部分显影。

2. 将胶片放入漂洗的溶液中时间过久，如隔夜将胶片的感光乳剂从胶片的基部分离。

3. 胶片彼此重叠或者接触了容器的边缘。

4. 胶片在未使用前沾上了显影液。

（三）胶片内白色点形成的原因及预防措施

1. 白色点产生的原因

（1）空气泡：手动处理胶片时空气会沾到胶片表面而阻止显影液与胶片的结合。

（2）处理胶片以前，定影液沾到胶片上。

（3）胶片彼此粘连或者碰到容器边缘。

（4）胶片曝光以前包装袋被弄弯曲了。

2. 预防白色点的措施　保持暗室清洁，迅速清理外溢的化学试剂，正确存放胶片和胶片包装袋，避免弄弯胶片，未使用的胶片要注意防潮及污染。

（四）胶片内黑色点形成的原因

1. 自动处理器的滚轴弄脏了。

2. 曝光后胶片被弄弯曲了。

第六节　数字成像

数字成像是由电子探测器或存储磷光板取代传统的胶片，经过与导线相连的计算机或经解读器读取显示出图像。数字 X 线摄影与传统的摄片相比具有以下特点：辐射剂量低、成像速度快、避免了化学溶液污染、信息图像易储存与导出、便于图像后处理、便于构建远程医疗。

数字化口腔成像系统主要包括硬件和软件两部分。硬件部分主要包括：探测器或磷光板（图 10-12），数模转换器或者激光扫描仪，图像摄取存储和显示的计算机系统（图 10-13）；与之相匹配的 X 线机。软件部分则主要用于实现图像的摄取和图像后处理技术的应用。

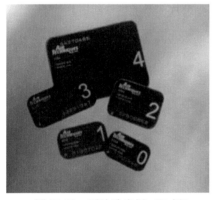

图 10-12　牙片磷光板（IP 板）

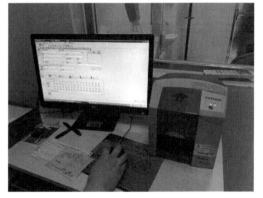

图 10-13　计算机和扫描仪

第七节　评价图像质量

一、根尖片标准

1. 被检查牙影像应位于牙片中间，完整显示被照牙齿全长，包括牙釉质、牙本质、牙腔、骨硬板、牙周膜间隙等。

2. 片边缘与牙冠及牙根有适当距离，至少显示 2mm 根尖周骨质，牙冠影像的连线与牙片的一条边基本平行。

3. 牙的影像没有明显拉长或缩短，邻牙的影像没有重叠。

4. 不出现影像放大变形和牙片削角、削边的情况。

5. 具有良好的对比度和清晰度，可以清楚显示骨小梁、牙周膜、牙根等结构。

二、曲面体层片标准

1. 上方包括眼眶下半部，下方包括下颌下缘，双侧到髁突升支后方，两侧影像对称，整片放大均匀。

2. 左右牙齿大小一致，牙齿影像清晰，前牙无过度缩小或放大。

3. 上颌切牙根部无黑化过度影像，下颌颏部无因颈椎重叠的高密度影，其骨质显示清晰。

4. 下颌升支影像与颈椎影像无重叠。

5. 整片具有良好的对比度和清晰度。

6. 打印胶片时进行优化处理。

三、头影测量片标准

（一）侧位片

1. 前方定位杆、鼻尖、颏部软组织、下颌下缘的影像均包含于影像区域内。

2. 影像显示牙齿正中𬌗位咬合，尖窝接触良好。

3. 下颌升支影像与颈椎影像无重叠。

4. 左右侧定位耳塞的金属球影像重叠，软组织影像显示清晰。

5. 整片具有良好的对比度和清晰度。

6. 胶片打印的影像已经优化处理，颅颌面骨性标志清楚。

（二）正位片

1. 左右侧定位耳塞的金属球影像、颏部软组织、下颌下缘的影像均包含于影像区域内。

2. 影像显示颞骨岩部上缘位于眼眶下 1/3 位置处。

3. 上下颌牙正中𬌗位咬合，尖窝接触良好。

4. 两侧眼眶平面与水平面平行。

四、照片质量等级评定

1. 一级片 照片显示体位准确，解剖图像、位置标准，照射条件、显定影时间适当，冲洗、晾干过程中无污染、划损、粘贴、手指印等。铅字号码排列整齐，按规定位置放置，在一张胶片照两个及以上的位置时，铅板遮盖缝隙整齐。

2. 二级片 照片显示体位正确，主要被检查部位无遗漏，对比度、清晰度达到一般要求，或缺少一级片条件之一者。

3. 三级片 显示被检查部位，照射条件、对比度、清晰度一般较差，但尚能达到诊断要求。

4. 废片 不能供诊断用片。

（王瑞梅）

第十一章　口腔护士专科实践技能

【学习目标】

1. 能够通过实施各种专科技能来协助医生完成患者的治疗和护理。

2. 熟练制取海藻酸盐印模，从而协助医师完成口腔美学修复和达到恢复缺失牙的目的。

3. 通过表面麻醉剂的应用、局部涂氟和拆线技术的应用，配合医生完成口腔常规及非常规治疗。

4. 全面掌握用于各种治疗的口腔生物材料知识，以及其适应证和禁忌证。

随着社会生产力的提高和科学技术的迅猛发展，人类社会各方面发生了很大变化，人们对口腔卫生服务的需求不断增加，对口腔医学和口腔护理均提出了更高的要求。

第一节　口腔修复科常用药物、材料及器械

口腔修复学（prosthodontics）是用人工装置恢复各种缺失牙及辅助组织和颌面部各种缺损并保持其相应生理功能的一门学科。它是研究牙、颌面部各种缺损类型以及畸形的病因、机制、症状、诊断、预防和治疗方法，利用各种人工装置和各类口腔修复体、矫治器等，恢复、改善、重建和矫正患者的各类先天畸形、后天缺损或异常的口腔颌面部系统疾病，从而恢复、改进其应有的解剖学形态，长期维持其生理功能，以促进患者的身心健康。内容包括牙体缺损或畸形的修复治疗；牙列缺损或畸形的修复治疗；牙列缺失的修复治疗；牙周疾病、颞下颌关节疾病及咬合病的预防和修复治疗。

一、口腔修复科常用药物

（一）消毒药物

1. 0.75%乙醇　用于固定修复黏固前的修复体消毒及基牙、根管内的消毒。

2. 50%酚甘油　用于固定修复黏固前基牙及根管内的消毒，其杀菌力强，刺激性小，但对软组织有腐蚀性。

3. 1%～2%碘酊　用于皮肤及口腔黏膜消毒。不宜与红汞同时使用，以免产生毒性碘化汞。

4. 碘伏　用于皮肤及口腔的黏膜消毒，也可用于口腔器械的消毒。其效果稳定，对黏膜无刺激，腐蚀性小。

（二）其他药物

1. 液体石蜡　可作为分离剂使用，用于口内作嵌体或桩核蜡型时涂抹于牙体组织或根管内，防止蜡黏附于牙体上；也可用于自凝塑料直接在口内作暂时冠桥或义齿在口内衬垫时涂于口腔组织，便于自凝塑料脱出和保护口腔黏膜组织。

2. 肾上腺素　用于冠桥修复时牙体预备后收缩牙龈，可用牙线或棉捻蘸药使用。

3. 压痛指示剂　用于全口义齿和可摘局部义齿压痛部位的修改。使用时，将指示剂涂于压痛部位上，然后将义齿在口内就位，指示剂的颜色就会印在相应的基托组织面上或边缘。取出义齿，将有颜色的部位适当磨去，便会减轻或消除疼痛。

二、口腔修复科常用材料

（一）印模材料

印模是物体的阴模，口腔印模是口腔有关组织的阴模，取制印模时采用的材料称为印模材料。在临床工作中，要取得准确的印模，除与术者的操作技术的熟练程度有关外，还与印模材料的选择有关。口腔印模的制取，是口腔修复工作中的首次工序，其质量直接关系到最终的修复效果。因此要求修复科医护人员必须熟悉口腔印模材料，掌握每一类印模材料的特点，做到合理选用。

1. 分类

（1）根据印模塑形后有无弹性，分为弹性印模材料和非弹性印模材料两类。

（2）根据印模材料是否可反复使用，将印模材料分为可逆性印模材料和不可逆性印模材料。

（3）根据印模材料凝固的形式，分为化学凝固类、热凝固类和常温凝固类。

2. 几种常用的印模材料及其应用

（1）印模膏：由印模膏萜二烯树脂和其他辅助材料（硬脂酸、滑石粉、颜料）组成，是一种非弹性可逆性印模材料，加热后软化，冷却后变硬，一般软化温度为70℃左右。它在口腔中流动性小，一般不宜作为功能印模材料，临床利用其坚硬度作为初始印模，再用其他印模材料取二次印模。可反复使用，初用时黏性较大，以后黏性较为合适；久用后因硬脂酸逐渐消失，黏性差，变硬老化以致不能使用。

（2）海藻酸盐印模材料：是一种弹性不可逆的水胶体印模材料，具有良好的流动性、弹性、可塑性、准确性，尺寸稳定，与模型材料不发生化学变化，有价格低廉、使用方便等优点，已成为目前国内应用最广泛的一类印模材料。常用的有海藻酸钠、海藻酸钾、海藻酸铵，分为粉剂型和糊剂型两种。粉剂型与水调和使用，糊剂型与胶结剂配合使用。

1）组成（参考配方）：见表11-1。

表 11-1　海藻酸盐印模材料

剂型	组成	名称	含量
粉剂型	粉剂	海藻酸钾	15%
		硫酸钙	16%
		氧化锌	4%
		氟钛酸钾	3%
		硅藻土	60%
		磷酸钠	2%
	调和剂	水	适量
糊剂型	糊剂	海藻酸钠	350g
		无水碳酸钠	100g
		滑石粉	62.5g
		硼砂	2g
		甘油	10ml
		酚酞	适量
		香精	适量
		水	3000 ～ 5000ml

2）凝固原理：粉剂型海藻酸盐印模材料与水混合及糊剂型与半水硫酸钙混合后的凝固反应是置换与交联。置换反应和交联反应使可溶性海藻酸钠变为不可溶性海藻酸钙凝胶弹性体。

3）性能：①流动性、弹性及强度：由于水胶体印模材料是以溶胶状态进入口腔，在口腔内逐渐由溶胶体变为水胶体，因而具有良好的流动性。形成的水胶体具有弹性，可使印模顺利从有倒凹的口腔内取出，而不致变形。我国的国家标准规定，海藻酸钠印模材料的强度≥ 0.4MPa。②尺寸稳定性：由于水胶体凝胶的大部分体积是由水组成的，因而无论何种原因使水胶体中的水含量减少，都会影响尺寸的稳定性和准确性。因此，水胶体印模材料在完成印模后应尽快灌注模型，以免影响印模的精度。③凝固时间及其影响因素：凝固时间是由海藻酸盐溶胶与硫酸钙混合开始到凝固作用发生的时间。此时间对临床很重要，因为必须有足够的时间来混合材料，注入印模托盘，放到患者口中。若凝固时间过短，医师来不及操作；若凝固时间过长，患者会感到不适，特别是对一些敏感易呕吐的患者更为困难。按照 ADA 标准规定，海藻酸盐印模材料的凝固时间为室温 20 ～ 22℃，2 ～ 5 分钟凝固。

4）应用

A. 粉剂型海藻酸钾印模材料：是海藻酸钾及其辅助原料与胶结剂硫酸钙按比例配制而成。该材料的特点是粒度细、制取的印模精确度高、使用方便，取模时只要将粉剂与水按比例混合即可使用。由于海藻酸钾、辅助材料、胶结剂的比例配制适当，在生产凝胶过程中，既无未反应的海藻酸钾，也无多余的胶结剂硫酸钙，凝固反应完全，印模尺寸稳定。同时由于海藻酸钾取代海藻酸钠，使凝胶强度增加，反应速度加快，印模表面光洁与模型分离方便。海藻酸钾印模粉还由于保存期长，携带方便、省力，有利于临床使用。使用方法为水粉比例按厂商要求计量，调和 30 秒，在口腔内保持 1.5 ～ 2 分钟，取出后水洗、适当吹干，灌注模型。应用要点：清洁调拌用具，残留的陈旧印模材料或石膏碎屑等物质会影响材料的凝固。

应用方法水粉比例严格按厂商要求，调和

时间一般在 30 ～ 40 秒。调和时间不足，会使印模强度下降（可下降 50% 左右）；调和时间过长，会破坏凝胶而降低强度。该材料吸收水分会导致材料的凝结，所以使用后注意密封，以隔离空气中的水分。将材料储存在干燥、阴凉的环境中。

粉剂型海藻酸钾印模材料应用于各类修复的印模制取。

B. 糊剂型印模材料：制作步骤及使用方法为，将无水碳酸钠加入 40 ～ 50℃ 的温水中，再加入海藻酸钠搅拌均匀，静置 12 ～ 24 小时，使海藻酸钠完全溶解于水中形成溶胶，再加入填料滑石粉、硼砂等使溶胶变稠，最后加入指示剂、矫味剂，搅拌均匀备用。制取印模时，按糊剂与胶结剂体积比 1 ∶ 1 ～ 2 ∶ 1，在橡皮碗内均匀搅拌，装入印模托盘，放入口腔 3 ～ 5 分钟凝固后，取出即形成印模。

糊剂型海藻酸钠印模材料：多用于可摘局部义齿修复、全口初始印模、研究印模等的制取。

（3）硅橡胶印模材料：硅橡胶属于高分子人工合成橡胶，是弹性不可逆印模材料。近年来在医学领域应用广泛，作为印模材料主要是因为其具有良好的弹性、韧性、强度的特点。此外，硅橡胶还具有良好的流动性、可塑性、体积收缩小等优点，制取的印模精确度高、化学稳定性好，与模型材料不发生反应，容易脱模，是目前印模材料中较理想的类型之一。

硅橡胶根据聚合反应类型，分为缩合室温硫化型和加成聚合型。

1）缩合室温硫化型硅橡胶印模材料：由基质端羟基聚二甲基硅氧烷、交联剂硅酸乙酯、催化剂辛酸亚锡及填料组成，又称为 I 型硅橡胶印模材料。商品形式有双组分和三组分。双组分是基质材料作一组分，交联剂和催化剂作一组分，或者基质材料和催化剂一组分，交联剂一组分。三组分是将基质、交联剂、催化剂分别包装。三组分的优点是储存期比双组分长。其性能为：

A. 物理机械性能：硅橡胶生胶的拉伸强度较低，但加入添料后，强度可提高几十倍，使常温下的拉伸强度达 4 ～ 10MPa，撕裂强度 1 ～ 2MPa。硅橡胶的强度高是由它的特殊结构决定的；弹性好是由于硅橡胶内部高分子间键

结合力微弱，但在某一点彼此相连构成三度空间网状结构，这样的结构受拉力时键伸直，拉力消失时它们又回到原来的卷曲状态。硅橡胶具有收缩性能，原因是催化剂激发所产生的快速硫化在口腔内的反应并不完全，在印模取出后反应还在缓慢进行，因而伴有轻度的体积收缩。其次是硫化过程中所产生的孔隙，造成在印模形成后乙醇的蒸发使材料轻度收缩。

B. 凝固时间：缩合室温硫化型硅橡胶印模材料在室温 23℃ 时 10 分钟凝固，口腔温度下 3 ～ 6 分钟凝固。凝固速度受室温及加入催化剂量多少的影响。因此，可根据室温高低，调整催化剂的用量。

C. 化学稳定性：缩合室温硫化型硅橡胶印模材料具有良好的化学稳定性。在高温热空气条件下，硅橡胶均很稳定。实验证明，普通硅橡胶在 250℃ 下，不会激烈分解，经特殊配制的胶料在 300℃ 时能保持稳定，在 200℃ 热空气中，使用寿命为 10 000 小时，在 150℃ 下使用寿命可达 30 000 小时。

硅橡胶在各种条件下，都具有较好的抗老化性能。在弱酸、弱碱、生理盐水中，性能几乎没有变化，经高压煮沸灭菌后性能不变，即使硅橡胶浸泡在 3% 的盐水中 30 个月，物理性能变化也很小。

2）加成型硅橡胶印模材料

A. 组成：加成型硅橡胶印模材料，又称为 II 型硅橡胶印模材料，主要成分是甲基乙烯基硅氧烷，优点是与缩合型硅橡胶相比，不但具有缩合型的本质特性，而且在口腔内使用安全，其性能比缩合型更好，主要表现在以下三个方面。

第一是凝固后尺寸更加稳定：24 小时内的尺寸变化稳定在 0.1% 左右，缩合型的尺寸变化为 0.1% ～ 0.3%。加成聚合型不受填料量的影响，而缩合型随所含填料量的不同而变化；第二是操作时间短、口腔内凝固快：加成型硅橡胶是在二甲基硅橡胶分子链中引入少量甲基乙烯基链节参与反应，侧链增加了双键，大大提高了硅橡胶的聚合凝固性，使凝固加快、反应完全，可发挥印模材料的理想性能；第三是印模精确度高、操作性能好：加成型硅橡胶在凝固反应中属于分子加成反应，因而在固化过程中几乎没有低分子物质释放，反应后无水和醇

等副产物，其稳定性优于缩合型，印模精确度更高。另外，加成型硅橡胶印模材料是以黏度相同的橡胶成分等量混合使用，给临床工作带来了方便。

B. 应用：硅橡胶主要用于对修复体精确度要求高的印模制取，如烤瓷冠桥、精密附着体、可摘局部义齿的整铸支架、种植义齿等。该类材料有高黏度、中黏度及低黏度之分，临床可根据修复体需要选择使用。

（4）琼脂印模材料：琼脂是一种弹性可逆的水胶体印模材料。基本成分是琼脂，由海草中萃取而得的一种亲水性胶体，是一种半乳聚糖的硫酸酯类分子结构。

1）组成：琼脂印模材料采用凝胶状态的琼脂，但是纯净状态时凝胶很脆，不能抵抗印模制取时的应力，需加入少量硼酸盐增加凝胶强度和溶胶的黏度，起填料作用。琼脂中的硼砂是石膏凝固时的减缓剂，影响石膏模型表面的凝固性能，解决的办法是在石膏模型材料中加入适量的硫酸盐，加速模型石膏的凝固，或者将制好的印模浸入硫酸盐溶液中，再灌注模型。所以硫酸盐又称为熟石膏硬化剂或加速剂。有的产品加入硅藻土、二氧化硅、蜡粉等惰性材料作为填料，控制印模材料的强度、黏度、坚硬度和美观。甘油作为增塑剂，麝香草酚作为消毒防腐剂。

2）性能：凝胶作用——琼脂作为印模材料是利用凝胶和溶胶之间的转化，称为可逆性水胶体印模材料。凝胶作用随温度变化而改变。温度降低使溶胶状态的琼脂黏度逐渐变大，最后失去流动性，形成冻干状的半固体状态，称为凝胶。琼脂印模材料的胶凝温度介于36～40℃，温度低有利于胶凝，温度越低胶凝越快。凝胶转变成溶胶的温度需60～70℃。凝胶能够在温度作用下转变为溶胶，是因为凝胶的内能比溶胶低。

琼脂具有良好的流动性，要使材料满足制取印模的条件，还需要处理好溶胶的黏度。琼脂的黏度受温度的影响，在接近胶凝温度时黏度增加很快，此时分子间吸附力有助于形成胶体粒子构造。

琼脂印模材料与其他水胶体印模材料一样，渗润和凝溢作用可改变尺寸的稳定性，因而要求形成印模后尽快灌注模型。如果需要保存，应放在2%硫酸钾溶液中或相对潮湿的环境中。

（二）蜡型材料

在口腔临床制作模型、印模和暂时粘接固定中所使用的蜡称为蜡型材料，用于修复体制作过程中的有蜡型、基托蜡、殆堤蜡、支架蜡等。蜡型材料的质量关系到所制作修复体的质量，因此临床对蜡型材料要求较高。蜡来源于矿物、动植物和虫类，主要化学成分大部分是由碳氢化合物或高级脂肪酸与高级一元醇组成，是一类有机化合物。

1. 性能 ①软化温度：软化温度有两种含义，一是蜡本身有一个特定软化点温度，二是指广义的可供操作和塑形的温度。软化温度较重要，一般商品规格中只标明软化温度，因为流动性和可塑性密切相关。②热胀率：要求牙用蜡的热胀率要小。一般蜡的热传导性低，热胀率大，热胀率大的蜡，收缩率也大。选择热胀率低的蜡，可降低其收缩率，提高蜡模的准确性。③流动性：蜡的流动性，是指流变性和可塑性的结合。加压缩短率是流变性的重要观察指标，国际上对此有严格规定，特别对嵌体蜡规定了严格的技术参数，固定压力为0.196MPa。蜡的流动性影响蜡型的准确性，流动性差的蜡不能流到预制的牙体点和线角内。蜡流动性的大小，由蜡本身密度、黏度和软化温度所决定。④变形与应力松弛：蜡在制成蜡型后，其形状往往会逐渐变化，影响修复体的精确性。蜡型有遇热回复倾向，在室温放置时间长时也会出现类似的情况。这是因为蜡在冷却时，具有收缩性，蜡的内部形成应力；当蜡再次遇热时，内应力缓慢释放，形成应力松弛，随之变形。⑤其他性能：蜡的颜色，要与口腔相关组织有明显区别，与模型材料颜色相区别，便于准确操作。要求铸造蜡在高温铸造时能气化，经挥发后不留下烧灼残渣；基托蜡在装盒去蜡时能被除净，不留残渣。

2. 类型 按用途分为印模蜡（咬合蜡、压形蜡）、模型蜡（铸造蜡、基托蜡、黏蜡）和造形蜡（殆堤蜡、混合蜡、盒形蜡等），常用蜡型介绍如下：

（1）铸造蜡：主要用于制作各种金属铸造修复体的蜡模。作为铸造蜡，要求流动变形小于 1%，在 20～30℃时热胀率不超过 0.3%～0.6%，精确度高，强度好，保证蜡模在取出时不变形。铸造蜡根据不同的修复需要，分为嵌体蜡和铸造金属支架蜡。嵌体蜡要求流动性好，软化温度合适，热胀率小。铸造金属支架蜡用于铸造金属支架、基托、固位体等的蜡模，在性能要求上，可稍低于嵌体蜡。铸造蜡的形状，除块状和条状外，还有成品的网状蜡、皱纹蜡、支架蜡、卡环蜡等，根据临床需要选用。

（2）基托蜡：是临床常用的蜡，主要用于口内或模型上制作基托、𬌗堤、人工牙等的蜡模。基托蜡具有质软、坚韧而不脆的性质，在加热变软后有适当的可塑性，冷却后有一定强度。在变软时不粘手，易成形，与石膏接触时不变色，喷灼后表面光滑。使用方便，将基托蜡放在火焰上烘软，按需要任意成形或雕刻各种外形，也可加热熔化后灌注蜡型。

（3）黏蜡：主要由蜂蜡和松蜡等组成，其黏性比铸造蜡和基托蜡显著增大，用于人造牙、石膏及其他材料的固定。

（三）模型材料

模型材料主要作为制作各种修复体的工作模型。要使模型能准确反映口腔组织解剖的精细结构，制作出各种精密的修复体，必须对模型材料提出严格的要求。①有良好的流动性、可塑性：良好的流动性，在灌注模型时能充满印模的每一个细微部分；良好的可塑性可使材料在印模中成形，固化后复制出口腔组织的解剖形态。②有适当的凝固时间：一般以 30～60 分钟为宜，包括灌注到取出模型的时间。③精确度高：要求凝固后的模型体积变化小，尺寸稳定，精确度高，复制的口腔组织解剖形态清晰。④压缩强度大、表面硬度高：要求模型材料压缩强度大，能耐高温高压不破碎；表面硬度高，能经受修复体制作的磨损。⑤与印模材料不发生化学变化：要求模型材料与任何模型材料不发生化学变化，保持表面光滑清晰，容易脱模。⑥操作简便、取材方便、价格低廉，有利于推广使用。

口腔模型是由口腔印模灌注成的阳模。灌注阳模的材料称为模型材料。常用的模型材料按临床应用分为熟石膏、人造石等。

1. 熟石膏

（1）石膏分为生石膏和熟石膏两种，口腔临床所采用的是熟石膏。熟石膏由生石膏经开放式加热脱水煅烧而成。方法是将生石膏研成粉末，置于 110～120℃的温度下，去除一部分结晶水而得。

（2）临床使用方法：先将水放入干净的橡皮碗内，逐渐放入石膏粉，水粉比例 2∶1。用调拌刀搅拌均匀，用振荡器或手振荡，在印模内完成模型灌注。石膏模型在 15 分钟内产生初凝，1 小时基本凝固，24 小时完全凝固，其强度达到最高。初凝时，石膏逐渐变稠，失去表面光泽和可塑性，此时能用刀切割，但到终凝阶段时，则不易用器械修整。

（3）影响熟石膏凝固的因素：①熟石膏粉质量：在制造熟石膏粉时，若加热脱水不够，含生石膏多，凝固速度加快；反之加热脱水过度，含硬石膏多，凝固缓慢甚至不凝。熟石膏粉在存放运输过程中受潮吸水，造成部分熟石膏粉发生凝固而变性，也影响凝固的速度，甚至不凝。②熟石膏粉与水调和比例不当：水量过多，凝固时间长，压缩强度和表面硬度明显降低；水量过少，凝固时间加快，膨胀率增大，气泡多、脆性大、表面粗糙，硬度不能达到最大。③搅拌时间和速度的影响：搅拌时间越长，搅拌速度越快，形成的结晶中心越多，凝固速度越快。但膨胀率也大，强度降低。④水温的影响：0～30℃，凝固速度随水温升高而加快；30～50℃，凝固速度与水温升高无明显关系；50～80℃，凝固速度随水温升高而减慢；80℃以上因高温再脱水而不凝固。

（4）临床操作注意问题：石膏粉与水调和后，若发现水粉比例不合适，应重新取量调和。搅拌速度不宜过快，以免人为带入气泡，导致石膏膨胀，强度降低。

灌注模型时应从一侧逐渐到另一侧，振荡缓慢灌注，排出气泡，充分显示牙体及周围组织的解剖结构。形状复杂的印模，在组织面灌注超硬石膏，其他部分用普通石膏，以保证模型的强度。

石膏在凝固过程中存在体积膨胀。石膏凝固膨胀的大小，与水粉比例有关，粉多时，由于晶体迅速相遇而使凝固的石膏膨胀；水多时，结晶间距离较大，互相间的推动力减小而降低膨胀。当石膏模型的膨胀影响修复体制作的精确度时，可加入减膨胀剂或增膨胀剂，调整模型的精度。

2. 人造石

（1）普通人造石：又称Ⅲ型石膏或硬质石膏，是由生石膏密闭加热脱水制成，所得到的半水硫酸钙是α-半水硫酸钙，与β-半水硫酸钙不同之处在于加热脱水的方法不同，因而得到的晶体颗粒不一样。这样的加热制作工艺，使普通人造石具有脱水均匀、纯度高、结晶致密、混合时需水量小、强度高等特性。

（2）高强度人造石：又称Ⅳ型石膏或超硬石膏。高强度人造石强度高、硬度大，是一种改良的人造石，其性能比普通人造石又提高了一步，流动性好，可得到形态精密的模型。

1）高强度人造石在使用中要严格控制混水率。调拌最好在搅拌器内进行。调拌时间不超过50秒。灌模如果采用分步灌注（印模的组织面灌注硬石膏，其他部分灌注普通石膏），须在高强度人造石未完全凝固前灌注普通石膏，以免两种模型材料分离。

2）高强度人造石粉容易吸潮，吸潮后强度和硬度降低，同时影响凝固时间，所以必须储存在封闭良好的容器中。高强度人造石加工条件复杂、产量低、价格高，用于精密铸造模型和冠桥修复的代型材料。

（四）黏固材料

水门汀通常是指由金属盐或其氧化物作为粉剂与专用液体调和而成的无机非金属材料，口腔临床亦称黏固粉或黏固剂，主要用于修复体的粘接、乳牙和恒前牙的充填、暂封、衬层、盖髓、保髓、根管充填等。多种水门汀已广泛应用于临床。

口腔黏固材料应具备以下条件：具有足够的黏着力；不溶于唾液，有高度的抗腐蚀性，对口腔组织无刺激；凝固时不收缩，在口腔中的温度膨胀系数应与牙釉质的温度膨胀系数相似；机械性能好，使用方法简便，价格低廉。

按用途可分为粘接用水门汀、充填用水门汀和衬层用水门汀。按水门汀组成成分可分为磷酸锌水门汀、聚羧酸锌水门汀、氧化锌丁香酚水门汀、玻璃离子水门汀和自凝树脂。

1. 磷酸锌水门汀

（1）组成：磷酸锌水门汀由粉剂和液剂两组分构成（表11-2）。

表11-2 磷酸锌水门汀

成分	作用	含量（% 质量分数）
A. 粉剂		
氧化锌	基质材料	75～90
氧化镁	提高强度，减少溶解性	< 10
二氧化硅	增加机械强度	< 2
氧化铋	延缓固化，增加延展性	< 1
B. 液剂		
正磷酸	基质材料，与氧化物反应	45～63
氧化铝	延缓和调整固化速度	2～10
氧化锌	延缓和调整固化速度	2～10
水	调节固化速度	20～35

（2）性能：①粘接性能：磷酸锌水门汀在凝固前为具有一定流动性的糊状物，可渗入牙和修复体表面的细微结构中而形成一定的机械嵌合力，这种粘接力较低，对牙釉质和牙本质的粘接强度一般为2MPa和1.5MPa左右。②理化性能：粉液调和后在5～8分钟内凝固，此时具有适当的强度，可承受一定的咀嚼力。在调和过程中，若粉液比例不当、调和速度过快或者被水和杂质污染，均会导致强度下降。在凝固初期有轻微的体积膨胀，2～3小时后发生收缩。该材料基本不导热，也不导电，是一种很好的绝缘物质。磷酸锌水门汀几乎不溶于水，但可被酸性物质溶解。唾液略带酸性，同时食物残渣的分解也将产生乳酸或乙酸。所以，长期在口腔环境中的磷酸锌水门汀将逐渐发生溶解，在人工唾液中的溶解率为1.38%。这种溶解将使磷酸锌水门汀本身强度下降，体积发生改变，粘接力也随时间延长而逐渐减弱。③生物学性能：磷酸锌水门汀在凝固时以及凝固后将释放出游离磷酸，刺激牙髓和牙龈组织。在粉液调和后的短时间内其酸性较强（调和3分钟后pH为3.5），此时可使牙髓组织产生炎症反应，1～2天后酸性减弱，接近中性。磷酸锌水门汀引起的牙髓反应一般是可逆的，通常在5～8天后即可恢复正常。

（3）应用：磷酸锌水门汀可用于牙体缺损

的暂时性和较长期充填修复，粘接嵌体、冠、桥和正畸附件，还可用于深龋洞的间接衬层以及中龋的直接衬层，但不宜用于深龋洞的直接充填。

2. 聚羧酸锌水门汀　是由一种含氧化锌的粉剂，与含聚丙烯酸的液剂反应而成的水门汀。

（1）组成：见表 11-3。

表 11-3　聚羧酸锌水门汀

剂型	成分	作用	含量（% 质量分数）
粉剂	氧化锌	主要基质	90 ～ 95
	氧化镁	增加强度	5 ～ 10
	氧化钙	防龋	微量
	氧化亚锡	防龋	微量
	氧化铝	增加强度	微量
液剂	聚丙烯酸	主要基质	32 ～ 42
	水		余量

（2）性能：①粘接性能：该水门汀除了能与牙和修复体形成机械嵌合力外，还可发生一定程度的化学结合反应，因此，其粘接力高于磷酸锌水门汀。对人工牙釉质和牙本质的粘接强度分别为 3 ～ 10MPa 和 2 ～ 6MPa。②理化性能：该水门汀在调拌后 5 ～ 8 分钟凝固，固化物的机械强度不高。在唾液中，该黏固剂可释放氟，从而具有防龋作用。③生物学性能：该水门汀溶出的酸较少，对牙髓及牙龈的刺激很轻，与氧化锌丁香酚水门汀相似，但不能促使继发性牙本质的形成，会对暴露的牙髓造成不同程度的炎症，故不能用于直接盖髓。

（3）应用：常用于固定修复体如冠、嵌体、桥的粘接固位，还可作深龋和银汞合金充填时的直接衬层以及儿童龋洞的充填治疗。不宜在主要受力处使用，也不能直接用于盖髓或保髓。

3. 氧化锌丁香酚水门汀

（1）组成：根据不同用途，氧化锌丁香酚水门汀通常分为Ⅰ～Ⅳ种类型，各型之间除少量增强剂和改性剂不同外，其余均是以氧化锌为主要成分的粉剂，与以丁香酚或其改性物为主要成分的液剂反应而成的水门汀，其常规组成见表 11-4。

表 11-4　氧化锌丁香酚水门汀

剂型	成分	作用	含量（% 质量分数）
粉剂	氧化锌	基质，有消毒收敛作用	69
	松脂	增加黏性与韧性	29
	硬脂酸锌	加速固化	1
	醋酸锌	加速固化，增加强度	1
液剂	丁香油	基质材料，与氧化锌反应	85
	橄榄油	增加黏性与韧性	15

（2）性能：①凝固反应：丁香油中含有 75% 质量分数的丁香酚，它可与氧化锌反应生成一种硬质的螯合物丁香酸锌而凝固。这一凝固反应必须在有水存在的情况下才能顺利进行，水分越多凝固越快。临床使用时，不必将组织面完全干燥，适当的湿度会有利于水门汀的固化，故可以用小棉球蘸水加压成形。②粘接性能：其粘接力主要是机械嵌合力，粘接强度较低。③理化性能：粉液调拌后在口腔内 4 ～ 10 分钟内凝固，粉液比越大，凝固速度越快。该水门汀可阻止热传导，并有一定的 X 线阻射作用。它易溶于水和唾液，与唾液长时间接触也将被逐渐溶解破坏。含丁香酚的水门汀对复合树脂有阻聚作用，并会减弱牙本质粘接剂的粘接效果，改性的无丁香酚的水门汀则没有这些不利影响。④生物学性能：该水门汀对牙髓刺激作用很小，尽管也会引起牙髓炎症反应，但产生的炎症细胞很少，修复性牙本质形成较多。此外，由于含有丁香酚，它对发炎的牙髓具有一定的镇痛和安抚作用。

（3）应用：Ⅰ型用作暂时黏固；Ⅱ型用作修复体的长期黏固；Ⅲ型用作暂时充填和隔热垫底；Ⅳ型用作洞衬剂。

4. 玻璃离子水门汀　20 世纪 70 年代初期，出现了一种由硅酸铝玻璃粉和聚丙烯酸液体组成的新型水门汀，称为玻璃离子水门汀。该类水门汀同时具备了硅酸盐玻璃粉的强度、刚性、氟释放性和聚丙烯酸液体的生物性及粘接性。自 1975 年首先在欧洲用于临床以来，其组成和性能得到很大改进，已有众多品种广泛用于临床。

（1）组成：玻璃离子水门汀通常由两组分

构成，即粉剂和液剂，见表 11-5。

表 11-5　玻璃离子水门汀

剂型	成分	作用
粉剂	二氧化硅 三氧化二铝 氟化钙 氟化铝 磷酸铝	增加了钠含量而减少了氟含量，目的在于获得半透明性和 X 线阻射性以及避免氟过多症
液剂	聚丙烯酸 衣康酸 马来酸水溶液 酒石酸	制得的共聚物水溶液不仅防止液体凝胶，而且还增加了反应活性，可获得更佳的物理机械性能

（2）性能：①凝固反应：该水门汀在粉液混合后 5 分钟左右凝固，光固化型则在光照时才凝固，在凝固的早期阶段，生成聚羧酸钙凝胶，此时材料易吸收水分，可被侵蚀和溶解。进一步反应生成聚羧酸铝后，水门汀才变得坚硬和不易溶解，这一过程至少需要 30 分钟。因此，这段时间要在水门汀表面涂布保护剂，防止水汽的侵蚀。②粘接性能：该水门汀的自由基团可与牙组织中羟基磷灰石上的钙结合而形成粘接力，其粘接性较强。但玻璃离子水门汀与陶瓷和贵金属之间难以形成化学性结合，其结合主要是一种物理机械性粘接。陶瓷和贵金属表面经过适当处理后，才能与该黏固剂产生较强的粘接力。③理化性能：该水门汀的色泽与天然牙色接近，呈半透明状，能保持稳定，是一种热和电的不良导体。在人工唾液中轻度溶解，溶解率在 0.3% 左右。固化 24 小时以后，有较好的耐磨性。但其机械强度却低于复合树脂和银汞合金。加入金属微粉增强的金属陶瓷水门汀，其机械强度和耐磨性则有很大改善。该水门汀固化后将持续释放氟，但随时间的延长其释放率将逐渐降低，这表明该水门汀具有一定的防龋作用。在固化时和固化后，玻璃离子水门汀还要溶出一定的氢离子，造成对牙髓的刺激。④生物学性能：玻璃离子水门汀在凝固过程中，其溶出物的 pH 小于 3，呈酸性。它对牙髓所产生的刺激性略强于改进的氧化锌丁香酚水门汀和聚羧酸锌水门汀，而明显低于磷酸锌水门汀。

（3）应用范围：由于玻璃离子水门汀具有良好的粘接性、生物安全性、抗龋性和耐溶解性等特点，目前已广泛应用于粘接、充填和衬洞等方面。通常 I 型用作粘接固位，II 型用作充填修复，III 型用作衬层垫底。

（4）使用方法：首先按产品说明准确取量粉液进行调和，注意不适当的粉液比将降低材料的性能且容易在口腔环境中发生分解，通常用作充填修复的粉液比按 3 : 1（质量比），用作粘接的粉液比按（1.25～1.5）: 1（质量比）取量放置于清洁、干燥、冷的玻璃板上，应在 45 秒内完成调和。最好在 24 小时后进行边缘修整和抛光。某些快速固化的水门汀可在 10 小时后进行修整。总之，临床使用玻璃离子水门汀时，必须严格按照调和程序，并在水门汀固化时提供仔细的表面保护，才能获得良好的修复效果。

5. 室温化学固化型义齿基托树脂　又叫自凝型义齿基托树脂，简称自凝树脂。

（1）组成：自凝树脂由粉剂和液剂两部分组成。粉剂又称自凝牙托粉，主要是聚甲基丙烯酸甲酯均聚粉或共聚粉，还含有少量引发剂和着色剂。液剂又称自凝牙托水，主要是甲基丙烯酸甲酯，含有少量的促进剂、阻聚剂及紫外线吸收剂。

（2）性能：自凝树脂是在常温下通过氧化还原反应引发聚合，快速固化而成，与热固化型树脂相比，存在着聚合物分子量小、残留单体量多、机械强度低、容易产生气泡和变色等缺点。

（3）应用：自凝树脂主要用于制作正畸活动矫治器、腭护板、牙周夹板、个别托盘、暂时冠桥以及义齿重衬等，也可以用来制作简单义齿的急件。应用时，一般先将牙托水加入调杯内，然后再加入牙托粉，粉液比为 2 : 1（重量比）或 5 : 3（体积比），稍加调和后，加盖放置。待调和物呈稀糊时，可用糊塑法直接在湿模型上塑形，树脂固化前可适当加压。初步固化后连同模型一起置于 60℃ 热水中浸泡 30 分钟，以促进固化完全，冷却后适当调磨咬合，打磨、抛光。

（4）注意事项：自凝树脂调和后，允许操作的时间是有限的。一般在糊状期塑形，此期流动性好，不粘丝、不粘器具，容易塑形。若塑形过早，调和物流动性太大；若塑形过迟，调和物已进入丝状期，易粘器具，不便操作，也容易带入气泡。

自凝树脂在口腔内直接重衬或修补时，单体会使患者感到辛辣，而聚合时所放出的热甚至会烧伤黏膜，特别是大面积重衬时尤应注意。在接触自凝树脂的软组织表面最好事先涂布液体石蜡或甘油，可起到一定保护作用。此外，自凝树脂在个别情况下有过敏现象，症状为接触处有蚁走感、发痒、灼热及刺痛等感觉，局部可见有丘疹、水肿等症状。

三、口腔修复科常用器械

（一）车针

1. 按车针外形结构及金刚砂粒度分类

（1）金刚砂车针外形分类：球形、平头柱形、圆头柱形、尖头圆柱形、轮形、鱼雷形、梨形、倒锥形、双倒锥形、刀边形、圣诞树形、针形、火焰形、橄榄球形、蛋形、火焰头柱形、短头金刚砂车针、平行轮形车针、锥形或平头金刚砂顶车针。

（2）车针金刚砂粒度分类：粗粒度金刚砂车针——柄上标有黑色环；标准金刚砂车针——柄上标有蓝色环；细粒度金刚砂车针——柄上标有红色环或无色环；极细粒度金刚砂车针——柄上标有黄色或白色环。

2. 按车针功能分类

（1）初磨车针：进行较大量切割时使用，一般采用金刚砂粒度较粗的车针。

（2）细磨车针：小于 $40\mu m$ 的车针，用于已预备完成的牙体表面的微细调磨、抛光。

（3）短柄金刚砂车针：用于张口度小，尤其在磨牙区的牙体预备。

（4）长柄金刚砂车针：临床牙冠较长的龈1/3 区牙体预备。

（5）肩台车针：用于修整、预备牙体颈缘肩台。

（6）细长颈金刚砂车针：保证操作视野暴露更佳，使牙体预备能准确地向深层牙本质过渡，保证牙体受损害最小。

3. 按照车针的材质分类 根据车针工作端的制作材料不同，分为金刚砂车针和钨钢车针。

（1）金刚砂车针：见前述。

（2）钨钢车针：工作端也有柱状、锥状、球状、橄榄状等不同形状，可根据牙体预备的需要选择使用。

（二）托盘

预备一个高质量的印模，就要选择一个适合患者口腔情况的托盘，这一点至关重要。每个患者的口腔情况都不相同，所以需要将成品托盘的大小、型号、类型准备齐全，才能根据患者的具体情况选择相对合适的托盘。目前临床上修复印模应用成品托盘较多，所以术者应熟悉托盘的种类和选择原则。

1. 托盘的种类 按制作托盘的材质分为金属托盘、塑料托盘和金属支架外部涂塑托盘；按托盘的结构和使用目的分为全牙列托盘、部分牙列托盘、无牙颌托盘；此外金属托盘还可以分为有孔型和无孔型两种。

（1）金属托盘：可以高温消毒，临床上反复使用，寿命长，是目前临床上普遍使用的托盘。

1）铝合金成品托盘：临床上常用，由铝合金压制而成。形态稳定性较好，质轻价廉，因铝质材料较软，当个别部位不合适时，术者可用工具调改外形。

2）不锈钢成品托盘：临床上常用，钢材质硬，变形性小，但如果外形不合适，调改困难，且由于表面光滑，印模时容易脱落。

（2）塑料托盘：由塑料模压制成形，由不锈钢压制而成。近年作为一次性托盘较普遍采用。该托盘具有使用方便、价格低廉、不需消毒、可防止交叉感染等优点。因塑料托盘不耐高温，不宜采用高温消毒，但消毒液浸泡消毒效果尚不明确，且无统一标准，所以目前多作为一次性托盘使用。因塑料托盘材质软，所以在取复杂印模时，印模的精确性可能受到影响。托盘外形不合适时，不易修改。有时有脱模现象发生。

（3）金属 - 塑料联合托盘：这种托盘是先制作一个金属网状托盘，在其表面喷涂塑料而成，美观舒适，尺寸稳定性好，不易脱模。但价格较高，消毒困难，当托盘外形不合适时，不易进行修改。

2. 按托盘结构及使用不同 可分为无牙颌修复的全口义齿专用托盘；牙列缺损、牙体缺损修复专用托盘，这类托盘又分为双侧牙颌即全牙列和单侧牙颌即部分牙列两种。

第二节　拆线需要材料及器械

口腔颌面外科基本知识和基本操作是一名口腔护士必须掌握的最基础的知识，是未来立业之本；医护配合和医患沟通也是必备技能，是临床工作中非常重要的部分。要关注患者对拆线疼痛的敏感度，适当地进行早期的心理干预，减轻患者的恐惧感。

拆线是外科手术中的最后一步，把术后伤口的缝合线拆掉，伤口才能长好。拆线过程中需要医患之间密切配合。拆线的时间，要根据切开部位、局部血液供应情况、患者的年龄来决定。头面部、颈部的拆线时间一般在 4～5 日。青少年患者可适当缩短拆线时间，年老、营养不良患者可延迟拆线时间。

一、适应证与禁忌证

（一）适应证

1. 无菌手术切口，局部及全身无异常表现，已到拆线时间，切口愈合良好者。

2. 伤口术后有红、肿、热、痛等明显感染者，应提前拆线。

（二）禁忌证

遇有下列情况者，应延迟拆线。

1. 严重贫血，消瘦，轻度恶病质者。

2. 严重失水或水电解质紊乱尚未纠正者。

3. 老年患者及婴幼儿。

二、材料及器械准备

有齿镊、无齿镊、拆线剪（刃较钝厚）、血管钳等。

三、操作步骤

1. 用碘伏棉球消毒术区。

2. 正确执剪。执剪姿势为拇指和环指（无名指）分别扣入剪刀柄的两环，中指放在环指的剪刀柄上，示指压在轴节处起稳定和导向作用。初学者执剪常犯的错误是将中指扣入柄环，而这种错误的执剪方法不具有良好的三角形稳定作用，从而直接影响动作的稳定性。使用剪刀时，一般采用正剪法，也可采用反剪法，还可采用扶剪法或其他操作方法。

3. 用有齿镊提起线头，剪断缝线，抽出线头即可。

拆线的时间一般都较短，患者仅有轻微的不适感。拆线后，医生会再次确定伤口情况，然后消毒、覆盖敷料。拆完线后对伤口的保护也很重要，尽量不要使其被污染。轻度的活动既不影响伤口，还有利于疾病的康复，但不可进行动作过大、较剧烈的运动，避免刚愈合的伤口裂开；术后 3 个月内注意伤口皮肤的防晒；同时建议短期内不要在伤口皮肤上使用护肤品，避免感染或过敏反应。拆线后，伤口附近的皮肤可能会出现轻微的发红、肿胀、发痒和少量的渗液等，而且一开始会感觉伤口附近的皮肤变得稍硬，随后皮肤的这些不适感会逐渐消退。但当伤口附近皮肤明显疼痛、发红、出血、渗液较多、体温超过 38℃ 时则很有可能是伤口发生了感染，要及时联系医生处理。

第三节　局部麻醉术的操作技术

麻醉是指用药物或非药物使患者整个机体或机体一部分暂时失去知觉，以达到无痛的目的，多用于手术或某些疼痛的治疗。根据麻醉方法、麻醉药物和麻醉部位的不同，可将其分为局部麻醉和全身麻醉。局部麻醉常用于牙和牙槽突手术、颌面部小手术和疼痛的治疗。全身麻醉常用于颌面部中大型手术及儿童的手术。

局部麻醉简称局麻，是指用局部麻醉药物暂时阻断机体一定区域内神经末梢和纤维的感觉传导，从而使该区疼痛消失，即除痛觉消失外，其他感觉如触压觉、温度觉等依然存在；患者仍可保持清醒的意识。

一、常用局麻药物

（一）局麻药物的药理性质

1. 产生完全麻醉效果，对注射部位组织无刺激，不造成神经结构的不可逆性改变。

2. 作用快，维持时间长。

3. 安全范围大，无明显的毒性反应。

4. 易溶于适当的溶媒，特别易溶于水。

5. 性质稳定，可与其他成分（如血管收缩药物）配伍而不分解。

（二）局麻药物的种类

按其化学结构分为酯类和酰胺类。

1. 酯类　常用的局麻药物有普鲁卡因和丁卡因。

（1）普鲁卡因（procaine）：是常用的局麻药之一，对黏膜的穿透力弱，一般不用于表面麻醉，有时可引起过敏反应，故用药前应做皮肤过敏试验。

（2）丁卡因（tetracaine）：本药对黏膜的穿透力强，常用于表面麻醉，也可用于传导麻醉、腰麻和硬膜外麻醉，因毒性大，一般不用于浸润麻醉。

2. 酰胺类　常用的有利多卡因、丁哌卡因和阿替卡因。

（1）利多卡因（lidocaine）：是目前应用最多的局麻药。相同浓度下与普鲁卡因相比，利多卡因具有起效快、作用强而持久、穿透力强及安全范围较大等特点，有全能麻醉药之称，对普鲁卡因过敏者可选用此药。

（2）丁哌卡因（marcaine）：又称布比卡因，化学结构与利多卡因相似，局麻作用较利多卡因强、持续时间长。本药主要用于浸润麻醉、传导麻醉和硬膜外麻醉。

（3）阿替卡因：主要成分是 4% 盐酸阿替卡因和 1/100 000 肾上腺素。阿替卡因与利多卡因同属酰胺类局部麻醉药，通过临床应用，表现出十分明显的优点。

3. 血管收缩剂在局麻药物中的应用　临床应用时将血管收缩剂加入局麻药液中，以延缓吸收，降低毒性反应，延长局麻时间，以及减少注射部位的出血，使术野清晰。局麻药中是否加入肾上腺素等血管收缩剂，应考虑如下几个因素。

（1）手术时间、术中止血及患者的机体状况。若希望较长的麻醉时间可选含 1 : 100 000 肾上腺素的利多卡因；含 1 : 50 000 肾上腺素（0.02mg/ml）的局麻药在注射部位有较好的止血效果。

（2）局部浸润麻醉和阻滞麻醉一般选 1 :（50 000 ～ 20 0000）浓度的肾上腺素加入局麻液中，即含肾上腺素 5 ～ 20mg/ml。

（3）临床上应严格控制麻药中肾上腺素浓度和控制好一次注射量。因为肾上腺素可引起心悸、头痛、紧张、恐惧、颤抖、失眠，如用量过大，或注射时误入血管，血内肾上腺素浓度上升时，可因血压骤升而发生脑出血；或因心脏过度兴奋引起心律失常，甚至心室纤颤等不良反应。

（4）正常的健康人注射含 1 : 100 000 肾上腺素的利多卡因的最大剂量为 20ml（肾上腺素 0.2mg），有心血管疾病的为 4ml（肾上腺素 0.04mg）。

近年来有关研究显示，局麻药液中含有微量的肾上腺素不会引起血压的明显变化，对心血管病、甲状腺功能亢进的患者一般也不会导致不良反应，其可以取得良好的镇痛效果，是消除患者恐惧和不安的重要措施，并可避免因疼痛而引起的血压波动。

二、局麻方法

（一）冷冻麻醉

应用药物可使局部组织迅速散热，皮肤温度骤然降低，局部感觉首先是痛觉消失，从而达到暂时性麻醉的效果，属表面麻醉范畴。临床常用药物是氯乙烷，适用于黏膜下和皮下表浅脓肿的切开引流、松动乳牙的拔除。其优点是方法简便，持续时间 3 ～ 5 分钟；缺点是对组织刺激性大，特别是黏膜，所以使用时需对麻醉周围的皮肤、黏膜涂布凡士林加以保护。

（二）表面麻醉

表面麻醉是将麻醉剂涂布或喷射于手术区表面，麻醉药物被吸收而使末梢神经麻痹，以达到镇痛效果的局部麻醉方法。临床常用药物是 2% 盐酸丁卡因（不超过 1ml）、4% 盐酸可卡因、盐酸达克罗宁。适用于表浅的黏膜下脓肿切开引流、拔除松动的乳牙或严重松动的恒牙以及行气管内插管前的黏膜表面麻醉。其优点是方法简便，麻醉效果较冷冻麻醉好；缺点是2%盐酸丁卡因毒性大，有使血管扩张的作用，增强药物吸收的速度，故使用时注意剂量，一般不超过1ml；4%盐酸卡可因、盐酸达克罗宁行表面麻醉效果不如丁卡因。

（三）浸润麻醉

将局麻药液注入组织内，以作用于神经末梢，使之失去传导痛觉的能力而产生麻醉效果。临床常用药物是0.5%～1%普鲁卡因和0.25%～0.5%利多卡因。适用于骨质疏松的上颌牙槽部和下颌前牙区的拔牙和牙槽手术。其优点是麻醉效果良好，注射于组织中的局麻液在组织内产生张力，可使术区的毛细血管渗血显著减少，使术野清晰，易于分离组织。常用的浸润麻醉方法主要有：

1. 骨膜上浸润法 又称局部浸润法，是将麻醉药注射到牙根尖部位的骨膜浅面。主要用于上颌及下颌前牙及牙槽突的手术。

操作步骤：注射麻醉药于牙槽的唇（颊）侧和舌（腭）侧的黏膜下或骨膜下，唇（颊）侧注射时，注射针在前庭沟刺入黏膜，针与黏膜成30～35°，注射麻药1～2ml；舌（腭）侧注射时，在硬腭上距牙龈缘0.5～1cm处进针，注射麻药0.5ml，2～4分钟内即显麻醉效果。

采用电脑控制的局麻注射装置，可使局麻药液匀速注入组织内，注射过程中患者疼痛轻微或无痛，对年长、儿童或惧怕心理较重者适用。

2. 牙周膜注射法 又叫牙周韧带内注射法。首先，因注射损伤较小，适用于血友病和类似的有出血倾向的患者；也可以避免其他浸润麻醉或神经干阻滞麻醉时容易产生的深部血肿，特别是下牙槽神经阻滞麻醉时容易发生的翼下颌间隙严重出血。其次，单纯用黏膜下浸润或阻滞麻醉镇痛效果不全时，加用牙周膜注射，常可取得较好的镇痛效果，其缺点是注射时比较痛。

操作步骤：用短而较细的注射针头，自牙的近中和远中侧刺入牙周膜，深约0.5cm，分别注入局麻药0.2ml，即可麻醉牙及牙周组织。

3. 阻滞麻醉 是在神经干或其主要分支附近注射麻药以阻断神经传导，使该神经分布区获得麻醉效果。适用于骨质较致密的下颌骨区或局部有炎症及肿胀不宜作浸润麻醉者。其优点是对位于致密骨层深部或骨管中的神经麻醉效果很好，还可以减少麻药的用量和注射次数；也可以减少疼痛和避免感染扩散。

操作步骤：操作时，严格遵守无菌原则，预防感染。必须熟悉口腔颌面部局部解剖，掌握三叉神经的行径和分布，以及注射标志与有关解剖结构的关系。当注射针头到达神经干附近时，注射麻药之前，必须将注射器内芯回抽，检查有无回血；若见回血，应将注射针头后退少许；改变方向后再行刺入，直到回抽无血时，方可注入麻药。

三、局麻的并发症

1. 晕厥 一种突发性、暂时性意识丧失。通常是一过性脑缺血所致，一般可因恐惧、饥饿、疲劳及全身健康较差、疼痛及体位不良等因素所致。

临床表现：前驱症状有头晕、胸闷、面色苍白、全身冷汗、四肢厥冷、脉快而弱、恶心、呼吸困难，继而出现心率减慢、血压下降、短暂的意识丧失。

2. 过敏反应 突出表现在酯类局麻药，并不多见，而且在同类局麻药中有交叉现象，如对普鲁卡因过敏者，丁卡因也不能使用。

临床表现：分为延迟反应和即刻反应。延迟反应常是血管神经性水肿，偶见荨麻疹、药疹、哮喘和过敏性紫癜；即刻反应是用极少量药后，立即发生极严重的类似中毒的症状，突然惊厥、昏迷、呼吸心搏骤停而死亡。

3. 中毒 在单位时间内进入血液循环，局麻药量超过分解速度时，血液浓度升高，达到一定浓度时就会出现中毒症状或过量反应。

临床表现：分为兴奋型和抑制型。兴奋型表现为烦躁不安、话多、颤抖、气急、多汗、血压升高，重者出现全身抽搐、缺氧、发绀；抑制型上述症状不明显，但迅速出现脉搏细弱、血压下降、神志不清、呼吸心跳停止。

上述晕厥、过敏、中毒反应，临床上有时应与肾上腺素反应、癔症等相鉴别，同时应警惕心脑血管意外发生的可能。肾上腺素反应常见症状是头晕、头痛、口唇苍白、血压升高，脉搏快而有力。癔症可出现晕厥、过敏样症状，但发作时无阳性体征，易受暗示，有反复发作史。心血管意外是指在局麻时发生心绞痛、心肌梗死甚至心跳停止；脑血管意外是指脑出血、栓塞或脑血管痉挛。

4. 注射区疼痛和水肿　最常见的原因是麻醉药液变质或混入杂质或未配成等渗溶液，注射针头钝而弯曲，或有倒钩均容易损伤组织和神经；未严格执行无菌操作，将感染带入深部组织，可引起感染。

5. 血肿　注射针刺破血管所致血肿，特别在刺伤静脉丛后，可发生组织内出血，在黏膜下或皮下出现紫红色瘀斑或肿块。数日后，血肿处颜色逐渐变浅成黄绿色，并缓慢吸收消失。

6. 感染　注射针被污染、局部或麻药消毒不严、注射针穿过感染灶，均可将感染带入深部组织，引起间隙感染。临床表现：一般在注射后1～5天局部红、肿、热、痛明显，甚至有张口受限或吞咽困难及全身症状。

7. 注射针折断　注射针的质量差、锈蚀、缺乏弹性等问题，都可能发生断针。折断常位于针头连接处。若发生断针，立即嘱患者保持张口状态，不要做下颌运动，不要盲目探查，以免使断针深部移位，更难取出。

8. 暂时性面瘫　一般多见于下牙槽神经口内阻滞麻醉时，麻药注入腮腺内麻醉面神经而发生暂时性面瘫。待麻药作用消失后，神经功能即可恢复，故不需特殊处理。

9. 神经损伤　注射针穿刺时如注入混有乙醇的溶液，都能造成神经损伤，出现感觉异常、神经痛或麻木。较轻的神经损伤，数日后即可恢复，不需治疗；严重的神经损伤则恢复较慢甚至不能恢复，因此，凡出现术后麻木症状仍未恢复者，应早期给予积极处理，促进神经功能完全恢复。

10. 暂时性牙关紧闭　可发生于下牙槽神经口内阻滞麻醉，但比较罕见，一般是暂时性的，2～3小时内可自行恢复。

11. 暂时性复视或失明　可见于下牙槽神经口内阻滞麻醉时，注射针误入下牙槽动脉未回抽，引起眼肌、视神经麻痹而出现暂时性复视或失明。所以，推注麻药前坚持回抽是预防这种并发症的有效方法。

四、颈丛神经阻滞麻醉的并发症

1. 交感神经综合征　又名霍纳综合征。交感神经被浸润麻醉所致，临床表现为同侧瞳孔缩小，上睑下垂，眼裂变小，结膜充血，面色潮红，面部皮肤干燥无汗，鼻黏膜充血，鼻塞等。常随麻醉作用的消失而消失，无须处理。

2. 声音嘶哑　由于迷走神经被浸润麻醉而喉返神经传导受阻所致，麻醉作用消失后可自行恢复。但不可同时行两侧颈深神经丛麻醉，以避免出现声带充血麻痹，导致急性上呼吸道梗死。

3. 全脊髓麻醉　麻药误入颈椎椎管蛛网膜下腔所致的严重并发症，比较罕见。临床表现为血压下降或无血压，皮肤厥冷，发绀，呼吸困难，意识消失，严重者可死亡。

五、护理人员在配合医生麻醉时的注意事项

1. 做好术前准备　了解生命体征，术前详细询问有无酯类局麻药（如普鲁卡因）过敏史，对酯类局麻药过敏及过敏体质的患者，均改用酰胺类药物，如利多卡因，并预先作皮内过敏试验。

2. 做好术前检查及思想工作，消除紧张情绪，避免在空腹时进行手术。

3. 认真检查麻醉剂和器械，注意术区消毒和个人防护。

4. 做好各种急救物资的准备，包括急救包、阿托品、肾上腺素等。

5. 用药前要了解其毒性大小及一次性最大用量，在回抽无血后再推药。

6. 注射时若患者出现异常反应，应立即停止注射，迅速放平座椅，置患者于头低位；松解衣领，保持气道通畅；晕厥患者用芳香胺乙醇或氨水刺激呼吸；针刺人中穴；氧气吸入和遵医嘱静脉注射高渗葡萄糖溶液；保暖。

7. 观察患者有无局麻药不良反应，密切观察患者生命体征、面色、神志等。

8. 对症处理

（1）过敏反应：轻症者，可给予抗组胺剂、钙剂、激素等；严重过敏者，立即注射肾上腺素；出现抽搐或惊厥时，应迅速静脉注射地西

泮 10 ～ 20mg，或分次静脉推注 2.5% 硫喷妥钠，每次 3 ～ 5ml，直到惊厥停止。

（2）心动过缓：给予阿托品 0.3 ～ 0.5mg，静脉注射。

第四节　氟化物的应用

氟是人体健康必需的一种微量元素，它广泛存在于自然界中，所以人类不可避免地要与氟接触。适量的氟可以预防龋病，摄入氟过多或过少都会给人体健康带来不利影响。所以我们要用科学的态度对待氟化物，充分发挥氟对人体的健康效应，同时避免过量氟对人体健康造成的负效应，使它真正成为综合防龋措施的基石。

一、氟在自然界的分布与人体氟来源

（一）氟在自然界的分布

氟是自然界固有化学物质，在自然界中的分布十分广泛。地壳中各种岩石和土壤中均含有一定量的氟化物，岩石如磷灰石、萤石、冰晶石等含有的氟化物主要以硅酸盐类化合物的形式存在，其含量约为 650mg/kg（0.065%）。土壤中水溶性的氟对生物体最有价值。火山爆发和工业污染可使其附近区域土壤的含氟量升高。

各种植物普遍含有一定量的氟，植物中的氟多数来源于土壤。植物中含氟量最高的是茶树，据报道有的茶树含氟量每千克高达几百克。工业大气污染时，植物可通过吸收沉积在树叶表面的氟和大气中的氟而使自身的含氟量升高，使用化肥、农药等也可使环境受到氟的污染。

地壳中普遍存在氟化物，因此，水中会含有不同浓度的氟化物。全球地下水中的氟化物含量差异很大，低者可有 0.1mg/L，最高的可达 67mg/L。多数地区的地面水氟浓度低于 0.1mg/L；大多数河水氟浓度低于 0.5mg/L。海水的含氟量较高，在 1.2 ～ 1.4mg/L。雨水中含氟量约为 0.1mg/L。我国长江、黄河、珠江的含氟量偏低，大多数大城市自来水含氟量都较低。中国预防医学科学院环境卫生监测所 1995 年的报告显示，我国有约 7 亿人饮用水的含氟量低于 0.5mg/L。

大气中的氟是以尘埃微粒或气体的形式存在，主要来源于火山爆发、工业废气和煤的燃烧。我国受到生活燃煤氟污染的地区，室内空气的含氟量最高可达 0.5mg/m³。经过高氟煤烘烤的粮食、蔬菜（主要是辣椒）中含氟量超过卫生标准几倍到几十倍，用此煤烧开的饮水含氟量可比原水升高 1 ～ 10 倍。

（二）人体氟来源

人体氟大部分来源于摄入的食品和水。由于多种氟的暴露途径，在一些国家和地区，人体氟的摄入量有增加的趋势。

1. 饮水　人体氟的来源主要是饮水，约占人体氟来源的 65%。水中氟很容易被吸收。机体从饮水中摄入氟量的多少直接受到饮水氟浓度和饮水量的调控。饮水摄入量又与个体的年龄、生活习惯及当地的气温等因素有关，12 岁以前的饮水量约占体液总摄入量的 50%，成人饮水量每日为 2500 ～ 3000ml。热带地区饮水量显著大于严寒地区。

2. 食物　人体每天摄入的氟约有 25% 来自食品。所有食品，包括植物或动物食品中都含有一定量的氟，但其含量差异很大。

3. 空气　虽然空气中的氟不是人体氟的主要来源，但在某些特殊环境条件下可引起空气氟污染，继而空气中的氟通过呼吸道进入人体，造成机体氟中毒。

4. 其他可能的氟来源　某些口腔局部用氟产品的氟浓度很高，如果不在医师指导下适量应用，可导致机体氟摄入量增高。

二、氟的防龋机制

氟化物用于龋病的预防最早出现于 20 世纪 40 年代。1942 年美国医师 Dean 报道，水氟浓度为 1.0mg/L 时可以获得最大的防龋效果，而且氟牙症（dental fluorosis）的患病率处于最低水平。随后于 1945 年 1 月，美国成为世界上第一个实施饮水氟化公共卫生措施的国家，由此引发了预防口腔医学界的一场革命。半个多世纪以来氟化物已在全世界广泛应用，这使龋病的患病率显著下降。

氟化物防龋的作用可通过 3 个途径来完成：①氟能够降低釉质溶解度、增加釉质的抗酸能力和促进釉质再矿化；②对致龋菌代谢产生影响；③改变牙萌出后的形态和结构。这三方面联合作用是氟防龋最重要的机制。

三、氟在龋病预防中的应用

目前氟化物防龋的方法大致可分为系统用氟和局部用氟。系统用氟包括氟化饮水、氟化牛奶和氟化食盐，可通过组织社区项目加以实施；局部用氟包括适合个人自己使用的有氟片、氟滴剂、含氟漱口液、含氟牙膏和含氟牙线，由口腔专业人员提供使用的含氟涂料、含氟泡沫和含氟凝胶。

（一）局部用氟

1. 个人使用

（1）含氟牙膏：是目前应用范围最广而且患者能够个人使用的用氟方式。坚持长期使用含氟牙膏可以降低 20% ～ 30% 的龋齿发生率。但由于 7 岁以下儿童吞咽控制尚未发育成熟，若以每天刷牙 2 次计，每天有可能误吞氟的最大量可达到 0.5mg 以上。因此 7 岁以下儿童的父母应帮助和监督孩子对含氟牙膏的使用，控制其刷牙的次数和时间。每次牙膏的使用量仅为豌豆大小，刷完牙后应增加漱口次数，并尽量吐净，以防止吞咽过多剂量的氟。

（2）含氟漱口液：研究发现每周应用含氟漱口液能显著减少30% ～ 35%的龋齿发生。含氟漱口液适用于低氟区和无氟区，可实施性较强，也易于推广。含氟漱口液适用于：化疗、手术、放疗等导致唾液减少、龋齿增加的患者；正畸和戴用可摘局部义齿时菌斑增加的患者；不能自理达到口腔清洁的患者；牙龈萎缩、疑有根龋的患者；有猖獗龋，至少是高龋活跃性人群，但不建议 6 岁以下儿童使用。通常推荐使用的氟水中氟化钠浓度为 0.2% 或 0.05%，单次用量不超过 10ml，含漱 60 ～ 90 秒，此后的30 分钟内不漱口、不进食。

2. 口腔专业人员使用

（1）含氟涂料：是将氟化物加入一种有机溶液，涂布于牙齿表面数分钟内硬化以预防龋病的方法，是一种氟化物局部防龋制剂，能连续 6 个月释放氟离子，增强釉质的抗龋能力，对釉质表面起到保护作用。所需剂量很少，无须托盘，操作时间短，减少了咽反射和吞咽的发生，因此被认为是一种安全有效的防龋措施。使用含氟涂料操作简单，但是必须严格按照步骤进行：①操作前必须先清除菌斑，达到口腔牙面的清洁；②棉卷隔湿，用压缩空气吹干牙面，用小刷子或涂药棒将含氟涂料涂于牙面上一薄层（注意不要涂到软组织上）；③ 30秒后含氟涂料固化成一层透明膜漆，张口使其干燥 2 分钟；④治疗后 2 小时不能喝水，不能进食，当天不能采取任何口腔卫生保健措施，以免将含氟涂料弄掉。建议每间隔 4 个月涂布一次。

（2）含氟泡沫：是一种富含氟离子（酸性磷酸氟）的泡沫，其氟浓度为 1.23%（12 300mg/L），pH3.0 ～ 4.0，可用于易感儿童、老人及放射治疗患者的龋病的预防。含氟泡沫含氟量较高，应由口腔专业人员操作或者在专业人员指导下使用。

操作步骤：①选择合适的泡沫托盘，能覆盖全部牙齿，要有足够的深度覆盖到牙颈部的黏膜。②清洁牙面，以增强氟化泡沫与牙面的接触，延长氟化泡沫在牙面上的滞留时间。③将含氟泡沫置于上下托盘内，将上下托盘分别轻柔地放入患者口中，嘱其轻咬使泡沫布满整个牙面和牙间隙。注意：在治疗过程中，要求患者身体坐直，头向前向下使口内液体流到可回收的塑料治疗盘中，减少含氟泡沫的吞咽。④含氟泡沫与牙列接触 1 ～ 4 分钟取出，拭去残留的泡沫。⑤治疗后 30 分钟内，不漱口、不进食、不喝水。含氟泡沫每年至少应使用两次。

含氟泡沫的优点：①含氟泡沫有各种香型和口味，可以避免使用者的恶心和呕吐感；②含氟泡沫每半年使用一次，每次 4 分钟，次数少、时间短、安全方便；③含氟泡沫无流动性，避免了患者尤其是儿童摄入过多的氟化物；④含氟泡沫以泡沫的形式存在于牙面上，并且连续不断释放氟化物，确保牙釉质达到最大量的氟离子吸收；⑤使用量少，操作简便，无须仪器装置，减少交叉感染。

（3）含氟凝胶：主要成分为酸性磷酸氟（APF），供专业人员使用的含氟凝胶含量为1.23%质量分数（12 300 mg/kg），pH3.0～4.0。

适用人群：高度易感光滑面龋的人群；高度易感根面龋的人群；正畸患者，头颈部放射治疗的患者和口干症患者。

操作步骤：①选择合适的托盘，能覆盖全部牙齿，要有足够的深度覆盖到牙颈部的黏膜。②清洁牙面，以增强氟化凝胶与牙面的接触，延长氟化凝胶在牙面上的滞留时间。③将少量含氟凝胶置于上下托盘内，将上下托盘分别轻柔地放入患者口中，嘱其轻咬使凝胶布满整个牙面和牙间隙。注意：治疗过程中，要求患者身体坐直，用吸唾装置吸出多余的凝胶和唾液。④4分钟后取出，嘱患者吐出残留的凝胶。⑤治疗后30分钟内，不漱口、不进食、不喝水。

在使用含氟凝胶后，临床未见任何副作用，包括胃肠道反应、牙面着色和口腔过敏等，因而含氟凝胶也是一种较为安全的防龋措施。

（二）全身用氟

氟化物的全身应用是机体通过消化道摄入氟化物，经胃肠道吸收进入血液循环，然后运转至牙体及唾液等组织，达到预防龋病的目的。

1. 饮水氟化　是将饮用水的氟浓度调整到最适宜的水氟浓度，以达到既能预防龋病的发生，又不引起氟牙症流行的目的。饮水氟化已经得到全球150多个科学和卫生组织的认可。

美国学者 Dean 在发现"水氟含量高是引起氟牙症的主要原因"的同时发现"饮水氟浓度与龋病的患病呈负相关"。随后 Dean 开展的一系列流行病学研究证实了提高水氟浓度可降低龋病的患病率，并显示当水氟浓度在1.0mg/L时有着最佳的防龋效果和最少的氟牙症。

（1）饮水氟化的原则：综合WHO推荐意见和我国的具体情况，饮水加氟应遵循以下原则。

1）饮水的适宜氟浓度一般应保持在0.7～1mg/L。

2）饮水氟含量在0.5mg/L以下时，应根据该地区氟牙症和龋病的流行情况决定是否需要加氟。

3）饮水氟含量超过1.5mg/L或氟牙症指数超过1时，应采取措施，减少氟的摄入量。

4）饮水氟含量应按季节、气温的变化进行调整。

5）自来水加氟需要严格的管理和监测，保证安全有效。

（2）饮水氟化的评价：50多年来的实践证明，饮水氟化是一种安全、有效、经济、公平又简单易行的、值得推荐的社区防龋措施。主要优点：①龋的减少和龋病发展减慢。②与其他方法相比，饮水氟化的费用低廉。美国、瑞士、英国和德国用于饮用水氟化的费用平均每人每年只有0.04～0.3美元。③饮水氟化具有初级卫生保健要求的公平性。④简单易行。不足之处：①可引起轻度氟牙症的患病率升高；②人群饮用的氟化水的量仅占氟化水总量的2%～3%，可能会造成氟的浪费以及环境中氟的污染；③需要通过立法程序，增加了实施的难度。

2. 食盐氟化　是调整食盐的氟浓度并以食盐作为载体，使氟被摄入体内，以达到适量供氟、预防龋病的目的。瑞士学者 Wespi 于1946年最早应用食盐氟化预防龋病。目前，世界已有20多个国家应用氟化食盐防龋。

（1）食盐氟化的应用：食盐氟化适用于没有开展饮水氟化或没有自来水的低氟区。不同国家或地区由于饮食习惯的不同，人群对盐的摄入量也不尽相同，其含量一般为90～350mg/kg。

（2）食盐氟化的评价：食盐氟化的优点有：①覆盖人群广泛，不受地区条件限制，可大规模生产和供应；②不需要设备完好的供水系统；③与饮水氟化相比，减少了氟的浪费；④生产和控制方法简单，费用较低；⑤每个家庭可自由选择，无心理上的压力。氟化食盐的不足之处：①防龋效果与大众接受程度和范围有关；②难以精确控制每一个体的耗盐量；③食盐摄取量在不同地区与不同人群之间差异很大，这对氟化食盐含氟量的确定带来一定困难；④氟化食盐的销售范围难以控制，如果进入高氟或适氟地区会造成危害。

3. 牛奶氟化　是将适量的氟化物添加到牛奶之中，使牛奶达到所需要的氟化物浓度。

（1）牛奶氟化的应用：氟化牛奶可以不同

形式生产，如液体奶和奶粉。用于牛奶氟化的氟化物有氟化钠、氟化钙、单氟磷酸钠和硅氟。牛奶含氟浓度可根据饮用者年龄、当地饮水含氟量等适当调整如下：3～6岁一般为0.5mg/d，也有0.75mg/d或1mg/d。

（2）牛奶氟化的评价：有报道表明，每天饮用氟化奶可降低乳牙患龋率40%～53%，而对恒牙龋可降低44%～89%。

4. 氟片、氟滴剂

（1）氟片：是由氟化钠或酸性氟磷酸盐加香料、赋形剂、甜味剂制成的片剂，是没有实行饮水加氟地区儿童氟的补充来源。

1）氟片的应用：口服氟片必须由口腔科医师根据服用对象的年龄、体重和当地饮水氟浓度计算出适宜的剂量，指导家长或幼儿园（学校）教师督促幼儿或学生服用。每次处方氟化钠总剂量不得超过12mg。

2）应用氟片的注意事项：①口服氟片时，应先将氟片嚼碎或含化并布满整个口腔，使它兼有局部作用，以增加效果；②服用后半个小时内不漱口、不进食；③家庭用氟片，需要家长的高度重视和积极配合，医师要向家长和儿童讲清每日服用的剂量和用法，家长要认真监督儿童服用；④在学校和幼儿园服用氟片，要有专人负责实施和监督，并长期坚持。

3）应用氟片的评价：口服氟片可有效降低龋病的患病率，同时具有成本低廉、方法简单，以及能精确控制氟摄入量的优点。

（2）氟滴剂：是一种含氟溶液，每滴含氟离子0.125mg，适用于2岁以下幼儿。每日睡前将氟滴剂滴于幼儿颊黏膜或舌部，不漱口、不饮水，可获得全身和局部的双重作用。选择应用的原则和每天补充的氟化物量与氟片相同。研究显示，使用氟滴剂可使龋病降低40%。

（三）氟化物对人体健康的影响

人类机体氟摄入的量不同，其对机体产生的影响也表现不同。当摄取氟的量较为适宜时，能够对机体发生龋齿起到有效的预防作用；假如摄取氟的量超过其相应的阈值，就会损伤机体的健康。

氟斑牙 是地方性氟中毒最常见的类型，是在牙齿釉质发育过程中摄入过量过多的氟化物，使釉质发育期间牙胚的成釉细胞受到损害，引起的一种特殊类型的牙釉质矿化和发育不全。

（1）病因：牙齿发育期间高氟地区生活史。

（2）临床表现

1）无明显自觉症状，多发生在恒牙，乳牙较少发生。因为乳牙牙釉质的发育主要在胚胎期和哺乳期，胎盘对由母体进入胚胎的氟有部分屏障作用，而母乳氟含量也很低且较恒定。

2）患氟牙症牙数的多少取决于牙发育矿化时期在高氟区生活时间的长短，出生后一直在高氟区居住，可致全口牙受侵害；如2岁前生活在高氟区，以后迁至非高氟区，恒牙氟牙症可仅累及前牙和第一恒磨牙；如果6～7岁以后再迁入高氟区，则不会出现氟牙症。

3）波及同一时期发育的牙齿，多呈对称性，多数累及全口牙齿。患牙釉质表面呈白垩色、黄褐色或有实质性缺损，以致牙失去整体外形，其严重程度取决于过量摄入氟的程度。

4）氟斑牙的分类有Smith分类法、TF分类法和Dean分类法等。临床上较为常用的是Smith分类法，将氟斑牙分为三型：①白垩型（轻度）：占牙面面积的1/2以下，主要表现为牙面失去正常光泽，出现不透明的斑块；②着色型（中度）：主要表现为牙面出现黄色、黄褐色或棕褐色，面积超过牙面1/2；③缺损型（重度）：主要表现为着色波及整个牙面，患牙可出现浅窝、凹状缺损，甚至牙齿失去正常形态。

5）牙釉质和牙本质变脆，耐磨性差，但对酸蚀的抵抗力较强。

6）除了影响牙齿发育，有严重氟中毒的患者还具有骨病变，即骨骼的氟中毒，其对人的身体和心理健康具有深远的影响。

（3）防治：预防氟牙症的基本原则是在牙齿的生长发育和矿化期避免摄入过量的氟，如选择新的含氟量适宜的水源，应用活性矾土或活性骨炭去除水源中过量的氟，消除其他致摄氟量高的影响因素。对于已形成的氟斑牙，美白治疗方法很多，概括起来大致可以分为两种：修复治疗和漂白治疗。

1）修复治疗：对牙齿颜色的变化显著而快速，同时具有牙齿颜色可自行选择、颜色保持相对持久、修复后牙齿整齐等优点。目前常用的方法是全冠修复和贴面修复：①全冠修复：修复材料包括烤瓷熔附金属全冠和全瓷全冠。在修复的过程中，需要对天然牙进行部分磨除预备，磨损牙釉质和部分牙本质，有伤及牙髓引起并发症的可能，对牙齿的损害不可逆且价格昂贵；②贴面修复：具有操作简便、疗效确切、对牙体组织损伤小等优点。根据材料的不同，可分为瓷贴面和光固化树脂贴面。与瓷贴面相比，光固化树脂贴面具有较大的缺陷，如密度低、颜色变化老化、表面硬化、边缘微渗漏等。而瓷贴面因色泽稳定、维持时间长、不易磨耗等优点，是目前临床恢复牙体形态、改善色泽的一种常用且效果可靠的美白修复方式。

2）漂白治疗：牙齿漂白作为一种改善牙体颜色的无创技术，广泛应用于临床。该治疗方法通常是利用美白剂在牙齿表面发生氧化还原反应或者络合反应来消除牙齿表面色素达到牙齿美白的效果。最常用的漂白剂主要是过氧化物，包括过氧化氢和过氧化脲。根据患者不同的就诊方式，漂白方法可包括非处方药物漂白、诊室漂白和家庭漂白。不同的漂白方法使用的漂白剂及含量均有变化，诊室漂白常用 30% ～ 35% 过氯化氢，家庭漂白多用 1% ～ 10% 过氯化氢和 10% ～ 15% 过氯化脲。

（王　子）

第十二章　口腔健康促进与维护

【学习目标】

1. 掌握口腔健康促进的概念、组成和途径；口腔健康教育的概念、计划、实施和评价；护士在口腔健康教育中的作用。

2. 熟悉口腔健康促进的任务；口腔健康教育的重要性及其作用、任务和方法。

3. 了解健康促进的相关理论与基础；跨理论模型的基本概念、跨理论模型内容框架、跨理论模型的测量量表、口腔健康行为改变的跨理论模型。

本章通过健康促进的相关理论与基础、口腔健康教育、护士在口腔健康教育中的作用以及行为改变的跨理论模型等四个部分进行叙述，重点讲述口腔健康教育的概念、任务、方法及其计划、实施和评价以及护士在口腔健康教育中的重要地位。强调口腔健康促进和口腔健康教育实践的重要性，突出口腔健康教育在口腔健康促进中的核心地位。

第一节　口腔健康促进的相关理论与基础

一、健康促进的概念

1984 年 WHO 指出，健康促进（health promotion）是指"为改善环境使之适合于保护健康或使行为有利于健康所采取的各种行政干预、经济支持和组织保证等措施"。健康促进的发展过程和工作内容表明健康促进是包括健康教育及一切有益于人类健康的政策、法规、环境及组织的组合，已成为国家卫生服务的重要组成部分。健康促进的领域主要有5个方面：

1. 制定健康的公共政策　健康促进不仅是卫生部门的职责，也需要各级政府和社会各界的共同参与，目的是利于人们更容易做出健康的选择。

2. 创建支持性环境　通过公共政策的制定，创造健康、安全、舒适的生活和工作环境。全面系统地评价社会环境对健康的影响，以保证社会环境和自然环境有利于健康的发展。

3. 强化社区行动　充分发挥社区的作用，调动一切积极因素，有效地参与健康教育计划的制订、执行和评价，帮助社区成员认识自身的健康问题并提出解决的办法。

4. 调整卫生服务方向　卫生服务的责任应该由个人、所在单位、社会团体、卫生专业人员、医疗保健机构和政府共同承担，建立有利于健康促进的医疗保健服务体系。

5. 发展个人技能　通过健康教育和提供健康信息帮助人们提高选择健康的技能，自觉地保护自身健康和生活环境，有准备和有能力地应对人生在不同时期可能出现的健康问题，并能很好地预防和控制慢性疾病和意外伤害。

二、口腔健康促进的概念及理论基础

人们对健康的认识是随着人类社会的不断进步和医学事业的不断发展而逐步深入的。古文中，健康有健壮（hale）、结实（sound）和完整（whole）的意思，或健康就是无病、无残、无伤。1978 年世界卫生组织在《阿拉木图宣言》中指出：健康不仅仅是没有疾病或不虚弱，且是身心健康和社会幸福的完美状态。这个健康的概念反映了人类生命活动的生物、心理、社会三个相互联系的基本方面，扩大了医学的着眼点，从而进一步揭示了除生物因素影响健康外，自然环境、社会环境等多种因素也与健康有关。

口腔健康是人体健康的组成部分。1981 年 WHO 制定的口腔健康标准是"牙齿清洁、无龋洞、无疼痛感，牙龈颜色正常、无出血现象"（teeth clean, no caries cavities, no pains, gingiva with normal colure and no sign of bleeding）。口腔健康促进（oral health promotion）是指"为改善环境使之适合于保护口腔健康或使行为有利于口腔健康所采取的各种行政干预、经济支持和组织保证等措施"。口腔健康促进是健康促进的组成部分，不仅包括保证和维护口腔健康所必需的条例、制度与法律等，而且包括专业人员建议与协助有关职能部门将有限的资源合理分配、把口腔预防保健措施纳入发展计划、财政预算和组织培训等工作。

口腔健康促进有很多具体的预防和干预措施，如调整自来水含氟浓度和含氟牙膏的应用以及推广、窝沟封闭、控制含糖食品、采用糖代用品等。在社区开展有指导的口腔卫生措施并提供符合标准的口腔保健用品也属于口腔健康促进范围。

三、口腔健康促进的组成

口腔健康促进是由口腔健康教育、口腔疾病预防和口腔健康保护政策三部分组成，三者相互联系、相互促进。

1. 口腔健康教育　是口腔健康促进的核心组成部分，是一个过程而不是结果，三级预防措施中均涉及口腔健康教育的内容。

2. 口腔疾病预防　在口腔健康促进中起着重要作用。口腔健康促进应以口腔疾病的一级预防为基础，是针对疾病病因的预防。

3. 口腔健康保护政策　包括司法法规、行政政策和财政计划，目的在于促进健康和预防疾病。

口腔健康促进是从组织上、经济上创造条件，并保证群体或个体得到适宜的口腔疾病预防措施。卫生行政部门在口腔健康促进中起着决定性的作用，各级医务人员则主要在有效的预防方法和口腔健康行为指导方面起主导作用，两者在实际工作中相辅相成，相互促进，缺一不可。

四、口腔健康促进的途径

1. 全民途径　在社区中开展口腔健康促进活动时，选择一种预防措施使得该社区所有人群都能从中获益。例如，自来水氟化防龋，通过调整自来水中氟的浓度到适宜水平来改变社区人们的生活环境，使社区中的每个人能从自来水氟化项目中获得预防龋病的益处。

2. 共同危险因素控制途径　许多不利于健康的因素，如不健康的饮食习惯、卫生习惯、吸烟、酗酒以及压力等因素不仅是口腔健康的危险因素，也是其他慢性病的危险因素。因此，需要口腔专业人员与全体医务人员一起采取措施控制和改变这些共同危险因素，促进人们的口腔健康和全身健康。

3. 高危人群途径　龋病的高危人群对整个人群的口腔健康影响较大，在开展口腔健康促进活动时，选择针对龋病高危人群的预防措施和方法，提高整个人群的口腔健康状况，如开展窝沟封闭预防儿童龋齿。

五、口腔健康促进的任务

口腔健康促进的任务主要有以下5个方面。

1. 制定危险因素预防政策　包括对相关的科学研究给予更多的支持，加强口腔信息监测系统建设，改善各地网络信息连通渠道。

2. 完善有利于健康的法律法规　预防口腔健康高危因素，如2011年卫生部公布的《公共场所卫生管理条例实施细则》中明确规定"室内公共场所禁止吸烟"等。

3. 加强国际、国内和各级部门间的合作　增强控制口腔危险因素的能力，提高公众对口腔健康的认知程度和口腔疾病预防意识。

4. 在口腔健康促进行动中协调政府、社会团体和个人的行动。

5. 组织社区口腔健康促进示范项目　尤其关注社会弱势群体、儿童和老年人。

第二节　口腔健康教育

一、口腔健康教育的概念

健康教育是一门自然科学和社会科学相互渗透的交叉学科，它吸收了医学、教育学、行为学、心理学、社会学、传播学、美学等多种学科的内容而成为尚在发展中的一门综合性学科。健康教育是通过有计划、有组织、有系统的教育活动促使公众自觉地采取有利于健康的行为和生活方式，预防和控制疾病、促进健康。健康教育的目标是帮助人们寻求能够达到最佳健康状态的行为方式和生活方式，指导人们如何避免亚健康状态、疾病和意外事故的发生。健康教育的本质是教育人们能够对自己的健康负责并且对周围的人产生积极作用。因此，健康教育就是以教育的方式增加公众的卫生保健知识，通过反复强化教育而加深保健知识的知信深度，特别强调自觉自愿，着眼提高保健行为和实践能力。

口腔健康教育（oral health education）是健康教育的一个分支，是通过有效的口腔健康教育计划或教育活动调动人们的积极性，通过行为矫正、口腔健康咨询、信息传播等，达到建立口腔健康行为的目标。口腔健康教育的目的是通过口腔保健知识和技术的传播，鼓励人们建立正确的口腔健康意识，提高自我保健能力，主动采取有利于口腔健康的行为，终身维护口腔健康。

口腔健康教育是口腔预防项目的重要组成部分，也是临床医疗服务的组成部分。口腔健康教育是口腔公共卫生工作的基础，是推行口腔预防措施、实现自我口腔保健、建设精神文明所必需的。口腔健康是全身健康的组成部分，并影响着全身健康，因此口腔健康教育应纳入健康教育之中，以增加公众的口腔健康知识，提高他们的口腔保健意识，改变人们的口腔健康行为，从而促进全身健康。每项口腔卫生保健服务都应包括口腔健康教育，如在学校开展有效刷牙去除菌斑项目，应该配合有关刷牙的健康教育，应包括刷牙的目的、含氟牙膏与保健牙刷的使用，以及有效清除牙菌斑的方法等；另外，通过刷牙前后菌斑染色的自我检查，可以加深学生的理解和认识，提高教育效果。其他如窝沟封闭、氟涂漆预防项目等也都应有相应的口腔健康教育内容。由于患者渴望得到与自身有关的保健知识，加上对医务人员的高度信任，诊室椅旁的健康教育一般都能收到满意的效果，所以医生在进行检查、诊断、治疗与康复过程中都应尽可能地针对病情进行必要的健康教育。

二、口腔健康教育的重要性

在我国，以龋病和牙周病为主的口腔疾病严重危害着广大群众的身体健康。2015年国家卫生和计划生育委员会组织中华口腔医学会等单位开展了第四次全国口腔健康流行病学调查，结果显示居民口腔健康素养水平逐渐提高，居民口腔健康知识的知晓率为60.1%，且有84.9%的人对口腔保健持积极态度，但每天两次刷牙、使用含氟牙膏等口腔健康行为形成比例仍有较大提升空间。由于受饮食结构改变及口腔健康行为等因素的影响，我国儿童患龋率呈上升趋势，12岁儿童平均龋齿数为0.86颗，12岁儿童恒牙患龋率为34.5%；家长对口腔卫生服务的利用水平有所提升。老年人口腔健康状况向好，65～74岁老年人存留牙数为22.5颗，中年人牙石和牙龈出血检出水平较高，牙周健康状况有待提高。由于我国口腔专业医护人员还比较缺乏，国家用于口腔疾病防治的财力、物力又十分有限，因此，坚持以预防为主的方针、大力进行口腔健康教育是解决我国口腔卫生问题的重要保证，是我国口腔疾病防治工作的根本出路。

口腔健康状况与个人饮食习惯、口腔保健行为、口腔卫生服务利用等多方面因素密切相关。为提高人民群众健康素养和健康行为能力，2017年，国家卫生和计划生育委员会联合国家体育总局、全国总工会、共青团中央和全国妇联共同启动了第二阶段全民健康生活方式行动，大力推广减盐、减油、减糖、健康口腔、健康体重、健康骨骼的"三减三健"专项行动，针对口腔疾病防控形势，国家卫生和计划生育委员会将进一步加强口腔疾病防治体系建设，强化口腔健康教育与口腔疾病防治干预措施，引导群众养成口腔健康行为，积极营造健康口腔社会氛围。

三、口腔健康教育的作用

世界卫生组织在最新的"健康新地平线"理论中提出，"卫生工作应以人为本，以健康为中心，而不应以疾病为中心"。在未来的卫生保健工作中，健康教育、健康促进将成为优先发展战略重点。

目前，许多国家和地区的疾病谱已发生变化，由于贫困与落后而多发的传染病、寄生虫病、营养不良等已逐步得到控制，而属于慢性非传染性疾病的口腔疾病却在逐渐上升，口腔疾病的发生又与不卫生行为和不合理生活方式密切相关，所以口腔疾病的主要防治措施就是要动员群众自己与不良卫生习惯和疾病做斗争，提高人们的口腔卫生知识水平。发达国家的经验证明，通过口腔健康教育和行为干预可使口腔疾病的发病率明显降低。由此可见，口腔健康教育、提高全民的口腔健康水平，是实现我国初级口腔卫生保健的基本内容和重要措施。

自我口腔保健（oral-selfcare）是当前口腔卫生发展的大趋势，已为越来越多的人所关注。随着人民生活水平的不断提高，人民群众提出了自我口腔保健的强烈要求。而提高自我口腔保健能力的唯一桥梁就是经常、反复地利用多种宣教方式开展口腔保健教育，不断地向人民群众普及口腔卫生保健知识，以及实施自我口腔保健的各种保健方法、技能和技巧，增强其自我口腔保健能力。积极提倡自我口腔保健既是一级口腔预防增进口腔健康、消除致病因素的需要，也是第三次公共卫生革命的重要内容。

四、口腔健康教育的任务和方法

（一）口腔健康教育的任务

1. 提高社会人群口腔预防保健的知识水平。破除不卫生、不文明的旧观念，建立口腔健康行为，不断提高生活质量，促进全民族的口腔健康。

2. 深化口腔健康教育内容，扩大教育面。增加卫生、医疗人员的口腔预防知识，强化口腔健康教育意识，提高口腔健康教育的能力。

3. 引起社会各方人士对口腔健康问题的关注，为寻求口腔预防保健资源作准备。

4. 争取各级行政领导与卫生行政领导的支持，以便合理分配有限的资源。制定方针、政策，推动防治方案顺利进行。

5. 传递最新的科学信息，积极参加新的口腔保健措施的应用与推广。

（二）口腔健康教育的方法

1. 大众传媒 多年来的全国爱牙日活动中，通过发挥大众传播媒介如网络、广播、电视的作用，不同宣传主题的口腔健康教育活动都取得了良好效果。

（1）网络：多媒体技术已成为包含大量知识的教育工具，网络的广泛应用也将改变传统的健康教育方式。在临床上，网络使医师对患者的教育可以不受时间和地点的限制，医师与患者之间可通过电子通信的方式讨论病情。对于患者或者大众，如果想要获得有关保健知识或者求医诊疗信息，可以通过网络得到所需信息。另外，健康教育网站的开通，使想获取卫生保健知识和诊疗信息的人，足不出户即可从网络上查阅；特别是运用现代化高科技手段开展健康教育和保健知识宣传，体现了"科技服务于人"的思想，网站里的导诊信息也使群众求医更加便利。

（2）广播：特点是传播迅速，覆盖面大，不受空间的限制；其缺点是稍纵即逝，不便选择，排他性强。根据广播宣传的特点，口腔健康教育的内容要简明扼要、重点突出、结构严密，播音时要语句清晰、感情充沛、速度适中，时间不宜过长。

（3）电视：已在口腔健康教育中得到日益广泛的应用。中央和省市电视台经常举办口腔健康教育专题节目，各地方电视台、电影制片厂电视部和各级健康教育机构也积极创作和录制口腔卫生科普电视片。口腔卫生科普能在短短的数年里得到迅速发展，是和电视所具有的特点分不开的。

2. 社区活动 城市街道、农村乡镇和社会团体与单位（企业、学校、机关）的有组织活动，使人们提高了对口腔健康的认识，也加强了口腔健康服务资源的利用。进行口腔健康调查，了解对口腔健康的需求，为制订计划打下基础，在制订计划过程中有意识地对不同层次的人进行教育，以增强目标人群对实施教育计划的责任感。例如：

（1）卫生传单：是一种针对性和时效性很强的宣传教育形式，主要用来配合临时性卫生活动和紧急性卫生措施，最适宜基层单位编写、印刷，用来普及卫生知识。卫生传单的编写，要求每张传单编写一个内容，可采用讲话、科普文章、问答、对话、儿歌、顺口溜等形式，比较详细而透彻地讲明科学道理，提出具体要求，字数在 1000 字左右，标题必须新鲜、别致。

（2）卫生小册子：一般指各种装订成册的卫生宣传教育文字材料。它集中成册，具有内容系统、知识丰富、图文并茂、通俗易懂、便于携带、易于保存等优点，深受群众喜欢。卫生小册子是人们学习卫生知识的教材，比较全面、系统、详细地介绍某个专题范围内的卫生科学知识，包含着丰富的科学内容。

（3）卫生黑板报、墙报：壁报和宣传板等具有设备简单、举办灵活、形式多样的特点，是一种群众喜闻乐见的宣传教育形式。由于它经济实用、简便易行、结合实际、更换方便及时，因而在医院、厂矿、学校、街道和农村中普遍应用，效果良好。

（4）卫生展览：是指以展示口腔医药卫生事业成就、普及口腔医药卫生科学知识、交流传播口腔医药卫生先进技术为目的的展览。这种形式是被广泛应用于口腔健康教育的一种方式。第一，展出一般是在医院候诊室以展牌的形式安放在走廊的墙壁上，供患者在候诊期间观看，内容往往结合口腔内科、口腔颌面外科、儿童口腔科等业务进行宣传。第二是以流动展览的形式配合临床口腔健康咨询等工作，如绘制的携带式展牌，其特点是可以巡回流动展出、制作周期短、灵活机动。第三是以橱窗展览的方式，在商店商品宣传橱窗中，结合商品特点制作的小型展牌。例如，介绍保健牙刷正确使用方法的展览牌可和出售牙刷的柜台相结合，既普及了口腔卫生知识也可以增加商品对顾客的吸引力，一举两得。第四是宣传柜和画廊的形式，这是医疗卫生部门专门为开展健康教育而设置的小型阵地。一般根据不同时期、不同季节的医疗卫生工作重点，定期更换内容。第五是游园展览，在城市公园里制作的展览，可露天安放，也可在室内展出，内容生动活泼，具有较强的娱乐性和较高的艺术性，兼有美化园林环境的功能。

（5）卫生文艺：是运用文艺形式宣传卫生科学知识，是广大群众喜闻乐见的宣传形式，是以文艺的形象化手段向人民群众普及卫生知

识，内容上相当广泛，形式也多种多样，如文学、音乐、戏曲、电影、舞蹈、摄影、美术等形式。

3. 小型讨论会　包括社区座谈会、专家研讨会、专题讨论会、听取群众意见会等。参加者除口腔专业人员、决策者之外，还应广泛吸收不同阶层的群众。如果要推广某项口腔保健的新技术，应组织讨论此项目的可行性、推广价值、成本效益、公众接受的可能性以及科学性等，如在学校开展某项口腔保健项目，应该请校长、教师、家长与学生代表共同参加讨论。各种小型讨论会既是健康教育的方式，也是调查研究的方式。

（1）咨询：健康咨询是医务人员与患者、群众之间有关口腔卫生知识方面的解释与问答，是一种最直接地为大众排忧解难的知识普及形式，是医院或家庭进行口腔卫生科学知识普及的常用方法。

（2）座谈会：是医务人员与群众一起讨论问题的一种口头宣传形式，特点是人数较少、精力集中、针对性强，可及时掌握反馈信息。

4. 个别交谈　口腔专业人员就口腔健康问题、预防保健问题和就诊患者、单位领导、儿童家长、社区保健人员等进行交谈、讨论。由于此方式是双向的信息交流，交谈针对性强，讨论比较深入，效果好。例如，患者就医时的椅旁教育，在交谈中，医生或保健人员应该是他们的良师益友，而不是以教育者自居。口腔健康教育就是要帮助人们在口腔健康方面学会自助，在掌握有关知识后自觉地去实践。

（1）标本、模型：都是以实体的真实感向人们展示口腔器官、组织外部形状和内容结构。用它们作为材料进行口腔卫生科学知识的宣传普及，有其他形式无法比拟的优点。例如，采集患者口腔内附着的菌斑，用显微镜让患者观察其中活动的无数细菌。标本的经济性用途是为各种教学服务和作为展览品陈列，也可作为研究资料长期保存。模型是以各种可塑的材料，仿照真实物体的形体结构制成。

（2）示范教育：该方式是改变患者行为最重要的方法，医生首先应采用示范教育的方式向患者介绍刷牙方法或其他口腔保健用品的使用；然后，指导患者参与实践，并在患者的反

复就诊中，示范再示范，实践再实践，直到患者已掌握正确的方法为止。

（三）口腔健康教育的要求

1. 教育信息的科学性和准确性　在进行口腔健康教育活动时，应重视教育信息的科学性和准确性。教育信息应严谨，能体现最新科学研究成果，特别是大众传媒在传播口腔健康信息时更应慎重，防止不准确的信息误传。例如，有文献报道，"对六龄牙的保护"的科普文章，虽然指出"六龄牙"（第一恒磨牙）的解剖特点是咬合面的窝沟容易积存菌斑，但同时指出"六龄齿萌出后常因刷牙不认真而发生龋坏"。这就给读者一个错误信息，即彻底地、认真地刷牙就可以预防第一恒磨牙的龋坏。事实上，单靠刷牙是不能完全预防第一恒磨牙龋坏的。最好的预防方法是第一恒磨牙萌出后尽早做窝沟封闭；对于易感性高的人群，同时建议使用氟化物预防牙的平滑面龋，准确的概念是只有窝沟封闭与氟化物的联合应用才能最大限度地预防龋病的发生。

2. 教育材料的通俗性和趣味性　口腔健康教育材料的设计要有趣味性、通俗性与艺术性。例如，儿童牙齿保健知识的材料应配有图片、拼音、儿歌、动画和游戏，在向公众讲解牙齿结构时，可以将牙齿比喻为大树，而牙周组织就是包埋树根（牙根）的土壤。

3. 口腔健康教育方法和内容的针对性　口腔健康教育和指导应适合当地文化、教育、经济发展状况与人群患病情况，内容做到切实可行、有针对性。健康教育不仅要传播信息，还要考虑影响健康行为的心理、社会和文化因素，传统的观念与习惯，个人或群体对口腔健康的要求、兴趣等，以确定相应的口腔保健内容与教育方法。

五、口腔健康教育的计划和实施

（一）口腔健康教育的计划

计划是为了保证目标的实现，因此要全面、严谨，应考虑以下步骤：

1. 确定与口腔健康有关的问题　可以从以下五个方面发现问题并确定问题的性质：①调查有关的社会问题，如个人收入、文化教育率与教育水平等；②分析流行病学调查资料和病案材料，如发病率、患病率、有关口腔健康问题的分布和范围；③确定有关的文化背景和社会行为问题，如目标人群的一般状况资料，关于自我保健措施与疾病症状的知识、态度与实践等；④确定口腔健康教育的问题；⑤确定有关口腔健康的管理问题。

2. 制订口腔健康教育目标　在问题确定之后，制订可以达到和可以测量的口腔健康教育目标，并通过共同努力实现。

3. 确定实现目标的策略　①进一步明确教育目标；②通过选择恰当的方法推动教育活动；③确定教学技术、教学行为以及需要的详细资料；④教育者与受教育者共同参与实践。

（二）口腔健康教育的实施

1. 口腔健康教育实施方法　可以通过以下方法实施与监督：

（1）提供学习机会，学会如何确定和分析口腔健康及其相关问题。

（2）口腔健康信息容易传达给人民大众，为口腔健康教育提供时间与空间。

（3）推荐可供选择的解决办法。

（4）强调进行有效交流的重要性，教育者与被教育者的双向交流比单向交流效果更好。

（5）把目标变成简单的、可以理解与实现的、可以接受的口号或海报，以便在社区能够监督执行。

（6）为各年龄组或特殊人群，特别是高危人群准备口腔健康教育手册或讲稿。

（7）模拟或示范个人与家庭口腔保健的适宜技术。

（8）建立个人与社区参与监督过程的标准与方法。

（9）在口腔健康教育项目中监督口腔健康教育取得的效果。

（10）在口腔卫生保健项目中建立与其他相关单位的合作。

（11）口腔健康教育项目应是社区卫生发展项目的一部分。

（12）随访与复查。

2. "全国爱牙日"活动 1989 年，由卫生部、教育部等联合签署，确定每年的 9 月 20 日为"全国爱牙日"。建立"全国爱牙日"是我国开展群众性口腔健康教育活动的一个创举，是推动中国口腔预防保健事业发展的一项重要举措。爱牙日的宗旨是通过爱牙日活动，广泛动员社会力量，在群众中进行口腔疾病预防知识的普及教育，增强口腔健康观念和自我口腔保健意识，建立口腔保健行为，提高全民的口腔健康水平。爱牙日活动的永久主题是"爱牙健齿强身"，每年还有不同的主题宣传口号。

1989 年：人人刷牙，早晚刷牙，正确刷牙，用保健牙刷和含氟牙膏刷牙。

1990 年：爱牙健齿强身。

1991 年：爱护牙齿从小做起。

1992 年：爱护牙齿，从小做起，从我做起。

1993 年：天天刷牙，定期检查。

1994 年：健康的生活需要口腔卫生。

1995 年：适量用氟，预防龋齿。

1996 年：少吃含糖食品，有益口腔健康。

1997 年：爱牙健齿强身，预防龋病、牙周疾病，健康的牙齿伴你一生。

1998 年：健康的牙齿，美好的微笑。

1999 年：老年人的口腔保健。

2000 年：善待牙齿。

2001 年：吸烟与口腔健康。

2002 年：预防牙周疾病，维护口腔健康。

2003 年：有效刷牙，预防牙周疾病。

2004 年：口腔健康与生命质量。

2005 年：关注孕妇口腔健康。

2006 年：婴幼儿口腔保健。

2007 年：面向西部，面向儿童。

2008 年：中老年人口腔健康。

2009 年：维护口腔健康，提高生命质量。

2010 年：窝沟封闭，保护孩子。

2011 年：健康口腔，幸福家庭；副主题：呵护孩子，防止龋齿。

2012 年：健康口腔，幸福家庭；副主题：关爱自己，保护牙周。牙齿健康要自己作主。

2013 年：健康口腔，幸福家庭；副主题：关爱老人，修复失牙。

2014 年：健康每一天，从爱牙开始。

2015 年：定期口腔检查，远离口腔疾病。

2016 年：口腔健康，全身健康。

2017 年：口腔健康，全身健康。

2018 年：口腔健康，全身健康；副主题：护健康口腔、助健康体魄、享健康生活。

2019 年：口腔健康，全身健康；副主题：刷牙漱口用牙线，洁牙护龈促健康。

2020 年：口腔健康，全身健康；副主题：均衡饮食，限糖减酸，洁白牙齿，灿烂微笑。

2021 年：口腔健康，全面健康；副主题：从小养成刷牙习惯，一生乐享健康生活。

3. "健康口腔 微笑中国"活动 中国牙病防治基金会于 2020 年启动"健康口腔，微笑中国"活动，并发布"牙本质敏感预防与管理科普宣传要点"，提出科学防治牙本质敏感五大核心信息。遇到冷热酸甜就会产生"不适"的牙本质敏感，是我国人群中很常见的口腔健康问题。为贯彻落实《"健康中国 2030"规划纲要》和国家卫生健康委发布的《健康口腔行动方案（2019—2025 年）》，提出"口腔健康是全身健康的重要组成部分"，并深入推进"三减三健"健康口腔行动。

牙本质敏感会给敏感患者的日常生活带来诸多影响，需要非常专业的居家护理和专业干预进行改善，针对牙本质敏感，应早发现、早诊断、早治疗。使用抗敏感牙膏刷牙是缓解牙本质敏感的首选方法，患者每天应使用两次，使用时间持续 4～8 周，能在很大程度上缓解牙本质敏感。

中国牙病防治基金会专家在科普宣传要点解读中建议大众采取六点防治措施，积极预防牙本质敏感。具体措施包含：①正确刷牙，日常使用摩擦值较低的含氟牙膏或抗敏感牙膏刷牙。②早诊早治，倡导口腔医生需要对日常门诊患者进行常规牙本质敏感筛查，从而及早发现和诊断牙本质敏感，早期正确采取干预措施。③饮食少酸，减少酸性食物和饮料的摄入量和频次。④及时漱口，进食酸性食物或饮料后及时漱口，至少 1 小时后再刷牙。⑤及时治疗胃肠道疾病。⑥避免磨损和过度美白，避免因咀嚼硬物等造成的牙齿磨损，避免过度使用美白产品造成敏感。

第三节　护士在口腔健康教育中的作用

口腔健康教育作为预防手段的基础和先导，对提高全民口腔健康水平有着非常重要的作用，而护理人员在实施口腔健康教育的过程中发挥着不可替代的作用。健康教育是开展口腔护理工作的重要组成部分，可以体现优质的护理工作质量，改善患者愈后。

一、口腔健康教育是口腔护理的重要内容

护士在对患者实施整体护理时，不仅要让患者了解健康知识，更应该帮助他们形成正确的健康意识，养成良好的卫生和生活习惯。护士在工作中除承担协助治疗的工作外，另一主要责任就是要教育患者树立正确的口腔健康观。在协助治疗的过程中，针对不同的患者、病种收集存在或潜在的健康问题，并对此进行分析、评估，制订相应的教育计划。教育的内容包括疾病的原因、发生、演变、处理过程、用药、不良行为习惯的纠正及生活方式的改变。采用恰当的时机开展宣教活动，使健康教育广泛而深入地开展，并且要有步骤、有计划地实施。

二、护士具备实施口腔健康教育的能力

口腔健康教育的过程是一个知、信、行统一的系统工程，其对象是一个庞大的社会群体，要有效地将口腔基本保健知识传递给群众，并让他们自觉地应用这些知识来指导自己的行为，口腔护理人员作为主力队伍，要具备相应的能力。

1.具备相应的口腔理论知识和实践技能　要做好健康教育，医护人员首先要建立健康的生活方式，成为行为的楷模。同时要学习与健康教育有关的其他内容，包括心理学、行为学、语言学、美学等多学科多层次的知识，如此才能为健康教育的实施打下扎实的理论基础。另外，一名优秀的口腔护士对口腔医院的工作效率、市

场宣传和团队建设等都发挥着重要的作用。

2.建立良好的护患关系，加大宣传力度　口腔护士建立的良好护患关系能为健康教育的实施创造一个和谐的氛围，保证教育的实施与评价。护士在进行护理工作时要用满腔热忱和精湛的技术为患者解除痛苦，用行为及语言给患者以信任，和谐的医患关系使患者感到可亲可敬，对医护人员产生依从心理。要以良好的精神面貌提高护士在人们心目中的地位，广泛地进行健康教育的宣传和传播，从而提高健康教育的可信程度，使健康教育达到预期的目的。

三、影响护士工作观念与态度的因素

在口腔护理工作中，有些护士对健康教育内容的重要性缺乏正确的认识，有些护士虽然已认识到对患者进行健康教育的重要性，但仍不愿意主动进行健康教育，而仍将完成患者的治疗性护理作为工作重点，影响了护士对患者与家属实施健康教育。

（一）护士专业知识缺乏

护士的专业知识缺乏影响其对健康教育的认识程度，影响对患者开展正确、及时的健康教育。低年资护士的知识储备与专业技能局限于书本知识，缺乏足够的多学科的交叉知识，护士只有充分掌握相关知识体系，才能有效开展对患者的健康教育。

（二）工作繁忙

口腔护理工作紧张而烦琐，医疗护理资源缺乏，护士工作量大，缺少足够的时间对每一位患者进行详细的健康教育，从而影响了健康教育工作的开展。

（三）缺乏技巧性

在医疗临床护理健康教育的开展过程中，部分护士凭主观判断选择对患者进行健康教育的时机与方法，缺乏技巧性，在没有客观分析患者当时的接受能力、心理情况、身体情况

时，盲目进行健康教育，导致患者表现出厌烦情绪，影响工作开展。

（四）患者因素

患者在住院后，因其对新环境的陌生感，对所患疾病、治疗方案、治疗费用、药物副作用与不良反应、疾病预后、家属照顾等情况的担心、焦虑，常常会表现出恐慌、悲观、易怒等不良情绪，对护士开展健康教育也会产生抵制情绪，从而影响健康教育的顺利开展。另外，这也受患者年龄、修养、文化水平、家庭环境、经济情况、职业等因素的影响。

1. 患者年龄因素　研究发现不同年龄段的患者对护理健康教育的接受能力不同，随着年龄的增加接受能力提高，而到一定的程度又随着年龄的增加而降低。

2. 患者文化层次因素　研究表明，不同文化层次的患者对护理健康教育的接受能力不同，一般表现为学历越高，对健康教育的掌握程度越好。对于文化层次低的患者，虽然也对护理健康教育有着一定的需求，但是在观念和认识上还是模糊的。

3. 患者性别因素　不同的性别对健康教育抱有不同的态度，女性患者一般比较细心、求知欲强，能够很好地掌握；而男性患者，通常比较大意，满不在乎。

四、加强自身建设，更新观念

针对不同因素探讨改善对策，以患者健康为中心，提高健康教育的效果，使护患双方均获益。

1. 强化角色意识　健康教育是现代社会医院为满足患者对健康的需求而赋予护士的重要职能之一。《中华人民共和国护士管理办法》第22条中明确规定，护士有承担预防保健工作，宣传防病治病知识，进行健康指导，开展健康教育，提供卫生咨询的义务。因此护士应明确岗位职责，明确健康教育的重要性和必要性，切实把健康教育作为一种积极主动的自觉行为。

2. 加强专业知识与技能培训　医院层面可以对各级护理人员的健康教育能力进行评定，制订相应能力提升计划，安排有一定工作经验的高年资护士讲课、传授经验。充分利用对护士专业知识培训与技能培训的机会，组织护士进行健康教育相关内容的学习，全面提升护士的健康教育能力。另外，可通过开展健康教育情景模拟竞赛，鼓励人人参与，规范护士进行健康教育的流程，同时提高患者对护士的信任度。

3. 合理排班　科室根据自身的特点，通过合理搭配，使不同层级护士充分发挥各自的作用，保证护理工作的顺利进行，同时保证对患者进行健康教育的时间，从而促进患者的康复进程。

4. 把握规律方法　对护士进行专门培训，使其掌握健康教育的基本规律和方法，掌握恰当的沟通方法和多种多样的方式。护理人员还可使用全程式健康教育处方，即护理人员给每位患者发放一份疾病的全程式健康教育处方，内容包括疾病相关知识、手术前后注意事项、出院康复注意事项等，分别制成独立的处方，有利于提高患者对健康教育知晓率。因此，要根据患者的文化程度，采用通俗易懂的语言、和蔼的态度，促进患者对健康教育的重视及接受程度，使得健康教育的影响范围不断扩大。另外，在健康教育中，护士应考虑患者当时的情绪，结合不同患者的个人诉求，从专业知识与实际情况相结合的角度出发，告知患者在住院期间日常生活、用药、检查、治疗等方面的注意事项，培养患者形成健康的生活习惯。为了提高健康教育的效果，护士针对常见疾病编绘宣教资料供患者自行取阅，同样可以达到扩大健康教育影响力的效果。

5. 开展个性化健康教育　对患者开展个性化的健康教育，可以最大限度地消除患者个体因素对健康教育效果的影响。护士在对患者进行健康教育之前，应预先评估健康教育的效果，分析出患者最容易接受的健康教育方式，灵活运用各种健康教育手段，才能收到良好的效果。

我国健康教育的开展还处于初级阶段，护士是推动开展健康教育的主要力量，医院的各级领导应充分认识到护士开展健康教育的重要性，采取有针对性的措施保障健康教育的顺利开展，使我国的健康教育向规范化、科学化发展，从而保证医疗服务质量，促进患者康复进程，提高医院的经济效益及社会效益。

第四节 行为改变的跨理论模型

随着时代的发展，信息技术帮助我们在生活中获取健康知识的途径方便化、广泛化，但人们逐渐发现很多不健康行为习惯成为引发各种疾病的原因，这已经引起广泛的关注。如何辨认这些不健康的行为、改变不健康行为方式、维持和促进健康、提升生活质量，是行为改变方向研究的重点。

一、跨理论模型的基本概念

跨理论模型（the transtheoretical model of change，TTM）又名行为分阶段转变理论模型。20世纪50年代美国罗得岛大学心理学教授Prochaska在心理治疗方面的研究中指出：对大多数人来说，从不健康的行为到具有健康的行为改变是个艰辛而漫长的过程，包括了几个阶段的过程，在每个阶段、每个个体的认知和行为不同，任何简化行为改变的方式都是不恰当的，这种想法是跨理论模型的雏形。经过20多年的探索，跨理论模型最早应用于戒烟活动之中，后因结合了许多其他理论模型与基础，开始广泛应用于如吸毒、酗酒、减肥和体育锻炼等领域。

跨理论模型的重点是告诉我们行为变化是如何产生的，而不是行为变化为什么会发生变化。跨理论模型是有目的的行为改变模型，其重点集中在行为改变方面的个体决策能力，个体的行为变化并非单一的事件，而是连续的过程，在真正做到行为改变之前，个体是随着一系列动态循环变化而发展的，它描述了个体如何获得积极行为与改变不良行为的过程。

二、跨理论模型的内容框架

跨理论模型的内容包括变化阶段、变化过程、均衡决策、自我效能四部分。其中，模型的核心组织结构是变化阶段，该部分指出了行为变化的时间序列、行为变化的发展顺序和动态本质的变化阶段。在变化过程中，它指出了个体为修正其行为所运用的认知情感行为和人际的策略和技巧。决策平衡包括感知到变化产生的障碍和利益。自我效能指相信个体有能力成功地完成必要的行为，进而达到预期结果。

1. 变化阶段 是指行为变化发生的时间顺序。变化阶段模型（跨理论模型）把变化阶段划分为5个时间维度。前预期阶段是指在6个月之内没有进行体育锻炼的打算，也称为"我不可能阶段"；预期阶段是指在未来6个月之内开始考虑进行体育锻炼，也称为"我可能"阶段；准备阶段是指在未来的30天内准备进行体育锻炼，也称为"我会"阶段；行动阶段是指已参加但少于6个月的有规律体育锻炼，也称为"我是……"阶段；保持阶段是指超过6个月并养成习惯的有规律体育锻炼，也称为"我已经是……"阶段。通常情况下前三个阶段所描述的是不锻炼的阶段，后两个阶段所描述的是已规律性锻炼的阶段。变化阶段是一个动态变化、循环往复的阶段，不同个体可能会有不同的变化，假如个体正处在预期阶段，他可能经过各种方式的干预从而进入准备阶段，他也有可能退回前预期阶段，退出后还可能直接从行动阶段重新进入。

2. 变化过程 是个体随着行动变化而产生的行为上的、认知上的和情绪上的反应，是由认知过程和行为过程各包含的5个因素组成。认知过程用于行为变化的早期阶段（前预期、预期、准备），包含意识提高、效果共感、环境再评价、自我再评价和社会性解放，行为过程用于行为变化的后期阶段（准备、行动、保持），包含反条件化、互助关系、强化管理、自我解放和刺激控制。

变化过程提供了行为变化的重要策略，让我们了解到行为变化是在什么情况下如何发生从一个阶段过渡到下一个阶段的过程，即让个体明白自己所处的阶段，然后运用适当的策略来推进行为的变化。因此，变化过程是干预行为变化的重要的中间结果变量。

3. 均衡决策 为行为是否发生变化的决策部分，由2个下位因素组成，包括个体评价一种行为对自身可能产生的收益和弊端。如果行为改变的收益大于弊端，则会对行为变化有正面效应；如果行为改变的弊端大于收益，那么会对行为变化有负面效应。改变的结果显示了个体对正、负面信息的处理情况。

4. 自我效能　整合了 Bandura 的自我效能理论和 Shiffman 对行为改变的故态复萌阶段与保持阶段的应对模型。自我效能是指对完成任务信心与实力的评价，是机体由较低阶段向较高阶段转变的重要促进因素。信心的评价是指对某项锻炼任务完成实力的自信程度，如个体由准备阶段向行动阶段转换时，对完成锻炼任务的自信程度高，那么机体就获得较高的自我效能感，从而使机体向健康的行为方式发展，而不会退回到不健康的行为方式中；反之，如果机体对完成某项锻炼任务的自信程度不高，那么自我效能感就低，机体就会摇摆不定或退回到更早的阶段中去。除此之外，自我效能还控制着完成某项锻炼任务过程中的努力程度与面对困难时的坚持程度。

三、跨理论模型的测量量表

Prochaska 及其同事开发了测量人们行为转变干预程度的跨理论模型测量工具，最常用的包括决策平衡量表、环境性诱因量表、变化过程量表等。其效度已在体育活动、营养、减肥和吸烟等研究领域验证。

1. 决策平衡量表　该量表的英文版包括两个版本，分为 6 个条目和 20 个条目。中文版为 12 个条目，每条从不重要到非常重要使用了五级评分标准。量表分为两个维度，包括知觉利益和知觉障碍。经检验，两个版本均具有良好的信效度。

2. 环境性诱因量表　该量表英文版也具有两个版本。中文版包含 9 个条目，每条从完全不诱惑到极度诱惑使用了五级评分标准，分值的大小对行为改变具有一定的预测作用。经检验，两个版本均具有良好的信效度。

3. 变化过程量表　该量表条目较其他量表有所增加，英文版包括 20 个和 40 个条目两个不同版本，中文版为 20 个条目，每条从"从未"到"反复"使用了五级评分标准。本量表包括经验过程与行为过程两个维度，分值的高低，表示该过程使用频率的不同。经检验，两个版本均具有良好的信效度。

四、口腔健康行为改变的跨理论模型

人类的健康行为并不是与生俱来的，而是随着生长发育逐步形成和建立起来的。健康行为的建立有赖于树立坚决的、积极的态度和牢固的健康信念。要想彻底地改变不利于口腔健康的行为、获得新的有利于口腔健康的行为，研究口腔健康行为建立的模式是非常重要的。

1. 社会学习理论　也称为社会认知模式或社会实践模式，是 Bandura 于 1977 年提出的。该理论首次引入"自我效能"的概念，认为如果人们相信改变不健康的行为、养成健康的生活方式对健康有明显的益处，人们应认识到不健康生活方式对他们的健康带来的威胁，而具体的行为改变可消除或降低这种威胁时，相信自己有能力采纳这种新的行为就是"自我效能"。

根据社会学习理论的观点，儿童的口腔健康行为是模仿父母行为的社会学习过程，父母的口腔健康行为将对儿童产生长期的潜在的影响。如父母使用牙线、刷牙、饮用无糖矿泉水等口腔健康行为与其小孩相应的口腔健康行为显著相关，而且父母的行为一致时对子女行为的正面影响显著高于父母行为不一致时。

2. 保护 - 动机理论　认为人具有采取某种健康防护行为的动机。

这一模式已应用于阐明吃糖的非适应性反应。例如，增加继续吃糖的可能性因素是非适应性反应，是一种内在的奖赏因素（身体上的满足）和外在的奖赏因素；减少继续吃糖的可能性因素是适应性反应，是让其相信吃甜食会引起龋齿、伤害身体。在这种情况下，适应性反应必须阻止非适应性反应，即停止吃甜食。要达到这一点就必须让他们树立信念：减少甜食可有效避免龋齿，并且自己完全有能力做到减少甜食。

3. 理性行为理论（theory of reasoned action，TRA）　在理性行为理论中，评价人群选择采纳健康行为的变量是个人意图和保证执行与健康相关的行为。这个模式认为态度比信念更重要，态度能反映个人的感觉和某一特定的问题或观点是否一致。态度可能源自信念，并在积极与消极之间波动。根据这个模式，确定意图时必须涉及人的态度和自己行动的主观标准。这个主观标准是指人们对其认为需要去做的重要事情的个人信念。

一个人对有规律刷牙的意图取决于个人对刷牙的态度，而这种态度又取决于个人对有效刷牙带来效果的相信程度。影响刷牙的另一个因素是个人对牙齿的重视程度。如果一个人相信刷牙会使牙齿健康，就会相信该方法很重要，同时周围人群均接受这一行为时，会促使个体从主观上形成对刷牙的肯定态度。也就有可能产生每天有规律刷牙的意图，慢慢养成有规律刷牙的习惯。理性行为理论能够合理地预测个体刷牙和用牙线清洁牙齿的行为。有学者用理性行为理论研究了糖尿病患者刷牙、龋齿及糖尿病就诊依从性，结论是：坚定的刷牙意图与所报告的高刷牙频率高度相关；对刷牙的态度和主观标准与刷牙的意图及所报告的刷牙频率显著相关；更积极的牙齿健康态度与糖尿病的依从性及更少的龋面数显著相关；坚定的刷牙意图还与较低的血糖水平相关。有学者利用此模型研究了护士的态度和主观标准对为化疗患者提供口腔保健意图的预测作用，发现态度和主观标准都是行为意图的明显的预测因子，可以预测39%的变异。理性行为理论具有调控一个人意志力的潜在性，这一点能从个体的意图中准确地表现出来。为了进一步解释意图与行为之间的区别，Ajzen对理性行为理论进行了修改，发展了计划行为理论并将其应用在态度影响刷牙行为的研究中。

4. 计划行为理论 是在动机行为理论的基础上增加了一个变量，即自觉行为控制，是为了进一步阐明意图对执行某一行为的重要作用。在这个模式中的三个变量是态度、主观标准和自觉行为控制。自觉行为控制与自我效能的意义相近，是指确信自己有能力和信心去执行正在考虑要做的某种行为。根据这个模式，当一个人有了肯定的态度，就会有执行某一行为的动机，同时他们也相信自己能做到这一点，充满自信，最终建立某种行为。

有学者在英国做了一个试验，他们将有5～7个月大的婴儿的母亲们随机分配到教育组和非教育组，教育组的母亲参加一个专题讨论会，得到一些口头的及书面的信息，非教育组则不参加。所收集的信息基于计划行为理论的成分（行为意图、态度、主观标准和计划行为控制），通过预测母亲们限制孩子糖的消耗量的能力来检测计划行为理论的效能。结果显示，计划行为理论优于理性行为理论，因为此理论中增加了自觉行为控制这一变量，使母亲有意识地限制孩子摄入糖。

有学者在挪威应用理性行为理论和计划行为理论进行了一个纵向健康行为研究，发现这些模式的运用使口腔健康教育项目中的健康信息更具有说服力，因为其设计能使特殊的健康行为更易得到大众的理解。增加个体对行为动机的理解，将有助于影响个体行为的改变，其研究成果优于单纯的健康教育项目。

5. 行为改变模式 也称阶段变化理论，与计划行为理论相似，行为改变模式有助于我们理解意图和行为动机在健康行为方面所起的作用。这一模式比前面所述的模式更为完整和全面，该模式需要从5个过程去理解个人的行为变化，包括预先计划、思考、准备、行动和保持。

从一个阶段到另一个阶段的改变取决于决定的平衡（影响决定的正面和反面因素）。当一个人考虑改变行为（如牙龈炎患者考虑使用牙线）时，通常会认为那样做太难了，他可能处于变与不变的犹豫状态。健康专业人员的职责是帮助每个人建立健康的生活方式，反复说明牙龈炎的危害、使用牙线的益处，并教会患者使用牙线，使其选择改变，这样他就进入准备阶段和开始计划阶段。当这个人决定要改变，他会执行一些计划去改正或改变自己的行为，如购买牙线并计划每天睡前用牙线清洁牙齿一次。但采取了健康的行为并不能保证会终身保持健康行为，每个人必须意识到其中巨大的困难和存在反复的可能性。如果这个人确实不能坚持某一健康行为，就需要重复这个过程，直至恢复到行为改变阶段并持续保持下去。为了更有效地改变行为，健康信息和计划应与个人目前所处的准备阶段相匹配。

6. 健康控制轨迹理论 是指个人对改变自己所处环境能力的态度和认识。具有内部控制轨迹的人相信人可以掌握、控制，有效地改变环境，认为自己应该对健康担负更多的责任，能更多地了解自己的疾病，而且可以主动地控制疾病、对治好疾病充满信心。而那些具有外部控制轨迹的人相信人或多或少是在环境的掌握之中，自己控制健康的意识较差，更可能让卫生保健体系来承担健康的责任，而不是他们自己。外部控制轨迹明显地与寻求预防保健、对早期治疗的有效性缺乏信心、缺乏对自己健康的正确评价、对医生的依赖性强有关。因此，在口腔健康教育和促进活动中，必须先了解清楚目标人群的健康控制轨迹主要是属于内部的还是外部的，若是属于外部控制轨迹就要通过教育和干预使其向内部控制轨迹转化，以提高目标人群对口腔健康行为干预的依从性。

有学者应用特定位置的健康控制轨迹量表研究了牙齿与糖尿病健康控制轨迹信念的相关性及健康控制轨迹信念在预测口腔健康行为、牙齿健康状况、糖尿病依从性等方面的潜力。结果表明，牙齿与糖尿病健康控制轨迹信念两者互有相关性，牙齿健康控制轨迹信念与看牙次数、菌斑指数、龋坏牙面数及根面龋相关，而糖尿病健康控制轨迹信念仅与糖尿病的依从性存在弱的相关性。对口腔保健评价较高的人中，牙齿健康控制轨迹信念与口腔健康指数的相关性更强。有研究表明通过口腔健康干预措施可以转变健康控制轨迹，使其从外部控制轨迹转变为内部控制轨迹。另有研究结果提示，更为全面的自尊心比特异的健康控制轨迹更能预测青少年的口腔健康行为。

以上各种模型各有优点和不足，在实际应用上可根据具体情况和研究（干预）目的灵活应用，也可以综合应用各种模型的基本原理来指导口腔健康干预活动及口腔健康行为改变的研究。

（宝力道）

第十三章 牙科工作中的质量管理

【学习目标】

1. 陈述牙科工作环境质量管理的基础知识、技能和专业特长，能在牙科环境中应用多种方法监测工作质量。

2. 培养学生在牙科环境中应用多种策略和方法的能力，以改善接受口腔治疗患者的护理，确保达到高质量标准。

3. 评价用于监测牙科质量的方法，并评估在不符合专业标准时对患者的护理。

4. 调查非临床审核的影响，从而评估现行的准则，改善设备，提高质量。

医院质量管理是医院管理永恒的主题，医疗质量是医院存在和发展的根本，也是医院的核心竞争力。随着新一轮医药卫生体制改革由全面发展转向纵深推进，医院公益性将进一步增强，如何提高医疗服务质量水平及效率，成为医疗机构加强核心竞争力的改革重点。

第一节 质量管理的发展历程

质量管理是一门以质量为研究对象，研究和揭示质量产生、形成和实现过程的客观规律的科学，领会质量管理对组织生存和发展的重要意义，首先要掌握有关质量管理的基本概念，理解质量管理的基本原理，了解质量管理的发展历程和最新的发展动态。

一、质量管理的相关概念

（一）质量（quality）

质量是指"一组固有特性满足要求的程度"。

（二）质量管理（quality management）

质量管理是指在质量方面指挥和控制组织协调的活动，包括制订质量方针和质量目标、质量策划、质量控制、质量保证及质量改进。

1. 质量方针和质量目标 质量方针是由组织的最高管理者正式发布的该组织总的质量宗旨和方向，是企业管理者对质量的指导思想和承诺。质量方针是由企业最高管理者确定并形成文件，作为组织全体成员开展质量活动的准则，为质量目标的制订提供了框架和方向。

2. 质量策划 制订质量目标并规定必要的运行过程和相关资源以实现质量目标。其目的是保证最终的结果能满足顾客的需要。

3. 质量控制 是指为了满足质量要求而对产品质量形成全过程的专业技术和管理技术进行控制。

4. 质量保证 是组织针对顾客和其他相关要求对自身在产品质量形成全过程中某些环节的质量控制活动提供必要的证据，以取得信任。质量控制与质量保证的关系：质量控制是基础，是具体操作过程；质量保证是目的，以最终取得组织的信任。

5. 质量改进 质量改进的对象涉及组织的质量管理体系、过程和产品，也可能会涉及组织的方方面面，如有效性、效率、可追溯性。持续改进是增强满足要求的能力的循环活动，体现了质量管理的核心理念，即"顾客满意，持续改进"。

（三）全面质量管理

全面质量管理（total quality management, TQM）是指一个组织以质量为中心，以全员参与为基础，目的在于通过让顾客满意和本组织所有成员及社会受益，达到成功的管理途径。全面质量管理体现八大原则，即顾客至上、预防为主、领导重视、强化控制、全员参与、持续改进、系统思维、以事实为依据；具有三全的特点，具体如下：

1. 全员质量管理 产品质量人人有责，必须把所有人员的积极性和创造性充分调动起来，全体参加质量管理，才能生产出顾客满意的产品。要实现全员的质量管理，应当做好三个方面的工作，①必须抓好全员的质量教育工作，加强职工的质量意识，牢固树立"质量第一"的思想，促进职工自觉参加质量管理的各项活动。同时，还要不断提高职工的技术素质、管理素质、政治素质，以适应深入开展全面质量管理的需要。②制订各部门、各级各类人员的质量责任制，明确任务和职权，各司其职，密切配合，以形成一个高效、协调、严密的质量管理工作系统。③开展多种形式的群众性质量管理活动。因此，全员的质量管理就意味着全面质量管理要"始于教育，终于教育"。

2. 全程质量管理　就是要把质量管理贯彻到产品全生命周期内，即从顾客需求调查、产品设计、物料获取、产品加工、配送分销、售后服务、最终处置的全生产周期内都注重质量管理。

3. 全方位质量管理　从两个角度分析：①从组织管理的角度来看，每个企业都可以划分成上层管理、中层管理和基层管理，全方位质量管理就要求企业各管理层次都有明确的质量管理活动内容。上层管理侧重于质量决策，制订企业的质量方针、质量目标、质量政策和质量计划，并统一组织、协调各部门、各环节、各类人员的质量管理活动，保证实现企业经营管理的最终目标；中层管理则要贯彻落实领导层的质量决策，运用一定的方法找出各部门的关键环节、薄弱环节或必须解决的重要事项，确定本部门的目标和对策，更好地执行各自的质量职能，并对基层工作进行具体的业务管理；基层管理则要求每个职工都要严格地按标准、规程进行生产，分工合作、支持协助，并结合岗位工作，开展群众合理化建议和质量管理小组活动，不断进行改善。②从质量职能角度看，产品质量职能分散在企业有关部门中，要保证和提高产品质量，就必须加强各部门之间的组织协调，并且为了从组织上、制度上保证企业长期稳定地生产出符合规定要求、满足顾客期望的产品，最终必须建立起全方位的质量体系，使企业的所有研制、维持和改进质量的活动构成一个有效的整体。建立和健全企业质量体系，也是全面质量管理深化发展的重要标志。可见，全方位的质量管理就是要

"以质量为中心，领导重视、组织落实、体系完善"。

（四）精细化管理

精细化管理是企业有效管理、正常运营的重要元素，其内涵是细分公司的战略目标并落到实处，让公司管理方针真正融入每项工作内容之中并起到指导作用，进而提高公司综合经营水平和经济效益。其构成如下。

1. 工作精细化　严格规范公司经营活动的所有流程或工作，同时要求每位职员都要遵守规章制度。

2. 核算精细化　有关公司内部的一切财务活动，必须登记账簿且进行核算，借助核算工作来发现经营活动中的不足和缺陷，从而规避一切非正常损失。

3. 分析精细化　在战略规划的基础上，采取一系列管理方式，从多方面发现并处理经营管理过程中的问题，从而总结出适合企业发展的有效管理模式。

4. 决策精细化　所有决策目的和方案都是有理有据的、可落到实处的、可验证的，决策精细化是促进企业迅速发展的重要内容。

二、质量管理的发展阶段

1. 质量检验阶段　20世纪初，以泰勒（Taylor）为代表的学者们提出了"科学管理运动"理论。该理论提出了在人员中进行科学分工的要求，并将计划职能与执行职能分开，中间再加一个检验环节，以便监督、检查对计划、设计、产品标准等项目的贯彻执行。计划设计、生产操作、检查监督各有专人负责，从而建立了一支专职检查队伍，构成了一个专职检查部门。质量检验是在成品中挑出废品，以保证出厂产品质量。

2. 统计质量控制阶段　这一阶段的特征是数理统计方法与质量管理的结合。第一次世界大战后期，休哈特（Shewhart）将数理统计的原理运用到质量管理中来，并发明了控制图。控制图的出现，是质量管理从单纯事后检验进入检验加预防阶段的标志，也是其形成一门独立学科的开始。第一本质量管理科学的专著

是休哈特于 1931 年正式出版的《产品生产的质量经济控制》，此书是最早将数理统计方法引入质量管理的专著，为质量管理科学做出了贡献。第二次世界大战开始以后，统计质量管理得到了广泛的应用。这一阶段的质量管理实践，把质量的控制和管理局限在制造和检验部门，而实际上要使企业生产高质量的产品，必须要求全员参与全过程质量管理、全方位质量管理，并且采用多种管理方法，这就成为全面质量管理萌生的促进因素。

3. 全面质量管理阶段 20 世纪 50 年代以来，科学技术和工业生产的发展对质量要求越来越高，要求人们运用"系统工程"的概念，把质量问题作为一个有机整体加以综合分析研究，实施全员、全过程、全企业的管理。20 世纪 60 年代在管理理论上出现了"行为科学"学派，主张调动人的积极性，注重人在管理中的作用。1961 年，美国通用电气公司质量经理弗根鲍姆（Feigenbaum）出版了《全面质量管理》一书，提出了全面质量管理的原理和方法。全面质量管理，是以质量为中心，以全员参与为基础，旨在让顾客和所有相关方受益而达到长期成功的一种管理途径。20 世纪 60 年代以来，弗根鲍姆的全面质量管理观念被世界各国广泛接受。日本在全面推进质量管理过程中的一个特点是密切结合日本的实际，提出开展"质量管理小组"的活动，强调全体人员都参与质量管理，并且提出了"质量改进七种工具"。质量管理的手段也不再局限于数理统计，而是全面地运用各种管理技术和方法。自此，全面质量管理的观点逐渐在全球范围内获得广泛传播。目前举世瞩目的 ISO9000 族质量管理标准，美国波多里奇奖、欧洲质量奖、日本戴明奖等各种质量奖及卓越绩效模式、六西格玛管理模式等，都是以全面质量管理的理论和方法为基础的。

三、质量管理基本原理

在现代质量管理的实践活动中，质量管理专家中的核心人物，如休哈特、戴明（Deming）、朱兰（Juran）、桑德霍姆（Sandholm）、克劳斯比（Crosby）、石川馨（Ishikawa Kaoru）等，对质量管理的发展和进步产生了巨大影响，使人们对质量及质量管理有了更进一步的认识。

1. 休哈特的质量理念 休哈特是现代质量管理的奠基者，美国工程师、统计学家、管理咨询顾问，被人们尊称为"统计质量控制之父"。1924 年 5 月，休哈特提出了世界上第一张控制图，1931 年出版了具有里程碑意义的《产品制造质量的经济控制》一书，全面阐述了质量控制的基本原理。休哈特认为，产品质量控制和重点应在制造阶段，从而将质量管理从事后把关提到事前控制。该控制图理论的基本思想有以下三点。第一，在一切制造过程中所呈现出的波动有两个分量：第一个分量是过程内部引起的稳定分量（偶然波动），第二个分量是可查明原因的间断波动（异常波动）。第二，那些可查明原因的异常波动可用有效方法加以发现，并可被剔去，但偶然波动是不会消失的，除非改变基本过程。第三，基于三倍标准差的控制图可以把偶然波动与异常波动区分开来。

PDCA（计划—实施—检查—处理）循环也是由休哈特提出的，随后被戴明采纳、宣传，并获得普及，所以它也被称为"戴明环"。随着全面质量管理理念的深入，该循环在持续改善产品质量方面得到广泛使用，取得良好效果。

2. 戴明的质量理念 戴明是美国著名的质量管理专家。第二次世界大战后，他应邀赴日本讲学和咨询，为统计质量管理在日本的普及和深化发挥了巨大的作用。戴明的主要观点是引起效率低下和不良质量原因主要在公司的管理系统而不在员工，他总结出质量管理 14 条原则：①建立改进产品和服务的长期目标；②采用新观念；③停止依靠检验来保证质量；④结束仅依靠价格选择供应商的做法；⑤持续且永无止境地改进生产和服务系统；⑥采用现代方法开展岗位培训；⑦发挥主管的指导帮助作用；⑧排除恐惧；⑨消除不同部门之间的壁垒；⑩取消面向一般员工的口号、标语和数字目标；⑪避免单纯用量化定额和指标来评价员工；⑫消除影响工作完美的障碍；⑬开展强有力的教育和自我提高活动；⑭使组织中的每个人都行动起来去实现转变。

3. 朱兰的质量螺旋曲线 朱兰是美国质量管理专家，他提出的质量螺旋曲线（图 13-1）

是质量管理学中的一个概念。该曲线是用来表达产品质量产生、形成、发展的客观规律的一条螺旋上升曲线，对质量管理有重要的指导作用。主要内容有五点：①产品的质量形成过程包括市场研究、产品开发、设计、制订产品规格、制订工艺、采购、测试仪器仪表及设备装置、生产、工序控制、产品检验、测试、销售和服务共 13 个环节，各个环节之间相互依存、相互联系、相互促进、不断循环、持续改进；②产品的质量形成过程是一个不断上升、不断提高的过程；③各个环节的质量管理活动要落实到各个部门以及有关的人员，要对产品质量进行全过程的管理；④质量管理是一个社会系统工程，不仅涉及企业内各部门及员工，还涉及企业外的供应商、零售商、批发商以及用户等单位及个人；⑤质量管理是以人为主体的管理。人的因素在产品质量形成过程中起着十分重要的作用，质量管理应该提倡以人为主体的管理。此外，要使"循环"顺着质量螺旋曲线上升，必须依靠人力的推动，其中领导是关键，要依靠企业领导者做好计划、组织、领导、控制、协调等工作，形成强大的合力去推动质量循环不断前进、不断上升、不断提高。除具有代表性的质量螺旋曲线外，朱兰还提出了质量管理的三元论，即质量计划、质量控制和质量改进，其核心是不断改进质量。

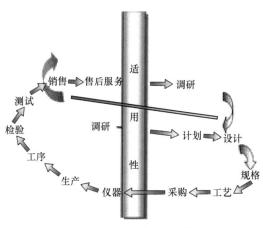

图 13-1　朱兰的质量螺旋曲线

4. 桑德霍姆的质量循环　瑞典质量管理学家桑德霍姆提出质量循环图（图 13-2），它和朱兰的质量螺旋曲线都是用来说明产品质量形成过程的，是用另一种表述方式阐述产品质量

的形成规律，也可以把质量循环图看成螺旋曲线的俯视图，只是它从 13 个环节中选择 8 个主要环节来进行构图，也称为八大质量职能。"质量循环"的内涵在于，质量水平的提高有赖于组织内部各个过程的密切配合。

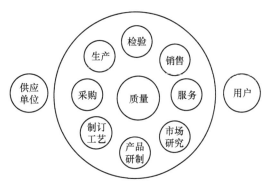

图 13-2　桑德霍姆的质量循环

5. 克劳斯比的零缺陷理论　零缺陷理论是由被誉为全球质量管理大师、"零缺陷之父"的美国质量管理学家克劳斯比于 1962 年首次提出的理论，他首先在美国推行零缺陷运动，后传至日本，使日本的制造业产品质量迅速提高，并且达到了世界级水平，继而扩大到其他领域。零缺陷理论的思想主张企业发挥人的主观能动性来经营管理，生产者、工作者要努力使自己的产品、业务没有缺点，并向着高质量标准的目标而奋斗。克劳斯比总结出质量管理的四条定理，定理一强调"质量是符合标准"；定理二指出"质量管理系统是预防，而不是检验"；定理三指出"工作标准必须是零缺陷的"；定理四强调"质量以不符合标准的代价来衡量"。因此，在理解零缺陷时，必须注意产品质量与工作质量在概念上的区别：缺陷属于过程工作质量的范畴；而产品质量不仅是由质量特性体现的，而且是通过过程工作质量形成的。克劳斯比的零缺陷理论为六西格玛管理指明了"工作方向"，六西格玛管理的对象是过程的"工作质量"。因此，对过程要设计、调整、优化，使产品符合质量标准。

6. 石川馨的质量理念　石川馨是日本著名质量管理专家，是日本质量管理小组的奠基人之一，他发明了因果图。具体内容包括以下三点：第一，所有部门都参加质量管理，即所有部门的人员都学习、参与质量管理；第二，全员参加质量管理；第三，综合性质量管理，即以质量管理为中心。他认为推行日本的质量管理是经营思想的一次革命，其内容可归纳为6项：质量第一、面向消费者、下道工序是顾客、用数据和事实说话、尊重人的经营、机能管理。

第二节　医疗机构质量管理发展历程

随着经济发展和社会进步，社会对医疗服务的需求层次变得更高、更多元化，医学模式渐渐从单纯提供专业化诊治疾病，向以患者为中心的优质诊疗模式转变。所以，为了提升医疗质量，最大限度地满足患者需求，西方发达国家的医院首先将科学管理理念与医院运营实践相结合，并深入推进医院管理研究。

一、相关概念

1. 医疗质量　WHO 将医疗质量定义为卫生服务部门及其机构利用一定卫生资源向居民提供医疗卫生服务以满足居民明确和隐含需要的综合能力。医疗质量不仅指传统意义上的诊断是否正确、治疗是否合理、有无医疗失误等诊疗质量的内容，还包括医疗工作效率、患者满意度、医疗的连续性和系统性以及经济效益等方面的要求。

2. 医院全面质量管理　发源于企业质量管理，由于医疗行业的特殊性，医院全面质量管理涵盖了参与人员、服务对象、实施过程、管理方法、经济效益的全面性等几个方面。就目前全面质量管理（total quality management, TQM）应用的情况来看，TQM 是指以患者需求为中心，以现代化管理体系为支撑点，以医疗服务质量为核心，其特点是"三全一多样"，即全方位医疗质量管理、全过程服务质量管理和全员工参与以及多方式的质量管理方法与工具。

二、医疗质量管理的发展

自 1961 年美国"质量大师"费根鲍姆提出全面质量管理相关概念后，经过近 60 年的发展和研究，该理论逐渐完善并在各个研究领域得到越来越广泛的应用。20 世纪末，美国一些医疗机构吸取企业的全面质量管理经验，试行卓越绩效管理。医院现代化、精细化、科学化管理进程大大加快，医院管理水平、服务质量迅速提高。经过几十年的发展和完善，美国医疗机构质量管理水平跃居世界医疗卫生市场领先地位，形成了一套结构完整、运行有序且独具特色的质量管理体系。

我国为提高公立医院管理水平，提升医疗服务质量，1979 年，国务院颁布了《中华人民共和国标准化管理条例》，率先提出将科学的质量管理方法和理念引入国内医院。随后在为期十年的医院等级评审工作中，医院管理和服务水平显著改善。1980 年末，第四届中国卫生经济学会探讨了有关医疗机构多目标管理职责或承包经营等问题、财务管理问题、预防监督制度改革内容。1990 年代末我国财政部联合卫生部发布了《医院会计制度》与《医院财务制度》，确认医院采用资产管理与成本核算方式。

2005 年起，卫生部在全国医疗机构开展医院管理年活动，探索医院科学管理机制，提出"以患者为中心，提高医疗服务水平质量"为主题，以"质量、安全、服务、费用"等原则为管理机制，国内医院管理水平及服务质量得到不断提升。2009 年 3 月，国务院印发《深化医药卫生体制改革近期重点实施方案（2009—2011 年）》，新的一轮医药卫生体制改革拉开序幕，该方案的意见表明：公立医院改革作为五项改革重点之一，医疗机构要坚守公益性质和社会效益的核心地位，以患者为中心，以医疗质量管理为立足点，提高医院内部管理水平，优化服务流程，提高服务效率，不断提升医疗服务水平。2011 年，在总结我国医院评审评价和医院管理年活动等工作经验的基础上，卫生部印发《三级综合医院评审标准（2011 年版）》，标志着新一轮的优质医院评审活动启动，评审标准要求医疗机构加强自身建设和管理，不断提高诊疗服务水平，保证医疗质量与安全，改善医疗服务，更好地履行社会职责和义务，提高医疗行业整体服务水平和服务能力。

2016年9月，国家卫生和计划生育委员会公布《医疗质量管理办法》，指出医疗质量管理是医疗管理的核心，各级各类医疗机构是医疗质量管理的第一责任主体，应当全面加强医疗质量与安全管理，持续改进医疗质量，保障医疗安全。同年10月中共中央、国务院印发《"健康中国2030"规划纲要》，规划提出以人民健康需求为中心，立足现代化、建立符合自身特色的科学的医疗质量管理体系，建设信息化监管与控制平台，持续改进医疗质量与安全。2017年9月，《中共中央　国务院关于开展质量提升行动的指导意见》中提出要以满足人民群众需求为根本目的，坚持以质量第一为价值导向，以提高发展质量和效益为中心，开展质量提升行动。国务院办公厅印发《关于建立现代医院管理制度的指导意见》等一系列指导意见，提出要强化"公立医院精细化管理，加强医疗质量管理与控制"，明确指出"医疗机构应当熟练运用质量管理工具开展医疗质量管理，通过适宜的管理工具开展持续质量改进、效果评价工作，推动各级各类医院管理规范化、现代化、科学化。2019年1月，国家卫生健康委召开"建立健全现代医院管理制度试点"启动会，会议主要针对医院外部治理和内部管理进行了系统说明，旨在推进公立医院管理的精细化、规范化和科学化的管理进程。

2020年12月，国家卫生健康委印发《三级医院评审标准（2020年版）》，引发业内广泛关注。医院评审是政府实施行业监管、推动医院不断加强内涵建设、完善和落实医院管理制度、促进医院高质量发展的重要抓手，也是国际上医院管理的通用做法。

第三节　口腔门诊的护理质量管理

医院管理可以分为两个系统，一是以患者感受为导向的医院诊疗服务流程管理，二是以员工感受为指导的内部组织管理，具体涉及的内容包括：门诊流程、质量管理、信息管理、部门设置、人事管理、技术创新等，其中从患者角度看，质量管理、门诊流程和信息管理是尤为重要的。本节重点介绍口腔门诊护理质量管理方法。

一、口腔门诊的护理工作特点

口腔护理学是一门新兴的交叉学科，是以护理学为基础、口腔临床医学为指导，融合多学科的理念和技术于一体的专业。在整个诊疗过程中既强调口腔疾病的预防，又强调口腔疾病的护理，最终达到促进和维护口腔健康的目的。在临床中，口腔门诊护士在多个专业的口腔单元，护士服务的是医生和患者双重对象，其特点有以下几个方面。

（一）口腔护理工作贯穿于患者就诊的全过程

从患者的分诊、导诊、助疗到诊后的健康指导等整个诊疗中，医护人员围绕"以患者为中心"的理念，实行全程无缝的诊疗服务，共同完成患者的整个诊疗活动。

（二）口腔护理工作专科特性强

口腔疾病位于头颈、颌面及口腔内，其邻近解剖结构复杂，颌面部损伤及口腔疾病易致呼吸道阻塞，导致窒息，危及患者生命。口腔门诊诊疗工作需借助多种设备、器械，使用不同种类的材料以及消毒物品，因此，护士除需掌握普通的基础护理知识及技能以外，还需掌握口腔专科基础理论以及口腔专科护理技能，才能与医师密切协作，为患者提供满意的护理服务。

（三）口腔护士在医院物品管理中承担着重要作用

口腔治疗时所需的卫生耗材品种繁多、性质各异、大小不一，使用的仪器、材料体积虽小但价格高，所以，需要特殊的专科保养和常规保养，保证治疗所需卫生耗材的齐备、到位及设备物资的性能工作状态良好，从而确保诊疗保质保量地完成。因此，护理人员应强化管理意识，加强责任心，做好护理工作中的物流管理，为医院成本及效益分析提供科学的依据。

（四）口腔诊疗工作中医护的紧密配合

在口腔疾病的诊治中，护士不但要保证治疗所用的器械、药物、设备、材料到位，更须与医师配合默契，保证材料、药物及器械的准确、平稳、快速传递。同时在治疗过程中护士应密切观察患者的心理、生理及精神状况，从而为口腔医师的治疗决策提供第一手资料。

（五）口腔医疗机构感染的预防和控制措施贯穿于护理活动的全过程

由于口腔临床工作的特殊性，口腔疾病的各项治疗操作均在口腔内完成，患者流量大，仪器、器械使用频繁，许多精细、价格昂贵的牙科器械和材料的消毒灭菌受到一定的限制，病原体可经医护人员的手、空气、污染后溅出的碎屑、污染的诊疗环境进行传播，如处理不当极易导致经血液传播疾病的发生，直接影响医疗质量和患者的安全，造成医院感染。

二、口腔门诊护理质量管理策略

由于口腔门诊具有人流多、环节多、业务量大、器械种类繁多、流程复杂、医护配合密切等专业特色，所以要提升口腔门诊医疗质量可以从服务设施是否齐备、服务能否值得信任、服务是否高效便利、诊疗是否可靠安全、患者是否得到尊重、服务费用是否经济等方面入手，实现精细化、科学化、规范化的管理。

（一）护理人员的规范化培训

《全国护理事业发展规划纲要（2021—2025）年》提出加强护士队伍建设：加强新入职护士和护理管理人员培训，坚持立足岗位、分类施策，切实提升护士临床护理服务能力。目前，我国口腔门诊护士的在校培养，虽然有部分学校开展了口腔护理专业，但是大多数仍来源于护理专业，在校接受的教育重点是内、外、妇、儿科护理，对口腔知识了解极少，使得护士进入口腔门诊护理单元时并不具备相应的岗位胜任力；近年来我国护理管理者和研究者对专科护士核心能力虽然有一些研究，但多集中在急诊急救、ICU、手术室等领域，对于口腔专科护士核心能力的研究很少，所以口腔护士进入工作岗位后在职培训显得尤为重要。下文以"模块化培训模式提升口腔门诊护士核心能力"为例介绍口腔门诊护士的系统、规范、科学的在职培训。

1. 成立培训小组　科室成立培训小组，由护士长任组长，分为理论组与技能组，提倡全员参与。培训教师，遴选具有丰富口腔门诊工作经验的护理骨干与相关内容的医生担任，组长对教师进行授课、演练、情景演示等教学方法的培训，统一教学思路，明确培训分工与目标。

2. 培训内容　参照英国拉纳克郡新学院（New College Lanarkshire）的口腔护理课程，结合口腔门诊实际情况，医护教师共同讨论制订培训目标、培训计划及考核标准。将口腔护理内容整合为 10 个模块，包括：①口腔解剖生理学；②口腔护士角色培养；③牙科环境中的感染与控制；④牙科工作环境中的职业安全；⑤常规口腔治疗中的护理配合；⑥口腔健康的评估和口腔疾病的预防；⑦口腔美学修复；⑧口腔护士专科实践技能；⑨口腔科质量管理；⑩口腔健康的维护与促进。根据目标组织学习内容。

3. 培训形式　采用"一体化"培训模式，即理-实一体化、医-护一体化的培训模式。理论组要求授课教师将培训内容制作成多媒体课件；技能组分为牙体牙髓、儿童牙科、牙周、口外门诊、手术室、修复、正畸七个医护组，采用操作录像和实际操作练习相结合的方法在仿真头模实训室和诊室进行。

4. 效果评价　将理论与技能分别评价。理论知识采用百分制的考核评价方法；临床综合判断能力是对护士的整体护理思维能力、人际交往沟通能力、临床教育指导能力、专业态度几个方面进行考核评价。

（二）优化流程管理

20 世纪 90 年代，流程管理理论在国外一些医院已经开始应用，并且开展了流程优化的实践活动。在口腔门诊的优化流程管理中，按照"以患者为中心"的理念，结合成熟的科学管理理论，通过整合和精简诊疗环节，设计患者就诊流程，优化科室布局，优化工作流程，最大限度利用和合理分配现有有限医疗资源，提高资源运行效率，最大限度满足患者就诊需求，保障患者公平就诊权益，提升自动化服务水平，减少诊疗失误率，提高患者就诊满意度，从而缓解医患间矛盾，维护社会稳定团结，顺应全社会追求满意服务的热切希望。优化流程通常分为五个步骤：①准备步骤，建立流程优化小组，明确总目标和子目标，确定流程优化时间计划表；②分析步骤，查找当下服务过程中存在的问题，分析出现问题的深层次原因；③设计步骤，按照既定原则和目标，设计流程优化方案；④实施步骤，让医务人员理解优化的目的和内容，明确落实责任分工，持续监测实施过程；⑤调整步骤，针对优化过程中发现的新问题，进行数据监测，再次分析原因并提出方案。优化流程具体措施如下。

1. 开展多种形式的预约诊疗　开展多种形式的分时段预约诊疗服务，可以使门诊管理和服务流程更加科学化、精细化，从而提高门诊服务效率，改善就医秩序。针对初诊患者，通过网络预约、电话预约实现分时段就诊，避免患者积压；针对复诊患者，采取诊间预约，合理安排就诊时间；针对因未预约来院患者或者当天未能成功就诊者实行现场预约，降低患者的不满情绪。

2. 建立一站式服务系统　采取"先诊疗、后付费"模式，进一步优化就诊流程。其步骤如下：首先，患者利用医保卡或就诊卡挂号，服务系统将根据卡号建立账号；然后，患者预缴金额后，在检查、治疗结束时，通过自助一体机完成付费，免除了窗口排队等候之劳，减少了候诊时间，也可通过自助一体机实现挂号、付费、预约诊疗、自助打印报告等服务。

3. 加强人性化预检分诊　导诊台配备具有丰富口腔临床知识和熟悉医院布局的人员，根据患者的主诉症状和疾病的轻重缓急，初步判断需要就诊的口腔科室，进行合理分诊，避免患者因不明确首诊科室而进行多次无效排队。

4. 口腔专科医院设立口腔综合科　医院设立口腔综合科，采用口腔全科医学理念对口腔常见病进行"一站式"诊疗服务，避免患者在不同科室的往返和转诊，极大地方便了患者且

节省了医疗资源。

5. 利用优化算法进行检查排序　利用排队论模型优化和依靠医院信息系统的支持，合理安排患者检查的先后次序，使所有患者的检查时间累积值最少，有效提高设备的利用率。

6. 检查环节换位　检查环节换位措施主要是为了缩短患者总体治疗时间，一方面可以将部分等待检查及检查结果的时间与等待就诊时间重合；另一方面也可以减少患者二次排队和来回奔波，让患者能合理安排等待时间，减少等待焦虑感。同时可以运用精细化管理理念，打通医院内部信息系统，增加诊间预约检查功能和短信提醒功能，缓解各等待区的拥堵情况。

综上所述，通过开展分时段预约诊疗、建立"一站式"服务系统、加强人性化分诊、建立口腔综合科、利用优化算法进行检查排序，优化口腔科就诊流程，改变"三长一短"的现象，改善口腔科患者的就医体验。

（三）诊室物品与环境管理

口腔门诊服务的有形性指标包含科室环境、诊疗设备和诊疗引导及标识3个指标，口腔科物品和环境质量管理与各企业推行的7S管理方法相似。该方法是由日本现代企业5S扩展而来的现代化管理模式，包括整理（senri）、整顿（seiton）、清扫（seiso）、清洁（seiketsu）、素养（shitsuke）、安全（safety）、节约（saving）七个环节，主要对工作场所进行现场管理，重视细节质量管理，以创造一流的工作场所，确保医疗质量安全，提升医院的形象。

1. 整理

（1）整理的目的：减少空间的浪费，全员参与，按责任分区，进行大检查，制订整理清单。

（2）整理管理原则：区分需要和不需要物品，不能用的破旧物品及无用耗材提交7S管理小组审核，按院部规定统一进行报废处理。

2. 整顿　是7S管理的重中之重。

（1）整顿三易四定原则：三易原则（易取、易放、易管，不违反院感规范要求）；四定原则（定点、定位、定量、定容）；动作经济化原则及目视原则，达到易见、易取、易放、易管

理的目的。

（2）建立标杆：首先管理工作小组成员选定一个口腔综合治疗椅位及一间诊室进行标杆试点工作，以点带面进行整顿。标杆试点区试运行 1 个月，每周由工作小组成员收集标杆试点区的建议，对提出的物品管理建议进行讨论改进，运行成熟后在全科进行标准化、同质化整顿。

（3）实施整顿：整顿的目的是使工作场所一目了然，创造拿取方便的工作环境，减少寻找物品的时间，消除过多的积压物品，是提高工作效率的重要环节。对整理过后的可用物品进行规划布局，如对移动治疗柜进行层别管理，对药品按高危及非高危分类管理、原盒装置，柜内物品根据口腔操作物品使用频次及无菌物品管理要求进行层别管理，如将使用频率高的物品按无菌物品、清洁物品、口腔材料分别放置在第一层、第二层、第三层，确定存放地点和数量之后进行正确摆放和标识。

3. 清扫

（1）明确内涵：清扫是将工作场所彻底打扫干净，还包括物品药品的清点，仪器设备的清洁、消毒及维护。

（2）科室划分责任区域：制定清扫准则，明确清扫标准，实行区域责任制。清扫包括每日清扫、每周清扫、每月清扫，要责任到人，确保清扫彻底化、清扫日常化。

4. 清洁 保持干净清爽的环境，包括空间清洁、办公桌清洁、综合治疗椅表面清洁、抽屉清洁、仪器设备及员工自我清洁等。

5. 素养 是整个 7S 活动的精髓，素养就是通过 7S 知识的不断宣传、教育和各种活动努力

提高全科室每位医护人员的素质水平，养成守时、守纪律、守标准、文明有礼的良好工作习惯及团结互助的团队精神，提高科室工作人员的工作积极性。

6. 安全 以患者十大安全目标为基准，建立健全各项医疗护理安全管理制度。重视对口腔科无菌物品、一次性耗材及药品使用管理的安全教育。制定口腔科物品管理制度、一次性耗材领用制度、无菌物品的管理制度，加强口腔科物品使用的安全性管理。鼓励主动报告不良事件，及时发现安全隐患。

7. 节约 是通过改善对物品、时间、空间、人力资源的合理利用，发挥最大效能，从而消除浪费、节约成本。提高全科室工作人员对一次性耗材的节约意识、分析浪费原因、制订节约的措施。另外，要规范一次性耗材使用方法，进行统一调配，专人管理，坚决杜绝一次性耗材浪费。

（四）信息管理

信息化管理为医院管理理论发展提供了数据支持。最早开始关注信息管理的是美国医院，他们将计算机与通信技术相结合，实现了医疗资源的社会共享，为患者提供医疗数据服务；之后通过互联网技术和视频传送技术，实现了线上跨地区问诊以及就诊过程的监测。将信息化技术应用到口腔门诊流程的各个环节，依托信息化，梳理出重要环节以及烦琐环节。有研究表明，将信息技术应用到就诊环节、就诊排队、门诊服务站点、就诊秩序、信息传输等，最终使门诊就诊环境有所改善，门诊医疗便捷度提高，门诊服务效能提升。

第四节　SWOT 分析法

SWOT 分析法又称为优劣势分析法，是由旧金山大学的管理学教授韦里克于 20 世纪 80 年代推进的企业战略，是一种能够较客观而准确地分析和研究一个单位现实情况的方法。SWOT 是由"S""W""O""T"四个英文字母组成的，分别代表着优势（strengths）、劣势（weaknesses）、机遇（opportunities）、威胁（threats），其中，S、W 是内部因素，O、T 是

外部因素。

SWOT 分析就是将与研究对象密切相关的各种主要内部优势、劣势与外部机遇、威胁等因素，通过调查列举出来，并依照矩阵形式排列，然后运用系统分析的思想，把各种因素相互匹配起来加以分析，从中得出一系列相应的结论。

一、SWOT 模型含义介绍

从整体上看，SWOT 可以分为两部分：第一部分为 SW，主要用来分析内部条件；第二部分为 OT，主要用来分析外部条件。利用这种方法可以从中找出对自己有利的、值得发扬的因素，以及对自己不利的、要避开的东西，发现存在的问题，找出解决办法，并明确以后的发展方向。

（一）优势与劣势分析（SW）

竞争优势从自身来讲是指一个企业超越其竞争对手的能力，这种能力有助于实现企业的主要目标——赢利。竞争优势从消费者的角度来讲，是指消费者眼中一个企业或其产品有别于其竞争对手的任何优越的东西，包括产品线的宽度，产品的大小、质量、可靠性、适用性、风格和形象以及及时的服务、热情的态度等。

企业是一个整体，竞争性优势来源十分广泛。所以，在做优劣势分析时必须从整个价值链的每个环节上与竞争对手做详细的对比。例如，产品是否新颖，制造工艺是否复杂，销售渠道是否畅通，以及价格是否具有竞争性等。

企业在维持竞争优势过程中，必须深刻认识自身的资源和能力，采取适当的措施。影响企业竞争优势持续时间的因素，主要是三个方面：第一，建立这种优势要多长时间？第二，能够获得的优势有多大？第三，竞争对手做出有力反应需要多长时间？如果企业分析清楚了这三个因素，就会明确自己在建立和维持竞争优势中的地位了。有时，企业发展慢并非因为其各部门缺乏优势，而是因为它们不能很好地协调配合。每一公司必须管好某些基本程序，如新产品开发、原材料采购、对订单的销售引导、对客户订单的现金实现、顾客问题的解决时间等。每一道程序都创造价值和需要内部部门协同工作。

（二）机遇与威胁分析（OT）

随着经济、社会、科技等诸多方面的迅速发展，特别是世界经济全球化、一体化过程的加快，全球信息网络的建立和消费需求的多样化，企业所处的环境更为开放和动荡。这种变化几乎对所有企业都产生了深刻的影响。

环境发展趋势分为两大类：一类是环境威胁，另一类是环境机遇。环境威胁指的是环境中一种不利的发展趋势所形成的挑战，如果不采取果断的战略行为，这种不利趋势将导致公司的竞争地位受到威胁。环境机遇就是对公司行为富有吸引力的领域，在这一领域中，该公司将拥有竞争优势。

二、SWOT 分析法的作用

第一，了解与企业有关的内在环境因素（优势），包括擅长什么，组织有什么新技术，能做什么别人做不到的，和别人有什么不同，顾客为什么青睐，最近因何成功。

第二，指出企业的短板究竟在何处（劣势），包括企业什么做不来，缺乏什么技术，别人有什么比我们好，不能够满足何种顾客，最近因何失败。

第三，了解企业本身的外在环境因素（机遇），包括市场中有什么适合企业的机遇，可以学什么技术，可以提供什么新的技术/服务，可以吸引什么新的顾客，怎样可以与众不同，组织在 5～10 年内的发展。

第四，指出你的企业能向何处发展（威胁），包括市场最近有什么改变，竞争者最近在做什么，是否赶不上顾客需求的改变，政治环境的改变是否会伤害企业，是否有什么事可能会威胁到企业的生存。

三、SWOT 分析模型的方法

在适应性分析过程中，在确定内外部各种变量的基础上，采用杠杆效应、抑制性、脆弱性和问题性四个基本概念进行这一模式的分析。

1. 杠杆效应（优势＋机遇，SO） 杠杆效应产生于内部优势与外部机遇相互一致和适应时。在这种情形下，企业可以充分发挥公司内部优势，抓住机遇，使机遇与优势充分结合，发挥出来。

2. 抑制性（机遇＋劣势，WO） 抑制性意味着妨碍、阻止、影响与控制。当环境提供的机遇与企业内部资源优势不相适合或者不能相互重叠时，企业的优势再大也得不到发挥。在这种情形下，企业就需要提供和追加某种资源，以促进内部资源劣势向优势方面转化，从而迎合或适应外部机遇。

3. 脆弱性（优势 + 威胁，ST） 脆弱性意味着优势的程度或强度的降低、减少。当环境状况对公司优势构成威胁时，优势得不到充分发挥，出现优势不优的脆弱局面。

4. 问题性（劣势 + 威胁，WT） 当企业内部劣势与企业外部威胁相遇时，企业就面临着严峻挑战，如果处理不当，可能直接威胁到企业的生死存亡。

四、SWOT 分析步骤

第一步，环境因素分析包括外部环境分析（OT）和内部环境分析（SW）两部分。

1. 内部环境分析（SW） 主要是检视企业目前市场和未来市场的优势及缺点，从而正确评估企业自身具有或应尽快达到的条件。企业能力包括：研发能力、人力资源运用及发展能力、财务规划控制能力、生产能力、行销能力。它包括 Q（品质）、C（成本 / 价格）、DD（产量 / 效率）、DL（产品研发 / 生产技术）、M（人才 / 设备 / 物料 / 方法 / 测量）、S（销售 / 服务）六个领域。

2. 外部环境分析（OT） 采用 PEST 分析法，主要从政治、经济、社会文化和技术等角度分析环境变化对企业产生的一些影响；也可采用哈佛大学教授迈克尔·波特在《竞争战略》一书中首次提出的"五力分析"法，它是一种结构化的环境分析方法，也被称为五种环境要素，内容包括市场分析、竞争状况分析、科技发展、经济能力、社会变化等。

第二步，构造 SOWT 矩阵，将调查出的各种因素填入矩阵图，按轻重缓急或影响程度等排序方式，构造 SWOT 矩阵，形成 SO、ST、WO、WT 策略。在此过程中，将那些对公司发展有直接的、重要的、大量的、迫切的、久远的影响因素优先排列出来，而将那些间接的、次要的、少许的、不紧急的、短暂的影响因素排列在后面。

第三步，制订战略计划，包括战略（方针、目标）、战术（路线图）和战法（步骤）三部分。即对 SO、ST、WO、WT 策略进行甄别和选择，确定企业目前应该采取的具体战略与策略。

五、SWOT 的应用

（一）SWOT 作为一种有效的评估方法

该方法可以作为一种了解企业本身的优势、弱势、机遇、威胁的重要理论工具，并且可以根据环境的变化来调整企业的策略和资源，以实现企业的发展目标。

（二）SWOT 分析法在企业发展策略领域的运用

该分析法可以使管理者很好地把握企业的发展方向，并随时调整企业的经营重点。它有效地降低了因不确定因素带来的损失，使企业能够很好地发挥自己的优势，取得市场的主动权。在企业发展策略领域运用 SWOT 分析法，分以下四个方面：①在外部机遇良好、内部条件有利的情况下，可以采取增长型战略，如开发市场、增加产量等措施，从而紧紧抓住这一企业发展的绝好机遇；②在面临外部机遇，内部却受劣势限制的情况下，可以采取扭转型战略，设法清除内部不利的条件，尽快形成利用外部环境的能力；③在内外皆弱的情况下，应采取防御型战略，设法避开威胁，消除劣势；④在外弱内强的情况下，宜采用多种经营策略，使自己的优势得到更加充分的发挥。

（三）以某网络医院为例说明

1. 优势分析 优势是指自身所拥有的能够使其产生经济价值的条件，有时是产生竞争优势活动的资源和能力。

（1）突破空间限制：患者通过网络医院，提前预约专家，足不出户就可就诊，特别适合残疾人和行动不方便的患者。

（2）突破时间限制：医生可以 24 小时值班，患者可以全天候就诊，不但方便了医生，同时也方便了患者。

（3）就医方便快捷：网络医院不仅有利于患者进行就医咨询，提前安排就医计划，减少候诊时间，而且可以节省精力，减少各种交通、住宿等费用开支，达到事半功倍之效果。

（4）保护患者隐私：通过网上挂号提前预约专家，实现医疗专家网上与患者实时一对一互动在线咨询。

（5）方便网上宣教：可以通过网上讲堂，定期开展网络专家健康讲座和专题教育，开设疾病健康管理项目，开设饮食健康、康复以及养生等网络课程教育。

2. 劣势分析 劣势是导致网络医院难以实现优势经济价值，或在实施过程中会降低医院经济价值的资源和能力。

（1）医生无法接触患者：在实体医院中，医生判断患者的病症，中医讲究望、闻、问、切，西医则讲究视、触、叩、听，而网络医院改变了传统的医学基本常规，这种非面对面的网上看病方式存在一定风险。

（2）病种有待扩展：网络医院目前只适合看轻病、慢性病，对于高危人群、病情严重复杂的疾病网络医院较难处理。

（3）适用人群有待扩展：最先进的产品，并不一定适合大多数人，在医院中老年患者居多，可是这类人群能熟练操作计算机的并不多。

（4）在线检验检查较困难：医学是非常特殊、复杂的学科，疾病的诊断经常要借助检验、B超、心电图、CT等辅助手段，而网络医院在实时传输患者体征信息、检验指标的获取、在线检验和检查等方面开展较困难。

3. 机遇分析 机遇是指网络医院提高其竞争地位和绩效的优势。

（1）互联网快速发展：光纤进小区，较便宜的宽带收费，较快的网速，互联网络的快速发展给网络医院的建立提供了网络基础。

（2）移动医疗技术发展：利用无线网络的移动性和可及性特点，实时将患者的心电图、血压、血糖、血氧等生命体征数据进行传输，让线上检查检验成为可能，如无线体征采集系统、移动心电诊断系统、移动监护系统等。

（3）信息共享：随着国家区域医疗网的建立，各医疗机构间信息诊疗合作和信息资源共享正在逐步完善，为网络医院共享患者信息提供了有利的条件。

（4）物流网络发展迅速：通过网络医院，患者足不出户即可收到药物，既方便又快捷。

4. 挑战分析 挑战是指外部环境变化趋势中对网络医院的生存与发展不利的方面，若不能恰当处理就会对网络医院建设发展起到约束和障碍作用。

（1）存在一定的医疗安全隐患：网络医院没有书面的门诊病历，会诊专家的医嘱如何保存，如果误诊或治疗不当，专家应负何种责任。这要求网络医院应对就诊信息在一定时间范围内进行存留，作为医患双方定责时使用。因此，网络医院应有在线的诊疗相关的服务纠纷的处理通道及解决方案。

（2）医院和药店的监管难度较大：如何处理好医院与药店的利益关系，怎样加强双方监管，特别是在特殊药物的管理、电子处方监管、合作医疗药店的审核等方面会带来一系列问题，如果监管不到位，容易引发事故和纠纷。

（3）网络医院和医生资质的监管有待加强：网络医院是否具备合法的医疗执业资质和卫生行政部门的许可，是否有健全的组织结构和管理规范。

（4）医疗收费管理是否规范：网络医院各项诊疗服务和药品收费是否规范，应与实体医院相似，加强收费的监督和管理体制。特别是与医保系统的连接，要做到信息的互联互通，确保费用信息得到有效的监管。

（贾丽琴）

参 考 文 献

方勇，任继勤，蔡中华，2020. 质量管理 [M]. 北京：化学工业出版社 .

冯希平，2020. 预防口腔医学 [M]. 7 版 . 北京：人民卫生出版社 .

傅民魁，2012. 口腔正畸学 [M]. 6 版 . 北京：人民卫生出版社 .

胡晋平，2016. 五官科护士规范操作指南 [M]. 北京：中国医药科技出版社 .

李刚，2020. 世界现代牙科学与口腔医学发展史 [J]. 口腔护理用品工业，30（6）：43-45.

李六亿，刘玉村，2010. 医院感染管理学 [M]. 北京：北京大学医学出版社 .

李新春，2014. 口腔设备学 [M]. 北京：人民卫生出版社 .

李秀娥，王春丽，2016. 实用口腔护理技术 [M]. 北京：人民卫生出版社 .

林丽婷，陈悦娜，2017. 口腔专业护理健康教育 [M]. 广州：广东科技出版社 .

刘洋，彭树新，云飞，2018. 光固化复合树脂在氟斑牙美容修复中的作用探讨 [J]. 中国医疗美容，8（3）：50-52.

马丽秀，李秀娥，2019. 口腔门诊护理操作常规与综合管理手册 [M]. 北京：人民卫生出版社 .

孟焕新，2020. 牙周病学 [M]. 5 版 . 北京：人民卫生出版社 .

孙文静，冯墈堉，张慧，等，2018. 2 种漂白方案对着色型氟斑牙的祛色效果评价 [J]. 上海口腔医学，27（2）：195-199.

唐鹤淑，姚志清，张梅，等，2019. 英国口腔护士的发展对我国口腔专科护理的启示 [J]. 护理研究，33（18）：3159-3161.

佟丽凤 . 2020. 关于提高口腔解剖生理学教学质量的思考 [J]. 中国卫生产业，17（5）：127-129.

王明臻，李欣欣，宋春平，2018. 超薄烤瓷贴面修复中度氟斑牙 1 例 [J]. 口腔颌面修复学杂志，19（3）：148-150.

王亚飞，惠光艳，2015. 氟化物防龋研究进展 [J]. 中国疗养医学，24（1）：32-34.

吴惠萍，付方雪，2018. 现代临床护理常规 [M]. 北京：人民卫生出版社 .

彦廷，李星星，田林清，等，2020. 口腔专科护士规范化培训的教学模式 [J]. 昆明医科大学学报，41（9）：162-165.

张慧，于晓斐，孙培，等，2017. Beyond 祛色剂对小鼠氟斑牙模型牙釉质显微硬度影响的实验研究 [J]. 北京口腔医学，25（3）：136-139.

张文怡，张健，2020. 氟斑牙美白治疗的研究进展 [J]. 口腔颌面修复学杂志，21（3）：184-188.

张祖燕，2020. 口腔颌面医学影像诊断学 [M]. 7 版 . 北京：人民卫生出版社 .

张志愿，2020. 口腔颌面外科学 [M]. 8 版 . 北京：人民卫生出版社 .

赵佛容，2020. 口腔护理学 [M]. 上海：复旦大学出版社 .

周学东，2020. 牙体牙髓病学 [M]. 5 版 . 北京：人民卫生出版社 .

Bakhadher W，Halawany H，Talic N，et al，2015. Factors affecting the shear bond strength of orthodontic brackets—a review of in vitro studies[J]. Acta Medica，58（2）：43-48.

Colliera Andrew，2013. The role of the dental nurse: teaching and training[J]. Dental Nursing，9（6）：336-339.

Dionysopoulos D，Koliniotou-Koumpia E，Tolidis K，et al，2017. Effect of fluoride treatments on bleached enamel microhardness and surface morphology[J]. Oral Health Prev Dent，15（2）：169-175.

Elena O，Margaret MW，2014. Doctoral dental hygiene education: insights from a review of nursing literature and program websites[J]. J Dent Hyg，88（1）：5-12.

Kielbassa AM，Maier M，Gieren AK，et al，2015. Tooth sensitivity during and after vital tooth bleaching: A systematic review on an unsolved problem[J]. Quintessence Int，46（10）：881-897.

Santos LFTF，Torres CRG，Caneppele TMF，et al，2016. Effect of home-bleaching gels modified by calcium and/or fluoride and the application of nano-hydroxyapatite paste on in vitro enamel erosion susceptibility[J]. Acta Odontol Scand，74（2）：121-126.

Shen J，Gagliardi S，McCoustra MR，et al，2016. Effect of humic substances aggregation on the determination of fluoride in water using an ion selective electrode[J]. Chemosphere，159：66-71.

新编口腔护理学
临床技能手册

主　编　贾丽琴　乌玉红　邱钧琦
副主编　宝力道　雷　颖　张　敏
编　委（按姓氏笔画排序）

王　子　赤峰学院附属医院
王　丽　齐鲁医药学院
王瑞梅　赤峰学院附属医院
乌玉红　赤峰学院附属医院
李爱萍　赤峰学院附属医院
邱钧琦　南方医科大学口腔医院
张　敏　赤峰学院附属医院
陈　群　广东省民营牙科协会牙科助手分会
宝力道　赤峰学院
孟显赫　赤峰学院附属医院
贾丽琴　赤峰学院附属医院
徐丽敏　赤峰学院附属医院
雷　颖　赤峰学院附属医院

科学出版社
北京

内 容 简 介

　　本技能手册是《新编口腔护理学》理论教材的配套学习材料。分为口腔护士角色培养、牙科工作中的交叉感染与预防、口腔工作环境中的职业安全、常规口腔操作中的护理配合、口腔健康评估与口腔疾病预防、口腔美学修复、口腔影像学、口腔护士专科实践技能八个实验。每个实验均分为不同的操作单元，每个单元均有相应的任务表及评分表用于对学生进行实验考核。

　　本技能手册为教学辅助材料，可用于各类使用《新编口腔护理学》教材的学生及培训人员。

图书在版编目（CIP）数据

　　新编口腔护理学 . 临床技能手册/贾丽琴，乌玉红，邱钧琦主编 . —北京：科学出版社，2022.11
　　ISBN 978-7-03-073680-2

　　Ⅰ . ①新⋯　Ⅱ . ①贾⋯ ②乌⋯ ③邱⋯　Ⅲ . ①口腔科学 – 护理学　Ⅳ . ① R473.78

　　中国版本图书馆 CIP 数据核字（2022）第 203649 号

责任编辑：周　园/责任校对：宁辉彩
责任印制：赵　博/封面设计：陈　敬

科 学 出 版 社 出版
北京东黄城根北街 16 号
邮政编码：100717
http://www.sciencep.com
北京市金木堂数码科技有限公司印刷
科学出版社发行　各地新华书店经销

*

2022 年 11 月第　一　版　开本：787×1092　1/16
2025 年 1 月第三次印刷　印张：19
字数：528 000
定价：**98.00 元**（全二册）
（如有印装质量问题，我社负责调换）

前　言

　　《新编口腔护理学临床技能手册》是《新编口腔护理学》教材的配套学习材料。本套教材是以临床需求为导向，重视理论知识在实践技能中的灵活应用。为了让学习者将理论部分更好地应用于临床工作中，我们编写了这本技能手册。

　　本手册包括任务与考核两部分，学生应在教师的指导下从实验目标、实验物品准备到规范的实验流程进行系统学习，之后由带教老师对学生进行标准实验考核并计分，从而使学生更加系统理解理论部分并能够规范地应用。本技能手册是理论部分的配套学习资料，并不能代替对理论教材的系统学习。学生应首先对口腔护理学的各章节内容逐一进行学习，理解并记忆后再进行实践操作，如此才能培养出具备岗位胜任力的口腔专科护理人员。

编　者

2022 年 8 月

使 用 说 明

一、教学方法

使用以下的教学方法来完成本课程的要求和学习目标：

1. 实践技能和临床标准的教学方法为示教、观察、模拟教学及临床实践。

2. 运用自我反思和评判性分析评价所学的技能、基础和专业知识，以确定是否需要强化学习。

二、实践考核

1. 明确每章课程的学习目标和考核要求。

2. 在进行学习目标的练习和考核前，学生须完成个人课前所要求的内容（观察与操作练习），并由学生及教师签字。

3. 每项考核必须在真实的口腔环境或模拟牙科环境中进行，由教师进行观察并将考核结果记录在学生操作手册的相应位置。

4. 学生有两次机会完成设定观察项目的考核。

5. 完成了所有考核项目后，由学生和教师共同签字，以证明学生确实达到了考核要求。

6. 教师观察学生的考核操作后必须给予书面反馈。

7. 观察列表中的所有部分均需完成，在相应的空格内划"√"。

三、考核结果说明

1. **通过** 学生的操作表现符合学习目标的基础知识要求及考核条件时，即通过。

2. **口头提问** 学生的操作表现基本符合基础知识要求，但有些操作需学生进行细微更正时，教师可通过口头提问确认学生的能力。学生的口头回答须记录在相应的位置，由教师签字。

3. **补考** 发生以下情况时，学生不能通过：学生的操作表现不符合基础知识要求或操作需要较大的调整或学生不能提供正确的口头答案或学生不符合考核条件。在此情况下，可在不同情景下给予学生一次补考机会。

4. 教师做出考核决定时，应遵循本目标及表格说明中的原则。

目　录

（临床技能手册）

实验一 口腔护士角色培养

一、职业形象与个人防护

【实验目标】 能够在临床操作中树立良好的职业形象及做好个人防护。

【实验物品】 一次性橡胶手套、口罩、帽子、防护面罩。

【实验流程】

1. 教师对口腔护士职业形象与个人防护的基础知识和技能进行演示讲解。

2. 学生自主进行练习。

3. 由两位教师共同进行考核。

任务表 1 职业形象与个人防护

操作内容	合格	不合格
学生按预定的操作穿戴合适的工作服和鞋		
学生头发整洁干净		
学生的个人卫生良好（按七步洗手法洗手）		
学生的指甲剪短		
学生按预定临床操作戴合适的手套		
学生按预定临床操作戴合适的防护面罩		
学生戴口罩		
反馈：		

指导者签字：　　　　　　　　　　　　　　　　　　　　　　　日期：　　年　　月　　日

【实验考核】

职业形象与个人防护考核要点及评分标准

学号：　　　　　操作者：　　　　　得分：

项目	分值	考核要点	评分等级				得分
素质要求	10	工作服干净整洁，鞋子为浅色，平跟或者坡跟	10	7	4	0	
	10	头发前不挡眼，侧不挡耳，后不过肩	10	7	4	0	
	10	七步洗手法步骤正确，每步不少于 15 秒	10	7	4	0	
	10	指甲剪短、不涂指甲油，不戴饰品	10	7	4	0	
个人防护	10	戴手套时已戴手套的手不要碰到手套的内面，未戴手套的手不要碰到手套的外面	10	7	4	0	
	10	脱手套时不要碰到污染面	10	7	4	0	
	10	摘戴防护面罩时不要碰到污染面	10	7	4	0	
	10	戴口罩时鼻夹塑形，正反面正确，完全遮住口鼻	10	7	4	0	
	10	摘口罩时不要碰到污染面	10	7	4	0	
综合评价	10	形象好，气质佳动作优雅，操作熟练	10	7	4	0	
合计	100						

监考教师：　　　　　　　日期：　　年　　月　　日

二、与不同患者的语言沟通和非语言沟通

【实验目标】 能够在临床操作中与不同患者进行沟通。

【实验物品】 设定不同患者的就诊情景。

【实验流程】

1. 教师对不同患者的就诊情景进行演示讲解。

2. 学生两人一组进行练习。

3. 由两位教师共同进行考核。

任务表 2 与不同患者的语言沟通和非语言沟通

操作内容	合格	不合格
学生展示与儿童口腔治疗患者进行有效的语言和非语言沟通		
学生展示与青少年口腔治疗患者进行有效的语言和非语言沟通		
学生展示与老年人口腔治疗患者进行有效的语言和非语言沟通		
反馈：		

指导者签字： 日期： 年 月 日

【实验考核】

与不同患者的语言沟通和非语言沟通考核要点及评分标准

学号： 操作者： 得分：

项目	分值	考核要点	评分等级				得分
儿童口腔治疗患者	10	态度温和，取得儿童的信任	10	7	4	0	
	10	耐心安抚，近距离沟通抚摸儿童	10	7	4	0	
	10	表情自然，保持微笑	10	7	4	0	
青少年口腔治疗患者	10	礼貌用语，取得信任	10	7	4	0	
	10	耐心倾听患者主诉	10	7	4	0	
	10	表情自然，保持微笑	10	7	4	0	
老年人口腔治疗患者	10	积极热情主动	10	7	4	0	
	10	耐心倾听老人的主诉	10	7	4	0	
	10	表情自然，保持微笑	10	7	4	0	
综合评价	10	语言得体大方，态度和蔼可亲，动作温柔	10	7	4	0	
合计	100						

监考教师： 日期： 年 月 日

三、识别并准备口腔检查所需物品

【实验目标】 能够识别并准备口腔检查所需设备、器械；熟悉设备的功能，器械的名称。

【实验物品】

1. 设备 牙科综合治疗椅。

2. 器械 牙周探针等。

3. 耗材 一次性器械盘、吸唾管、口罩、帽子、手套、防护面罩、棉球等。

【实验流程】

1. 教师对口腔检查所需设备、器械进行讲解演示，说明器械、设备的使用方法。

2. 学生两人一组进行练习。

3. 由两位教师共同进行考核。

任务表3 识别并准备口腔检查所需物品

操作内容	合格	不合格
学生按临床操作要求穿戴个人防护用品		
准备口腔检查所需要的器械		
准备口腔检查所需要的设备		
反馈:		

指导者签字： 日期： 年 月 日

【实验考核】

识别并准备口腔检查所需物品考核要点及评分标准

学号： 操作者： 得分：

项目	分值	考核要点	评分等级				得分
素质要求	6	仪表大方得体，语言恰当，态度温和	6	4	1	0	
评估	6	环境清洁、明亮、安全、舒适	6	4	1	0	
	6	患者的口腔状况、心理状态、健康史、过敏史	6	4	1	0	
	6	护患沟通良好	6	4	1	0	
操作前准备	8	七步洗手法洗手	8	6	2	0	
	8	指甲干净、剪短	8	6	2	0	
	8	戴口罩	8	6	2	0	
准备设备	10	检查牙椅功能	10	7	4	0	
	10	空踩脚踏	10	7	4	0	
准备器械	10	核对器械名称、有效期	10	7	4	0	
	10	器械准备齐全	10	7	4	0	
综合评价	4	操作准确熟练，动作轻柔	4	3	1	0	
	4	诊疗单位清洁	4	3	1	0	
	4	整体操作过程不超过3分钟	4	3	1	0	
合计	100						

监考教师： 日期： 年 月 日

四、识别并准备常规充填操作所需物品

【实验目标】能够为常规充填操作患者准备所需设备、器械、药物；熟悉设备的功能，器械的名称，药物的性能。

【实验物品】

1. 设备 牙科综合治疗椅、银汞调和机、光固化机、高速牙科手机、低速牙科手机、车针等。

2. 器械 银汞充填器、磨光器、挖匙、银汞输送器、树脂修正器、成形片等。

3. 药物及材料 酸蚀剂，氢氧化钙，磷酸锌水门汀，玻璃离子水门汀，氧化锌丁香酚水门汀等。

4. 耗材 一次性器械盘、吸唾管、口杯、口罩、帽子、手套、防护面罩、棉球等。

【实验流程】

1. 教师对常规充填操作所需设备、器械、药物进行讲解演示，说明器械、设备和治疗药物的使用方法。

2. 分组进行练习。

3. 由两位教师共同进行考核。

任务表4　识别并准备常规充填操作所需物品

操作内容	合格	不合格
学生按临床操作要求穿戴个人防护用品		
准备常规充填所需要的器械		
准备常规充填所需要的设备		
准备常规充填所需要的药物（材料）		
反馈：		

指导者签字：　　　　　日期：　　年　月　日

【实验考核】

识别并准备常规充填操作所需物品考核要点及评分标准

学号：　　　　　操作者：　　　　　得分：

项目	分值	考核要点	评分等级				得分
素质要求	4	仪表大方得体，语言恰当，态度温和	4	3	1	0	
评估	4	环境清洁、明亮、安全、舒适	4	3	1	0	
	4	患者的口腔状况、心理状态、健康史、过敏史	4	3	1	0	
	4	护患沟通良好	4	3	1	0	
操作前准备	4	七步洗手法洗手	4	3	1	0	
	4	指甲干净、剪短	4	3	1	0	
	4	戴口罩	4	3	1	0	
准备设备	10	检查牙椅功能	10	7	4	0	
	10	空踩脚踏	10	7	4	0	
准备器械	10	核对器械名称、有效期	10	7	4	0	
	10	器械准备齐全	10	7	4	0	
准备药物	10	遵医嘱准备所需药物	10	7	4	0	
	10	核对名称、有效期	10	7	4	0	
综合评价	4	操作准确熟练，动作轻柔	4	3	1	0	
	4	诊疗单位清洁	4	3	1	0	
	4	整体操作过程不超过3分钟	4	3	1	0	
合计	100						

监考教师：　　　　　日期：　　年　月　日

五、识别并准备牙髓治疗所需物品

【实验目标】 能够为牙髓治疗准备所需设备、器械、药物；熟悉设备的功能，器械的名称，药物的性能。

【实验物品】

1. 设备 牙科综合治疗椅、根管测量仪、高速牙科手机、低速牙科手机、车针等。

2. 器械 三用枪工作头、拔髓针柄、拔髓针、洗髓针、根管锉、扩孔钻、测量尺、水门汀充填器等。

3. 药物及材料 根管冲洗液、根管充填剂等。

4. 耗材 一次性器械盘、吸唾管、口杯、口罩、帽子、手套、防护面罩、棉球、牙胶尖、吸潮纸尖等。

【实验流程】

1. 教师对牙髓治疗所需设备、器械、药物进行讲解演示，说明器械、设备和治疗药物的使用方法。

2. 学生两人一组进行练习。

3. 由两位教师共同进行考核。

任务表5 识别并准备牙髓治疗所需物品

操作内容	合格	不合格
学生按临床操作要求穿戴个人防护用品		
准备牙髓治疗所需要的器械		
准备牙髓治疗所需要的设备		
准备牙髓治疗所需要的药物		
反馈：		

指导者签字： 日期： 年 月 日

【实验考核】

识别并准备牙髓治疗所需物品考核要点及评分标准

学号： 操作者： 得分：

项目	分值	考核要点	评分等级				得分
素质要求	4	仪表大方得体，语言恰当，态度温和	4	3	1	0	
评估	4	环境清洁、明亮、安全、舒适	4	3	1	0	
	4	患者的口腔状况、心理状态、健康史、过敏史	4	3	1	0	
	4	护患沟通良好	4	3	1	0	
操作前准备	4	七步洗手法洗手	4	3	1	0	
	4	指甲干净、剪短	4	3	1	0	
	4	戴口罩	4	3	1	0	
准备设备	10	检查牙椅功能	10	7	4	0	
	10	空踩脚踏	10	7	4	0	
准备器械	10	核对器械名称、有效期	10	7	4	0	
	10	器械准备齐全	10	7	4	0	
准备药物	10	遵医嘱准备所需药物	10	7	4	0	
	10	核对名称、有效期	10	7	4	0	

续表

项目	分值	考核要点	评分等级				得分
综合评价	4	操作准确熟练，动作轻柔	4	3	1	0	
	4	诊疗单位清洁	4	3	1	0	
	4	整体操作过程不超过3分钟	4	3	1	0	
合计	100						

监考教师：　　　　　日期：　　年　　月　　日

六、识别并准备六步修复治疗所需物品

【实验目标】 能够为六步修复治疗患者准备所需设备、器械、药物；熟悉设备的功能，器械的名称，药物的性能。

【实验物品】

1.设备 牙科综合治疗椅、低速直牙科手机等。

2.器械 三用枪工作头、无牙颌托盘、有牙颌托盘、垂直距离尺、颌平面规、磨头等。

3.药物及材料 印模材料、自凝牙托粉、自凝牙托水、分离剂等。

4.耗材 一次性器械盘、吸唾管、口杯、口罩、帽子、手套、防护面罩、棉球、咬合纸等。

【实验流程】

1.教师对六步修复治疗所需设备、器械、药物进行讲解演示，说明仪器、设备和治疗药物的使用方法。

2.学生两人一组进行练习。

3.由两位教师共同进行考核。

任务表6　识别并准备六步修复治疗所需物品

操作内容	合格	不合格
学生按临床操作要求穿戴个人防护用品		
准备修复治疗所需要的器械		
准备修复治疗所需要的设备		
准备修复治疗所需要的药物		
反馈：		

指导者签字：　　　　　日期：　　年　　月　　日

【实验考核】

识别并准备六步修复治疗所需物品考核要点及评分标准

学号：　　　　操作者：　　　　得分：

项目	分值	考核要点	评分等级				得分
素质要求	4	仪表大方得体，语言恰当，态度温和	4	3	1	0	
评估	4	环境清洁、明亮、安全、舒适	4	3	1	0	
	4	患者的口腔状况、心理状态、健康史、过敏史	4	3	1	0	
	4	护患沟通良好	4	3	1	0	
操作前准备	4	七步洗手法洗手	4	3	1	0	
	4	指甲干净、剪短	4	3	1	0	

续表

项目	分值	考核要点	评分等级				得分
操作前准备	4	戴口罩	4	3	1	0	
准备设备	10	检查牙椅功能	10	7	4	0	
	10	空踩脚踏	10	7	4	0	
准备器械	10	核对器械名称、有效期	10	7	4	0	
	10	器械准备齐全	10	7	4	0	
准备药物	10	遵医嘱准备所需药物	10	7	4	0	
	10	核对名称、有效期	10	7	4	0	
综合评价	4	操作准确熟练，动作轻柔	4	3	1	0	
	4	诊疗单位清洁	4	3	1	0	
	4	整体操作过程不超过3分钟	4	3	1	0	
合计	100						

监考教师： 日期： 年 月 日

七、识别并准备牙周治疗所需物品

【实验目标】 能够为牙周治疗患者准备所需设备、器械、药物；熟悉设备的功能，器械的名称，药物的性能。

【实验物品】

1.设备 牙科综合治疗椅、洁牙机手柄等。

2.器械 三用枪工作头、龈下工作尖、5/6号、7/8号、11/12号、13/14号Gracey刮治器各一支，牙周探针等。

3.药物及材料 麻醉药品、3%过氧化氢溶液、氯己定溶液、牙周袋用药等。

4.耗材 一次性器械盘、吸唾管、口杯、口罩、帽子、手套、防护面罩、棉球、医用酒精棉球等。

【实验流程】

1. 教师对牙周治疗所需设备、器械、药物进行讲解演示，说明仪器、设备和治疗药物的使用方法。

2. 学生两人一组进行练习。

3. 由两位教师共同进行考核。

任务表7 识别并准备牙周治疗所需物品

操作内容	合格	不合格
学生按临床操作要求穿戴个人防护用品		
准备牙周治疗所需要的器械		
准备牙周治疗所需要的设备		
准备牙周治疗所需要的药物		

反馈：

指导者签字： 日期： 年 月 日

【实验考核】

识别并准备牙周治疗所需物品考核要点及评分标准

学号：　　　　　操作者：　　　　　得分：

项目	分值	考核要点	评分等级				得分
素质要求	4	仪表大方得体，语言恰当，态度温和	4	3	1	0	
评估	4	环境清洁、明亮、安全、舒适	4	3	1	0	
	4	患者的口腔状况、心理状态、健康史、过敏史	4	3	1	0	
	4	护患沟通良好	4	3	1	0	
操作前准备	4	七步洗手法洗手	4	3	1	0	
	4	指甲干净、剪短	4	3	1	0	
	4	戴口罩	4	3	1	0	
准备设备	10	检查牙椅功能	10	7	4	0	
	10	空踩脚踏	10	7	4	0	
准备器械	10	核对器械名称、有效期	10	7	4	0	
	10	器械准备齐全	10	7	4	0	
准备药物	10	遵医嘱准备所需药物	10	7	4	0	
	10	核对名称、有效期	10	7	4	0	
综合评价	4	操作准确熟练，动作轻柔	4	3	1	0	
	4	诊疗单位清洁	4	3	1	0	
	4	整体操作过程不超过3分钟	4	3	1	0	
合计	100						

监考教师：　　　　　日期：　　年　　月　　日

八、口腔检查的护理配合

【实验目标】 能够在诊疗操作中完成口腔检查的护理配合。

【实验物品】
1. 设备　牙科综合治疗椅。
2. 器械　牙周探针等。

3. 耗材　一次性器械盘、吸唾管、口罩、帽子、手套、防护面罩、棉球等。

【实验流程】
1. 教师对口腔检查的护理配合进行讲解演示。
2. 学生两人一组进行练习。
3. 由两位教师共同进行考核。

任务表8　口腔检查的护理配合

操作内容	合格	不合格
学生按临床操作要求穿戴个人防护用品		
学生为口腔检查准备牙科环境		
学生准备好牙科检查时自身、医生、患者所需的个人防护用具		
学生提供患者记录，包括牙科表格、必要的模型照片和治疗安排表格		
学生完成患者病史，重点突出可能会危害患者护理或牙科团队安全工作的临床医疗状况		
学生在计划治疗程序之前、过程中、治疗后与患者沟通，以提高患者治疗的质量		
学生准备好口腔检查所需的仪器和设备，确保患者舒适		
学生按正确顺序给临床医生提供必需的器械，成功完成患者牙列信息的记录，应包括患者知情同意、治疗需求的记录		

续表

操作内容	合格	不合格
学生正确记录患者的牙周形态。学生正确记录患者的软组织形态。必要时安排患者进一步治疗的预约工作，安全保存患者病历，考虑资料保护及患者机密的需要		
口腔检查时，学生配合临床医生和患者的安全操作方法，包括交叉感染的预防		
当遇到超出口腔护士执业范围的问题时，向口腔团队其他成员求助		

反馈：

指导者签字： 日期： 年 月 日

【实验考核】

口腔检查的护理配合考核要点及评分标准

学号： 操作者： 得分：

项目	分值	考核要点	评分等级				得分
素质要求	5	仪表大方得体，语言恰当，态度温和	5	4	2	0	
评估	5	环境清洁、明亮、安全、舒适	5	4	2	0	
	5	患者的口腔状况、心理状态、健康史、过敏史	5	4	2	0	
	5	护患沟通良好	5	4	2	0	
操作前准备	5	七步洗手法洗手，戴口罩、手套	5	4	2	0	
	5	用物备齐，摆放有序；核对名称、有效期	5	4	2	0	
	5	核对患者名称、了解患者的一般情况	5	4	2	0	
	5	调节体位舒适、灯光适宜	5	4	2	0	
操作中护理	5	器械摆放合理，仪器使用正确，传递方法正确、安全	5	4	2	0	
	5	材料调拌比例正确，光滑细腻	5	4	2	0	
	5	保持术野清晰	5	4	2	0	
	5	及时观察患者情况，指导患者配合	5	4	2	0	
	5	安全操作，防止交叉感染	5	4	2	0	
操作后护理	5	安置患者，询问患者舒适度并做好健康宣教及下一步预约	5	4	2	0	
	5	整理物品，分类放置	5	4	2	0	
	5	牙椅复位，终末消毒	5	4	2	0	
综合评价	5	操作准确熟练，动作轻柔	5	4	2	0	
	5	操作中注意观察患者的反应，并进行有效沟通	5	4	2	0	
	5	在操作全程均能保持操作台面整齐有序	5	4	2	0	
	5	整体操作过程不超过3分钟	5	4	2	0	
合计	100						

监考教师： 日期： 年 月 日

九、常规充填的口腔护理配合

【实验目标】 能够在诊疗操作中完成常规充填的护理配合。

【实验物品】

1. 设备 牙科综合治疗椅、银汞调和机、光固化机、高速牙科手机、低速牙科手机、车针等。

2. 器械 银汞充填器、磨光器、挖匙、银汞输送器、树脂修正器、成形片等。

3. 药物及材料 酸蚀剂，氢氧化钙，磷酸锌水门汀，玻璃离子水门汀，氧化锌丁香酚水门汀。

4. 耗材 一次性器械盘、吸唾管、口杯、口罩、帽子、手套、防护面罩、棉球注射器等。

【实验流程】

1. 教师对常规充填的护理配合进行演示讲解。

2. 学生两人一组进行练习。

3. 由两位教师共同进行考核。

任务表 9 常规充填的口腔护理配合

操作内容	合格	不合格
1. 学生按临床操作要求穿戴个人防护用品		
2. 准备常规充填的牙科环境		
3. 准备好牙科检查和治疗时自身、医生、患者所必需的个人防护用具		
4. 学生提供患者记录，包括牙科表格、必要的模型照片和治疗安排表		
5. 学生在计划治疗程序前、过程中、治疗后与患者沟通，以提高患者治疗的质量		
6. 学生准备好局部麻醉和区域麻醉所需的注射器，包括针筒、针头、药筒和针套		
7. 学生依据临床医生需求准备成形片		
8. 学生准备好常规充填必需的器械和设备，确保患者舒适		
9. 学生按正确顺序为临床医生准备必需的器械演示		
10. 在常规充填过程中使用强力吸引器的安全操作		
11. 学生使用复合体作为常规充填材料时，学生调拌材料的正确比例及黏稠度		
12. 学生使用银汞合金作为常规充填材料，学生调拌材料的正确比例及黏稠度		
13. 学生使用玻璃离子水门汀作为常规充填材料时，学生调拌材料的正确比例及黏稠度		
14. 学生使用氧化锌丁香酚水门汀作为常规充填的垫底材料时，学生调拌材料的正确比例及黏稠度		
15. 学生使用磷酸锌水门汀作为常规充填垫底材料时，学生调拌材料的正确比例及黏稠度		
16. 必要时安排患者进一步治疗的预约工作		
17. 安全保存患者病历，考虑资料保护及患者机密的需要		
18. 常规充填时，学生配合临床医生和患者的安全操作方法，包括预防交叉感染		
19. 当遇到超出口腔护士执业范围的问题时，向口腔团队其他成员求助		

反馈：

指导者签字：　　　　日期：　　年　月　日

【实验考核】

常规充填的口腔护理配合考核要点及评分标准

学号：　　　　操作者：　　　　得分：

项目	分值	考核要点	评分等级				得分
素质要求	5	仪表大方得体，语言恰当，态度温和	5	4	2	0	
评估	5	环境清洁、明亮、安全、舒适	5	4	2	0	
	5	患者的口腔状况、心理状态、健康史、过敏史	5	4	2	0	

续表

项目	分值	考核要点	评分等级				得分
评估	5	护患沟通良好	5	4	2	0	
操作前准备	5	七步洗手法洗手，戴口罩、手套	5	4	2	0	
	5	用物备齐，摆放有序，核对名称、有效期	5	4	2	0	
	5	核对患者名称、了解患者的一般情况	5	4	2	0	
	5	调节体位舒适、灯光适宜	5	4	2	0	
操作中护理	5	器械摆放合理，仪器使用正确，传递方法正确、安全	5	4	2	0	
	5	材料调拌比例正确，光滑细腻	5	4	2	0	
	5	保持术野清晰	5	4	2	0	
	5	及时观察患者情况，指导患者配合	5	4	2	0	
	5	安全操作，防止交叉感染	5	4	2	0	
操作后护理	5	安置患者，询问患者舒适度并做好健康宣教及下一步预约	5	4	2	0	
	5	整理物品，分类放置	5	4	2	0	
	5	牙椅复位，终末消毒	5	4	2	0	
综合评价	5	操作准确熟练，动作轻柔	5	4	2	0	
	5	操作中注意观察患者的反应，并进行有效沟通	5	4	2	0	
	5	在操作全程均能保持操作台面整齐有序	5	4	2	0	
	5	整体操作过程不超过 3 分钟	5	4	2	0	
合计	100						

监考教师：　　　　日期：　　年　　月　　日

十、牙髓治疗的护理配合

【实验目标】　能够在诊疗操作中完成牙髓治疗的配合。

【实验物品】

1. 设备　牙科综合治疗椅、根管测量仪、高速牙科手机、低速牙科手机、车针等。

2. 器械　三用枪工作头、拔髓针柄、拔髓针、洗髓针、根管锉、扩孔钻、测量尺、水门汀充填器、挖匙、根管冲洗器等。

3. 药物及材料　根管冲洗液、根管充填剂。

4. 耗材　一次性器械盘、吸唾管、注射器、口杯、口罩、帽子、手套、防护面罩、棉球、牙胶尖、吸潮纸尖等。

【实验流程】

1. 教师对牙髓治疗的护理配合进行讲解演示。

2. 学生两人一组进行练习。

3. 由两位教师共同进行考核。

任务表 10　牙髓治疗的护理配合

操作内容	合格	不合格
1. 学生准备牙髓治疗的牙科环境		
2. 按牙髓治疗的操作程序，准备自身、医生、患者所必需的个人防护用具		
3. 学生提供患者记录，包括牙科表格、必要的模型照片和治疗安排表		
4. 学生在牙髓治疗操作前、中、后与患者的沟通，以提高患者治疗的质量		
5. 学生准备好牙髓治疗时局部或者区域麻醉必需的注射器，包括针头、药筒和针套		
6. 学生准备好牙髓治疗必需的器械和设备，包括扩孔钻和根管锉		
7. 学生准备好牙髓治疗必需的材料，包括吸潮纸尖和牙胶尖		

续表

操作内容	合格	不合格
8.确保患者治疗时的舒适度		
9.学生按正确顺序为临床医生提供必需的器械		
10.学生演示牙髓治疗时使用强力吸引器的安全操作		
11.按正确比例和黏稠度调拌牙髓治疗需要的根管充填糊剂		
12.必要时安排患者进一步治疗的预约工作，包括预防交叉感染		
13.安全保存患者病历，考虑资料保护及患者机密的需求		
14.牙髓治疗时，学生配合临床医生和患者的安全操作方法，包括预防交叉感染		
15.当遇到超出口腔护士执业范围的问题时，向口腔团队其他成员求助		

反馈：

指导者签字：　　　　日期：　年　月　日

【实验考核】

牙髓治疗的护理配合考核要点及评分标准

学号：　　　操作者：　　　得分：

项目	分值	考核要点	评分等级				得分
素质要求	5	仪表大方得体，语言恰当，态度温和	5	4	2	0	
评估	5	环境清洁、明亮、安全、舒适	5	4	2	0	
	5	患者的口腔状况、心理状态、健康史、过敏史	5	4	2	0	
	5	护患沟通良好	5	4	2	0	
操作前准备	5	七步洗手法洗手，戴口罩、手套	5	4	2	0	
	5	用物备齐，摆放有序；核对名称、有效期	5	4	2	0	
	5	核对患者名称、了解患者的一般情况	5	4	2	0	
	5	调节体位舒适、灯光适宜	5	4	2	0	
操作中护理	5	器械摆放合理，仪器使用正确，传递方法正确、安全	5	4	2	0	
	5	材料调拌比例正确，光滑细腻	5	4	2	0	
	5	保持术野清晰	5	4	2	0	
	5	及时观察患者情况，指导患者配合	5	4	2	0	
	5	安全操作，防止交叉感染	5	4	2	0	
操作后护理	5	安置患者，询问患者舒适度并做好健康宣教及下一步预约	5	4	2	0	
	5	整理物品，分类放置	5	4	2	0	
	5	牙椅复位，终末消毒	5	4	2	0	
综合评价	5	操作准确熟练，动作轻柔	5	4	2	0	
	5	操作中注意观察患者的反应，并进行有效沟通	5	4	2	0	

续表

项目	分值	考核要点	评分等级				得分
综合评价	5	在操作全程均能保持操作台面整齐有序	5	4	2	0	
	5	整体操作过程不超过 3 分钟	5	4	2	0	
合计	100						

监考教师：　　　　日期：　　年　　月　　日

十一、六步修复治疗的护理配合

【实验目标】　能够在诊疗操作中完成六步修复的护理配合。

【实验物品】

1. 设备　牙科综合治疗椅、低速直牙科手机等。

2. 器械　三用枪工作头、无牙颌托盘、有牙颌托盘、垂直距离尺、颌平面规、磨头等。

3. 药物及材料　印模材料、自凝牙托粉、自凝牙托水、分离剂等。

4. 耗材　一次性器械盘、吸唾管、口杯、口罩、帽子、手套、防护面罩、棉球、咬合纸等。

【实验流程】

1. 教师对六步修复的护理配合进行演示讲解。

2. 学生两人一组进行练习。

3. 由两位教师共同进行考核。

任务表 11　六步修复治疗的护理配合

操作内容	合格	不合格
1. 学生按临床操作要求穿戴个人防护用品		
2. 准备好修复治疗的牙科环境		
3. 准备好修复治疗时自身、医生、患者所必需的个人防护用具		
4. 学生提供患者记录牙科表格、必要的模型照片和治疗安排表		
5. 学生在修复治疗前、治疗中、治疗后与患者的沟通，保证患者治疗的质量		
6. 学生准备好口腔修复治疗初印模所需的器械材料和设备		
7. 按正确比例和黏稠度调拌海藻酸盐印模材料，选择合适的托盘和碗		
8. 准备好口腔修复治疗时制取特殊印模必需的器械、材料和设备		
9. 准备好口腔修复治疗时颌位记录必需的器械、材料和设备		
10. 准备好口腔修复治疗时试戴必需的器械材料和设备		
11. 准备好口腔修复治疗时完成阶段（初戴）必需的器械、材料和设备		
12. 准备好口腔修复治疗时检查阶段必需的器械、材料和设备		
13. 确保在修复治疗各个阶段操作过程中患者的舒适度		
14. 在修复、治疗各阶段，学生按正确顺序为临床医生提供必需的器械		
15. 必要时安排患者进一步治疗的预约工作		
16. 安全保存患者病历，考虑资料保护及患者机密的需求		
17. 学生演示配合临床医生和患者进行口腔修复治疗的安全操作，包括预防交叉感染		
18. 当遇到超出口腔护士执业范围的问题时，向口腔团队其他成员求助		

反馈：

指导者签字：　　　　日期：　　年　　月　　日

【实验考核】

六步修复治疗的护理配合考核要点及评分标准

学号：　　　操作者：　　　得分：

项目	分值	考核要点		评分等级			得分
素质要求	5	仪表大方得体，语言恰当，态度温和	5	4	2	0	
评估	5	环境清洁、明亮、安全、舒适	5	4	2	0	
	5	患者的口腔状况、心理状态、健康史、过敏史	5	4	2	0	
	5	护患沟通良好	5	4	2	0	
操作前准备	5	七步洗手法洗手，戴口罩、手套	5	4	2	0	
	5	用物备齐，摆放有序；核对名称、有效期	5	4	2	0	
	5	核对患者名称、了解患者的一般情况	5	4	2	0	
	5	调节体位舒适、灯光适宜	5	4	2	0	
操作中护理	5	器械摆放合理，仪器使用正确，传递方法正确、安全	5	4	2	0	
	5	材料调拌比例正确，光滑细腻	5	4	2	0	
	5	保持术野清晰	5	4	2	0	
	5	及时观察患者情况，指导患者配合	5	4	2	0	
	5	安全操作，防止交叉感染	5	4	2	0	
操作后护理	5	安置患者，询问患者舒适度并做好健康宣教及下一步预约	5	4	2	0	
	5	整理物品，分类放置	5	4	2	0	
	5	牙椅复位，终末消毒	5	4	2	0	
综合评价	5	操作准确熟练，动作轻柔	5	4	2	0	
	5	操作中注意观察患者的反应，并进行有效沟通	5	4	2	0	
	5	在操作全程均能保持操作台面整齐有序	5	4	2	0	
	5	整体操作过程不超过3分钟	5	4	2	0	
合计	100						

监考教师：　　　日期：　年　月　日

十二、牙周治疗的护理配合

【实验目标】　能够在诊疗操作中完成牙周治疗的配合。

【实验物品】

1.设备　牙科综合治疗椅、洁牙机等。

2.器械　三用枪工作头、超声龈下工作尖，5/6号、7/8号、11/12号、13/14号Gracey刮治器各一支，牙周探针等。

3.药物及材料　麻醉药品、3%过氧化氢溶液、氯己定溶液。

4.耗材　一次性器械盘、吸唾管、口杯、口罩、帽子、手套、防护面罩、棉球、医用酒精棉球等。

【实验流程】

1.教师对牙周治疗的配合进行演示讲解。

2.学生两人一组进行练习。

3.由两位教师共同进行考核。

任务表12　牙周治疗的护理配合

操作内容	合格	不合格
1.学生按临床操作要求穿戴完整个人防护用具		
2.学生准备好牙周治疗的牙科环境		
3.学生准备好牙周治疗时自身、医生和患者的个人防护用具		

续表

操作内容	合格	不合格
4. 学生准备好患者信息记录，包括牙齿和牙周的记录表		
5. 学生在牙周治疗前、治疗中、治疗后与患者的沟通，以提高患者的治疗质量		
6. 学生准备好牙周治疗必需的器械、药物和设备		
7. 确保患者在牙周治疗过程中的舒适		
8. 牙周治疗各阶段操作过程中，学生按顺序为临床医生提供必需的器械		
9. 必要时安排患者进一步治疗的预约工作		
10. 安全地保存患者病历，考虑到资料保护及机密的需求		
11. 学生演示牙周治疗过程中，配合临床医生和患者的安全操作，包括预防交叉感染		
12. 当遇到超出口腔护士执业范围的问题时，向口腔团队其他成员求助		

反馈：

指导者签字： 日期： 年 月 日

【实验考核】
牙周治疗的护理配合考核要点及评分标准

学号： 操作者： 得分：

项目	分值	考核要点	评分等级				得分
素质要求	5	仪表大方得体，语言恰当，态度温和	5	4	2	0	
评估	5	环境清洁、明亮、安全、舒适	5	4	2	0	
	5	患者的口腔状况、心理状态、健康史、过敏史	5	4	2	0	
	5	护患沟通良好	5	4	2	0	
操作前准备	5	七步洗手法洗手，戴口罩、手套	5	4	2	0	
	5	用物备齐，摆放有序；核对名称、有效期	5	4	2	0	
	5	核对患者名称、了解患者的一般情况	5	4	2	0	
	5	调节体位舒适、灯光适宜	5	4	2	0	
操作中护理	5	器械摆放合理，仪器使用正确，传递方法正确、安全	5	4	2	0	
	5	材料调拌比例正确，光滑细腻	5	4	2	0	
	5	保持术野清晰	5	4	2	0	
	5	及时观察患者情况，指导患者配合	5	4	2	0	
	5	安全操作，防止交叉感染	5	4	2	0	
操作后护理	5	安置患者，询问患者舒适度并做好健康宣教及下一步预约	5	4	2	0	
	5	整理物品，分类放置	5	4	2	0	
	5	牙椅复位，终末消毒	5	4	2	0	
综合评价	5	操作准确熟练，动作轻柔	5	4	2	0	
	5	操作中注意观察患者的反应，并进行有效沟通	5	4	2	0	
	5	在操作全程均能保持操作台面整齐有序	5	4	2	0	
	5	整体操作过程不超过3分钟	5	4	2	0	
合计	100						

监考教师： 日期： 年 月 日

实验二　牙科工作中的交叉感染与预防

一、口腔器械的处理所需

【实验目标】

1. 掌握口腔诊疗器械的危险性分类及口腔诊疗器械的处理流程。

2. 掌握诊疗环境的清洁消毒及个人防护。

3. 掌握正确的洗手方法和预防交叉感染的防护。

【实验物品】

1. **设备**　超声波清洗机、专用网篮、高压枪、带光源的放大镜、干燥箱、高压蒸汽灭菌器等。

2. **器械**　手术器械、拔牙钳、牙周洁治器、根管治疗器械、口镜、印模托盘、各类充填器、调拌刀等。

3. **清洗剂**　碱性清洗剂、中性清洗剂、酸性清洗剂和酶清洗剂等。

4. **耗材**　橡胶手套、无纺布、纸塑袋、灭菌指示卡、器械清洗刷等。

5. **物品**　锐器盒、医疗废物桶、生活垃圾桶、复用器械回收盒、防护面罩、防护衣、器械清洗刷、无毛絮的厚毛巾等。

【实验流程】

1. 教师对口腔器械设备的处理进行讲解演示，说明器械、设备、材料、清洗剂的使用方法及注意事项。

2. 学生分组进行练习操作。

3. 由两位教师共同进行考核。

任务表 1　口腔器械的处理

操作内容	合格	不合格
诊疗的环境干净整洁，诊室自然通风或应用通风设备（紫外线消毒）		
学生熟练按照器械的危险性进行分类后对器械采取相应的处理		
学生穿戴合适的个人防护设备进行口腔器械及设备的去污处理，包括戴橡胶手套、防护面罩／护目镜、穿工作服		
学生安全运送污染的口腔器械及设备，以备去污处理		
学生选择合适的清洗剂，手工有效清洗已污染的口腔器械		
学生使用超声波专用清洗剂，有效使用超声波清洗机清洗已污染的口腔器械		
学生将清洗后的器械进行干燥处理，有关节的器械应注意打开关节后再进行干燥		
学生采用目测法或使用带光源的放大镜对干燥后的器械进行全面检查		
学生及时对干燥后的器械及时使用润滑剂进行保养，延长器械使用寿命		
学生根据器械选择合适的消毒、灭菌方法，并选择合适的包装材料和方法		
学生检查高压蒸汽灭菌器已处于备用状态，包括检查水位线及灭菌器盖子的密封性		
学生掌握灭菌质量监测的方法		
学生可将消毒灭菌后的物品进行分类分架存放在储存区		
在使用非真空高压蒸汽灭菌器时，学生将未塑封的器械放置带孔的托盘中		
学生确认高压蒸汽灭菌器的温度为 134℃，压力为 2.25bar，保持 3 分钟		
学生安全运送已灭菌的口腔器械，以备再次使用		

反馈：

指导者签字：　　　　日期：　　年　月　日

【实验考核】

口腔器械的处理考核要点及评分标准

学号：　　　　　　　操作者：　　　　　　得分：

项目	分值	考核要点	评分等级				得分
环境	3	诊疗的环境干净整洁，诊室自然通风或应用通风设备（紫外线消毒）	3	2	1	0	
素质要求	3	仪表端庄，穿工作服，鞋帽整洁，指甲、发型符合要求	3	2	1	0	
操作前	5	学生穿戴合适的个人防护设备，包括戴橡胶手套、防护面罩／护目镜，穿工作服	5	3	1	0	
操作中	8	学生熟练按照器械的性质进行分类回收及分拣，回收及分拣方式正确，避免针刺伤等职业暴露的发生	8	5	3	0	
	4	口腔器械及设备进行安全的预处理，保湿方式方法正确	4	3	1	0	
	3	运送污染器械时应在密闭容器内运送，以减少诊室、走廊等所经过区域污染	3	2	1	0	
	5	被污染的器械及物品等表面在消毒灭菌前进行清洗	5	3	1	0	
	10	选择合适的清洗剂及清洗方式，有效清洗已污染的口腔器械，人工清洗要穿戴防护装置，如面罩、眼罩、隔离衣等	10	6	3	0	
	6	清洗后的器械进行干燥处理，有关节的器械应注意打开关节后再进行干燥。手工擦拭时尽量使用低纤维毛巾来进行擦干	6	3	1	0	
	3	采用目测法或使用带光源的放大镜对干燥后的器械进行全面检查	3	2	1	0	
	3	对干燥后的器械及时使用润滑剂进行保养，延长器械使用寿命	3	2	1	0	
	8	器械的包装应根据包装材料、器械形态、使用要求或工作量等具体情况选择包装种类	8	5	3	0	
	8	根据器械选择合适的消毒、灭菌方法	8	5	3	0	
	3	使用非真空高压蒸汽灭菌器时，将未塑封的器械放置带孔的托盘中	3	2	1	0	
	3	检查高压蒸汽灭菌器已处于备用状态，包括检查水位线及灭菌器盖子的密封性	3	2	1	0	
	5	掌握灭菌质量监测的方法	5	3	1	0	
	5	可将消毒灭菌后的物品进行分类分架存放在储存区，掌握消毒灭菌后物品有效期	5	3	1	0	
综合评价	5	操作时注重个人的职业防护	5	3	1	0	
	5	操作动作协调敏捷	5	3	1	0	
	5	操作全程均能保持操作台整齐有序	5	3	1	0	
合计	100						

监考教师：　　　　　日期：　　年　　月　　日

二、牙科环境中交叉感染的预防

【实验目标】

1. 掌握口腔门诊诊疗操作时有效预防交叉感染的措施及恰当的职业防护。

2. 操作前能够有效地进行洗手，与患者进行有效的沟通，进行病史采集。

3. 能够根据诊疗项目准备用物。

4. 熟练进行四手操作。

【实验物品】

1. 设备与器械 牙科综合治疗椅、牙科手机、牙科模型、洁牙机及其他治疗所需器械。

2. 耗材 橡胶手套、口罩、帽子、擦手纸、吸唾管等。

3. 物品 病历、锐器盒、医疗废物桶、生活垃圾桶、复用器械回收盒、防护面罩/护目镜、洗手液等。

【实验流程】

1. 教师对牙科环境中交叉感染的预防进行讲解演示，演示正确洗手的方法及四手操作配合，说明器械、设备、材料的使用方法及注意事项。

2. 学生分组进行练习操作。

3. 由两位教师共同进行考核。

任务表 2　牙科环境中交叉感染的预防

操作内容	合格	不合格
诊疗环境干净整洁，诊室自然通风或应用通风设备（紫外线消毒）		
操作前进行正确有效的临床洗手		
根据操作项目穿戴恰当的个人防护设备，包括防护面罩/护目镜、工作服、口罩、手套		
按预定治疗操作为患者提供恰当的个人防护设备，包括眼保护镜和围嘴		
按预定治疗操作为临床医生提供恰当的个人防护设备，包括护目镜、工作服、口罩、手套		
检查患者的病史记录，以确保患者没有威胁健康和安全的系统疾病史		
按预定治疗操作提前准备好牙科环境，包括病历、牙科模型和临床照片及治疗所需的器械、设备和药物		
口腔医生使用超声洁治器、汽涡轮机或低速钻时，能够正确有效地使用弱吸唾器和强吸唾器		
选择合适的位置进行四手操作配合		
能够正确地处理生活垃圾和医疗废物		
能够正确地处理锐器		
选用适宜的消毒剂，消毒工作台面		
可重复利用的器械进行保湿，以备去污处理		

反馈：

指导者签字：　　　　　日期：　　年　　月　　日

【实验考核】

牙科环境中交叉感染的预防考核要点及评分标准

学号：　　　　操作者：　　　　得分：

项目	分值	考核要点	评分等级				得分
环境	3	诊疗的环境干净整洁，诊室自然通风或应用通风设备（紫外线消毒）	3	2	1	0	
素质要求	3	仪表端庄，穿工作服，鞋帽整洁，指甲、发型符合要求	3	2	1	0	
操作前	5	学生穿戴合适的个人防护设备，包括戴橡胶手套、防护面罩/护目镜、穿工作服	5	3	1	0	
	3	操作前进行正确有效的洗手（时间、顺序）	3	2	1	0	
	10	按预定治疗操作提前准备好牙科环境，包括病历、牙科模型和临床照片及治疗所需的器械、设备和药物	10	6	3	0	
	3	检查患者的病史记录，以确保患者没有威胁健康和安全的系统疾病史	3	2	1	0	

续表

项目	分值	考核要点		评分等级			得分
操作中	8	口腔内所有诊疗器械必须达到"一人一用",如手机、车针、根管治疗器械	8	5	3	0	
	14	与医生密切配合,完成四手操作。操作过程中遵循无菌操作原则	14	9	5	0	
	10	口腔医生使用超声洁治器、汽涡轮机或低速钻时,能够正确有效地使用弱吸唾器和强吸唾器	10	6	3	0	
	5	操作前后踩脚踏冲洗管腔30秒,减少回吸污染	5	3	1	0	
操作后	5	医疗废物分类放置,正确处理生活垃圾和医疗垃圾	5	3	1	0	
	5	能够正确地处理锐器	5	3	1	0	
	5	选用适宜的消毒剂,消毒工作台面	5	3	1	0	
	5	可重复利用的器械进行保湿,以备去污处理	5	3	1	0	
综合评价	5	过程熟练,能与医生密切配合	5	3	1	0	
	5	操作全程均能保持操作台整齐有序	5	3	1	0	
	6	操作过程中严格执行无菌操作流程	6	3	1	0	
合计	100						

监考教师: 日期: 年 月 日

实验三　口腔工作环境中的职业安全

一、气雾及飞溅物、交叉感染控制及废物的处理

【实验目标】　能够在接诊患者前能够备齐并正确佩戴个人防护用品，物品准备齐全，控制交叉感染，正确进行废物处理。具备在工作情境中进行安全实践的能力。

【实验物品】

1. 设备　低速牙科手机、高速牙科手机、超声洁治器。

2. 器械　车针、洁牙尖等。

3. 试剂　500mg/L 含氯消毒液。

4. 耗材　一次性手套、器械盘、口罩、帽子、棉球，强、弱吸唾器，擦手纸等。

5. 用物　锐器盒、医疗垃圾桶、生活垃圾桶、特殊垃圾桶、复用器械回收盒等。

【实验流程】

1. 教师对气雾及飞溅物、交叉感染的控制及废物处理进行讲解演示，说明器械、设备、材料和治疗药物的使用方法。

2. 学生两人一组进行练习操作。

3. 由两位教师共同进行考核。

任务表 1　气雾及飞溅物、交叉感染的控制及废物处理

操作内容	合格	不合格
在口腔操作前，学生穿戴适宜的个人防护设备，包括眼罩、制服、口罩/面罩、手套		
在口腔操作前，学生向患者提供适宜的个人防护设备，包括眼罩、围裙		
在口腔操作前，学生向医生提供适宜的个人防护设备，包括眼罩、制服、口罩/面罩、手套		
在口腔操作前，学生提前准备相应的工作内容，包括患者病历、牙齿模型、照片资料及操作所需的器械、设备和药物		
口腔医生在使用超声洁治器、气涡轮机及低速钻时，学生演示有效的强、弱吸唾器的操作方法		
学生演示将医疗垃圾放置医疗垃圾桶的处理过程		
学生演示将生活垃圾放置生活垃圾桶的处理过程		
学生演示将锐利器具垃圾放置锐器桶的处理过程		
学生演示将特殊垃圾放置特殊垃圾桶的处理过程		
学生选用适宜的消毒剂消毒工作台		
学生收集所有可再利用的器械，以备消毒		

反馈：

指导者签字：　　　　日期：　　年　　月　　日

【实验考核】

气雾及飞溅物、交叉感染的控制及废物处理考核要点及评分标准

学号：　　　　操作者：　　　　得分：

项目	分值	考核要点	评分等级				得分
素质要求	3	仪表端庄，工作服、鞋帽整洁，指甲、发型符合要求	3	2	1	0	
操作前准备	10	穿戴适宜的个人防护设备，包括眼罩、制服、口罩/面罩、手套。给医生提供 PPE	10	6	4	0	
	8	向患者提供适宜的个人防护设备，包括眼罩、围嘴	8	5	3	0	
	13	在口腔操作前，提前准备相应的工作内容，包括患者病历、牙齿模型、照片资料及操作所需的器械、设备和药物	13	8	4	0	

续表

项目	分值	考核要点		评分等级			得分
操作中护理	10	口腔医生在使用超声洁治器、气涡轮机及低速钻时，演示有效的强、弱吸唾器的操作方法	10	6	3	0	
操作后护理	8	将医疗垃圾放置医疗垃圾桶的处理过程	8	5	3	0	
	8	将生活垃圾放置生活垃圾桶的处理过程	8	5	3	0	
	8	将锐利器具垃圾放置锐器桶的处理过程	8	5	3	0	
	8	将特殊垃圾放置特殊垃圾桶的处理过程	8	5	3	0	
	4	选用适宜的消毒剂消毒工作台	4	3	1	0	
	4	收集所有可再利用的器械，放入复用器械回收盒内以备消毒	4	3	1	0	
综合评价	4	操作动作协调敏捷	4	3	1	0	
	4	操作过程中注意观察患者的反应，进行有效沟通、安抚	4	3	1	0	
	4	在操作全程均能保持操作台面整齐有序	4	3	1	0	
	4	整个操作过程不大于 10 分钟	4	3	1	0	
合计	100						

监考教师：　　　　日期：　　年　　月　　日

二、小剂量 / 大剂量汞溢出的处理

【实验目标】　能够佩戴适宜的个人防护设备，处理小剂量 / 大剂量汞的溢出。

【实验物品】

1. 器械　调拌刀、调拌碗。

2. 试剂　硫黄粉、氢氧化钙。

3. 耗材　一次性手套、一次性注射器、口罩、帽子、制服、眼罩、湿纸巾等。

4. 用物　汞溢出处理箱、小锉子、小刷子、模拟水银、汞合金废弃容器等。

【实验流程】

1. 教师对小剂量 / 大剂量汞溢出的处理进行讲解演示，说明器械、设备、材料和治疗药物的使用方法。

2. 学生两人一组进行练习操作。

3. 由两位教师共同进行考核。

任务表 2　小剂量 / 大剂量汞溢出的处理

操作内容	合格	不合格
小剂量汞溢出的处理		
学生佩戴适宜的个人防护设备，以处理小剂量的汞溢出，包括眼罩、制服、口罩 / 面罩、手套		
学生使用一次性塑料注射器吸收小颗粒汞珠		
学生使用吸气小球将小剂量溢出汞放置于特殊的汞合金废弃容器内		
大剂量汞溢出的处理		
学生佩戴适宜的个人防护设备，以处理大剂量的汞溢出，包括眼罩、制服、口罩 / 面罩、手套		
学生开窗通风		
学生向监管人员上报情况		
学生立即取出汞溢出处理箱，并能正确使用内部的工具		
学生用水将硫黄粉和氢氧化钙混合制成糊状物，并将糊状物置于汞溢出的周围以防其扩散		
学生将其余糊状物覆盖于溢出汞的表面		

续表

操作内容	合格	不合格
当糊状物干燥时，学生用湿纸巾将沾有溢出汞的糊状物擦除，并将擦除物放置于汞合金废弃容器内		
反馈：		

指导者签字：　　　　日期：　　年　　月　　日

【实验考核】

小剂量 / 大剂量汞溢出的处理考核要点及评分标准

学号：　　　　　操作者：　　　　　得分：

项目	分值	考核要点	评分等级				得分
素质要求	3	仪表端庄，工作服、鞋帽整洁，指甲、发型符合要求	3	2	1	0	
小剂量汞溢出	10	佩戴适宜的个人防护设备，包括眼罩、制服、口罩 / 面罩、手套	10	6	4	0	
	8	使用一次性塑料注射器吸收小颗粒汞珠	8	5	3	0	
	13	使用吸气小球将小剂量溢出汞放置于特殊的汞合金废弃容器内	13	8	4	0	
大剂量汞溢出	10	佩戴适宜的个人防护设备，以处理大剂量的汞溢出，包括眼罩、制服、口罩 / 面罩、手套	10	6	3	0	
	4	首先开窗通风	4	3	1	0	
	4	向监管人员上报情况	4	3	1	0	
	12	立即取出汞溢出处理箱，并能正确使用内部的工具	12	8	4	0	
	12	用水将硫黄粉和氢氧化钙混合制成糊状物，并将糊状物置于汞溢出的周围以防其扩散	12	8	4	0	
	4	将其余糊状物覆盖于溢出汞的表面防止其蒸发	4	3	1	0	
	4	当糊状物干燥时，用湿纸巾将沾有溢出汞的糊状物擦除，并将擦除物放置于汞合金废弃容器内	4	3	1	0	
综合评价	4	操作动作协调敏捷	4	3	1	0	
	4	操作过程中注意观察患者的反应，进行有效沟通、安抚	4	3	1	0	
	4	在操作全程均能保持操作台面整齐有序	4	3	1	0	
	4	整个操作过程不大于 10 分钟	4	3	1	0	
合计	100						

监考教师：　　　　日期：　　年　　月　　日

三、辐射危害的处理

【实验目标】　能够佩戴适宜的个人防护设备，正确查对患者个人信息，辅助临床医生放置胶片，用恰当的个人防护设备处理已曝光的胶片。

【实验物品】

1. 设备　牙片机。

2. 耗材　一次性手套、口罩、帽子、制服等。

3. 用物　胶片、胶片夹、胶片盒、甲状腺围领等。

【实验流程】

1. 教师对辐射危害的处理进行讲解演示，说明设备、材料和治疗药物的使用方法。

2. 学生两人一组进行练习操作。

3. 由两位教师共同进行考核。

任务表 3　辐射危害的处理

操作内容	合格	不合格
学生提供正确的病历		
学生已开启 X 线设备并确保其备用		
学生通过查对患者个人信息，如姓名、地址和出生日期，以确保患者身份的正确		
学生已准备所需的胶片、胶片夹和胶片盒（如必要时）		
学生核对正使用胶片的保质期并能在正确的条件下存储，避免电离辐射和阳光直射		
学生在操作前与患者沟通		
学生确保患者在 X 线检查前摘除所有首饰、假牙和眼镜		
学生在处理牙片时戴合适的手套，以防止交叉感染		
当患者置于 X 线检查体位时，学生再次核对患者身份		
学生能辅助临床医生放置胶片		
当患者进行 X 线检查时，学生能确保患者家属离开房间		
学生关闭 X 线发电设备		
在曝光的过程中学生协助患者		
学生需使用恰当的个人防护设备处理已曝光的胶片		
学生戴清洁手套冲印胶片		
学生需将牙片的类型和编号记录在病历上		

反馈：

指导者签字：　　　　日期：　　年　　月　　日

【实验考核】

辐射危害的处理考核要点及评分标准

学号：　　　　操作者：　　　　得分：

项目	分值	考核要点	评分等级				得分
素质要求	3	仪表端庄，工作服、鞋帽整洁，指甲、发型符合要求	3	2	1	0	
操作前准备	4	提供正确的病历	4	3	2	0	
	4	开启 X 线设备并确保其备用状态	4	3	2	0	
	5	通过查对患者个人信息，如姓名、地址和出生日期，以确保患者身份正确	5	3	1	0	
操作中护理	6	准备所需的胶片、胶片夹和胶片盒（如必要时）	6	4	2	0	
	6	核对正使用胶片的保质期并能在正确的条件下存储，避免电离辐射和阳光直射	6	4	2	0	
	5	在操作前与患者沟通	5	3	1	0	

续表

项目	分值	考核要点	评分等级				得分
操作中护理	6	确保患者在 X 线检查前摘除所有首饰、假牙和眼镜	6	4	2	0	
	5	在处理牙片时戴合适的手套，以防止交叉感染	5	3	1	0	
	4	当患者置于 X 线检查体位时，再次核对患者身份	4	3	1	0	
	5	能辅助临床医生放置胶片	5	3	1	0	
	5	当患者在进行 X 线检查时，确保患者家属离开房间	5	3	1	0	
操作后护理	4	关闭 X 线发电设备	4	3	1	0	
	4	在曝光的过程中协助患者	4	3	1	0	
	6	使用恰当的个人防护设备处理已曝光的胶片	6	4	2	0	
	6	戴清洁手套冲印胶片	6	4	2	0	
	6	将牙片的类型和编号记录在病历上	6	4	2	0	
综合评价	4	操作动作协调敏捷	4	3	1	0	
	4	操作过程中注意观察患者的反应，进行有效沟通、安抚	4	3	1	0	
	4	按 5S 物品管理原则在操作全程均能保持操作台整齐有序	4	3	1	0	
	4	整个操作过程不大于 10 分钟	4	3	1	0	
合计	100						

监考教师：　　　　日期：　　年　　月　　日

四、有害物质的处理

【实验目标】 识别有害物质的类型，并掌握防护及安全存储的方法。

【实验物品】

1. 试剂 银汞合金胶囊、次氯酸钠、磷酸、显影剂。

2. 耗材 一次性手套、器械盘、口罩、帽子、制服、眼罩、注射器等。

【实验流程】

1. 教师对有害物质的处理进行讲解演示，说明材料的使用和存储方法。

2. 学生两人一组进行练习操作。

3. 由两位教师共同进行考核。

任务表 4　有害物质的处理

操作内容	合格	不合格
当操作接触银汞合金胶囊这种有毒物质时，学生能做到通风房间并穿戴适当的个人防护用具		
学生根据厂商推荐方法安全储存银汞合金胶囊这种有毒物质		
当操作接触次氯酸钠这种有害物质时，学生能做到通风房间并穿戴适当的个人防护用具		
学生根据厂商推荐方法安全储存次氯酸钠这种有害物质		
当操作接触磷酸这种腐蚀性物质时，学生能做到通风房间并穿戴适当的个人防护用具		
学生根据厂商推荐方法安全储存磷酸这种腐蚀性物质		
当操作接触显影剂这种刺激性物质时，学生能做到通风房间并穿戴适当的个人防护用具		
学生根据厂商推荐方法安全储存显影剂这种刺激性物质		

反馈：

指导者签字：　　　　日期：　　年　　月　　日

【实验考核】

有害物质的处理考核要点及评分标准

学号：　　　　　操作者：　　　　　得分：

项目	分值	考核要点		评分等级			得分
素质要求	4	仪表端庄，工作服、鞋帽整洁，指甲、发型符合要求	4	3	1	0	
银汞合金胶囊	12	当操作接触银汞合金胶囊这种有毒物质时，能做到房间通风并穿戴适当的个人防护用具	12	8	4	0	
	8	根据厂商推荐方法安全储存银汞合金胶囊这种有毒物质	8	5	3	0	
次氯酸钠	12	当操作接触次氯酸钠这种有害物质时，能做到房间通风并穿戴适当的个人防护用具	12	8	4	0	
	8	根据厂商推荐方法安全储存次氯酸钠这种有害物质	8	5	3	0	
磷酸	12	当操作接触磷酸这种腐蚀性物质时，能做到通风房间并穿戴适当的个人防护用具	12	8	4	0	
	8	根据厂商推荐方法安全储存磷酸这种腐蚀性物质（用后拧紧注射器帽，避光保存）	8	5	3	0	
显影剂	12	当操作接触显影剂这种刺激性物质时，能做到通风房间并穿戴适当的个人防护用具	12	8	4	0	
	8	根据厂商推荐方法安全储存显影剂这种刺激性物质（储存在阴凉、干燥、通风处，密闭避光保存）	8	5	3	0	
综合评价	4	操作动作协调敏捷	4	3	1	0	
	4	知晓有害物质的作用	4	3	1	0	
	4	知晓使用有害物质的注意事项	4	3	1	0	
	4	整个操作过程不大于 10 分钟	4	3	1	0	
合计	100						

监考教师：　　　　　日期：　　　年　　月　　日

实验四　常规口腔操作中的护理配合

一、窝洞预备的护理操作技术

【实验目标】 学生识别窝洞预备并准备所需的器械、设备、治疗药物及用物。

【实验物品】

1. 设备 高、低速牙科手机。

2. 器械 挖匙、充填器、雕刻刀、水门汀充填器、低速车针及金刚石车针、调拌板、调拌刀等。

3. 药品及材料 生理盐水、氯己定溶液、凡士林等。

4. 用物 口腔检查器（口镜、探针、镊子）、工作服、手套、口罩、帽子、吸唾管、一次性注射器、防护面罩/护目镜、胸巾、口杯、防护膜、垫底材料、粘接剂、无菌棉球等。

【实验流程】

1. 教师对窝洞预备进行讲解演示，说明器械、设备、药品的使用方法。

2. 学生两人一组进行练习操作。

3. 由两位教师共同进行考核。

任务表 1　窝洞预备的护理操作技术

操作内容	合格	不合格
学生为窝洞预备穿戴适宜的个人防护设备，包括防护面罩/护目镜、工作服、口罩、帽子、手套		
学生为患者提供适宜的个人防护设备，包括护目镜、胸巾		
学生按操作要求提前准备好牙科环境，包括病史和牙科模型		
学生准备好窝洞预备工具、器械包括高/低速牙科手机、口镜、探针、挖匙、充填器、镊子、雕刻刀、水门汀充填器、低速车针及金刚石车针、调拌板、调拌刀		
学生动手准备冲洗用物，包括一次性注射器、生理盐水		
学生准备好窝洞垫底材料，包括口镜、探针、镊子、垫底材料、粘接剂、无菌棉球		
学生操作过程中注意事项：根据窝洞的大小、形状准备对应的车针，挖取垫底材料时，要适量，注意无菌原则，及时做好椅旁预清洁		
操作结束后学生正确处理器械，物品分类处理，可重复使用器械分类放置、保湿暂存		
牙椅复位，物体表面消毒顺序正确		

反馈：

指导者签字：　　　　日期：　　年　　月　　日

【实验考核】

窝洞预备的护理操作技术考核要点及评分标准

学号：　　　　操作者：　　　　得分：

项目	分值	考核要点	评分等级				得分
素质要求	4	仪表端庄，工作服、鞋帽整洁，指甲、发型符合要求	4	3	1	0	
	3	语言恰当，态度和蔼可亲	3	2	1	0	
评估	3	接诊患者有礼貌，护患沟通有效	3	2	1	0	
	3	查对患者，了解一般情况	3	2	1	0	
	3	了解患者的心理状态、合作程度	3	2	1	0	

续表

项目	分值	考核要点		评分等级			得分
人员准备	3	七步洗手法洗手、戴口罩	3	2	1	0	
操作前护理	4	环境安静、整洁、安全、舒适，牙椅功能正常	4	3	2	0	
	5	患者准备完善，治疗体位合适，说明窝洞预备的意义及指导配合方法	5	3	2	0	
	4	常规准备完善、有序；治疗用物应备齐，放置合理	4	3	1	0	
	4	治疗体位合适，灯光调节适宜，术野清晰	4	3	2	0	
	4	正确核对物品、有效期	4	3	2	0	
	4	个人防护措施正确	4	3	2	0	
操作中护理	5	遵守无菌操作原则、有效控制交叉感染措施	5	0	0	0	
	4	器械摆放合理，仪器使用正确，操作熟练，配合默契	4	3	1	0	
	4	抽吸生理盐水，传递方法正确、安全	4	3	2	0	
	4	装拆车针正确、熟练	4	3	3	0	
	4	吸引器管使用正确，保持术野清晰	4	3	2	0	
	4	及时观察病情，指导患者配合	4	3	2	0	
操作后护理	4	妥善安置患者，询问患者感觉	4	2	1	0	
	4	术后指导患者观察牙髓反应及处理，指导饮食及复诊	4	2	1	0	
	4	物品整理有序、分类正确	4	2	1	0	
	4	牙椅复位良好，消毒程序正确	4	2	1	0	
综合评价	4	患者感觉良好，无不良反应	4	3	1	0	
	4	在操作全程均能保持操作台面整齐	4	3	1	0	
	4	操作熟练，动作轻柔	4	3	1	0	
	3	严格执行无菌操作，感染控制及职业防护意识强	3	2	1	0	
合计	100						

监考教师：　　　　日期：　　年　　月　　日

二、橡皮障隔离术的护理操作技术

【实验目标】　能够识别橡皮障隔离术并准备所需的设备、器械、材料、治疗药物及用物。

【实验物品】

1. 设备　高、低速牙科手机。

2. 器械　橡皮障框架、橡皮障夹、打孔器、橡皮障夹钳、剪刀、开口器、水门汀充填器、卡局芯式注射器等。

3. 药品及材料　表面麻醉剂、局部麻醉剂、卡局芯式注射器、针头、氯己定溶液、封闭剂、凡士林、碘伏等。

4. 用物　口腔检查器（口镜、探针、镊子）、工作服、一次性手套、口罩、帽子、吸引器管、防护面罩／护目镜、胸巾、口杯、防护膜、橡皮障、牙线、楔线、定位打孔模板、无菌棉球、棉签、成品吸水纸垫或纱布等。

【实验流程】

1. 教师对橡皮障隔离术进行讲解演示，说明器械、材料、治疗药物的使用方法。

2. 学生两人一组进行练习操作。

3. 由两位教师共同进行考核。

任务表 2　橡皮障隔离术的护理操作技术

操作内容	合格	不合格
学生为橡皮障隔离术穿戴适宜的个人防护设备，包括护目镜 / 防护面罩、工作服、口罩、帽子、手套		
学生为患者提供适宜的个人防护设备，包括护目镜、胸巾		
学生按操作要求提前准备好牙科环境，包括病史、口腔影像学资料和牙科模型		
学生动手准备麻醉用物，包括卡局芯式注射器、针头、表面麻醉剂、局部麻醉剂、碘伏、棉签		
学生准备好橡皮障隔离术的器械和用物，包括：口镜、探针、镊子、橡皮障框架、橡皮障夹、打孔器、橡皮障夹钳、水门汀充填器、剪刀、开口器		
学生操作过程中注意事项：橡皮障在有效期内使用、孔的型号应与被隔离牙相适应、橡皮障就位后检查牙颈部边缘密合情况、放置好的橡皮布不能影响患者呼吸、治疗结束后注意检查两牙间隙是否遗留橡皮布碎屑		
操作结束后学生正确处理器械，物品分类处理，可重复使用器械分类放置、保湿暂存		
牙椅复位，物体表面消毒顺序正确		

反馈：

指导者签字：　　　　　　日期：　　年　　月　　日

【实验考核】

橡皮障隔离术的护理操作技术的考核要点及评分标准

学号：　　　　　操作者：　　　　　得分：

项目	分值	考核要点	评分等级				得分
素质要求	3	仪表端庄，工作服、鞋帽整洁，指甲、发型符合要求	3	2	1	0	
评估	3	患者合作耐受程度和是否有操作禁忌证	3	2	1	0	
	3	患者的全身情况及过敏史	3	2	1	0	
	3	患者对橡皮障隔湿系统的认知	3	2	1	0	
操作前准备	3	七步洗手法洗手，无长指甲，戴口罩	3	2	1	0	
	4	物品及材料备齐，放置合理，认真核对	4	3	1	0	
操作中护理	5	有控制交叉感染措施	5	3	1	0	
	5	孔的定位准确，分区清楚	5	4	2	0	
	4	打孔力度正确，孔的边缘整齐	4	3	1	0	
	4	选择合适的橡皮障夹	4	3	1	0	
	5	橡皮障固位正确，完全盖住口腔，不能遮盖患者的鼻子和眼睛	5	3	1	0	
	4	协助医生将橡皮障框架和橡皮障套上	4	3	1	0	
	4	传递器械，整理橡皮障，安装完成	4	3	1	0	
	4	治疗后传递橡皮障夹钳协助医生取下橡皮障夹及橡皮障、框架	4	3	1	0	
	5	器械摆放合理、使用正确，装卸熟练	5	3	2	0	
	4	及时交接患者反应，指导患者配合	4	3	2	0	
操作后护理	4	妥善安置患者，询问患者感觉	4	3	1	0	
	4	撤防护膜和整理用物流程正确，不出现再污染的情况	4	3	2	0	

续表

项目	分值	考核要点	评分等级				得分
操作后护理	4	可重复使用器械分类放置，保湿暂存	4	3	1	0	
	3	做好牙椅单元的终末消毒	3	2	1	0	
	3	医疗垃圾分类正确	3	2	1	0	
	3	七步洗手法洗手	3	2	1	0	
综合评价	4	动作协调敏捷	4	3	1	0	
	4	操作过程中注意观察患者的反应，进行有效沟通、安抚	4	3	1	0	
	4	在操作全程均能保持操作台面整齐有序	4	3	1	0	
	4	整个操作过程不大于 2 分钟	4	3	1	0	
合计	100						

监考教师： 日期： 年 月 日

三、银汞合金充填修复的护理配合

【实验目标】 能够识别并准备银汞合金充填修复所需的器械、材料、治疗药物及用物。

【实验物品】

1. 设备 高、低速牙科手机。

2. 器械 挖匙、充填器、水门汀充填器、雕刻刀、调拌板、调拌刀、银汞合金输送枪、银汞合金充填器、成形片、成形夹、楔子、调𬮡磨光器械等。

3. 药品及材料 垫底材料、银汞合金胶囊、表面麻醉剂、局部麻醉剂、氯己定溶液、凡士林、碘伏、生理盐水等。

4. 用物 口腔检查器（口镜、探针、镊子）、工作服、手套、口罩、帽子、吸引器管、防护面罩／护目镜、胸巾、口杯、橡皮障、棉卷、防护膜、一次性注射器等。

5. 环境 通风良好，储汞瓶严密封闭，防止汞蒸发。

【实验流程】

1. 教师对银汞合金充填修复进行讲解演示，说明器械、材料、治疗药物的使用方法。

2. 学生两人一组进行练习操作。

3. 由两位教师共同进行考核。

任务表 3 银汞合金充填修复的护理配合

操作内容	合格	不合格
学生为常规银汞充填修复术穿戴适宜的个人防护设备，包括护目镜／防护面罩、工作服、口罩、帽子、手套		
学生为患者提供适宜的个人防护设备，包括护目镜、胸巾		
学生按操作要求提前准备好牙科环境，包括病史、口腔影像学资料、牙科模型、知情同意书		
学生动手准备麻醉用物，包括表面麻醉剂、局部麻醉剂、卡局芯式注射器、针头、碘伏、医用棉签		
学生准备好窝洞预备工具、器械包括高／低速牙科手机、口镜、探针、挖匙、银汞合金充填器、镊子、雕刻刀、水门汀充填器、低速车针及金刚石车针、调拌板、调拌刀		
学生动手准备冲洗用物，包括一次性注射器、生理盐水		
学生准备好窝洞垫底材料，包括口镜、探针、镊子、垫底材料、粘接剂、无菌棉球		
学生准备好银汞充填修复工具、器械和药品，包括水门汀充填器、雕刻刀、调拌板、调拌刀、银汞合金输送枪、银汞合金充填器、成形片、成形夹、楔子、调𬮡磨光器障、橡皮障、银汞合金胶囊、棉卷		
学生按操作要求控制汞合金的调拌比例，研磨时间控制在 2 分钟		
学生按操作要求防止汞污染，包括环境通风、储汞瓶严密封闭，多余银汞合金收集在盛有饱和盐水器皿内，深度在 17cm 以上		

续表

操作内容	合格	不合格
学生详细交代术后注意事项：24小时内勿用患侧咀嚼，避免进食过冷或过热的刺激性食物，如有不适及时就诊		
操作结束后学生正确将物品分类处理，可重复使用器械分类处置、保湿暂存		
牙椅复位，物体表面消毒顺序正确		

反馈：

指导者签字：　　　　日期：　　年　　月　　日

【实验考核】

银汞合金充填修复的护理配合考核要点及评分标准

学号：　　　　操作者：　　　　得分：

项目	分值	考核要点	评分等级				得分
素质要求	3	仪表端庄，工作服、鞋帽整洁，指甲、发型符合要求	3	2	1	0	
	2	语言恰当，态度和蔼可亲	2	1	0	0	
评估	2	接诊患者有礼貌，护患沟通有效	2	1	0	0	
	2	查对患者，了解一般情况，口腔保健知识，配合治疗常识	2	1	0	0	
	2	了解患者的心理状态、就诊目的	2	1	0	0	
操作前准备	3	七步洗手法洗手，无长指甲，戴口罩	3	2	1	0	
	4	物品及材料备齐，放置合理，认真核对	4	3	1	0	
操作前护理	3	环境整洁、明亮、安全、舒适，牙椅功能正常	3	2	1	0	
	5	患者准备完善，治疗体位合适，指导术中配合	5	3	2	0	
	4	常规准备完善，用物放置合理	4	3	1	0	
	4	银汞合金修复术物品准备齐全，放置合理	4	3	2	0	
	4	正确查对物品、药物名称、有效期	4	3	2	0	
	4	个人防护措施正确	4	3	2	0	
操作中护理	4	遵守无菌操作原则，取用材料符合控制感染要求	4	0	0	0	
	4	橡皮障、充填器械一用一灭菌	4	3	1	0	
	4	器械摆放合理	4	3	2	0	
	4	仪器使用正确、装卸熟练	4	3	3	0	
	4	吸唾及时、调节光源，保持术野清晰	4	3	2	0	
	4	查对材料的名称、有效期、性状	4	3	2	0	
	3	剩余汞处理方法正确	3	2	1	0	
操作后护理	3	妥善安置患者，询问患者感觉	3	2	1	0	
	5	术后指导患者口腔保健知识，治疗后观察，咀嚼注意事项	5	3	2	0	
	4	物品分类处理	4	2	1	0	
	4	可重复使用器械分类处置、保湿暂存	4	2	1	0	
	4	牙椅复位，物体表面消毒顺序正确	4	2	1	0	

续表

项目	分值	考核要点	评分等级				得分
综合评价	3	操作动作协调敏捷	3	2	1	0	
	2	患者感觉满意	2	1	0	0	
	3	在操作全程均能保持操作台面整齐有序	3	2	1	0	
	3	严格执行无菌操作，感染控制与职业防护意识强	3	0	0	0	
合计	100						

监考教师：　　　　日期：　　年　　月　　日

四、复合树脂粘接修复的护理配合

【实验目标】　能够识别并准备复合树脂粘接修复所需的器械、材料、治疗药物及用物。

【实验物品】

1.设备及器械

（1）窝洞预备器械：高、低速牙科手机，车针等。

（2）橡皮障隔湿用物：橡皮障、橡皮障夹、打孔器、橡皮障夹钳、橡皮障框架、楔线、排龈器、牙线、水门汀充填器、橡皮障等。

（3）粘接材料、树脂材料及垫底材料：磷酸、自酸蚀粘接剂、复合树脂、避光盒、医用酒精棉球、防护膜、双碟及毛刷、光固化灯、隔离膜、调拌刀及纸板、垫底用玻璃离子等。

（4）充填及修形抛光器械：咬合纸、咬合纸夹持器、调殆抛光车针，粗、中、细抛光砂片、邻面砂条、精细抛光轮等。

2.药品及材料　氯己定溶液。

3.用物　口腔检查器（口镜、探针、镊子）、工作服、手套、口罩、帽子、吸引器管、防护面罩/护目镜、胸巾、口杯、防护膜等。

【实验流程】

1.教师对复合树脂修复术进行讲解演示，说明器械、材料、治疗药物的使用方法。

2.学生两人一组进行练习操作。

3.由两位教师共同进行考核。

任务表4　复合树脂粘接修复的护理配合

操作内容	合格	不合格
学生为常规复合树脂修复术穿戴适宜的个人防护设备，包括护目镜/防护面罩、工作服、口罩、帽子、手套		
学生为患者提供适宜的个人防护设备，包括防护镜、胸巾		
学生按操作要求提前准备好牙科环境，包括病史、牙科模型、知情同意书		
学生动手准备麻醉用物，包括表面麻醉剂、局部麻醉剂、卡局式注射器、针头、碘伏、医用棉签		
学生准备好窝洞预备工具、器械，包括高/低速牙科手机、口镜、探针、挖匙、充填器、镊子、雕刻刀、水门汀充填器、低速车针及金刚石车针、调拌板、调拌刀		
学生动手准备冲洗用物，包括一次性注射器、生理盐水		
学生准备好了窝洞垫底材料，包括口镜、探针、镊子、垫底材料、自酸蚀粘接剂、无菌棉球		
学生准备好护髓剂递予医师		
学生准备好复合树脂粘接修复工具、器械和药品，包括充填器械、牙科镊、磷酸、自酸蚀粘接剂、复合树脂、小毛刷、医用酒精棉球、防护膜、双碟及毛刷、避光盒、光固化灯、隔离膜、光固化机		
学生准备好调殆抛光工具、器械，包括咬合纸、咬合纸夹持器、调殆抛光车针，粗、中、细抛光砂片、邻面砂条、精细抛光轮		
学生详细交代术后注意事项：治疗后即可进食，但应避免用患牙咀嚼硬物；避免进食过冷或过热的刺激性食物		

续表

操作内容	合格	不合格
操作结束后学生正确将物品分类处理，可重复使用器械分类处置、保湿暂存		
牙椅复位，物体表面消毒顺序正确		
反馈：		

指导者签字： 日期： 年 月 日

【实验考核】

复合树脂粘接修复的护理配合考核要点及评分标准

学号： 操作者： 得分：

项目	分值	考核要点	评分等级				得分
素质要求	3	仪表端庄，工作服、鞋帽整洁，指甲、发型符合要求	3	2	1	0	
	2	语言恰当，态度和蔼可亲	2	1	0	0	
评估	2	接诊患者有礼貌，护患沟通有效	2	1	0	0	
	2	查对患者，了解一般情况、口腔保健知识、配合治疗常识	2	1	0	0	
	2	了解患者的心理状态、就诊目的	2	1	0	0	
操作前准备	3	七步洗手法洗手，无长指甲，戴口罩	3	2	1	0	
	4	物品及材料备齐，放置合理，认真核对	4	3	1	0	
操作前护理	3	环境整洁、明亮、安全、舒适，牙椅功能正常	3	2	1	0	
	5	患者准备完善，治疗体位合适，指导术中配合	5	3	2	0	
	4	常规准备完善，用物放置合理	4	3	1	0	
	4	复合树脂粘接修复术物品准备齐全，放置合理	4	3	2	0	
	4	正确查对器械、物品、材料名称、有效期、性状	4	3	2	0	
	4	个人防护措施正确	4	3	2	0	
操作中护理	4	遵守无菌操作原则，取用材料符合控制感染要求	4	0	0	0	
	4	橡皮障、充填器械一用一灭菌	4	3	1	0	
	4	器械摆放合理，仪器使用正确、装卸熟练	4	3	2	0	
	4	熟练掌握复合树脂粘接修复护理流程，配合默契	4	3	3	0	
	4	吸唾及时、调节光源，保持术野清晰	4	3	2	0	
	4	查对材料的名称、有效期、性状	4	3	2	0	
	3	抛光车针用毕及时妥善放置	3	2	1	0	
操作后护理	3	妥善安置患者，询问患者感觉	3	2	1	0	
	5	观察治疗后反应，指导饮食与口腔保健知识	5	3	2	0	
	4	物品分类处理	4	2	1	0	
	4	可重复使用器械分类处置、保湿暂存	4	2	1	0	
	4	牙椅复位，物体表面消毒顺序正确	4	2	1	0	

续表

项目	分值	考核要点	评分等级				得分
综合评价	3	操作动作协调敏捷	3	2	1	0	
	2	患者感觉满意	2	1	0	0	
	3	在操作全程均能保持操作台面整齐有序	3	2	1	0	
	3	严格执行无菌操作，感染控制与职业防护意识强	3	0	0	0	
合计	100						

监考教师：　　　　　日期：　　年　　月　　日

五、玻璃离子水门汀调拌技术

【实验目标】　能够熟悉玻璃离子水门汀调拌的用物准备及操作方法。

【实验物品】
1. **器械**　塑料调拌刀、一次性调拌纸。
2. **材料**　玻璃离子水门汀、防水剂等。
3. **用物**　防护镜、工作服、手套、口罩、帽子、铺巾、吸引器管、胸巾、口杯、防护膜、医用酒精棉球、无菌棉卷、口腔检查器（口镜、探针、镊子）等。

【实验流程】
1. 教师对玻璃离子水门汀材料调拌进行讲解演示，说明材料使用及调拌方法。
2. 学生两人一组进行练习操作。
3. 由两位教师共同进行考核。

任务表5　玻璃离子水门汀调拌技术

操作内容	合格	不合格
学生为玻璃离子水门汀材料调拌穿戴适宜的个人防护设备，包括护目镜、工作服、口罩、帽子、手套		
学生为患者提供适宜的个人防护设备，包括护目镜、胸巾		
学生按操作要求提前准备好调拌环境，包括确定充填的牙位及数量		
学生按顺序及需求为医生准备用物，提前与患者沟通充填过程中注意事项		
学生动手准备用物，检查有效期及材料性状，包括塑料调拌刀、一次性调拌纸、铺巾、玻璃离子水门汀、医用酒精棉球		
学生动手调拌材料，左手固定调拌纸板、将粉剂分为两等份，逐次加入、顺着同一个方向旋转推拉加压研磨调拌，直至细腻无颗粒，收集成面团状，传递给医师		
学生传递防水剂		
学生需保证患者舒适、及时吸唾		
学生为患者整理仪容，交代注意事项		
操作结束后学生正确将物品分类处理，可重复使用器械分类处置、保湿暂存		
牙椅复位，物体表面消毒顺序正确		

反馈：

指导者签字：　　　　　日期：　　年　　月　　日

【实验考核】

玻璃离子水门汀调拌技术考核要点及评分标准

学号：　　　　　操作者：　　　　　得分：

项目	分值	考核要点	评分等级				得分
素质要求	3	仪表端庄，工作服、鞋帽整洁，指甲、发型符合要求	3	2	1	0	

续表

项目	分值	考核要点	评分等级				得分
评估	3	环境安静安全，适合操作	3	2	1	0	
	3	了解患者情况以指导选取材料	3	2	1	0	
人员准备	3	七步洗手法洗手、戴口罩	3	2	1	0	
用物准备	5	检查器械灭菌有效期	5	3	1	0	
	3	核对玻璃离子水门汀材料名称、有效期、性状	3	2	1	0	
	5	检查调拌刀表面是否平整、光滑，温度适宜	5	4	2	0	
操作前宣讲	3	嘱患者漱口，解释操作方法及进行配合指导	3	2	1	0	
安全与舒适	3	调节椅位、灯光，给患者戴护目镜	3	2	1	0	
操作中配合	5	遵守无菌操作原则	5	3	1	0	
	10	材料用量合适，不浪费，粉液比例合适	10	6	4	0	
	5	粉液取用方法正确，无气泡	5	3	1	0	
	10	调拌方法正确，操作熟练、轻巧	10	8	4	0	
	10	调配性状符合要求，在规定时间内完成材料调拌	10	6	4	0	
操作后护理	3	及时调节椅位及移除灯光	3	2	1	0	
	4	撤防护膜和整理用物流程正确，不出现再污染的情况	4	3	1	0	
	3	做好牙椅单元的终末消毒	3	2	1	0	
	3	医疗垃圾分类正确	3	2	1	0	
	3	七步洗手法洗手	3	2	1	0	
综合评价	5	在操作全程均能保持操作台面整齐有序	5	3	1	0	
	3	操作熟练高效到位，一气呵成，动作协调、流畅	3	2	1	0	
	5	严格执行无菌操作，感染控制与职业防护意识强	5	3	0	0	
合计	100						

监考教师：　　　　日期：　　年　月　日

六、根管预备的护理配合

【实验目标】 能够识别并准备根管预备所需的器械、材料、治疗药物及用物。

【实验物品】

1. 设备 高、低速牙科手机，牙髓活力电测仪、根尖定位仪、橡皮障套装、根管测量仪、减速马达及减速牙科手机、超声手柄及工作尖等。

2. 器械 拔髓针、拔髓针柄、根管口探针、根管锉、车针、镍钛根管锉、根管治疗测量尺、口镜、根管探针、水门汀充填器、牙科镊、开髓车针、橡皮障、橡皮障夹、橡皮障夹钳、打孔器、面弓、剪刀、橡皮障定位打孔模板等。

3. 麻醉用物 表面麻醉剂、局部麻醉剂、卡局芯式注射器或计算机控制无痛局麻注射仪、专用注射针头、碘伏、医用棉签等。

4. 材料 根管消毒剂、暂封材料、氧化锌丁香油糊剂、根管冲洗剂、根管润滑剂（EDTA）等。

5. 用物 口腔检查器（口镜、探针、镊子）、工作服、手套、口罩、帽子、吸引管、防护面罩/护目镜、胸巾、口杯、防护膜、调拌纸、调拌刀、棉卷或棉球、牙线、吸潮纸尖、根管冲洗器等。

【实验流程】

1. 教师对根管治疗术根管预备操作流程进行讲解演示，说明器械、设备、治疗药物的使用方法。

2. 学生两人一组进行练习操作。

3. 由两位教师共同进行考核。

任务表 6 根管预备的护理配合

操作内容	合格	不合格
学生为常规根管预备穿戴适宜的个人防护设备，包括工作服、口罩、帽子、防护面罩/护目镜、手套		
学生为患者提供适宜的个人防护设备，包括护目镜、胸巾		
学生按操作要求提前准备好牙科环境，包括病史、口腔影像学资料和牙科模型、临床照片、知情同意书		
学生动手准备麻醉用物，包括表面麻醉剂、局部麻醉剂、卡局芯式注射器、专用注射针头、碘伏、医用棉签或计算机控制无痛局麻注射仪		
学生准备好橡皮障用物，包括橡皮障、橡皮障夹、橡皮障夹钳、打孔器、面弓、剪刀、橡皮障定位打孔模板、牙线、充填器，协助安装好橡皮障		
学生准备根尖定位仪，连接唇钩，打开电源，放在医师操作方便的位置上，协助医师进行根管工作长度的测量并做好记录		
学生根据根管锉工作长度做好标记并逐号排放在治疗盘中		
学生准备好机动马达减速牙科手机、镍钛根管锉一套		
学生每更换一次不同型号的根管器械，配合用 3% 过氧化氢或 2.5% 次氯酸钠与生理盐水交替冲洗根管一次，并及时吸唾		
学生将光滑髓针卷好棉捻（或用吸潮纸尖）递给医师干燥根管		
学生按医嘱准备好合适的根管消毒棉球		
学生递给医师暂封材料		
学生需严格执行无菌操作		
学生详细交代术后注意事项：告知患者牙出现轻度疼痛或不适感属于正常反应，如有剧痛反应随时就诊。嘱患者在根管治疗期间避免用患侧咀嚼硬物，按时复诊		
学生正确将物品分类处理，可重复使用器械分类处置、保湿暂存		
牙椅复位，物体表面消毒顺序正确		

反馈：

指导者签字： 日期： 年 月 日

【实验考核】

根管预备的护理配合考核要点及评分标准

学号： 操作者： 得分：

项目	分值	考核要点	评分等级				得分
素质要求	3	仪表端庄，工作服、鞋帽整洁，指甲、发型符合要求	3	2	1	0	
评估	3	环境安静安全，适合操作	3	2	1	0	
	3	患者合作耐受程度和是否有操作禁忌证	3	2	1	0	
人员准备	3	七步洗手法洗手、戴口罩	3	2	1	0	
用物准备	3	用物和药物准备齐全、在有效期内，仪器设备性能完好	3	2	1	0	
	3	防护膜粘贴流程顺畅，上好车针后空踩高速涡轮机 30 秒	3	2	1	0	
操作前宣讲	3	嘱患者漱口，告知术中注意事项和不适的应对技巧	3	2	1	0	
安全与舒适	4	调节椅位、灯光，协助医生暂停核对牙位，给患者戴护目镜	4	3	2	0	

续表

项目	分值	考核要点	评分等级				得分
操作中配合	4	器械按使用的先后顺序一字排开，反复核对，避免遗漏	4	3	2	0	
	3	及时调节灯光、间中吸唾，安装橡皮障方法正确、动作轻柔	3	2	1	0	
	4	严密观察患者用药后反应，及时给予心理支持和人文关怀	4	3	1	0	
	5	根据医生的习惯，提前做好下一步的器械准备	5	3	1	0	
	4	器械传递交换主动、及时、平稳、准确，传递率达95%	4	3	1	0	
	5	器械传递先后、角度、高度、握持位置和工作端的朝向正确	5	4	3	0	
	4	备好器械后主动在口周等候，直接放入医生手中，拿取多种器械时谨遵先用先拿原则	4	3	1	0	
	3	查对根管消毒药物名称、有效期、性状	3	2	1	0	
	3	注意操作细节，仪器使用正确，装卸熟练	3	2	1	0	
	4	及时做好使用后器械的椅旁预清洁	4	3	1	0	
	3	严格执行无菌操作，感染控制意识强	3	2	1	0	
操作后护理	3	及时调节椅位及移除灯光	3	2	1	0	
	3	详细交代术后注意事项及复诊时间，嘱患者治疗期间避免用患侧咀嚼硬物	3	2	1	0	
	3	治疗后空踩高速涡轮机30秒	3	2	1	0	
	3	撤防护膜和整理用物流程正确，不出现再污染的情况	3	2	1	0	
	3	做好牙椅单元的终末消毒	3	2	1	0	
	3	医疗垃圾分类正确	3	2	1	0	
	3	七步洗手法洗手	3	2	1	0	
综合评价	4	在操作全程均能保持操作台面整齐有序	4	3	2	0	
	4	操作熟练高效到位，一气呵成，动作协调、流畅	4	3	2	0	
	4	严格执行无菌操作，感染控制与职业防护意识强	4	3	2	0	
合计	100						

监考教师：　　　　日期：　年　月　日

七、根管充填的护理配合

【实验目标】 能够识别并准备根管预备所需的器械、材料、治疗药物及用物。

【实验物品】

1. 设备 高、低速牙科手机，热牙胶充填仪、热牙胶携热器、热牙胶注射枪、根尖定位仪、超声根管治疗仪器、超声工作手柄及工作尖等。

2. 器械 充填器、牙科镊、车针、水门汀充填器、强力吸引器管、根管锉、根管冲洗器、根管治疗测量尺、超声根管锉、超声工作扳手、侧压器、垂直加压器、橡皮障、橡皮障夹、橡皮障夹钳、打孔器、面弓、剪刀、橡皮障定位打孔模板等。

3. 材料 根管冲洗剂、根管充填糊剂、根管封闭剂等。

4. 用物 口腔检查器（口镜、探针、镊子）、医用酒精棉球、工作服、手套、口罩、帽子、吸引器管、防护面罩/护目镜、胸巾、口杯、防护膜、调拌纸、调拌刀、棉卷或棉球、牙线、暂封王、牙胶尖、吸潮纸尖和牙胶子弹等。

【实验流程】

1. 教师对根管治疗术根管充填操作流程进行讲解演示，说明器械、设备、治疗药物的使用方法。

2. 学生两人一组进行练习操作。

3. 由两位教师共同进行考核。

任务表 7　根管充填的护理配合

操作内容	合格	不合格
学生为常规根管预备穿戴适宜的个人防护设备，包括护目镜/防护面罩、工作服、口罩、帽子、手套		
学生为患者提供适宜的个人防护设备，包括护目镜、胸巾		
学生按操作要求提前准备好牙科环境，包括病史、口腔影像学资料和牙科模型、临床照片、知情同意书		
学生准备好橡皮障用物，包括橡皮障、橡皮障夹、橡皮障夹钳、打孔器、面弓、剪刀、橡皮障定位打孔模板、牙线、充填器，协助安装好橡皮障		
学生将超声根管锉安装在超声机上递给医生备用		
学生根据根管的粗细准备好吸潮纸尖		
学生根据根管的工作长度和根管预备后主尖锉的型号选择相应的吸潮纸尖、主牙胶尖，测量好长度并做好标记，同时准备数根副牙胶尖		
学生准备合适的根管充填糊剂		
学生准备好牙胶侧压器递给医生进行根管侧压（传统充填）		
学生递送牙胶切断器给医生烧断多余的牙胶尖（传统充填）		
学生将携热尖和牙胶子弹安装在热牙机携热器和注射枪上并按操作程序准备好（热牙胶充填）		
学生将携热器递给医师切除根尖部分多余的牙胶尖（热牙胶充填）		
学生用医用酒精棉球擦拭干净携热器上从根管内带出的多余牙胶尖（热牙胶充填）		
学生递给医师垂直加压器侧压端对根管内充填的牙胶尖进行侧压（热牙胶充填）		
学生用医用酒精棉球擦拭干净垂直加压器上多余的牙胶尖（热牙胶充填）		
学生将热牙胶注射枪递给医师进行根管中后部分牙胶的充填（热牙胶充填）		
学生递给医师垂直加压器充填端对根管内牙胶尖进行充填（热牙胶充填）		
学生用医用酒精棉球擦拭干净垂直加压器上带出的多余牙胶尖（热牙胶充填）		
学生准备好氧化锌传递给医师进行暂封		
学生需严格执行无菌操作		
学生详细交代术后注意事项并指引前往放射科拍摄根尖片，确认充填效果		
学生正确将物品分类处理，可重复使用器械分类处置、保湿暂存		
牙椅复位，物体表面消毒顺序正确		

反馈：

指导者签字：　　　　　　　　　日期：　　年　　月　　日

【实验考核】

根管充填的护理配合考核要点及评分标准

学号：　　　　　　操作者：　　　　　　得分：

项目	分值	考核要点	评分等级				得分
素质要求	3	仪表端庄，工作服、鞋帽整洁，指甲、发型符合要求	3	2	1	0	
评估	3	环境安静安全，适合操作	3	2	1	0	
	3	患者合作耐受程度和是否有操作禁忌证	3	2	1	0	

续表

项目	分值	考核要点		评分等级			得分
人员准备	3	七步洗手法洗手、戴口罩	3	2	1	0	
用物准备	3	用物和药物准备齐全、在有效期内，仪器设备性能完好	3	2	1	0	
	3	防护膜粘贴流程顺畅，上好车针后空踩高速涡轮机30秒	3	2	1	0	
操作前宣讲	3	嘱患者漱口，告知术中注意事项和不适的应对技巧	3	2	1	0	
安全与舒适	4	调节椅位、灯光，协助医生核对牙位，给患者戴护目镜	4	3	2	0	
操作中配合	4	器械按使用的先后顺序一字排开，反复核对，避免遗漏	4	3	2	0	
	3	及时吸唾，调节灯光，安装橡皮障方法正确、动作轻柔	3	2	1	0	
	5	器械传递交换主动、及时、平稳、准确，传递率达95%	5	4	3	0	
	5	器械传递先后、角度、高度、握持位置和工作端的朝向正确	5	4	3	0	
	5	备好器械后主动在口周等候，直接放入医生手中，拿取多种器械时谨遵先用先拿原则	5	4	3	0	
	5	调拌根管充填糊剂稀稠度适中，拉丝状，量适中	5	4	3	0	
	5	注重操作细节：如避免污染吸潮纸尖、牙胶尖尖端，携热尖、垂直加压器测量工作长度时注意预减4mm等	5	4	3	0	
	5	及时做好使用后器械的椅旁预清洁	5	3	1	0	
	4	严格执行无菌操作，感染控制意识强	4	2	1	0	
操作后护理	3	及时调节椅位及移除灯光，妥善安置患者，询问患者感觉	3	2	1	0	
	4	详细交代术后注意事项及复诊时间，嘱患者半小时后进食	4	3	2	0	
	3	治疗后空踩高速涡轮机30秒	3	2	1	0	
	3	撤防护膜和整理用物流程正确，不出现再污染的情况	3	2	1	0	
	3	做好牙椅单元的终末消毒	3	2	1	0	
	3	医疗垃圾分类正确	3	2	1	0	
	3	七步洗手法洗手	3	2	1	0	
综合评价	4	在操作全程均能保持操作台面整齐有序	4	3	2	0	
	4	操作熟练高效到位，一气呵成，动作协调、流畅	4	3	2	0	
	4	严格执行无菌操作，感染控制与职业防护意识强	4	3	2	0	
合计	100						

监考教师： 日期： 年 月 日

八、海藻酸盐印模技术

【实验目标】 能够熟悉海藻酸盐印模用物准备及操作方法。

【实验物品】

1. 器械 橡皮碗、调拌刀、量杯、托盘等。

2. 材料 海藻酸盐印模材料、清水等。

3. 用物 护目镜、工作服、手套、口罩、帽子、铺巾、吸引器管、胸巾、口杯、防护膜、口腔检查器（口镜、探针、镊子）等。

【实验流程】

1. 教师对印模调拌进行讲解演示，说明材料使用及调拌方法。

2. 学生两人一组进行练习操作。

3. 由两位教师共同进行考核。

任务表8　海藻酸盐印模技术

操作内容	合格	不合格
学生为海藻酸盐印模材料调拌个人防护设备,包括护目镜、工作服、口罩、帽子、手套		
学生为患者提供适宜的个人防护设备,包括护目镜、胸巾		
学生按操作要求提前准备好印模环境,包括缺失位置及数量、水温适宜、材料用量		
学生动手准备印模用物,包括橡皮碗、调拌刀、海藻酸盐粉剂印模材料、清水、量杯		
学生需按顺序及需求为医生准备用物,提前告知患者印模过程的注意事项		
学生准备好印模物品,包括铺巾、托盘、橡皮碗、调拌刀、海藻酸盐粉剂印模材料、清水、量杯、计量容器		
学生动手调拌印模材料,包括轻轻调和、转动橡皮碗、加快调和速度,将材料刮收于橡皮碗一侧、反复排气、上托由远到近,印模材料表面光滑、均匀适量、无气泡,操作时间不超过30秒		
学生需保证患者舒适,印模过程注意患者有无恶心、呕吐等不适		
学生为患者整理仪容,交代注意事项		
操作结束后学生正确将物品分类处理,可重复使用器械分类处置、保湿暂存		
牙椅复位,物体表面消毒顺序正确		

反馈:

指导者签字:　　　　　　　日期:　　　年　　　月　　　日

【实验考核】

海藻酸盐印模技术考核要点及评分标准

学号:　　　　　　操作者:　　　　　　得分:

项目	分值	内容	评分等级				得分
素质要求	3	仪表端庄,工作服、鞋帽整洁,指甲、发型符合要求	3	2	1	0	
评估	3	环境安静安全,适合操作	3	2	1	0	
	3	患者合作耐受程度和是否有操作禁忌证	3	2	1	0	
人员准备	3	七步洗手法洗手、戴口罩	3	2	1	0	
用物准备	3	遵医嘱选择合适托盘(托盘有正确的防脱模措施)	3	2	1	0	
	3	核对海藻酸盐印模材料名称及有效期	3	2	1	0	
	3	调拌刀、调拌碗置于治疗巾上	3	2	1	0	
	3	取合适托盘,置于治疗巾上	3	2	1	0	
	3	印模用物准备齐全,摆放有序,合理	3	2	1	0	
	3	用物准备齐全、在有效期内,仪器设备性能完好,防护膜粘贴流程顺畅	3	2	1	0	
操作前宣讲	3	嘱患者漱口、解释操作方法及进行配合指导	3	2	1	0	
安全与舒适	3	调节椅位、灯光,协助医生核对牙位,给患者戴护目镜	3	2	1	0	
操作中配合	3	一勺粉对应一格水	3	2	1	0	
	3	上颌托盘取两勺粉,下颌托盘取一勺半(松粉),取粉后将盖拧紧	3	2	1	0	
	4	竖起调拌刀在碗底轻调,待水、粉完全混匀	4	3	1	0	
	5	将调拌刀与碗侧壁完全接触,用"8"字法或旋转法快速调拌(调拌刀对印模材料产生一定压力),直至材料均匀呈奶油糊状(印模材料不溅出)	5	4	3	0	

续表

项目	分值	内容	评分等级				得分
操作中配合	4	向碗一侧挤压排气，使材料表面光滑无气泡	4	3	1	0	
	4	一手转动橡皮碗，一手用刀将材料刮于碗的一侧	4	3	2	1	
	3	上颌：材料应形成圆团状，由后向前堆放，以免形成气泡，表面光滑	3	2	1	0	
	3	下颌：材料成条状沿托盘舌侧由一端向另一端盛入，再向颊侧刮平，刮去舌系带处多余材料，量适中，远中游离端饱满，表面光滑	3	2	1	0	
	3	上托盘手法正确，材料流动性适中	3	2	1	0	
	3	给医生留出足够位置，以医生方便抓握、不换手为原则，托盘方向正确	3	2	1	0	
	2	正确处理用物	2	1	0	0	
	3	严格执行无菌操作，感染控制意识强	3	2	1	0	
操作后护理	3	及时调节椅位及移除灯光	3	2	1	0	
	3	撤防护膜和整理用物流程正确，不出现再污染的情况	3	2	1	0	
	3	做好牙椅单元的终末消毒	3	2	1	0	
	3	医疗垃圾分类正确	3	2	1	0	
	3	七步洗手法洗手	3	2	1	0	
综合评价	3	按 5S 物品管理原则在操作全程均能保持操作台面整齐有序	3	2	1	0	
	3	操作熟练高效到位，一气呵成，动作协调、流畅	3	2	1	0	
	3	严格执行无菌操作，感染控制与职业防护意识强	3	2	1	0	
合计	100						

监考教师：　　　　日期：　　年　　月　　日

九、硅橡胶印模技术

【实验目标】　能够熟悉硅橡胶印模的用物准备及调拌方法。

【实验物品】

1. 器械　调拌刀、混合枪、混合头、托盘等。

2. 材料　初印模材料、精细印模材料等。

3. 用物　护目镜、工作服、手套、丁腈手套、口罩、帽子、铺巾、吸引器管、胸巾、口杯、防护膜、口腔检查器（口镜、探针、镊子）、计时器等。

【实验流程】

1. 教师对硅橡胶印模材料的调拌进行讲解演示，说明材料性能、使用及调拌方法。

2. 学生两人一组进行练习操作。

3. 由两位教师共同进行考核。

任务表 9　硅橡胶印模技术

操作内容	合格	不合格
学生为硅橡胶印模材料调拌穿戴适宜的个人防护设备，包括护目镜、工作服、口罩、帽子、手套		
学生为患者提供适宜的个人防护设备，包括护目镜、胸巾		
学生按操作要求提前准备好印模环境，包括缺失位置及数量、材料用量		
学生动手准备印模用物，包括硅橡胶印模材料、计时器、托盘、丁腈手套、调拌刀、混合枪、混合头		
学生按顺序及需求为医生准备用物，提前告知患者取印模过程中的注意事项		
学生准备好印模物品，包括铺巾、托盘、调拌刀、硅橡胶印模材料、计时器		

续表

操作内容	合格	不合格
学生动手调拌印模材料，按修复需要取适量材料、催化剂，用手均匀柔和约 60 秒直到颜色均匀、上颌放置揉成团状，下颌放置揉成条状，调和操作时间不超过 2 分钟，无气泡		
学生需保证患者舒适，印模过程注意患者有无恶心、呕吐等不适		
学生为患者整理仪容，交代注意事项		
操作结束后学生正确将物品分类处理，可重复使用器械分类处置、保湿暂存		
牙椅复位，物体表面消毒顺序正确		

反馈：

指导者签字：　　　　　日期：　　年　　月　　日

【实验考核】

硅橡胶印模技术考核要点及评分标准

学号：　　　操作者：　　　得分：

项目	分值	考核要点	评分等级				得分
素质要求	3	仪表端庄，工作服、鞋帽整洁，指甲、发型符合要求	3	2	1	0	
评估	3	环境安静安全，适合操作	3	2	1	0	
	3	患者合作耐受程度和是否有操作禁忌证	3	2	1	0	
人员准备	3	七步洗手法洗手、戴口罩	3	2	1	0	
用物准备	3	用物准备齐全、在有效期内，仪器设备性能完好，防护膜粘贴流程顺畅	3	2	1	0	
操作前宣讲	3	嘱患者漱口，告知术中注意事项和不适的应对技巧	3	2	1	0	
安全与舒适	4	调节椅位、灯光，协助医生核对牙位，给患者戴护目镜	4	3	2	0	
操作中配合	4	遵医嘱选择合适托盘（托盘有正确的防脱模措施）	4	3	2	0	
	3	核对硅橡胶终印模材料名称及有效期	3	2	1	0	
	4	正确安装终印模材料于混合枪上	4	3	1	0	
	5	旋转拧开材料盖，在安装混合头前可先挤出终印模少量材料（约 1cm），直到压出的基质和催化剂均匀一致	5	4	3	0	
	4	正确安装一次性混合头，混合枪有避污措施	4	3	1	0	
	5	初印模材料按体积比 1：1（1 平匙基质：1 平匙催化剂）量取（专用量匙，不能混用）	5	4	3	0	
	3	取材料方法正确，用调拌刀从量匙中部将多余材料分成两份刮平，备用；及时盖盖（基质、催化剂不能接触、混淆）	3	2	1	0	
	3	观察患者是否有无恶心、呕吐反应，及时给予心理支持和人文关怀	3	2	1	0	
	3	将两种材料混合揉捏，方法正确（用双手指尖部位快速揉捏）	3	2	1	0	
	3	材料混合均匀、颜色均匀一无色纹，根据患者位置，用手指轻压出牙槽嵴的形状	3	2	1	0	
	3	将终印模挤在牙槽嵴处（无空腔、气泡）	3	2	1	0	
	3	正确方法传递给医生	3	2	1	0	
	3	固化后的印模均匀细致，完整、无气泡、无脱模	4	3	1	0	

续表

项目	分值	考核要点	评分等级				得分
操作中配合	3	旋转拧下终印模材料混合头，擦拭后盖好盖	3	2	1	0	
	2	正确处理用物	2	1	0	0	
	3	严格执行无菌操作，感染控制意识强	2	2	0	0	
操作后护理	3	及时调节椅位及移除灯光	3	2	1	0	
	3	撒防护膜和整理用物流程正确，不出现再污染的情况	3	2	1	0	
	3	做好牙椅单元的终末消毒	3	2	1	0	
	3	医疗垃圾分类正确	3	2	1	0	
	3	七步洗手法洗手	3	2	1	0	
综合评价	3	在操作全程均能保持操作台面整齐有序	3	2	1	0	
	3	操作熟练高效到位，一气呵成，动作协调、流畅	3	2	1	0	
	3	严格执行无菌操作，感染控制与职业防护意识强	3	2	1	0	
合计	100						

监考教师：　　　　日期：　　年　　月　　日

十、灌注模型技术

【实验目标】 能够熟悉灌注模型用物准备及操作方法。

【实验物品】

1.器械 橡皮碗、石膏调拌刀、调拌板等。

2.材料 石膏、清水等。

3.用物 工作服、手套、口罩、帽子、铺巾、量杯、护目镜等。

【实验流程】

1. 教师对灌注模型进行讲解演示，说明材料使用及灌注方法。

2. 学生两人一组进行练习操作。

3. 由两位教师共同进行考核。

任务表 10　灌注模型技术

操作内容	合格	不合格
学生为灌注模型准备个人防护设备，包括护目镜、工作服、口罩、帽子、手套		
学生按操作要求提前准备好灌模环境，包括石膏振荡器，根据修复要求选择石膏		
学生动手准备灌注模型用物，包括铺巾、调拌刀、橡皮碗、超硬石膏粉、清水、量杯、模型消毒液		
学生动手灌注模型，按水粉比例依次先水后粉，往同一方向调拌，调拌刀与碗壁接触挤压石膏，在50秒内调拌完成，将调拌均匀的石膏在桌上或振荡器上振荡逐步排出气泡，下颌灌注厚度为3.5～4.0cm，上颌为4.0～4.5cm		
灌注结束后将模型静置30分钟		
操作结束后学生正确将物品分类处理，可重复使用器械分类处置、保湿暂存		
清洁技工室台面，物体表面消毒顺序正确		

反馈：

指导者签字：　　　　日期：　　年　　月　　日

【实验考核】

灌注模型技术考核要点及评分标准

学号：　　　　　　操作者：　　　　　　得分：

项目	分值	考核要点	评分等级				得分
素质要求	3	仪表端庄，工作服、鞋帽整洁，指甲、发型符合要求	3	2	1	0	
评估	3	临床印模是否取全，基牙有无气泡	3	2	1	0	
	3	核对各种石膏在有效期内	3	2	1	0	
	3	橡胶碗干净无裂痕	3	2	1	0	
人员准备	3	七步洗手法洗手、戴口罩	3	2	1	0	
用物准备	3	用物准备齐全、在有效期内	3	2	1	0	
操作前宣讲	3	嘱患者漱口，告知术中注意事项和不适的应对技巧	3	2	1	0	
安全与舒适	4	调节椅位、灯光，协助医生核对牙位，给患者戴护目镜	4	3	2	0	
操作中配合	4	水与石膏之比为1：2	4	3	2	0	
	5	材料取量合适无浪费	5	3	1	0	
	8	将调拌刀沿着同一方向调拌	8	6	4	0	
	10	振荡器振荡，排出气泡	10	6	4	0	
	5	用流动水轻轻冲洗印模	5	4	3	0	
	5	石膏调拌在50秒内完成	5	3	1	0	
	5	灌注模型方法	5	3	1	0	
	3	调拌刀修整模型边缘	3	2	1	0	
	3	取出模型	3	2	1	0	
	3	打磨机修整模型边缘	3	2	1	0	
操作后护理	3	及时调节椅位及移除灯光	3	2	1	0	
	3	撤防护膜和整理用物流程正确，不出现再污染的情况	3	2	1	0	
	3	做好牙椅单元的终末消毒	3	2	1	0	
	3	医疗垃圾分类正确	3	2	1	0	
	3	七步洗手法洗手	3	2	1	0	
综合评价	3	在操作全程均能保持操作台面整齐有序	3	2	1	0	
	3	操作熟练高效到位，一气呵成，动作协调、流畅	3	2	1	0	
	3	严格执行无菌操作，感染控制与职业防护意识强	3	1	0	0	
合计	100						

监考教师：　　　　日期：　　　年　　月　　日

十一、简单牙拔除术的护理配合

【实验目标】　能够识别并准备常规牙拔除术所需的器械、治疗药物及用物。

【实验物品】

1. 器械　牙龈分离器、牙钳、牙挺、刮匙、备用缝合包等。

2. 麻醉用物　卡局芯式注射器、针头、碘伏、医用棉签等。

3. 药品及材料　表面麻醉剂、局部麻醉剂、氯己定溶液等。

4. 用物　工作服、手套、口罩、帽子、口腔检查器（口镜、探针、镊子）、吸引器管、防护面罩/护目镜、胸巾、口杯、防护膜、棉球、无菌棉卷、碘仿海绵等。

【实验流程】

1. 教师对简单牙拔除术进行讲解演示，说明器械、材料、治疗药物的使用方法。

2. 学生两人一组进行练习操作。

3. 由两位教师共同进行考核。

任务表 11　简单牙拔除术的护理配合

操作内容	合格	不合格
学生为简单牙拔除术穿戴适宜的个人防护设备，包括工作服、口罩、帽子、防护面罩/护目镜、手套		
学生为患者提供适宜的个人防护设备，包括护目镜、胸巾		
学生按操作要求提前准备好牙科环境，包括病史、口腔影像学资料和牙科模型		
学生动手准备麻醉用物，包括表面麻醉剂、局部麻醉剂、卡局芯式注射器、针头、医用棉签、碘伏		
学生准备好拔牙工具、器械和药品，包括口镜、牙龈分离器、牙钳、牙挺、刮匙、棉球、无菌棉卷、凡士林、备用缝合包、强力吸引器管		
学生动手准备好止血棉卷或纱布、碘仿海绵		
学生详细交代术后注意事项		
操作结束后学生正确将物品分类处理，可重复使用器械分类处置、保湿暂存		
牙椅复位，物体表面消毒顺序正确		

反馈：

指导者签字：　　　　　日期：　　年　　月　　日

【实验考核】

简单牙拔除术的护理配合考核要点及评分标准

学号：　　　　　操作者：　　　　　得分：

项目	分值	考核要点	评分等级				得分
素质要求	3	仪表端庄，工作服、鞋帽整洁，指甲、发型符合要求	3	2	1	0	
人员准备	3	七步洗手法洗手、戴口罩	3	2	1	0	
评估	2	接诊患者有礼貌，护患沟通有效	2	1	0	0	
	2	查对患者，了解一般情况、心理状态	2	1	0	0	
	3	询问就诊目的、全身健康情况、过敏史，对疾病的认识	3	2	1	0	
操作前护理	4	环境整洁、明亮、安全、舒适，牙椅功能正常	4	3	2	1	
	4	指导术中配合	4	3	1	1	
	4	常规准备完善、有序，备好吸唾管	4	3	3	1	
	5	治疗物品按需准备齐全，放置合理	5	4	2	1	
	4	手术体位合适，调节灯光，术野清晰	4	3	1	1	
	4	查对黏膜消毒药品，注射器或各关节是否连接紧密，核对麻醉剂的名称、浓度、剂量、有效期及患者姓名等	4	2	1	0	
操作中护理	5	严格遵守无菌操作原则，有感染控制措施	5	1	0	0	
	5	器械摆放合理，熟悉手术程序，配合默契	5	3	2	1	
	5	及时吸唾，调节光源，保持术野清晰	5	3	2	1	
	4	及时观察患者面色、唇色、体温、呼吸、脉搏	4	3	2	1	
	5	询问患者感受，指导患者配合	5	3	1	0	

续表

项目	分值	考核要点	评分等级				得分
操作后护理	3	妥善安置患者，清洁患者面部，询问患者感觉	3	2	1	0	
	5	术后指导对患牙疼痛不适的观察及处理，饮食及口腔保健知识	5	3	2	1	
	4	物品分类处理	4	2	0	0	
	4	可重复使用器械分类处置，保湿暂存	4	2	0	0	
	3	医疗垃圾分类正确	3	2	1	0	
	4	做好牙椅单元的终末消毒	4	2	1	0	
	3	七步洗手法洗手	3	2	1	0	
评价	4	在操作全程均能保持操作台面整齐有序	4	3	2	0	
	4	操作熟练高效到位，一气呵成	4	3	2	0	
	4	严格执行无菌操作，感染控制与职业防护意识强	4	3	1	0	
总分	100						

监考教师：　　　日期：　　　年　　月　　日

十二、复杂牙拔除术的护理配合

【实验目标】　能够识别并准备外科拔除术所需的器械、设备、治疗药物及用物。

【实验物品】

1. 设备　外科专用涡轮手机等。

2. 器械　刀柄、手术刀片15#、拔牙钳、医用镊子（钳子）、微创挺、专用车针、牙挺、修整器、骨膜分离器、颊拉钩、组织分离钳（血管钳）、角针6×12、持针器、眼科剪、孔巾、金属吸引器管等。

3. 麻醉用物　卡局芯式注射器、针头、碘伏、医用棉签。

4. 药品及材料　表面麻醉剂、局部麻醉剂、氯己定溶液、碘仿海绵等。

5. 用物　工作服、无菌手套、口罩、帽子、器械盘、吸引器管、防护面罩/护目镜、胸巾、口杯、防护膜、无菌棉卷、医用酒精棉球、0.5%碘伏棉球数个、缝合线等。

【实验流程】

1. 教师对复杂牙拔除术进行讲解演示，说明器械、材料、治疗药物的使用方法及配合流程。

2. 学生两人一组进行练习操作。

3. 由两位教师进行共同考核。

任务表 12　复杂牙拔除术的护理配合

操作内容	合格	不合格
学生为复杂牙拔除术穿戴适宜的个人防护设备，包括工作服、口罩、帽子、防护面罩/护目镜、手套		
学生为患者提供适宜的个人防护设备，包括护目镜、胸巾		
学生按操作要求提前准备好牙科环境，包括病史、口腔影像学资料和牙科模型		
学生动手准备麻醉用物，包括表面麻醉剂、局部麻醉剂、卡局芯式注射器、针头、医用棉签、碘伏		
学生准备好 0.5% 碘伏棉球		
学生准备好拔牙工具、器械和药品，包括刀柄、手术刀片15#、微创挺、外科专用涡轮手机、车针、牙挺、拔牙钳、修整器、骨膜分离器、颊拉钩、血管钳、孔巾、无菌手套、强吸引器管		
学生动手准备缝合用物，包括医用镊子（钳子）、角针6×12、持针器、缝合线、眼科剪		

续表

操作内容	合格	不合格
学生需保证患者舒适，术野清晰		
学生按顺序及需求为医生准备器械和设备		
学生已动手准备好止血棉卷或纱布、碘仿海绵		
学生详细交代术后注意事项		
操作结束后学生正确将物品分类处理，可重复使用器械分类处置、保湿暂存		
牙椅复位，物体表面消毒顺序正确		

反馈：

指导者签字：　　　　　日期：　　年　　月　　日

【实验考核】

复杂牙拔除术考核要点及评分标准

学号：　　　　操作者：　　　　得分：

项目	分值	考核要点	评分等级				得分
素质要求	3	仪表端庄，工作服、鞋帽整洁，指甲、发型符合要求	3	2	1	0	
评估	3	环境安静安全，适合操作	3	2	1	0	
	3	患者合作耐受程度和是否有操作禁忌证	3	2	1	0	
人员准备	3	七步洗手法洗手、戴口罩	3	2	1	0	
用物准备	3	用物和麻药准备齐全、在有效期内、性能完好	3	2	1	0	
	4	防护膜粘贴流程顺畅，上好车针后空踩高速涡轮机30秒	4	3	2	0	
操作前宣讲	4	嘱患者漱口，告知术中注意事项和不适的应对技巧	4	3	2	0	
安全与舒适	4	调节椅位、灯光，协助医生核对牙位	4	3	2	0	
操作中配合	3	器械按使用的先后顺序一字排开	3	2	1	0	
	5	根据医生的习惯，做好下一步的器械准备	5	4	3	0	
	5	器械、敷料传递交换方法正确，器械传递率为95%	5	4	3	0	
	3	及时调节灯光	3	2	1	0	
	5	及时用吸引器吸净气雾、唾液和血液，操作区暴露清晰	5	4	3	0	
	5	注意观察患者注射麻药后的不良反应和术中不适	5	4	3	0	
	4	适时给予患者心理支持和人文关怀	4	3	2	0	
	3	及时做好使用后器械的椅旁预清洁	3	2	1	0	
	3	严格执行无菌操作，感染控制意识强	3	2	1	0	
操作后护理	3	及时调节椅位及移除灯光	3	2	1	0	
	5	详细交代术后注意事项及复诊时间，嘱患者半小时后再离院	5	4	3	0	
	4	治疗后空踩高速涡轮机30秒	4	3	2	0	
	4	撤防护膜和整理用物流程正确，不出现再污染的情况	4	3	2	0	
	3	做好牙椅单元的终末消毒	3	2	1	0	
	3	医疗垃圾分类正确	3	2	1	0	
	3	七步洗手法洗手	3	2	1	0	

续表

项目	分值	考核要点		评分等级			得分
综合评价	4	在操作全程均能保持操作台面整齐有序	4	3	2	0	
	4	操作熟练高效到位，一气呵成	4	3	2	0	
	4	严格执行无菌操作，感染控制与职业防护意识强	4	3	1	0	
合计	100						

监考教师：　　　　日期：　年　月　日

十三、龈上洁治术的护理配合

【实验目标】　能够识别并准备龈上洁治术所需的器械、设备、治疗药物及用物。

【实验物品】

1.设备　超声波洁牙手机及龈上工作尖一套、喷砂头、喷砂枪、低速牙科手机，必要时备塑料器械和钛刮治器等。

2.器械　牙周探针、三用枪、抛光杯等。

3.药品及材料　3%过氧化氢溶液、氯己定含溶液、菌斑显示液、抛光膏等。

4.用物　工作服、手套、口罩、帽子、口腔检查器（口镜、探针、镊子）、吸引器管、防护面罩/护目镜、胸巾、口杯、防护膜、口腔冲洗器、无菌棉球、调拌板等。

【实验流程】

1.教师对龈上洁治术进行讲解演示，说明器械、材料、治疗药物的使用方法。

2.学生两人一组进行练习操作。

3.由两位教师进行共同考核。

任务表 13　龈上洁治术的护理配合

操作内容	合格	不合格
学生为常规龈上洁治术穿戴适宜的个人防护设备，包括护目镜/防护面罩、工作服、口罩、帽子、手套		
学生为患者提供适宜的个人防护设备，包括护目镜、胸巾		
学生按操作要求提前准备好牙科环境，包括病史、口腔影像学资料和牙科模型		
学生提前准备好牙周探诊用物，包括牙周探针、记录表		
学生提前准备好菌斑显示用物递予医生，包括菌斑显示液、无菌棉球		
学生准备好龈上洁治工具、器械，包括超声波洁牙手机及龈上工作尖一套、喷砂头、喷砂枪、低速牙科手机		
学生遵医嘱传递洁治器		
学生动手准备冲洗用物，用口腔冲洗器抽吸3%过氧化氢溶液，用棉球封住针口处递予医生，协助吸唾		
学生准备好抛光膏、调拌板，安装抛光杯于低速牙科手机弯机头，递给医生抛光牙面		
学生协助患者擦净面部，递予镜子		
学生详细交代术后注意事项并对患者进行口腔卫生宣教		
操作结束后学生正确将物品分类处理，可重复使用器械分类处置、保湿暂存		
牙椅复位，物体表面消毒顺序正确		

反馈：

指导者签字：　　　　日期：　年　月　日

【实验考核】

龈上洁治术的护理配合考核要点及评分标准

学号：　　　　　　操作者：　　　　　得分：

项目	分值	考核要点	评分等级				得分
素质要求	3	仪表端庄，工作服、鞋帽整洁，指甲、发型符合要求	3	2	1	0	
评估	3	环境安静安全，适合操作	3	2	1	0	
	3	患者合作耐受程度和是否有牙龈红肿出血等治疗禁忌证，安装有心脏起搏器的患者需提醒医生，选择合适的牙周治疗方式	3	2	1	0	
人员准备	3	七步洗手法洗手，戴口罩、防护面罩，协助患者围上胸巾	3	2	1	0	
用物准备	3	用物和药物准备齐全、在有效期内，调节超声波治疗仪功率	3	2	1	0	
	3	防护膜粘贴流程顺畅	3	2	1	0	
术前宣讲	6	嘱患者用氯己定溶液含漱1分钟，告知术中注意事项和不适的应对技巧	6	4	3	0	
安全与舒适	4	调节椅位，根据操作区域的变化适时跟进灯光调节	4	3	2	0	
	5	强、弱吸唾器管放置位置正确，能确保吸净操作区的气雾和口内的唾液，持续跟进医生操作，适时牵拉口唇扩大暴露操作区，注意不出现遮挡妨碍医生操作进程的情况	5	4	3	0	
	4	给患者戴护目镜，防止飞溅的液体和抛光膏进入患者眼睛	4	3	2	0	
操作中配合	5	器械摆放合理，仪器使用正确、装卸熟练	5	3	1	0	
	3	龈上工作尖选择正确	3	2	1	0	
	3	备好器械后主动在口周等候，直接放入医生手中，拿取多种器械时谨遵先用先拿原则	3	2	1	0	
	4	及时吸唾，调节灯光，保持术野清晰	4	3	1	0	
	4	抛光时用手指包住调拌板边缘，适时传递给医生抛光使用	4	3	1	0	
	4	遵医嘱及时传递冲洗液，传递手法正确	4	3	1	0	
	3	观察患者治疗反应，及时给予心理支持和人文关怀	3	2	1	0	
	3	及时做好使用后器械的椅旁预清洁	3	2	1	0	
	3	严格执行无菌操作，感染控制意识强	3	2	1	0	
操作后护理	3	及时调节椅位及移除灯光	3	2	1	0	
	4	交代注意事项及复诊时间，嘱患者半小时后才进食和饮水	4	3	2	0	
	4	撤防护膜和整理用物流程正确，不出现再污染的情况	4	3	2	0	
	4	做好牙椅单元的终末消毒	4	3	2	0	
	3	医疗垃圾分类正确	3	2	1	0	
	3	七步洗手法洗手	3	2	1	0	
综合评价	4	在操作全程均能保持操作台面整齐有序	4	3	2	0	
	4	操作熟练高效到位，一气呵成，动作协调、流畅	4	3	2	0	
	4	严格执行无菌操作，感染控制与职业防护意识强	4	3	1	0	
合计	100						

监考教师：　　　　日期：　　年　　月　　日

十四、龈下刮治及根面平整术的护理配合

【实验目标】　能够识别并准备龈下刮治及根面平整术所需的器械、材料、治疗药物及用物。

【实验物品】

1. 设备　超声治疗仪、洁牙手机手柄及龈下工作尖、龈下刮治器等。

2. 器械　牙周探针、三用枪、卡局芯式注射器、专用注射针头等。

3. 药品　3% 过氧化氢溶液、氯己定溶液、表面麻醉剂、局部麻醉剂、1% 碘伏、碘甘油、无菌生理盐水等。

4. 用物　口腔检查器（口镜、探针、镊子）、工作服、口罩、帽子、防护面罩/护目镜、胸巾、口杯、防护膜、吸引器管、口腔冲洗器、无菌手套、孔巾、碘伏、医用棉签等。

【实验流程】

1. 教师对龈下刮治及根面平整术进行讲解演示，说明器械、材料、治疗药物的使用方法及配合流程。

2. 学生两人一组进行练习操作。

3. 由两位教师共同进行考核。

任务表 14　龈下刮治及根面平整术的护理配合

操作内容	合格	不合格
学生为常规龈下洁治及根面平整术穿戴适宜的个人防护设备，包括护目镜/防护面罩、工作服、口罩、帽子、手套		
学生为患者提供适宜的个人防护设备，包括护目镜、胸巾		
学生按操作要求提前准备好牙科环境，包括病史、口腔影像学资料和牙科模型		
学生准备好麻醉用物，包括表面麻醉剂、卡局芯式注射器、专用注射针头、碘伏、医用棉签、局部麻醉剂		
学生准备好龈下刮治工具、器械，包括洁牙手机手柄及龈下工作尖、龈下刮治器		
学生准备好冲洗用物，包括棉球、口腔冲洗器、无菌生理盐水、碘化钾		
学生准备好牙周袋药物，包括碘甘油		
学生将碘甘油滴入医生手中冲洗后的注射器内供医生全口上药用		
观察患者治疗反应，及时给予心理支持和人文关怀		
学生协助患者擦净面部，递镜子		
学生详细交代术后注意事项并对患者进行口腔卫生宣教		
操作结束后学生正确将物品分类处理，保湿暂存		
牙椅复位，物体表面消毒顺序正确		

反馈：

指导者签字：　　　日期：　年　月　日

【实验考核】

龈下刮治及根面平整术的护理配合考核要点及评分标准

学号：　　　操作者：　　　得分：

项目	分值	考核要点	评分等级				得分
素质要求	3	仪表端庄，工作服、鞋帽整洁，指甲、发型符合要求	3	2	1	0	
评估	3	环境安静安全，适合操作	3	2	1	0	
	3	查对患者，了解一般情况、健康史、过敏史	3	2	1	0	

续表

项目	分值	考核要点	评分等级				得分
人员准备	3	七步洗手法洗手，戴口罩、防护面罩，协助患者围上胸巾	3	2	1	0	
用物准备	3	用物和药物准备齐全、在有效期内，调节超声波治疗仪功率	3	2	1	0	
	3	防护膜粘贴流程正确、流畅	3	2	1	0	
操作前宣讲	3	嘱患者用氯己定溶液含漱 1 分钟	3	2	1	0	
	3	告知术中注意事项和不适的应对技巧	3	2	1	0	
安全与舒适	4	调节椅位，根据操作区域的变化适时跟进灯光调节	4	3	2	0	
	4	给患者戴护目镜，防止飞溅的液体和抛光膏进入患者眼睛	4	3	2	0	
操作中配合	3	器械按使用的先后顺序一字排开	3	2	1	0	
	3	根据医生的习惯，提前做好下一步的器械准备	3	2	1	0	
	3	器械传递交换主动、及时、平稳、准确，传递率达 100%	3	2	1	0	
	3	器械传递先后、角度、高度、握持位置和工作端的朝向正确	3	2	1	0	
	3	选择刮治器型号及清理正确，主动在口周等候，直接放入医生手中，拿取多种器械时谨遵先用先拿原则	3	2	1	0	
	4	抛光时用手指包住调拌板边缘，适时传递给医生抛光用	4	3	2	0	
	5	用干棉球包住 10ml 注射器针头，拔出活塞，倒入无菌生理盐水，放入一勺碘化钾，塞回活塞，迅速传递给医生冲洗全口用	5	4	3	0	
	4	将碘甘油滴入医生手中冲洗后的注射器内供医生全口上药用	4	3	2	0	
	3	观察患者治疗反应，及时给予心理支持和人文关怀	3	2	1	0	
	3	及时做好使用后器械的椅旁预清洁	3	2	1	0	
	3	严格执行无菌操作，感染控制意识强	3	2	1	0	
操作后护理	3	及时调节椅位及移除灯光	3	2	1	0	
	4	交代注意事项及复诊时间，嘱患者半小时后进食和饮水	4	3	2	0	
	3	撤防护膜和整理用物流程正确，不出现再污染的情况	3	2	1	0	
	3	做好牙椅单元的终末消毒	3	2	1	0	
	3	医疗垃圾分类正确	3	2	1	0	
	3	七步洗手法洗手	3	2	1	0	
综合评价	4	在操作全程均能保持操作台面整齐有序	4	3	2	0	
	4	操作熟练高效到位，一气呵成，动作协调、流畅	4	3	2	0	
	4	严格执行无菌操作，感染控制与职业防护意识强	4	3	2	0	
合计	100						

监考教师：　　　　日期：　　年　　月　　日

实验五　口腔健康评估与口腔疾病预防

一、运用各种图表系统记录患者的治疗需求——病史记录表

【实验目标】　能够识别并准备口腔评估所需的器械、设备、材料。

【实验物品】

1. 设备　牙科综合治疗椅。

2. 器械　成角探针、牙周检查探针、护目镜/防护面罩等。

3. 药品及材料　漱口液、快速手消毒凝胶等。

4. 耗材　一次性口腔器械盘（内含口镜、探针、牙科镊子、棉球、胸巾等）、一次性橡胶手套、口罩、帽子、棉球等。

【实验流程】

1. 教师对口腔评估流程进行讲解演示，说明器械、设备、材料和治疗药物的使用方法。

2. 对牙科图表相关记录方法予以讲解。

3. 学生两人一组进行练习操作，完成图表记录。

4. 由两位教师预设定情景模拟进行考核。

任务表 1　口腔健康评估和口腔疾病预防支持——病史记录表

操作内容	合格	不合格
学生记录门诊病历首页相关基本信息		
学生记录患者主诉		
学生记录患者现病史		
学生记录患者既往史、家族史、药物过敏史		
学生记录患者口腔基本检查情况		
学生将可能需要医生更换治疗计划的临床治疗情况专门标注出来		
学生将可能威胁口腔治疗团队健康和安全的临床治疗情况专门标注出来		

反馈：

指导者签字：　　　　日期：　　年　　月　　日

【实验考核】

口腔检查操作考核要点及评分标准——病史记录表

学号：　　　　操作者：　　　　得分：

项目	分值	考核要点	评分等级				得分
素质要求	4	衣帽整洁，举止端庄，语言流畅，态度和蔼	4	3	2	1	
评估	16	诊室环境清洁、整齐、有序，操作台面整洁、干燥	4	3	2	1	
		规范化接诊患者，评估全身及口内情况	4	3	2	1	
		系好口围，协助患者漱口	4	3	2	1	
		双人核对患者，调节牙椅至合适位置	4	3	2	1	
人员准备	6	七步洗手法洗手	3	2	1	0	
		戴口罩	3	2	1	0	
用物准备	6	一次性口腔器械盘（内含口镜、探针、牙科镊子、棉球、胸巾等），一次性橡胶手套、口罩、帽子	3	2	1	0	
		物品性能良好，用物准备齐全，摆放合理	3	2	1	0	

续表

项目	分值	考核要点	评分等级				得分
口腔评估及检查	56	礼貌用语、取得信任	4	3	2	1	
		耐心倾听患者主诉	4	3	2	1	
		详细询问患者现病史，了解疾病发生发展过程	4	3	2	1	
		详细询问患者既往史、家族史、药物过敏史	4	3	2	1	
		了解患者全身状况	4	3	2	1	
		根据检查需求合理调整患者椅位	4	3	2	1	
		检查器械选择	4	3	2	1	
		检查器械使用	4	3	2	1	
		有控制交叉感染措施	4	3	2	1	
		检查后妥善安置患者，询问患者感觉	4	3	2	1	
		可重复使用器械分类处置，保湿暂存	4	3	2	1	
		做好牙椅单元的终末消毒	4	3	2	1	
		医疗垃圾分类正确	4	3	2	1	
		操作结束后按七步洗手法洗手	4	3	2	1	
综合评价	12	操作动作协调敏捷	4	3	2	1	
		护患沟通良好	4	3	2	1	
		操作过程中注意观察患者的反应，进行有效沟通、安抚	4	3	2	1	
总分	100						

监考教师： 日期： 年 月 日

二、运用各种图表系统记录患者的治疗需求——牙周情况表

【实验目标】 能够识别并准备口腔评估所需的器械、设备、材料。

【实验物品】

1. 设备 牙科综合治疗椅。

2. 器械 龋齿检查探针、牙周检查探针、镰形刮治器、牙周锄形器，刮匙、护目镜/防护面罩等。

3. 药品及材料 漱口液、快速手消毒凝胶。

4. 耗材 一次性口腔器械盘（内含口镜、探针、牙科镊子、棉球、胸巾等）、一次性橡胶手套、口罩、帽子、棉球等。

【实验流程】

1. 教师对口腔评估流程进行讲解演示，说明器械、设备、材料和治疗药物的使用方法。

2. 对牙科图表相关记录方法予以讲解。

3. 学生两人一组进行练习操作，完成图表记录。

4. 由两位教师预设定情景模拟进行考核。

任务表 2 口腔健康评估和口腔疾病预防支持——牙周情况表

操作内容	合格	不合格
学生记录患者个人信息，包括姓名、出生年月和住址		
学生记录医生口头陈述的患者基础牙周检查结果		
学生记录医生口头陈述的患者牙周情况全面评估结果		
学生准确记录医生口头陈述的牙周治疗要求		
反馈：		

指导者签字： 日期： 年 月 日

【实验考核】

<h3 style="text-align:center">口腔检查操作考核要点及评分标准——牙周情况表</h3>

学号：　　　　　　操作者：　　　　　　得分：

项目	分值	考核要点	评分等级				得分
素质要求	4	衣帽整洁，举止端庄，语言流畅，态度和蔼	4	3	2	1	
评估	16	诊室环境清洁、整齐、有序，操作台面整洁、干燥	4	3	2	1	
		规范化接诊患者，评估全身及口内情况	4	3	2	1	
		系好口围，协助患者漱口	4	3	2	1	
		双人核对患者，调节牙椅至合适位置	4	3	2	1	
人员准备	6	七步洗手法洗手	3	2	1	0	
		戴口罩	3	2	1	0	
用物准备	6	一次性口腔器械盘（内含口镜、探针、牙科镊子、棉球、胸巾等）、一次性橡胶手套、口罩、帽子	3	2	1	0	
		物品性能良好，用物准备齐全，摆放合理	3	2	1	0	
口腔评估及检查	56	礼貌用语、取得信任	4	3	2	1	
		耐心倾听患者主诉	4	3	2	1	
		详细询问患者现病史，了解疾病发生发展过程	4	3	2	1	
		详细询问患者既往史、家族史、药物过敏史	4	3	2	1	
		对患者牙周情况全面评估	4	3	2	1	
		根据检查需求合理调整患者椅位	4	3	2	1	
		检查器械选择	4	3	2	1	
		正确记录患者基础牙周检查结果	4	3	2	1	
		有控制交叉感染措施	4	3	2	1	
		检查后对患者所进行的牙周治疗给予健康指导	4	3	2	1	
		可重复使用器械分类处置，保湿暂存	4	3	2	1	
		做好牙椅单元的终末消毒	4	3	2	1	
		医疗垃圾分类正确	4	3	2	1	
		操作结束后按七步洗手法洗手	4	3	2	1	
综合评价	12	操作动作协调敏捷	4	3	2	1	
		护患沟通良好	4	3	2	1	
		操作过程中注意观察患者的反应，进行有效沟通、安抚	4	3	2	1	
总分	100						

监考教师：　　　　日期：　　年　　月　　日

三、运用各种图表系统记录患者的治疗需求——正畸情况记录表

【实验目标】 能够识别并准备口腔评估所需的器械、设备、材料。

【实验物品】

1. 设备 牙科综合治疗椅。

2. 器械 牙周检查探针、护目镜/防护面罩等。

3. 药品及材料 漱口液、快速手消毒凝胶等。

4. 耗材 一次性口腔器械盘（内含口镜、探针、牙科镊子、棉球、胸巾等）、一次性橡胶手套、口罩、帽子、棉球等。

【实验流程】

1. 教师对口腔评估流程进行讲解演示，说明仪器、设备、材料和治疗药物的使用方法。

2. 对牙科图表相关记录方法予以讲解。

3. 学生两人一组进行练习操作，完成图表记录。

4. 由两位教师预设情景模拟进行考核。

任务表 3　口腔健康评估和口腔疾病预防支持——正畸情况记录表

操作内容	合格	不合格
学生记录患者个人信息，包括姓名、出生年月和住址		
学生记录医生或患者口头陈述的患者错𬌗畸形的分类		
学生记录医生或患者口头陈述的患者切牙关系		
学生记录医生或患者口头陈述的患者磨牙关系		
反馈：		

指导者签字：　　　　　日期：　　年　　月　　日

【实验考核】

口腔检查操作考核要点及评分标准——正畸情况记录表

学号：　　　　操作者：　　　　得分：

项目	分值	考核要点	评分等级				得分
素质要求	4	衣帽整洁，举止端庄，语言流畅，态度和蔼	4	3	2	1	
评估	16	诊室环境清洁、整齐、有序，操作台面整洁、干燥	4	3	2	1	
		规范化接诊患者，评估全身及口内情况	4	3	2	1	
		系好口围，协助患者漱口	4	3	2	1	
		双人核对患者，调节牙椅至合适位置	4	3	2	1	
人员准备	6	七步洗手法洗手	3	2	1	0	
		戴口罩	3	2	1	0	
用物准备	6	一次性口腔器械盘（内含口镜、探针、牙科镊子、棉球、胸巾等）、一次性橡胶手套、口罩、帽子	3	2	1	0	
		物品性能良好，用物准备齐全，摆放合理	3	2	1	0	
口腔评估及检查	56	礼貌用语、取得信任	4	3	2	1	
		耐心倾听患者主诉	4	3	2	1	
		详细询问患者现病史，了解疾病发生发展过程	4	3	2	1	
		详细询问患者既往史、家族史、药物过敏史	4	3	2	1	
		了解患者全身状况	4	3	2	1	
		根据检查需求合理调整患者椅位	4	3	2	1	
		检查器械选择正确	4	3	2	1	

续表

项目	分值	考核要点		评分等级			得分
		按医生检查正确记录患者错颌畸形的分类	4	3	2	1	
		正确记录切牙及磨牙的咬合关系	4	3	2	1	
		检查后妥善安置患者，询问患者感觉	4	3	2	1	
		可重复使用器械分类处置，保湿暂存	4	3	2	1	
		做好牙椅单元的终末消毒	4	3	2	1	
		医疗垃圾分类正确	4	3	2	1	
		操作结束后按七步洗手法洗手	4	3	2	1	
综合评价	12	操作动作协调敏捷	4	3	2	1	
		护患沟通良好	4	3	2	1	
		操作过程中注意观察患者的反应，进行有效沟通、安抚	4	3	2	1	
总分	100						

监考教师：　　　　日期：　　年　　月　　日

四、运用各种图表系统记录患者的治疗需求——牙列和软组织评估记录表

【实验目标】 能够识别并准备口腔评估所需的器械、设备、材料。

【实验物品】

1.设备 牙科综合治疗椅。

2.器械 牙科模型、仿真头模、护目镜/防护面罩等。

3.药品 漱口液、快速手消毒凝胶等。

4.耗材 一次性口腔器械盘（内含口镜、探针、牙科镊子、棉球、胸巾等）、一次性橡胶手套、口罩、帽子、棉球等。

【实验流程】

1. 教师对口腔评估流程进行讲解演示，说明仪器、设备、材料和治疗药物的使用方法。

2. 对牙科图表相关记录方法予以讲解。

3. 学生两人一组进行练习操作，完成图表记录。

4. 由两位教师预设定情景模拟进行考核。

任务表 4　口腔健康评估和口腔疾病预防支持——牙列和软组织评估记录表

操作内容	合格	不合格
学生穿戴好检查患者牙列和软组织时合适的个人防护用品，包括眼罩、防护服、防护面罩/护目镜和手套		
学生为患者提供了进行治疗计划时合适的个人防护用品，包括眼部保护和一次性围嘴		
学生提前准备好牙列和软组织评估需要的牙科治疗环境，包括患者病历、模型和临床照片		
学生提前准备好牙列和软组织评估需要的牙科器械，包括口镜、探针、注射器、棉卷和棉球		

反馈：

指导者签字：　　　　日期：　　年　　月　　日

【实验考核】

口腔检查操作考核要点及评分标准——牙列和软组织评估记录表

学号：　　　　　　操作者：　　　　　　得分：

项目	分值	考核要点	评分等级				得分
素质要求	4	衣帽整洁，举止端庄，语言流畅，态度和蔼	4	3	2	1	
评估	16	诊室环境清洁、整齐、有序，操作台面整洁、干燥	4	3	2	1	
		规范化接诊患者，评估全身及口内情况	4	3	2	1	
		系好口围，协助患者漱口	4	3	2	1	
		双人核对患者，调节牙椅至合适位置	4	3	2	1	
人员准备	6	七步洗手法洗手	3	2	1	0	
		戴口罩	3	2	1	0	
用物准备	6	一次性口腔器械盘（内含口镜、探针、牙科镊子、棉球、胸巾等）、一次性橡胶手套、口罩、帽子	3	2	1	0	
		物品性能良好，用物准备齐全，摆放合理	3	2	1	0	
口腔评估及检查	56	礼貌用语、取得信任	4	3	2	1	
		耐心倾听患者主诉	4	3	2	1	
		详细询问患者现病史，了解疾病发生发展过程	4	3	2	1	
		详细询问患者既往史、家族史、药物过敏史	4	3	2	1	
		了解患者全身状况	4	3	2	1	
		根据检查需求合理调整患者椅位	4	3	2	1	
		检查器械选择正确	4	3	2	1	
		检查器械使用正确	4	3	2	1	
		有控制交叉感染措施	4	3	2	1	
		检查后妥善安置患者，询问患者感觉	4	3	2	1	
		可重复使用器械分类处置，保湿暂存	4	3	2	1	
		做好牙椅单元的终末消毒	4	3	2	1	
		医疗垃圾分类正确	4	3	2	1	
		操作结束后按七步洗手法洗手	4	3	2	1	
综合评价	12	操作动作协调敏捷	4	3	2	1	
		护患沟通良好	4	3	2	1	
		操作过程中注意观察患者的反应，进行有效沟通、安抚	4	3	2	1	
总分	100						

监考教师：　　　　　　日期：　　年　　月　　日

五、表面涂氟治疗

【实验目标】

1. 掌握局部涂氟的适应证、操作步骤及注意事项。

2. 掌握并比较不同局部用氟方法的操作特点。

【实验物品】

1. **设备**　牙科综合治疗椅、低速牙科手机。

2. **器械**　三用枪、牙科模型、护目镜、防护面罩等。

3. **药品及材料**　漱口液、快速手消毒凝胶、多乐氟氟化钠护齿剂等。

4.耗材 一次性口腔器械盘（内含口镜、探针、牙科镊子、棉球、胸巾等）、一次性橡胶手套、口罩、帽子、棉球、棉卷、含氟凝胶或含氟泡沫、托盘、棉球、涂药棒、气枪等。

并在模型上示范。

2. 含氟涂料的使用，学生在仿真头模上进行或互相涂拭。

【实验流程】

3. 学生两人一组进行练习操作。

1. 教师详细讲述涂氟的步骤及注意事项，

4. 由两位教师进行考核。

任务表5 表面涂氟治疗

操作内容	合格	不合格
学生穿戴好表面涂氟治疗需要的个人防护用品，包括眼罩、防护服、护目面罩、护目镜和手套		
学生为患者提供了进行治疗程序时合适的个人防护用品，包括眼部保护和一次性围嘴		
学生提前准备好表面涂氟治疗需要的牙科治疗用品，包括患者病历、模型和临床照片		
学生提前准备好表面涂氟治疗需要的牙科器械，包括口镜、探针、注射器、棉卷和棉球		

反馈：

指导者签字： 日期： 年 月 日

【实验考核】

表面涂氟治疗操作考核要点及评分标准

学号： 操作者： 得分：

项目	分值	考核要点	评分等级				得分
素质要求	4	衣帽整洁，举止端庄，语言流畅，态度和蔼	4	3	2	1	
评估	12	诊室环境清洁、整齐、有序，操作台面整洁、干燥	3	2	1	0	
		规范化接诊患者，评估全身及口内情况	3	2	1	0	
		系好口围，协助患者漱口	3	2	1	0	
		双人核对患者，调节牙椅至合适位置	3	2	1	0	
人员准备	6	七步洗手法洗手	3	2	1	0	
		戴口罩	3	2	1	0	
用物准备	10	一次性口腔器械盘（内含口镜、探针、牙科镊子、棉球、胸巾等）、一次性橡胶手套、口罩、帽子、棉球、棉卷、多乐氟氟化钠护齿剂、含氟凝胶或含氟泡沫、托盘、棉球、涂药棒、气枪等	6	4	2	0	
		物品性能良好，用物准备齐全，摆放合理	4	3	2	1	
含氟涂料的使用	28	用牙刷彻底清洁牙齿表面	4	3	2	1	
		隔湿后用棉球擦干或用气枪吹干牙面	4	3	2	1	
		用小刷子或棉球（直径1mm左右）将0.3～0.5ml涂料直接涂抹于各个牙面上，并可借助牙线将涂料带到邻面 注意：避免接触牙龈，以免过敏；避免吞咽入体内；挥发性强，快速操作，减少挥发	10	8	4	2	
		待其凝固：要求患者最好在2～4小时内不进食，当晚不刷牙，以保证涂料与牙齿表面的最大接触。涂膜一般保持24～48小时	10	8	4	2	
含氟凝胶的使用	25	选择合适的托盘：托盘大小应适合牙列，能覆盖全部牙齿，要有足够深度覆盖到牙颈部黏膜	5	4	3	2	

续表

项目	分值	考核要点	评分等级				得分
含氟凝胶的使用	25	指导患者身体坐正：不要后仰，以免凝胶流入咽部	5	4	3	2	
		装入含氟凝胶：托盘内的凝胶要适量，一般来说将含氟凝胶置于托盘的边缘下 2mm 时量较适合，此时既能覆盖全部牙齿，又能避免凝胶过多、溢出托盘而使操作对象感到不适或被咽下	5	4	3	2	
		放置托盘：将装有含氟凝胶的托盘放入上下牙列，嘱其轻咬使凝胶布满牙面及牙间隙	5	4	3	2	
		在口内保留 1～4 分钟后取出，拭去残留泡沫，减少吞咽量	5	4	3	2	
健康指导	10	半小时不漱口和进食	5	4	3	2	
		含氟凝胶每年使用应至少两次	5	4	3	2	
综合评价	5	操作过程中注意观察患者反应，进行有效沟通、安抚	5	4	3	2	
总分	100						

监考教师：　　　　日期：　　年　　月　　日

六、窝沟封闭

【实验目标】

1. 掌握窝沟封闭的适应证、操作步骤及注意事项。

2. 了解窝沟封闭的意义和重要性。

3. 通过实践了解并纠正操作中存在的问题。

【实验物品】

1. 设备　牙科综合治疗椅、低速牙科手机、光固化灯，强、弱吸唾器等。

2. 器械　三用枪、牙模型或离体牙、护目镜 / 防护面罩等。

3. 药品及材料　漱口液、窝沟封闭剂、酸蚀剂、快速手消毒凝胶等。

4. 耗材　一次性口腔器械盘（内含口镜、探针、牙科镊子、棉球、胸巾等）、一次性橡胶手套、口罩、帽子、棉球、棉卷、咬合纸、锥形小毛刷或橡皮轮等。

【实验流程】

1. 教师讲解窝沟封闭的详细步骤，并在模型上演示。

2. 学生在模型上操作，练习窝沟封闭的操作方法和步骤。

3. 学生在离体牙上完成窝沟封闭，边操作边讲述详细步骤及注意事项。

4. 教师检查窝沟封闭的效果，评分，纠正存在问题。

任务表 6　窝沟封闭

操作内容	合格	不合格
学生穿戴好窝沟封闭需要的个人防护用品，包括眼罩、防护服、防护面罩 / 护目镜和手套		
学生为患者提供了进行治疗程序时合适的个人防护用品，包括眼部保护和一次性围嘴		
学生提前准备好窝沟封闭需要的牙科治疗环境，包括窝沟封闭剂、注射器、棉卷和棉球，强、弱吸唾器，酸蚀剂、光固化灯、牙线和咬合纸		
学生按需要和使用顺序为医生准备好设备、器械、材料和药品		
学生在整个治疗过程中提供强、弱吸唾		
学生提供光固化灯的使用配合		
学生在整个治疗过程中安抚患者情绪		

反馈：

指导者签字：　　　　日期：　　年　　月　　日

【实验考核】

窝沟封闭操作考核要点及评分标准

学号： 操作者： 得分：

项目	分值	考核要点	评分等级				得分
素质要求	4	衣帽整洁，举止端庄，语言流畅，态度和蔼	4	3	2	1	
评估	12	诊室环境清洁、整齐、有序，操作台面整洁、干燥	3	2	1	0	
		规范化接诊患者，评估全身及口内情况	3	2	1	0	
		系好口围，协助患者漱口	3	2	1	0	
		双人核对患者，调节牙椅至合适位置	3	2	1	0	
人员准备	4	七步洗手法洗手	2	1	0	0	
		戴口罩	2	1	0	0	
用物准备	12	一次性口腔器械盘（内含口镜、探针、牙科镊子、棉球、胸巾等）、一次性橡胶手套、口罩、帽子、棉球、棉卷、窝沟封闭剂、酸蚀剂、咬合纸、锥形小毛刷或橡皮轮	8	6	4	2	
		物品性能良好，用物准备齐全，摆放合理	4	3	2	1	
清洁牙面	8	在低速牙科手机上安装锥形小毛刷或橡皮杯	4	3	2	1	
		蘸适量清洁剂刷洗牙面（也可采用干刷）	4	3	2	1	
酸蚀牙面	12	口述：棉球隔湿	4	3	2	1	
		蘸酸蚀剂：酸蚀面积一般为牙尖斜面2/3	4	3	2	1	
		酸蚀时间为30秒	4	3	2	1	
冲洗干燥牙面	16	水枪加压冲洗10～15秒，若用含磷酸的凝胶酸蚀剂，冲洗时间应加倍	4	3	2	1	
		口述：冲洗后立即更换干棉卷隔湿	4	3	2	1	
		无油无水的压缩空气吹干牙面	4	3	2	1	
		干燥后酸蚀牙面应呈白色雾状	4	3	2	1	
涂布封闭剂	8	涂布方法：注意使封闭剂渗入窝沟，使窝沟内的空气排出	4	3	2	1	
		涂布面积：封闭材料覆盖全部酸蚀面	4	3	2	1	
固化	8	照射距离约离牙尖1mm	4	3	2	1	
		固化时间20～40秒	4	3	2	1	
综合评价	16	固化程度	4	3	2	1	
		粘接情况，有无气泡	4	3	2	1	
		有无遗漏或未封闭的窝沟	4	3	2	1	
		操作过程中注意观察患者的反应，进行有效沟通、安抚	4	3	2	1	
总分	100						

监考教师： 日期： 年 月 日

实验六 口腔美学修复

一、正畸治疗

【实验目标】 能够识别正畸治疗的原因，了解可用于排齐牙齿的正畸方法，掌握正畸治疗中的操作步骤及物品准备。

【实验物品】

1. 矫治器的组成 固定矫治器带环、托槽、弓丝、连接和辅助装置的类型；正畸治疗活动矫治器的组成。

2. 可拆卸器具的部件 包括丙烯酸基板、唇弓、箭头卡环、腭弹簧、结扎丝、保持器等。

3. 用物 强、弱吸唾器，三用枪头、抛光杯、弯机头、氟化物抛光膏、带环推子、外形修整钳、带环去除钳、带环安放钳、棉卷、玻璃离子水门汀、调拌刀和米氏修整器、正畸托槽、正畸带环、弓丝、弹力链和结扎丝、检查拉钩、酸蚀剂、粘接剂、调拌纸、复合树脂、光敏灯、整平塑料板、持托槽钳、结扎丝弯制器、结扎丝切断钳、弓丝末端切断钳、蚊式钳和弹性印模材料、牙线、分牙钳、分牙圈等。

4. 耗材 一次性手套、器械盘、口罩、帽子等。

【实验流程】

1. 教师对检查正畸治疗的原因和可用于排齐牙齿的正畸方法进行讲解演示。

2. 教师对正畸治疗过程中的辅助操作进行讲解演示。

3. 学生两人一组进行知识点内容复习。

4. 由两位教师共同进行考核。

任务表 1　正畸治疗

操作内容	合格	不合格
1. 已熟知正畸治疗的原因：美学；言语；咀嚼；预防龋齿和牙周病；预防创伤移动和过度萌出		
2. 已熟知正畸分类：覆𬌗，覆盖，反𬌗		
3. 已熟知正畸治疗的利和弊		
4. 可识别矫治器的组成：固定矫治器带环、托槽、弓丝、连接和辅助装置的类型；正畸治疗活动矫治器的组成		
5. 可识别可拆卸器具的部件，包括丙烯酸基板、唇弓、箭头卡环、腭弹簧、结扎丝、保持器等		
6. 正畸治疗中的操作步骤		
学生辅助临床医生安放正畸带环：准备物品包括正畸带环，强、弱吸唾器，三用枪头、抛光杯、弯机头、氟化物抛光膏、正畸带环、带环推子、外形修整钳、带环去除钳、带环安放钳、棉卷、玻璃离子水门汀、调拌刀和米氏修整器		
学生辅助临床医师进行正畸托槽粘接：准备物品包括正畸托槽、弓丝、弹力链和结扎丝，强、弱吸唾器，三用枪、抛光杯、弯机头、氟化物抛光膏、检查拉钩、酸蚀剂、粘接剂、调拌纸、复合树脂、光敏灯、整平塑料板、持托槽钳、弓丝、结扎丝弯制器、结扎丝切断钳、弓丝末端切断钳、结扎丝、蚊式钳和弹性印模材料		
学生辅助临床医师去除正畸带环：准备物品包括高低速牙科手机和去粘接剂车针、米氏修整器、后牙带环去除钳		
学生辅助临床医师放置、拆除正畸分牙圈：准备物品包括牙线、分牙钳、分牙圈		
学生应该辅助隔湿技术的使用过程		
学生应该在使用直接、间接粘接材料的时候辅助临床医师		
学生应该在安放和粘接正畸带环的时候辅助临床医师		
学生应该在安放和粘接正畸托槽的时候辅助临床医师		
学生应该在调整正畸活动矫治器的时候辅助临床医师		

续表

操作内容	合格	不合格
学生应该在安放正畸固定矫治器的时候辅助临床医师		
学生应该在安放正畸弓丝的时候辅助临床医师		
学生应该辅助确保吸除口腔内的唾液口水和碎屑		
学生还应该与合作者建立信任与和谐的关系		
学生表示良好的练习和个人及团队意识		
学生提供患者后期的治疗处方和一些注意事项		
学生提供患者后期的治疗指示和接下来的操作		
操作学生处理常规垃圾到垃圾箱		
操作学生处理利器垃圾到锐器盒		
操作学生处理特殊医疗垃圾到特殊垃圾箱		
操作学生用合适的消毒剂消毒工作台表面		
操作学生收集所有的可重复利用的仪器并准备用合适的消毒剂和灭菌剂消毒		

反馈:

指导者签字: 日期: 年 月 日

【实验考核】

正畸治疗考核要点及评分标准

学号: 操作者: 得分:

项目	分值	考核要点		评分等级			得分
素质要求	3	仪表端庄,工作服、鞋帽整洁,指甲、发型符合要求	3	2	1	0	
评估	3	患者合作耐受程度和是否有操作禁忌证	3	2	1	0	
	3	患者的全身情况及过敏史	3	2	1	0	
	3	患者对正畸治疗的认知	3	2	1	0	
操作前准备	3	七步洗手法洗手,无长指甲,戴口罩	3	2	1	0	
	4	物品及材料备齐,放置合理,认真核对	4	3	1	0	
操作中护理配合	5	有控制交叉感染措施	5	3	1	0	
	5	辅助隔湿技术的使用过程	5	4	2	0	
	4	使用直接、间接粘接材料的时候辅助临床医师	4	3	1	0	
	4	在安放和粘接正畸带环的时候辅助临床医师	4	3	1	0	
	5	调整正畸活动矫治器的时候辅助临床医师	5	3	1	0	
	4	安放正畸固定矫治器的时候辅助临床医师	4	3	1	0	
	4	安放正畸弓丝的时候辅助临床医师	4	3	1	0	
	4	辅助临床医师放置、拆除正畸分牙圈	4	3	1	0	
	4	辅助临床医师去除正畸带环	4	3	1	0	
	5	辅助临床医师去除正畸托槽	5	3	2	0	

续表

项目	分值	考核要点		评分等级			得分
操作后护理	4	妥善安置患者，询问患者感觉	4	3	1	0	
	4	提供患者后期的治疗处方、注意事项	4	3	1	0	
	4	学生提供患者后期的治疗指示和接下来的操作	4	3	1	0	
	4	可重复使用器械分类处置，保湿暂存	4	3	1	0	
	3	做好牙椅单元的终末消毒	3	2	1	0	
	3	医疗垃圾分类正确	3	2	1	0	
	3	七步洗手法洗手	3	2	1	0	
综合评价	4	操作动作协调敏捷	4	3	1	0	
	4	操作过程中注意观察患者的反应，进行有效沟通、安抚	4	3	1	0	
	4	在操作全程均能保持操作台面整齐有序	4	3	1	0	
合计	100						

监考教师：　　　　日期：　　年　　月　　日

二、修复印模制取操作

【实验目标】　能够识别修复失牙和增强牙齿美学的方法，掌握修复印模制取操作

【实验物品】

1. 物品　成品托盘、海藻酸盐印模材料，室温水、比色板、调拌刀、调拌碗、患者及助手的防护设施、口镜、手镜、漱口水、纸巾和肾形盘等。

2. 耗材　一次性手套、器械盘、口罩、帽子等。

【实验流程】

1. 教师对修复失牙和增强牙齿美学的方法进行讲解演示，说明修复牙列的美观性的方法。

2. 教师对修复印模制取操作辅助步骤进行操作演示。

3. 学生两人一组进行知识点内容复习。

4. 由两位教师共同进行考核。

任务表 2　修复印模制取操作

操作内容	合格	不合格
1. 熟知修复缺失牙的原因：防止损伤；防止牙齿移动和过萌；咀嚼；预防牙齿创伤；言语和美学		
2. 熟知修复缺失牙的方法：固定修复、活动义齿修复和种植体修复及优缺点		
3. 熟知活动义齿修复：义齿类型及使用时间、涉及牙齿、咬合关系、美学功能和患者依从性等		
4. 修复学操作步骤		
术前：学生辅助制取冠、桥印模，调拌印模材料确保印模无气泡、无脱模，选择合适的托盘，涂布印模材料粘接剂，根据预设操作步骤选择合适的印模材料，并按照说明书要求进行准备		
术中：提供所需器械及药品，包括成品托盘、海藻酸盐印模材料、室温水、比色板、调拌刀、调拌碗、患者及助手的防护设施、口镜、手镜、漱口水、纸巾和肾形盘等，应在印模制取前及时准备好所需一切，确保印模制取操作流利顺畅		
术后：学生应当对课堂所学知识及该领域的发展进行反思，反思需要强调以下几个方面：学生应认识到自己在诊疗前、诊疗中自己的角色及职责		

反馈：

指导者签字：　　　　日期：　　年　　月　　日

【实验考核】

<h3 style="text-align:center">修复学印模制取考核要点及评分标准</h3>

学号：　　　　操作者：　　　　得分：

项目	分值	考核要点	评分等级				得分
素质要求	3	仪表端庄，工作服、鞋帽整洁，指甲、发型符合要求	3	2	1	0	
评估	3	患者合作耐受程度和是否有操作禁忌证	3	2	1	0	
	3	患者的全身情况及过敏史	3	2	1	0	
	3	患者对修复治疗的认知	3	2	1	0	
操作前准备	3	七步洗手法洗手，无长指甲，戴口罩	3	2	1	0	
	4	物品及材料备齐，放置合理，认真核对	4	3	1	0	
操作中护理配合	10	有控制交叉感染措施	10	8	6	0	
	10	选择合适的托盘，涂布印模材料粘接剂	10	8	6	0	
	20	辅助制取冠、桥印模；调拌印模材料，确保印模无气泡、无脱模	20	16	12	0	
	4	学生及时对所学知识进行回顾反思	4	3	1	0	
操作后护理	4	妥善安置患者，询问患者感觉	4	3	1	0	
	4	提供患者后期的治疗处方、注意事项	4	3	2	0	
	4	学生提供患者后期的治疗指示和接下来的操作	4	3	1	0	
	4	可重复使用器械分类处置，保湿暂存	4	3	1	0	
	3	做好牙椅单元的终末消毒	3	2	1	0	
	3	医疗垃圾分类正确	3	2	1	0	
	3	七步洗手法洗手	3	2	1	0	
综合评价	4	操作动作协调敏捷	4	3	1	0	
	4	操作过程中注意观察患者的反应，进行有效沟通、安抚	4	3	1	0	
	4	在操作全程均能保持操作台整齐有序	4	3	1	0	
合计	100						

监考教师：　　　　日期：　年　月　日

三、修复内科治疗

【实验目标】 能够识别、安放和使用关于牙齿排齐和修复的器械、设备、材料和药品。

【实验物品】

1.物品 橡皮障套装、挖匙、塑料板、排龈器和雕刻刀，强、弱吸唾器，三用枪头、高速牙科手机、低速牙科手机及金刚砂车针、慢速打磨车针、局麻装置等。

2.耗材 一次性手套、器械盘、口罩、帽子等。

【实验流程】

1.教师对口内治疗操作辅助步骤进行操作演示。

2.学生两人一组进行练习操作。

3.由两位教师共同进行考核。

任务表 3 修复内科治疗

操作内容	合格	不合格
1. 协助临床医师根据余留天然牙进行美学比色，并将结果记录在病志中		
2. 协助医师安装、去除橡皮障		
3. 辅助利用自凝树脂制作临时冠：辅助临床医生在牙体预备前制取海藻酸盐印模以便制作临时冠，调拌自凝树脂并放置在已完成的印模内，将印模戴入完成预备的牙体上，制作临时冠、确认临时冠就位并合适		
4. 辅助粘接临时冠：调拌粘接水门汀并置于冠内、确认临时冠就位，辅助临床医生精确地清除多余粘接剂，确认咬合正常及临时冠非常合适		
5. 辅助临床医生完成局部麻醉：协助局部麻醉准备，包括进行有效的局部麻醉，根据注射位点决定是否需要吸唾，根据注射位点选择长或短的针头，根据患者既往史和医师参考决定是否加入肾上腺素		
6. 树脂充填需要的器械、设备和材料：按时间顺序准备好树脂充填要用的器械、设备和材料，包括橡皮障套装、口镜、探针、挖匙、塑料板、镊子、排龈器和雕刻刀、强、弱吸唾器，三用枪头、高速牙科手机、低速牙科手机及金刚砂车针、慢速打磨车针；选择比色板并辅助比色，准备赛璐珞条，树脂抛光条，光固化灯，遮光板，抛光修整车针		
7. 辅助临床医生完成树脂充填：提供正确种类和适量的垫底材料，保证口腔内没有唾液、碎屑和血液，垫底时协助医师隔离、清洁干燥窝洞，协助医师进行垫底，协助医师去除多余垫底材料		
8. 在充填前、充填中和充填后，协助医师按时间操作，在整个过程中，要按照时间顺序准备，选择和处理各种器械设备，有效按时调和垫底材料、协助树脂充填		

反馈：

指导者签字：　　　　　日期：　　年　　月　　日

【实验考核】

修复内科治疗考核要点及评分标准

学号：　　　　　操作者：　　　　　得分：

项目	分值	考核要点	评分等级				得分
素质要求	3	仪表端庄，工作服、鞋帽整洁，指甲、发型符合要求	3	2	1	0	
评估	3	患者合作耐受程度和是否有操作禁忌证	3	2	1	0	
	3	患者的全身情况及过敏史	3	2	1	0	
	3	患者对正畸治疗的认知	3	2	1	0	
操作前准备	3	七步洗手法洗手，无长指甲，戴口罩	3	2	1	0	
	4	物品及材料备齐，放置合理，认真核对	4	3	1	0	
操作中护理配合	5	有控制交叉感染措施	5	3	1	0	
	5	协助临床医师根据余留天然牙进行美学比色，并将结果记录在病志中	5	3	1	0	
	5	辅助隔湿技术的使用过程	5	4	2	0	
	4	辅助利用自凝树脂制作临时冠	4	3	1	0	
	4	辅助粘接临时冠	4	3	1	0	
	5	辅助临床医生完成局部麻醉	5	3	1	0	
	16	辅助临床医生完成树脂充填	16	13	10	0	

续表

项目	分值	考核要点	评分等级				得分
操作后护理	4	妥善安置患者，询问患者感觉	4	3	1	0	
	4	提供患者后期的治疗处方、注意事项	4	3	2	0	
	4	学生提供患者后期的治疗指示和接下来的操作	4	3	1	0	
	4	可重复使用器械分类处置，保湿暂存	4	3	1	0	
	3	做好牙椅单元的终末消毒	3	2	1	0	
	3	医疗垃圾分类正确	3	2	1	0	
	3	七步洗手法洗手	3	2	1	0	
综合评价	4	操作动作协调敏捷	4	3	1	0	
	4	操作过程中注意观察患者的反应，进行有效沟通、安抚	4	3	1	0	
	4	在操作全程均能保持操作台面整齐有序	4	3	1	0	
合计	100						

监考教师： 日期： 年 月 日

实验七　口腔影像学

一、口腔影像曲面体层机的拍摄

【实验目标】　熟练应用拍摄曲面体层片所需的仪器、设备、材料，摄片 10 次。

【实验物品】

1. 设备　曲面体层机。

2. 器械　铅防护帽，铅围巾。

3. 耗材　口罩、手套等。

【实验流程】

1. 教师对曲面体层机进行讲解演示，说明器械、设备、材料的使用方法及注意事项。

2. 学生两人一组进行练习操作。

3. 由两位教师共同进行考核。

任务表 1　口腔影像曲面体层机的拍摄

操作内容	合格	不合格
患者准备		
拍摄曲面断层前要戴手套，戴手套前要进行有效的洗手		
做好适当防护，防止交叉感染，包括眼防护、穿工作服，戴口罩、手套		
询问患者姓名、出生日期、住址，检查申请单		
检查患者既往史		
要求患者去掉干扰曲面体层的物体		
与患者交流，确认患者符合拍摄曲面体层的要求		
设备准备		
学生将可用的胶片放在盒子中		
打开曲面体层设备		
学生摆好患者和机器位置，对好焦		
在机器中放好盒子		
学生操作设备		
操作设备		
向患者解释拍照需要的时间		
要求患者保持不动和均匀呼吸		
站在主射线以外		
学生曝光		
安抚患者		
其余步骤		
帮助患者离开 X 线机		
取出盒子		
清洁 X 线机并关闭设备		
适当清理个人防护用品		
完成患者记录		
反馈：		

指导者签字：　　　　　　日期：　　年　　月　　日

【实验考核】

口腔影像曲面体层机的拍摄考核要点及评分标准

学号：　　　　　操作者：　　　　　得分：

项目	分值	考核要点		评分等级			得分
素质要求	4	仪表端庄，工作服、鞋帽整洁，指甲、发型符合要求	4	3	1	0	
	3	语言恰当，态度和蔼可亲	3	2	1	0	
评估	3	接诊患者有礼貌，护患沟通有效	3	2	1	0	
	3	查对患者，确定检查部位	3	2	1	0	
	3	了解患者的心理状态、合作程度	3	2	1	0	
人员准备	3	七步洗手法洗手、戴口罩	3	2	1	0	
拍摄前准备	4	环境整洁、安全、舒适，设备功能正常	4	3	2	0	
	5	患者准备完善，去掉头部和口内干扰拍摄的物品	5	3	2	0	
	4	给患者穿戴铅防护用品	4	3	1	0	
	4	准备好可用的胶片和胶片夹	4	3	2	0	
	4	录入患者信息，进入拍摄模式	4	3	2	0	
	4	打开机器，按患者身高调试设备	4	3	2	0	
拍摄操作	5	遵守射线防护原则，有效控制交叉感染措施	5	0	0	0	
	4	向患者解释拍照所用的时间	4	3	1	0	
	4	排位正确后，要求患者保持不动，均匀呼吸	4	3	2	0	
	4	机器使用正确，操作熟练	4	3	3	0	
	4	曝光条件合理	4	3	2	0	
	4	通过观察窗密切观察设备运行和患者情况，及时应对突发情况	4	3	2	0	
摄片后处理	4	帮助患者离开机房，妥善安置患者	4	2	1	0	
	4	取出胶片和胶片夹	4	2	1	0	
	4	清洁X线机，复位设备，整理个人防护用品	4	2	1	0	
	4	冲洗或扫描胶片，保存胶片或影像数据	4	2	1	0	
综合评价	4	患者感觉良好，无不良反应	4	3	1	0	
	4	拍摄影像清晰度好	4	3	1	0	
	4	操作熟练，动作轻柔	4	3	1	0	
	3	严格执行无菌操作，感染控制及职业防护意识强	3	2	1	0	
合计	100						

监考教师：　　　　日期：　　年　　月　　日

二、口腔咬翼片的拍摄

【实验目标】　熟练应用拍摄咬翼片所需的器械、设备、材料，摄片14次。

【实验物品】

1.设备　牙片机。

2.器械　铅防护帽，铅围巾。

3.耗材　口罩、手套等。

【实验流程】

1. 教师对牙片机进行讲解演示，说明器械、设备、材料的使用方法及注意事项。

2. 学生两人一组进行练习操作。

3. 由两位教师共同进行考核。

任务表 2　口腔咬翼片的拍摄

操作内容	合格	不合格
患者准备		
拍摄咬翼片前要戴手套，戴手套前要进行有效的洗手		
做好适当防护，防止交叉感染，包括眼防护、穿工作服、戴口罩、戴手套		
询问患者姓名、出生日期、住址，检查申请单		
检查患者既往史		
要求患者去掉干扰咬翼片的物体		
与患者交流，确认患者符合拍摄咬翼片的要求		
设备准备		
学生准备好可用的胶片和合适的胶片夹		
打开咬翼片设备		
学生摆好患者、胶片和机器位置		
学生操作设备		
操作设备		
向患者解释拍照需要的时间		
要求患者保持不动和均匀呼吸		
站在主射线以外		
学生曝光		
安抚患者		
其余步骤		
帮助患者离开 X 线机		
取出胶片和胶片夹		
清洁 X 线机并关闭设备		
适当清理个人防护用品		
完成患者记录		

反馈：

指导者签字：　　　　　日期：　　年　　月　　日

【实验考核】

口腔咬翼片考核要点及评分标准

学号：　　　　　操作者：　　　　　得分：

项目	分值	考核要点		评分等级			得分
素质要求	4	仪表端庄，工作服、鞋帽整洁，指甲、发型符合要求	4	3	1	0	
	3	语言恰当，态度和蔼可亲	3	2	1	0	
评估	3	接诊患者有礼貌，护患沟通有效	3	2	1	0	
	3	查对患者，确定检查部位	3	2	1	0	
	3	了解患者的心理状态、合作程度	3	2	1	0	

续表

项目	分值	考核要点	评分等级				得分
人员准备	3	七步洗手法洗手、戴口罩	3	2	1	0	
拍摄前准备	4	环境整洁、安全、舒适，设备功能正常	4	3	2	0	
	5	患者准备完善，去掉头部和口内干扰拍摄的物品	5	3	2	0	
	4	给患者穿戴铅防护用品	4	3	1	0	
	4	准备好可用的胶片和胶片夹	4	3	2	0	
	4	录入患者信息，进入拍摄模式	4	3	2	0	
	4	打开机器，按患者身高调试设备	4	3	2	0	
拍摄操作	5	遵守射线防护原则，有效控制交叉感染措施	5	0	0	0	
	4	向患者解释拍照所用的时间	4	3	1	0	
	4	排位正确后，要求患者保持不动，均匀呼吸	4	3	2	0	
	4	机器使用正确，操作熟练	4	3	3	0	
	4	曝光条件合理	4	3	2	0	
	4	通过观察窗密切观察设备运行和患者情况，及时应对突发情况	4	3	2	0	
摄片后处理	4	帮助患者离开机房，妥善安置患者	4	2	1	0	
	4	取出胶片和胶片夹	4	2	1	0	
	4	清洁 X 线机，复位设备，整理个人防护用品	4	2	1	0	
	4	冲洗或扫描胶片，保存胶片或影像数据	4	2	1	0	
综合评价	4	患者感觉良好，无不良反应	4	3	1	0	
	4	拍摄影像清晰度好	4	3	1	0	
	4	操作熟练，动作轻柔	4	3	1	0	
	3	严格执行无菌操作，感染控制及职业防护意识强	3	2	1	0	
合计	100						

监考教师： 日期： 年 月 日

三、口腔影像平行法拍摄根尖片

【实验目标】 识别并熟练应用拍摄根尖片所需的器械、设备、材料，摄片 18 次。

【实验物品】

1.设备 牙片机。

2.器械 铅防护帽，铅围巾。

3.耗材 口罩、手套等。

【实验流程】

1.教师对牙片机进行讲解演示,说明器械、设备、材料的使用方法及注意事项。

2.学生两人一组进行练习操作。

3.由两位教师共同进行考核。

任务表 3 口腔影像平行法拍摄根尖片

操作内容	合格	不合格
患者准备		
拍摄曲面断层前要戴手套，戴手套前要进行有效的洗手		
做好适当防护，防止交叉感染，包括眼防护、穿工作服、戴口罩、戴手套		
询问患者姓名、出生日期、住址，检查申请单		
检查患者既往史		

续表

操作内容	合格	不合格
要求患者去掉干扰根尖片的物体		
与患者交流，确认患者符合拍摄根尖片的要求		
设备准备		
学生准备好可用的胶片和合适的胶片夹		
打开根尖片设备		
学生摆好患者、胶片夹和机器位置		
学生操作设备		
操作设备		
向患者解释拍照需要的时间		
要求患者保持不动和均匀呼吸		
站在主射线以外		
学生曝光		
安抚患者		
其余步骤		
帮助患者离开 X 线机		
取出胶片和胶片夹		
清洁 X 线机并关闭设备		
适当清理个人防护用品		
完成患者记录		

反馈：

指导者签字：　　　　　日期：　　年　　月　　日

【实验考核】

口腔影像平行法拍摄根尖片考核要点及评分标准

学号：　　　　　操作者：　　　　　得分：

项目	分值	考核要点	评分等级				得分
素质要求	4	仪表端庄，工作服、鞋帽整洁，指甲、发型符合要求	4	3	1	0	
	3	语言恰当，态度和蔼可亲	3	2	1	0	
评估	3	接诊患者有礼貌，护患沟通有效	3	2	1	0	
	3	查对患者，确定检查部位	3	2	1	0	
	3	了解患者的心理状态、合作程度	3	2	1	0	
人员准备	3	七步洗手法洗手、戴口罩	3	2	1	0	
拍摄前准备	4	环境整洁、安全、舒适，设备功能正常	4	3	2	0	
	5	患者准备完善，去掉头部和口内干扰拍摄的物品	5	3	2	0	
	4	给患者穿戴铅防护用品	4	3	1	0	
	4	准备好可用的胶片和胶片夹	4	3	2	0	
	4	录入患者信息，进入拍摄模式	4	3	2	0	
	4	打开机器，按患者身高调试设备	4	3	2	0	

续表

项目	分值	考核要点		评分等级			得分
拍摄操作	5	遵守射线防护原则，有效控制交叉感染措施	5	0	0	0	
	4	向患者解释拍照所用的时间	4	3	1	0	
	4	排位正确后，要求患者保持不动，均匀呼吸	4	3	2	0	
	4	机器使用正确，操作熟练	4	3	3	0	
	4	曝光条件合理	4	3	2	0	
	4	通过观察窗密切观察设备运行和患者情况，及时应对突发情况	4	3	2	0	
摄片后处理	4	帮助患者离开机房，妥善安置患者	4	2	1	0	
	4	取出胶片和胶片夹	4	2	1	0	
	4	清洁X线机，复位设备，整理个人防护用品	4	2	1	0	
	4	冲洗或扫描胶片，保存胶片或影像数据	4	2	1	0	
综合评价	4	患者感觉良好，无不良反应	4	3	1	0	
	4	拍摄影像清晰度好	4	3	1	0	
	4	操作熟练，动作轻柔	4	3	1	0	
	3	严格执行无菌操作，感染控制及职业防护意识强	3	2	1	0	
合计	100						

监考教师：　　　　日期：　年　月　日

四、口腔影像分角线法拍摄根尖片

【实验目标】　识别并熟练应用拍摄根尖片所需的器械、设备、材料，摄片2次。

【实验物品】

1. 设备　牙片机。

2. 器械　铅防护帽，铅围巾。

3. 耗材　口罩、手套等。

【实验流程】

1. 教师对牙片机进行讲解演示，说明器械、设备、材料的使用方法及注意事项。

2. 学生两人一组进行练习操作。

3. 由两位教师共同进行考核。

任务表4　口腔影像分角线法拍摄根尖片

操作内容	合格	不合格
患者准备		
拍摄曲面断层前要戴手套，戴手套前要进行有效的洗手		
做好适当防护，防止交叉感染，包括眼防护、穿工作服、戴口罩、戴手套		
询问患者姓名、出生日期、住址，检查申请单		
检查患者既往史		
要求患者去掉干扰根尖片的物体		
与患者交流，确认患者符合拍摄根尖片的要求		
设备准备		
学生准备好可用的胶片和合适的胶片夹		
打开根尖片设备		
学生摆好患者、胶片夹和机器位置		
学生操作设备		

续表

操作内容	合格	不合格
操作设备		
向患者解释拍照需要的时间		
要求患者保持不动和均匀呼吸		
站在主射线以外		
学生曝光		
安抚患者		
其余步骤		
帮助患者离开 X 线机		
取出胶片和胶片夹		
清洁 X 线机并关闭设备		
适当清理个人防护用品		
完成患者记录		

反馈：

指导者签字： 日期： 年 月 日

【实验考核】

口腔影像分角线法拍摄根尖片考核要点及评分标准

学号：　　　　操作者：　　　　得分：

项目	分值	考核要点		评分等级			得分
素质要求	4	仪表端庄，工作服、鞋帽整洁，指甲、发型符合要求	4	3	1	0	
	3	语言恰当，态度和蔼可亲	3	2	1	0	
评估	3	接诊患者有礼貌，护患沟通有效	3	2	1	0	
	3	查对患者，确定检查部位	3	2	1	0	
	3	了解患者的心理状态、合作程度	3	2	1	0	
人员准备	3	七步洗手法洗手、戴口罩	3	2	1	0	
拍摄前准备	4	环境整洁、安全、舒适，设备功能正常	4	3	2	0	
	5	患者准备完善，去掉头部和口内干扰拍摄的物品	5	3	2	0	
	4	给患者穿戴铅防护用品	4	3	1	0	
	4	准备好可用的胶片和胶片夹	4	3	2	0	
	4	录入患者信息，进入拍摄模式	4	3	2	0	
	4	打开机器，按患者身高调试设备	4	3	2	0	
拍摄操作	5	遵守射线防护原则，有效控制交叉感染措施	5	0	0	0	
	4	向患者解释拍照所用的时间	4	3	1	0	
	4	排位正确后，要求患者保持不动，均匀呼吸	4	3	2	0	
	4	机器使用正确，操作熟练	4	3	3	0	
	4	曝光条件合理	4	3	2	0	
	4	通过观察窗密切观察设备运行和患者情况，及时应对突发情况	4	3	2	0	

续表

项目	分值	考核要点		评分等级			得分
摄片后处理	4	帮助患者离开机房，妥善安置患者	4	2	1	0	
	4	取出胶片和胶片夹	4	2	1	0	
	4	清洁 X 线机，复位设备，整理个人防护用品	4	2	1	0	
	4	冲洗或扫描胶片，保存胶片或影像数据	4	2	1	0	
综合评价	4	患者感觉良好，无不良反应	4	3	1	0	
	4	拍摄影像清晰度好	4	3	1	0	
	4	操作熟练，动作轻柔	4	3	1	0	
	3	严格执行无菌操作，感染控制及职业防护意识强	3	2	1	0	
合计	100						

监考教师： 日期： 年 月 日

五、口腔影像咬合片的拍摄

【实验目标】 识别并熟练应用拍摄咬合片所需的器械、设备、材料，摄片 2 次。

【实验物品】

1. 设备 牙片机。

2. 器械 铅防护帽，铅围巾。

3. 耗材 口罩、手套等。

【实验流程】

1. 教师对牙片机进行讲解演示，说明器械、设备、材料的使用方法及注意事项。

2. 学生两人一组进行练习操作。

3. 由两位教师共同进行考核。

任务表 5 口腔影像咬合片的拍摄

操作内容	合格	不合格
患者准备		
拍摄曲面断层前要戴手套，戴手套前要进行有效的洗手		
做好适当防护，防止交叉感染，包括眼防护、穿工作服、戴口罩、戴手套		
询问患者姓名、出生日期、住址，检查申请单		
检查患者既往史		
要求患者去掉干扰咬合片的物体		
与患者交流，确认患者符合拍摄咬合片的要求		
设备准备		
学生准备好可用的胶片和合适的胶片夹		
打开咬合片设备		
学生摆好患者、胶片夹和机器位置		
学生操作设备		
操作设备		
向患者解释拍照需要的时间		
要求患者保持不动和均匀呼吸		
站在主射线以外		
学生曝光		
安抚患者		

操作内容	合格	不合格
其余步骤		
帮助患者离开 X 线机		
取出胶片和胶片夹		
清洁 X 线机并关闭设备		
适当清理个人防护用品		
完成患者记录		

反馈：

指导者签字： 日期： 年 月 日

【实验考核】

口腔影像咬合片的拍摄考核要点及评分标准

学号： 操作者： 得分：

项目	分值	考核要点	评分等级				得分
素质要求	4	仪表端庄，工作服、鞋帽整洁，指甲、发型符合要求	4	3	1	0	
	3	语言恰当，态度和蔼可亲	3	2	1	0	
评估	3	接诊患者有礼貌，护患沟通有效	3	2	1	0	
	3	查对患者，确定检查部位	3	2	1	0	
	3	了解患者的心理状态、合作程度	3	2	1	0	
人员准备	3	七步洗手法洗手、戴口罩	3	2	1	0	
拍摄前准备	4	环境整洁、安全、舒适，设备功能正常	4	3	2	0	
	5	患者准备完善，去掉头部和口内干扰拍摄的物品	5	3	2	0	
	4	给患者穿戴铅防护用品	4	3	1	0	
	4	准备好可用的胶片和胶片夹	4	3	2	0	
	4	录入患者信息，进入拍摄模式	4	3	2	0	
	4	打开机器，按患者身高调试设备	4	3	2	0	
拍摄操作	5	遵守射线防护原则，有效控制交叉感染措施	5	0	0	0	
	4	向患者解释拍照所用的时间	4	3	1	0	
	4	排位正确后，要求患者保持不动，均匀呼吸	4	3	2	0	
	4	机器使用正确，操作熟练	4	3	3	0	
	4	曝光条件合理	4	3	2	0	
	4	通过观察窗密切观察设备运行和患者情况，及时应对突发情况	4	3	2	0	
摄片后处理	4	帮助患者离开机房，妥善安置患者	4	2	1	0	
	4	取出胶片和胶片夹	4	2	1	0	
	4	清洁 X 线机，复位设备，整理个人防护用品	4	2	1	0	
	4	冲洗或扫描胶片，保存胶片或影像数据	4	2	1	0	
综合评价	4	患者感觉良好，无不良反应	4	3	1	0	

续表

项目	分值	考核要点		评分等级			得分
综合评价	4	拍摄影像清晰度好	4	3	1	0	
	4	操作熟练，动作轻柔	4	3	1	0	
	3	严格执行无菌操作，感染控制及职业防护意识强	3	2	1	0	
合计	100						

监考教师：　　　　日期：　　年　　月　　日

六、X 线头影测量片的拍摄

【实验目标】　识别并熟练使用拍摄 X 线头影测量片所需的器械、设备、材料，摄片 2 次。

【实验物品】

1. 设备　X 线头影测量机。

2. 器械　铅防护帽，铅围巾。

3. 耗材　口罩、手套等。

【实验流程】

1. 教师对 X 线头影测量进行讲解演示，说明器械、设备、材料的使用方法及注意事项。

2. 学生两人一组进行练习操作。

3. 由两位教师共同进行考核。

任务表 6　X 线头影测量片的拍摄

操作内容	合格	不合格
患者准备		
拍摄曲面断层前要戴手套，戴手套前要进行有效的洗手		
做好适当防护，防止交叉感染，包括眼防护、穿工作服、戴口罩、戴手套		
询问患者姓名、出生日期、住址，检查申请单		
检查患者既往史		
要求患者去掉干扰头影测量的物体		
与患者交流，确认患者符合拍摄头影测量的要求		
设备准备		
学生将可用的胶片放在盒子中		
打开头影测量设备		
学生摆好患者和机器位置，对好焦		
在机器中放好盒子		
学生操作设备		
操作设备		
向患者解释拍照需要的时间		
要求患者保持不动和均匀呼吸		
站在主射线以外		
学生曝光		
安抚患者		
其余步骤		
帮助患者离开 X 线机		
取出盒子		
清洁 X 线机并关闭设备		

续表

操作内容	合格	不合格
适当清理个人防护用品		
完成患者记录		

反馈：

指导者签字： 日期： 年 月 日

【实验考核】

X 线头影测量片的拍摄考核要点及评分标准

学号： 操作者： 得分：

项目	分值	考核要点	评分等级				得分
素质要求	4	仪表端庄，工作服、鞋帽整洁，指甲、发型符合要求	4	3	1	0	
	3	语言恰当，态度和蔼可亲	3	2	1	0	
评估	3	接诊患者有礼貌，护患沟通有效	3	2	1	0	
	3	查对患者，确定检查部位	3	2	1	0	
	3	了解患者的心理状态、合作程度	3	2	1	0	
人员准备	3	七步洗手法洗手、戴口罩	3	2	1	0	
拍摄前准备	4	环境整洁、安全、舒适，设备功能正常	4	3	2	0	
	5	患者准备完善，去掉头部和口内干扰拍摄的物品	5	3	2	0	
	4	给患者穿戴铅防护用品	4	3	1	0	
	4	准备好可用的胶片和胶片夹	4	3	2	0	
	4	录入患者信息，进入拍摄模式	4	3	2	0	
	4	打开机器，按患者身高调试设备	4	3	2	0	
拍摄操作	5	遵守射线防护原则，有效控制交叉感染措施	5	0	0	0	
	4	向患者解释拍照所用的时间	4	3	1	0	
	4	排位正确后，要求患者保持不动，均匀呼吸	4	3	2	0	
	4	机器使用正确，操作熟练	4	3	3	0	
	4	曝光条件合理	4	3	2	0	
	4	通过观察窗密切观察设备运行和患者情况，及时应对突发情况	4	3	2	0	
摄片后处理	4	帮助患者离开机房，妥善安置患者	4	2	1	0	
	4	取出胶片和胶片夹	4	2	1	0	
	4	清洁 X 线机，复位设备，整理个人防护用品	4	2	1	0	
	4	冲洗或扫描胶片，保存胶片或影像数据	4	2	1	0	
综合评价	4	患者感觉良好，无不良反应	4	3	1	0	
	4	拍摄影像清晰度好	4	3	1	0	
	4	操作熟练，动作轻柔	4	3	1	0	
	3	严格执行无菌操作，感染控制及职业防护意识强	3	2	1	0	
合计	100						

监考教师： 日期： 年 月 日

实验八　口腔护士专科实践技能

一、口腔海藻酸盐印模材料制取

【实验目标】　掌握用海藻酸盐印模材料取模的方法。

【实验物品】

1. 药品　氯己定溶液。

2. 用物　橡皮碗、调拌刀、托盘、量杯、一次性手套、帽子、口罩、吸引器管、防护面罩 / 护目镜、口杯、治疗用器械盘（口镜、探针、镊子），海藻酸盐粉、水（室温）、去污剂、纱布等。

【实验流程】

1. 教师对口腔海藻酸盐印模材料的调拌及印模的制取进行讲解演示，说明器械、材料的使用方法。

2. 学生两人一组进行练习操作。

3. 由两位教师共同进行考核。

任务表 1　口腔海藻酸盐印模材料制取

操作内容	合格	不合格
1. 学生制取印模穿戴适宜的个人防护设备，包括帽子、口罩、手套、工作服、防护面罩 / 护目镜		
2. 学生为患者提供适宜的个人防护设备：胸巾		
3. 学生在操作前根据需要选择合适的托盘		
注：取模托盘主要由金属和塑料制成，分为有孔和无孔，有大、中、小三种规格。托盘的宽度较牙弓要宽，距离牙列唇颊、舌面 2 ～ 3mm。托盘的长度应覆盖全部牙列。托盘的高度应确保覆盖预备牙颈缘。如有必要，托盘的边缘可以用蜡或绿色的印模材料扩展以扩大托盘的面积		
4. 学生已根据托盘的大小准备适量的海藻酸盐印模材料和水，做好混合调拌的准备		
注：海藻酸盐印模材料由水、粉两部分调和后使用，材料调和后的黏稠度特性对获取准确的印模至关重要。稠度过高过低都不能获取准确的印模。如水过少，海藻酸盐未完全溶解，使反应不完全，导致最后生成物混有各种成分。如水过多，使海藻酸钙含量减少，造成强度下降，影响取模的精确性。所以每个生产厂家都会根据材料中不同的匹配比例给出水、粉比值，使用时应严格遵守		
5. 学生将海藻酸盐印模材料进行调拌。调拌中根据所需的时间（取决于水温，水温越高凝固时间越快）不停地搅拌，直至印模材料表面平滑无气泡		
注：调和时，调拌刀要紧贴橡皮碗，调拌的力点在调拌刀的前部，施适量的力和均匀的速度，调和要充分，使水、粉完全混合，调至不含有颗粒的糊状，且材料不从调拌刀上脱落。如果调和不完全，印模材料的黏稠度会下降 50%。调和时间过多过少，速度过快过慢都不能调至所要求的印模材料。一般调和时间在 45 秒到 1 分钟，最少凝固时间为 2 分钟，但由于季节的冷热变化有相应的差异，冬季凝固时间相对略为延长，夏季略为缩短		
6. 学生将搅拌好的印模材料放在托盘上		
注：在将印模材料放置到托盘上时，要均匀不留空隙和气泡，上颌后部略低平，防止患者产生恶心现象		
7. 学生制取印模：将盛有印模材料的托盘就位于患者的牙列上，待印模材料凝固后取下印模，检查印模表面是否清晰，有无气泡、有无缺损等，保证模型咬合时的精确，印模牙槽骨部分整体也应有一定的深度，保证模型的强度。印模完整，印模材料与托盘不脱离		
8. 取出印模后，学生要进行印模的清洁。取出印模后先用冷水冲洗，然后放在 10% 次氯酸钠溶液中浸泡 10 分钟，再用冷水冲洗去除化学物质，用湿纱布覆盖整个海藻酸盐印模，尽快灌注模型		
9. 操作结束后学生正确处理器械，物品分类处理，可重复使用器械分类处置，牙椅复位，物体表面消毒顺序正确		

反馈：

指导者签字：　　　日期：　年　月　日

【实验考核】

口腔海藻酸盐印模材料制取考核要点及评分标准

学号：　　　　　操作者：　　　　　得分：

项目	分值	考核要点	评分等级				得分
素质要求	4	仪表端庄，工作服、鞋帽整洁，指甲、发型符合要求	4	3	1	0	
	3	语言恰当，态度和蔼可亲	3	2	1	0	
评估	3	接诊患者有礼貌，护患沟通有效	3	2	1	0	
	3	查对患者，了解一般情况	3	2	1	0	
	3	了解患者心理状态，合作程度	3	2	1	0	
人员准备	3	七步洗手法洗手，戴口罩、帽子	3	2	1	0	
操作前护理	4	环境安静、整洁、安全、舒适，牙椅功能正常	4	3	1	0	
	5	患者准备完善，说明取模的流程及指导配合方法	5	4	2	0	
	4	常规准备完善、有序；治疗用物准备整齐，放置合理	4	3	1	0	
	4	治疗体位合适，灯光调节适宜	4	3	1	0	
	4	正确核对物品及其有效期	4	3	1	0	
	4	个人防护措施正确	4	3	1	0	
操作中护理	4	遵守无菌操作原则，有效控制交叉感染措施	4	3	1	0	
	3	器械摆放合理、使用正确，操作熟练，配合默契	3	2	1	0	
	4	印模材料调拌手法正确，印模材料呈糊状、无颗粒	4	3	1	0	
	5	印模材料放置托盘上均匀无空隙，无气泡	5	4	2	0	
	5	印模表面清晰、完整，无缺损、无气泡，保证印模的精确度和强度	5	4	2	0	
	4	及时观察病情，指导患者配合	4	3	1	0	
操作后护理	4	妥善安置患者，询问患者感觉	4	3	1	0	
	4	指导患者注意事项及安排复诊时间	4	3	1	0	
	4	物品整理有序、分类正确	4	3	1	0	
	4	牙椅复位良好，消毒程序正确	4	3	1	0	
综合评价	4	患者感觉良好，无不良反应	4	3	1	0	
	4	在操作全程均能保持操作台面整齐有序	4	3	1	0	
	4	操作熟练，动作轻柔	4	3	1	0	
	3	严格执行无菌操作，感染控制及职业防护意识强	3	2	1	0	
总分	100						

监考教师：　　　日期：　年　月　日

二、表 面 麻 醉

【实验目标】　掌握表面麻醉的方法和步骤。

【实验物品】

1. 仿真头模。

2. 药品　5%利多卡因或普鲁卡因软膏。

3. 用物　手套、帽子、口罩、治疗巾、漱口杯，治疗用器械盘（口镜、探针、镊子）、棉卷等。

【实验流程】

1. 结合仿真头模讲授局部麻醉及表面麻醉的方法。

2. 示教表面麻醉的方法和步骤。　　　　**4.** 由两位教师共同进行考核。

3. 学生两人一组进行练习操作。

任务表 2　表面麻醉

操作内容	合格	不合格
接待患者，向患者解释医护人员将要做什么，安抚患者紧张、焦虑的情绪		
核对姓名、年龄和麻醉牙位，了解有无全身禁忌证及过敏史		
调节椅位和灯光：麻醉上颌牙时，一般上颌平面与地面呈 45°；麻醉下颌牙时，下颌平面与地面平行，椅位的高度调节至术者的肘关节水平		
患者漱口，铺治疗巾，准备麻醉药物及器械，将器械放在无菌托盘内		
在表面麻醉前检查周围的软组织		
用一个豌豆大小的 5% 利多卡因或普鲁卡因软膏放在棉花卷直接置于需要麻醉的软组织上进行表面麻醉		
当实施表面麻醉 2 分钟后，黏膜表面出现白色迹象时显示麻药已起效。此时应建议临床医生准备进行下一步操作		

反馈：

指导者签字：　　　　　日期：　　年　　月　　日

【实验考核】

表面麻醉考核要点及评分标准

学号：　　　　操作者：　　　　得分：

项目	分值	考核要点	评分				得分
素质要求	4	仪表端庄，工作服、鞋帽整洁，指甲、发型符合要求	4	3	1	0	
	3	语言恰当，态度和蔼可亲	3	2	1	0	
评估	3	接诊患者有礼貌，护患沟通有效	3	2	1	0	
	3	查对患者，了解一般情况	3	2	1	0	
	3	了解患者心理状态，合作程度	3	2	1	0	
人员准备	3	七步洗手法洗手，戴口罩、帽子	3	2	1	0	
操作前护理	4	环境安静、整洁、安全、舒适，牙椅功能正常	4	3	1	0	
	5	患者准备完善，说明麻醉的流程及指导配合方法	5	4	2	0	
	4	常规准备完善、有序；治疗用物准备整齐，放置合理	4	3	1	0	
	4	治疗体位合适，灯光调节适宜	4	3	1	0	
	4	正确核对物品，有效期	4	3	1	0	
	4	个人防护措施正确	4	3	1	0	
操作中护理	4	遵守无菌操作原则，有效控制交叉感染措施	4	3	1	0	
	4	器械摆放合理、使用正确，操作熟练，配合默契	4	3	1	0	
	5	表面麻醉药物选择正确，用量正确	5	4	2	0	
	5	实施麻醉的位置正确	5	4	2	0	

续表

项目	分值	考核要点	评分				得分
操作中护理	4	对麻药是否起效的判断正确	4	3	1	0	
	3	及时观察病情，指导患者配合	3	2	1	0	
操作后护理	4	妥善安置患者，询问患者感觉	4	3	1	0	
	4	指导患者注意事项及安排复诊时间	4	3	1	0	
	4	物品整理有序、分类正确	4	3	1	0	
	4	牙椅复位良好，消毒程序正确	4	3	1	0	
综合评价	4	患者感觉良好，无不良反应	4	3	1	0	
	4	在操作全程均能保持操作台面整齐有序	4	3	1	0	
	4	操作熟练，动作轻柔	4	3	1	0	
	3	严格执行无菌操作，感染控制及职业防护意识强	3	2	1	0	
合计	100						

监考教师：　　　　　日期：　　年　　月　　日

三、非可吸收缝合线的拆除

【实验目标】 初步掌握拆线方法。

【实验物品】 口镜、探针、镊子、拆线剪、含有葡萄糖氯己定的冲洗器、刮匙、棉花敷料、纱布等。

【实验流程】

1. 教师对拆线进行讲解演示，说明器械的使用方法及牙科护士在协助拆线过程中的角色。
2. 学生两人一组进行练习操作。
3. 由两位教师共同进行考核。

任务表 3　非可吸收缝合线的拆除

操作内容	合格	不合格
1. 在拆线前需要临床医生确认切口处已经愈合		
2. 非可吸收缝合线通常在切口愈合 3 ~ 5 天拆除 缝合处先用氯己定溶液、碘酊或 75% 乙醇溶液擦拭消毒 用镊子夹住缝合线打结的部分 用剪刀在靠近组织打结处的下方一端剪断拆除，然后向被剪断侧拉出		
3. 必须将缝合线的数量记录在患者的病历中		
注：如伤口有张力，可延缓几日拆线，或间隔拆线，拆线后可用蝶形胶布牵拉减张，示教蝶形胶布制作法和使用要点 拆线时禁忌在缝线的任何地方剪断后拉出，以免将感染带入深层组织 如向非剪断侧拉出线头，则有使创口裂开的危险		
反馈：		

指导者签字：　　　　　日期：　　年　　月　　日

【实验考核】

非可吸收缝合线的拆除考核要点及评分标准

学号：　　　　　操作者：　　　　　得分：

项目	分值	考核要点	评分等级				得分
素质要求	4	仪表端庄，工作服、鞋帽整洁，指甲、发型符合要求	4	3	1	0	
	3	语言恰当，态度和蔼可亲	3	2	1	0	
评估	3	接诊患者有礼貌，护患沟通有效	3	2	1	0	
	3	查对患者，了解一般情况	3	2	1	0	
	3	了解患者心理状态，合作程度	3	2	1	0	
人员准备	3	七步洗手法洗手，戴口罩、帽子	3	2	1	0	
操作前护理	4	环境安静、整洁、安全、舒适，牙椅功能正常	4	3	1	0	
	5	患者准备完善，说明拆线的流程及指导配合方法	5	4	2	0	
	4	常规准备完善、有序；治疗用物准备整齐，放置合理	4	3	1	0	
	4	治疗体位合适，灯光调节适宜	4	3	1	0	
	4	正确核对物品及其有效期	4	3	1	0	
	4	个人防护措施正确	4	3	1	0	
操作中护理	4	遵守无菌操作原则，有效控制交叉感染措施	4	3	1	0	
	4	器械摆放合理、使用正确，操作熟练，配合默契	4	3	1	0	
	5	对拆线的位置进行消毒	5	4	2	0	
	5	拆线器械选择正确	5	4	2	0	
	4	手法正确，动作轻柔	4	3	1	0	
	3	及时观察病情，指导患者配合	3	2	1	0	
操作后护理	4	妥善安置患者，询问患者感觉	4	3	1	0	
	4	指导患者注意事项及安排复诊时间	4	3	1	0	
	4	物品整理有序、分类正确	4	3	1	0	
	4	牙椅复位良好，消毒程序正确	4	3	1	0	
综合评价	4	患者感觉良好，无不良反应	4	3	1	0	
	4	在操作全程均能保持操作台面整齐有序	4	3	1	0	
	4	操作熟练	4	3	1	0	
	3	严格执行无菌操作，感染控制及职业防护意识强	3	2	1	0	
合计	100						

监考教师：　　　　　日期：　　年　　月　　日

四、局部应用氟化物及刷牙

【实验目标】

1.掌握并比较不同的局部用氟化物的操作方法特点。

2.掌握水平颤动拂刷法和圆弧刷牙法的操作步骤和要领。

【实验物品】

1.**用物**　托盘、棉球、气枪或橡皮球、小刷子、治疗盘（口镜、镊子、探针和棉卷）、牙线、牙齿模型、牙刷等。

2.**药品**　氟化钠涂料、凝胶或泡沫。

【实验流程】

1. 教师示教局部使用氟化物，并详细讲述操作要领。

2. 学生 2～3 人一组进行练习操作。

3. 由两位教师共同进行考核。

任务表 4　局部应用氟化物的操作步骤

材料	操作内容	合格	不合格
氟化钠涂料的使用	用牙刷彻底清洁牙齿表面		
	隔湿后用棉球擦干或用气枪吹干牙面，因涂料即使在潮湿的口腔环境中也可以很快凝固，故用药前可不需彻底干燥牙面		
	用小刷子或棉球（直径 1mm 左右）将 0.3～0.5ml 涂料直接涂抹于各个牙面上，并可借助牙线将涂料带到邻面		
	待其凝固：要求患者最好在 2～4 小时不进食，当晚不刷牙，以保证涂料与牙齿表面的最大接触。涂料一般保持 24～48 小时		
	注：避免接触牙龈，以免过敏；避免咽入体内；由于涂料挥发性强，应快速操作，减少挥发		
氟化钠凝胶（泡沫）的使用	选择合适的托盘：托盘大小应适合牙列，能覆盖全部牙齿，要有足够的深度覆盖到牙颈部黏膜		
	患者身体坐正：不要后仰，以免凝胶（泡沫）流入咽部		
	装入氟化钠凝胶（泡沫）：托盘内的凝胶（泡沫）要适量，一般来说将氟化钠凝胶（泡沫）置于托盘的边缘下 2mm 时量较合适，此时既能覆盖全部牙齿，又能避免凝胶（泡沫）过多溢出托盘，使操作对象感到不适或被咽下		
	放置托盘：将装有氟化钠凝胶（泡沫）的托盘放入上下牙列，嘱其轻咬使凝胶（泡沫）布满牙面及牙间隙		
	在口内保留 1～4 分钟后取出，拭去残留凝胶（泡沫），以减少吞咽量		
	半小时不漱口和进食		
	氟化钠凝胶（泡沫）每年至少应使用 2 次。体会如何装入凝胶或泡沫，尤其是泡沫，避免挤出太多、造成浪费；应尽量减少患者恶心、呕吐的感觉		

反馈：

指导者签字：　　　　　日期：　　年　　月　　日

任务表 5　不同刷牙方法操作步骤

方法	操作内容	合格	不合格
水平颤动拂刷法	将刷头放置于牙颈部，刷毛指向牙根方向（上颌牙向上、下颌牙向下），与牙长轴约呈 45°，轻微加压，使刷毛部分进入龈沟内，部分置于牙龈上		
	从后牙颊侧以 2～3 颗牙为一组开始刷牙，用短距离水平颤动的动作在同一个部位数次往返，然后将牙刷向牙冠方向转动，拂刷颊面。刷完第一个部位之后，将牙刷移至下一组 2～3 颗牙的位置重新放置，注意与前一部位保持有重叠的区域，继续刷下一部位，按顺序刷完上、下颌牙齿的唇颊面		
	用同样的方法刷后牙舌（腭）侧		
	刷上颌前牙舌面时，将刷头竖放在牙面上，使前部刷毛接触龈缘，自上而下拂刷。刷下颌前牙舌面时，自下而上拂刷		
	刷咬合面时，刷毛指向咬合面，稍用力做前后短距离来回刷		

续表

方法	操作内容	合格	不合格
圆弧刷牙法	刷前牙唇侧时，上下颌前牙切端相对，刷头同样做连续圆弧刷牙动作		
	刷前牙舌（腭）侧时，将刷头竖起放置于舌（腭）面，轻微压力自龈缘向切缘往返颤动		
	刷后牙颊侧时，上下颌牙齿呈闭合状态，牙刷进入颊间隙，刷毛轻度接触上颌后磨牙的牙龈区，用较快、较宽的圆弧动作从上颌牙龈拖拉至下颌牙龈，再从下颌牙龈到上颌牙龈，依次前行至前牙区		
	刷后牙舌（腭）侧时，将刷头水平放置于最后磨牙舌（腭）面，用轻微压力往返颤动，依次前行至尖牙		
	刷咬合面时，将刷毛指向咬合面，稍用力做前后短距离来回刷		
刷牙注意事项	刷牙的顺序：为保证刷牙时不遗漏某些部位，建议按照一定的顺序刷牙，每个牙面都应刷到，每次牙刷放置的位置一般占1～3颗牙面的距离，每个部位至少刷5～10次，然后移至下一个邻牙位置，两个刷牙位置之间均应有重叠		
	刷牙的时间：建议每次刷牙时间至少为2分钟		
	刷牙的次数：每天早晚刷牙，晚上睡前刷牙更重要		
	难刷的部位：刷牙时，有些部位常被忽视，如上下颌最后一颗牙的远中面和邻近无牙区的牙面、上颌牙的腭面和下颌牙的舌面、排列不齐的牙、异位萌出的牙等。这些部位容易被忽视或牙刷难以达到，在刷牙时都应特别注意		

反馈：

指导者签字：　　　　　日期：　年　月　日

【实验考核】

局部应用氟化物及刷牙考核要点及评分标准

学号：　　　　操作者：　　　　得分：

项目	分值	考核要点	评分				得分
素质要求	4	仪表端庄，工作服、鞋帽整洁，指甲、发型符合要求	4	3	1	0	
	3	语言恰当，态度和蔼可亲	3	2	1	0	
评估	3	接诊患者有礼貌，护患沟通有效	3	2	1	0	
	3	查对患者，了解一般情况	3	2	1	0	
	3	了解患者心理状态，合作程度	3	2	1	0	
人员准备	3	七步洗手法洗手，戴口罩、帽子	3	2	1	0	
操作前护理	4	环境安静、整洁、安全、舒适，牙椅功能正常	4	3	1	0	
	5	患者准备完善，说明局部涂氟的流程及指导配合方法	5	4	2	0	
	4	常规准备完善、有序；治疗用物准备整齐，放置合理	4	3	1	0	
	4	治疗体位合适，灯光调节适宜	4	3	1	0	
	4	正确核对物品及有效期	4	3	1	0	
	4	个人防护措施正确	4	3	1	0	

项目	分值	考核要点	评分				得分
操作中护理	4	遵守无菌操作原则，有效控制交叉感染措施	4	3	1	0	
	4	器械摆放合理、使用正确，操作熟练，配合默契	4	3	1	0	
	5	局部涂氟的操作手法正确	5	4	2	0	
	5	刷牙方式方法正确	5	4	2	0	
	4	动作轻柔	4	3	1	0	
	3	及时观察病情，指导患者配合	3	2	1	0	
操作后护理	4	妥善安置患者，询问患者感觉	4	3	1	0	
	4	指导患者注意事项及安排复诊时间	4	3	1	0	
	4	物品整理有序、分类正确	4	3	1	0	
	4	牙椅复位良好，消毒程序正确	4	3	1	0	
综合评价	4	患者感觉良好，无不良反应	4	3	1	0	
	4	在操作全程均能保持操作台面整齐有序	4	3	1	0	
	4	操作熟练	4	3	1	0	
	3	严格执行无菌操作，感染控制及职业防护意识强	3	2	1	0	
合计	100						

监考教师：　　　　　日期：　　年　　月　　日